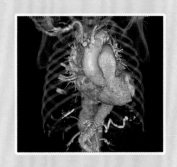
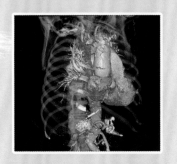
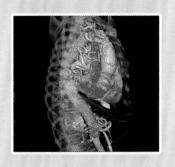

人体影像断层与三维解剖学

（上）

主编　段少银　康江河　张丹彤

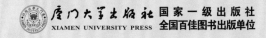

厦门大学出版社　国家一级出版社
XIAMEN UNIVERSITY PRESS　全国百佳图书出版单位

图书在版编目（CIP）数据

人体影像断层与三维解剖学 / 段少银，康江河，张
丹彤主编. -- 厦门：厦门大学出版社，2023.12
ISBN 978-7-5615-9112-3

Ⅰ. ①人… Ⅱ. ①段… ②康… ③张… Ⅲ. ①断面解
剖学-医学摄影 Ⅳ. ①R322

中国版本图书馆CIP数据核字(2023)第178064号

责任编辑　眭　蔚　黄雅君
美术编辑　张雨秋
技术编辑　许克华

出版发行　厦门大学出版社
社　　址　厦门市软件园二期望海路39号
邮政编码　361008
总　　机　0592-2181111　0592-2181406(传真)
营销中心　0592-2184458　0592-2181365
网　　址　http://www.xmupress.com
邮　　箱　xmup@xmupress.com
印　　刷　厦门市竞成印刷有限公司

开本　889 mm×1 194 mm　1/16
印张　27.5
插页　4
字数　790 千字
版次　2023 年 12 月第 1 版
印次　2023 年 12 月第 1 次印刷
定价　79.00 元（含上、下册）

厦门大学出版社
微信二维码　　　厦门大学出版社
微博二维码

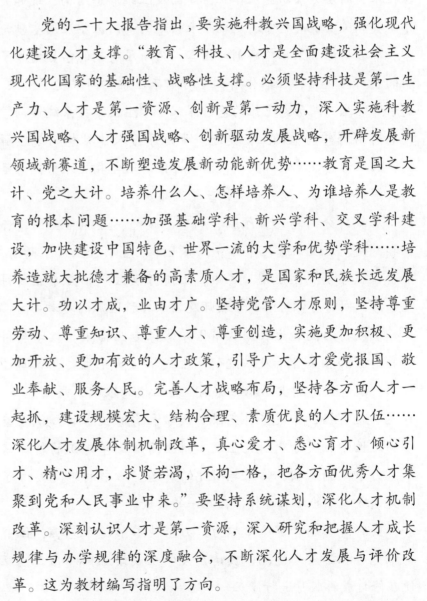

前　言

党的二十大报告指出，要实施科教兴国战略，强化现代化建设人才支撑。"教育、科技、人才是全面建设社会主义现代化国家的基础性、战略性支撑。必须坚持科技是第一生产力、人才是第一资源、创新是第一动力，深入实施科教兴国战略、人才强国战略、创新驱动发展战略，开辟发展新领域新赛道，不断塑造发展新动能新优势……教育是国之大计、党之大计。培养什么人、怎样培养人、为谁培养人是教育的根本问题……加强基础学科、新兴学科、交叉学科建设，加快建设中国特色、世界一流的大学和优势学科……培养造就大批德才兼备的高素质人才，是国家和民族长远发展大计。功以才成，业由才广。坚持党管人才原则，坚持尊重劳动、尊重知识、尊重人才、尊重创造，实施更加积极、更加开放、更加有效的人才政策，引导广大人才爱党报国、敬业奉献、服务人民。完善人才战略布局，坚持各方面人才一起抓，建设规模宏大、结构合理、素质优良的人才队伍……深化人才发展体制机制改革，真心爱才、悉心育才、倾心引才、精心用才，求贤若渴，不拘一格，把各方面优秀人才集聚到党和人民事业中来。"要坚持系统谋划，深化人才机制改革。深刻认识人才是第一资源，深入研究和把握人才成长规律与办学规律的深度融合，不断深化人才发展与评价改革。这为教材编写指明了方向。

人体解剖学的研究是医学基础之基础，范围包括系统解剖学、局部解剖学、断层解剖学等。断层解剖学是前两者的重要补充以及形成三维形态思维的重要条件之一，具有推动解剖学以及医学发展的重要作用。X线计算机断层成像、超声成像、磁共振成像等现代影像技术的迅速发展及其在临床的广泛应用，以及影像图像处理与三维成形等计算机技术的问世，为人体影像断层与三维解剖学发展提供了基础与条件，形成了解剖学的重要分支亚学科。人体影像断层及三维解剖学是利用影像技术、断层方法研究人体正常断面及三维形态结构、毗邻关系及其相关功能的科学，是近年来兴起的一门医学应用基础科学。本教材增加了三维解剖的内容，为断层解剖的学习增加了新的视野与视角，在人体解剖学与临床医学之间架起了桥梁，是培养学生三维形态思维的基础课程。学生在掌握系统解剖学及局部解剖学的基础上，更进一步地学习人体结构的断层解剖、三维形态及其毗邻关系，为新开设的医学相关课程提供坚实的解剖学基础，培养创新性三维思维。

本教材分为总论、颅脑、胸部、腹部、盆部与会阴、脊柱和脊髓，以及四肢几个部分，共七章。全书分上、下两册，主要供医学研究生使用。其中，上册可供医学相关专业本科生选修，同时可作为解剖学教师及临床各科医师的参考书。

本教材的编者为长期从事医学影像专业临床、教学与科研的专家和相关骨干及本院研究生或毕业研究生。在编写过程中，编者们遵循少而精的原则，力求概念准确，层面连续，叙述言之有据，并适当补充了解剖学和影像技术的知识，重于满足医学相关专业研究生及本科生对解剖学知识的特殊需求，力争做到基础、临床与研究的贯通。本书的编写参考了相关领域专家的学术著作，在此一并致谢。

虽然所有编者都尽心尽力，力求使本书趋于完善，但书中难免存在不足或遗漏，敬请广大学生或读者批评指正，以便在修订或再版时进行修正。

段少银

2023 年 2 月

目 录

◉ 下　册

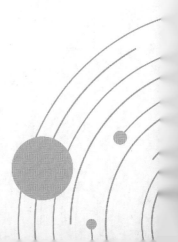

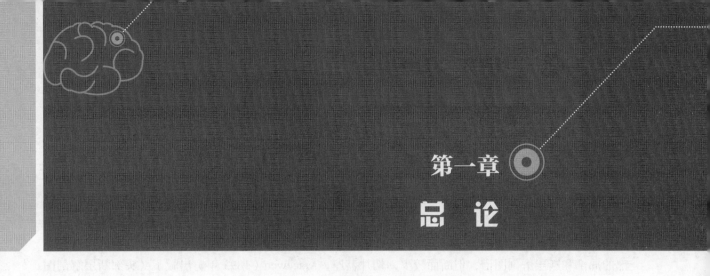

第一章

总 论

第一节 定义、发展史和学习方法

一、定义、特点和学习目的

定义：人体影像断层及三维解剖学是利用影像技术、断层方法研究人体正常断面和三维形态结构、毗邻关系及其相关功能的科学，是近年来兴起的一门医学应用基础科学。

特点：与系统解剖学和局部解剖学相比，影像断层与三维解剖学有以下特点：①保持机体结构于原位的状态下，显示其断层形态变化及位置关系；②展示人体轴位方向的断层结构，弥补二维思维的不足；③通过追踪连续断层或借助计算机进行结构的三维重建和定量分析，形成三维思维；④密切结合医学临床与科研的需要，为疾病诊断、微创治疗与医学研究提供形态与思维基础。

学习目的：学习本课程的目的在于掌握人体主要结构在连续断面上的形态结构及其变化规律，在二维系统解剖学的基础上形成三维解剖，培养三维解剖形态思维，为疾病的临床诊治与研究、微创治疗及外科手术打下坚实的解剖与思维基础。

二、学科发展历史

断层解剖早在 16 世纪初就被用于人体解剖学的研究。当时，意大利画家达·芬奇绘制了男、女躯干部的正中矢状断面图，现代解剖学的奠基人安德烈·维萨里（Andreas Vesalius）展示了脑的横断层解剖。17 世纪，一些学者分别展示了脑、眼、生殖器等的断面。18 世纪，Haller，S.Soe Mmering 和 Vicq d'Azgr 绘制了脑的各种断面图，Camper 镌印了盆部的纵断面图，Scarpa 则利用盆部的断面来表现取石手术的途径。16—18 世纪，由于缺乏保持尸体标本原位结构的方法，因此断层解剖的发展遇到了瓶颈。

19—20 世纪是人体断层解剖学发展的重要时期——首先完善了断层解剖的方法，其次出版了许多具有重要价值的人体断层解剖学图谱。荷兰解剖学家 Riemer（1818 年）率先使用冰冻法制备断层标本并出版了解剖图谱。Gerota（1895 年）将 5% 的福尔马林溶液灌注尸体再冰冻切片，从而完善了冰冻切片法，该技术沿用至今。Huschke（1844 年）利用 18 个月的女孩尸体发表了 10 幅颈、胸、腹、盆的横断面图。俄国解剖学家和外科医生 Pirogoff 于 1852—1859 年以天然冰冻法制备断层标本，出版了具有里程碑意义的著作——《断层解剖学》。这部巨著有五卷：其中第一卷共 796 页的描述资料；另四卷共 213 幅断面图的特大对折本，含有头部横断面，胸部横、矢状断面，男女腹部的横状、矢状、冠状断面和四肢的横断面。法国人 Gendre（1858 年）用石膏包埋尸体，制备了含有全身各部的横、矢和斜状共 25 个断面的解剖学图谱，每个断面伴有简要的文字说明。德国人 Braune（1872 年）完成了人体各部 3 种基本断面的解剖学图谱，并仔细描述了器官的毗邻，评述了前人的工作。他的著作再版两次，并被译成英文出版。

Henke 注意到通过断面来进行结构重建的问题，他重建了心脏并将其轮廓投影至胸壁。Rudinger（1873 年）、Dwight（1881 年）和 Symington（1887 年）分别研究了儿童的断层解剖。Dalton（1885 年）出版了 3 卷脑断层解剖学图谱，横状、矢状、冠状断面各 1 卷，图片由离体脑断层标本黑白照片与相应线条图组成，文字部分包括图注和断面特点的简要说明。Hart（1885 年）编绘了女性盆部的局部和断层解剖图谱，但断面较少，切片甚厚。Macewen（1893 年）出版了《头部断层解剖图谱》一书，由 7 套头部的连续断面图组成。由于冰冻切片法日趋完善，因此 20 世纪早期，断层解剖学研究取得了重要进展。1903 年，Sellheim 研究了不同年龄女性盆部的 3 种断面。1911 年，美国的 Eycleshymer 和 Schoemaker 经过 9 年的研究，在 50 具尸体中选材，出版了一部全身连续横断层解剖学图谱。此部图谱绘制精美，标注细致，是人体断层解剖学的经典之作。1924 年，Desjardins 绘制了人体躯干部横断层解剖图谱，其特点为简洁明快，重点突出。1944 年，Morton 制作了《人体横断层解剖学手册》，包含人体全身各部的横断层解剖线条图。1951 年，Ludwig 研究了脑横断层解剖；而 Singer 于 1954 年绘制了人脑矢状断层解剖图谱。1956 年，Symington 出版了人体横断层解剖图谱，断面图均为自然大小，绘制精良。

20 世纪 50 年代，超声断层仪研制成功。1970 年以来，超声波检查（ultrasonography，USG）、计算机断层扫描（computerized tomography，CT）和磁共振成像（magnetic resonance imaging，MRI）等断层影像技术相继出现并应用于临床，从而使断层影像解剖学研究形成高潮。这些断层影像技术既需要断层解剖学为其提供详尽的诊断依据，又成为研究活体断层解剖的有力手段。从此，断层解剖学摆脱了以往纯尸体研究的状态，其研究范围拓展为紧密联系着的两个方面：解剖断层和影像断层。前者是后者的形态学基础，后者又按临床的需要不断提出新的要求，两者相辅相成，共同发展成影像断层解剖学，结合影像断层编制人体断层解剖学图谱。从研究手段上，大致可把现代人体断层解剖学图谱分为 3 类。

（一）据标本断层制作图谱

1977 年，松井孝嘉制作了脑的断层解剖图谱，但颅骨是后配的，难以保证颅内结构与颅骨的原位关系；Dagostino 绘制了离体脑的厚片断层图谱。1983 年，Koritke 和 Sick 制作了男女成人头颈、胸、腹和盆部的连续横状、矢状、冠状断层解剖学图谱，对断面上的结构做了较详细的标注，但其切片较厚（1.5～2.5 cm）。1978—1992 年，王永贵等利用 90 余具成年男性尸体完成了国人连续横状、矢状、冠状断层解剖学图谱，并附有大量描述资料和统计数字。1989 年，徐峰主编了《人体断面解剖学图谱》，此图谱绘制精细，但横断层标本均为上面观。同年，Lyons 编制了配有线条图的胸部、腹部、盆腔 3 种基本断面的彩色图谱。1991 年，Bergman 等出版了《人体横断层解剖学图谱》；Richter、Lierse 等编制了《新生儿断层解剖图谱》。美国科罗拉多大学的 Spitzer、Whitlock 等选择了一具男尸，在－70℃条件下使用大型冰冻切片机（cryomacrotome）进行铣削，历时 9 个月，取得了 1878 幅层厚为 1 mm 的人体全身横断层图像，并通过计算机进行了矢状、冠状断层图像重建。这部图谱于 1998 年出版，堪称自 1543 年 Vesalius 出版《人体构造》以来对解剖学的最大贡献。

（二）依影像断层制作图谱

1977 年，Ledley 制作了 CT 横断层图谱，但其线条图中未画出心包、腹膜等。1980 年，Ell 等出版了单光子发射计算机断层显像（single photon emission computed tomography，SPECT）图谱，书中重点介绍了脑的正常及病理 SPECT 解剖图像及生理图像，对骨、关节、心、肺、肝和脾的 SPECT 图像亦做了较详尽的介绍。Chiu 和 Schapiro 出版了人体躯干和四肢的 CT 图像。1982 年，Cosgrove 制作了正常人肝、胰和脾的横状、矢状和斜状断层超声图谱，并附有简要描述和部分变异图像。1983 年，Wegener 依 CT 图像绘制了正常人体全身横断层图谱，对复杂部位附加了详尽的轮廓图；Hammerschlag 出版了正常及病理眼、眶的 CT 图谱。1986 年，Bowerman 制作了正常胎儿超声解剖图谱。1990 年，El-Khoury 编著了 MRI 和 CT 断层解剖学图谱。1991 年，Merram 出版了《CT 和 MRI 放射解剖学》（*CT and MRI Radiological Anatomy*）一书，用大量图像全面介绍了人体各部的 CT 和 MRI 解剖。1992 年，Weir 和 Abrahams 使用 X 线平片、血管造影、CT、MRI 和 B 超图像制作了影像解剖学图谱。1993 年，刘军等利用正常人 CT、MRI 图像编写了《影像断面解剖学》一书。1994 年，Wicke 所编著的著名的教科书——《放射解剖学图谱》（*Atlas of Radiologic Anatomy*）第 5 版出版，由 MRI、血管造影、CT、超声、淋巴造影、支气管镜及核医学的基本图像组成；Truwit、Lempert 等编著了《高分辨率颅神经解剖图谱》（*High Resolution Atlas of Cranial Neuroanatomy*）一书。1995 年，El-khoury 等完成了《MRI 断层解剖》（*Sectional Anatomy by MRI*）一书，全面介绍了人体各部的 MRI 表现。1997 年，Kelley 和 Petersen 出版了《影像专业人员使用的断层解剖》（*Sectional Aantomy for Imaging Professionals*）一书，该书显示了人体各部的 CT 和 MRI 图像。1999 年，郭启勇、姜树学等还分别出版了 CT 与 MRI 解剖图谱。2000 年，Jinkins 利用 X 线、CT 和 MRI 图像编制了神经系统胚胎、解剖和变异图谱；Pop 等制作了四肢和脊柱区的 MRI 图谱。这些图谱取材于活体，正常图像与异常图像对照一目了然，但由于受到 CT 等影像技术分辨能力的影响，无法显示一些细微结构。

（三）断层标本结合影像断层制作图谱

将断层标本同 CT、MRI 或 USG（ultrasonogram，超声图）图像直接进行对照研究，临床实用价值较大，也弥补了前两类图谱的不足。1978 年，Wyman 编绘了人体胸部、腹部、盆腔的横断层图谱。1979 年，Binder 等制备了脑的横状、矢状、冠状断层解剖学图谱，书中强调了脑冠状断面的重要性，但其所用材料为离体脑标本，失去了与颅骨的对照。1980 年，Bo 等制作图谱，对各断层结构的解剖特点和临床意义做了较详细的描述和探讨，但其所用标本在脑实质内有一较大的梗死灶，胸部也有病变。该书不断修订，分别于 1990 年和 1998 年出版了第 2 版和第 3 版。1982 年，Wagner 和 Lawson 制作了含有全身各部的横状、矢状、冠状断层的正常断层解剖图及部分病理解剖图的图谱，各断层均附有相应的 CT 和 B 超图像，并有显示该断层在整体位置的定位图，且较有意义或细微的部位还附有放大图。这部图谱的另一特点在于以局部器官制作连续断层图，具有明确的目的性。1984 年，苏济豪等先将尸体标本做 CT 扫描，再按扫描层面做断层标本，然后将断层标本拍成 X 线片。因此，其图谱同时提供了同一尸体的断层标本照片、X 线图片及 CT 图像。1985 年，Schnitzlein、Murtagh 等利用 CT 及 MRI 图像、整体标本和断层标本制作了头部和脊柱区的断层解剖图谱，经修订后，该书于 1990 年出版了第 2 版。1986 年，Isaacson 等制作了婴儿断层解剖与超声和 MRI 对照图谱。1987 年，Staudach 利用活体超声图像和胎儿断层标本编制了胎儿断层解剖与超声图像对照图谱。1988 年，Nelson 等制备了 20～36 周胎儿的断层标本与 B 超图像对照图谱，图片精美，并有断层标本的 X 线照片。吴德昌等编绘了《人体断层解剖学（横断断层）》，描述资料翔实，标注细致，在我国临床影像诊治和断层解剖学教学中发挥了重要作用；作者又于1994 年编著了该书的姊妹篇《人体断层解剖学（矢冠斜状断层）》。1988 年，国外出版了一批断层解剖学图谱，其中，Milis 等主编了头部、颈部和脊柱区的断层标本与 MRI 对照图谱。Gerhardt 和

Frommhold 编制了人体头部和躯干部的断层解剖与 CT、MRI 对照图谱，其标本部分均为线条图。Christoforidis 等利用 11 具尸体（其中 9 具为新鲜尸体）制作了全身各部的横状、矢状、冠状断层标本与 CT、MRI 对照图谱，但其断层标本层厚 2 cm 左右。Sick 和 Burguet 编制了膝部断层解剖图谱，由冠状、矢状和横断层标本的黑白照片与 CT、MRI 图像组成。Sick 和 Veillon 使用 8 个 7 月龄后的胎尸颞骨，经脱钙和石蜡包埋，切制了 10～12 μm 的颞区横状、矢状、冠状断层标本，配上成人 CT 图像后出版。1989 年，Middleton 和 Lawson 制作了全身关节的断层标本彩色照片与 MRI 对照图谱。韩国的 Han 和 Kim 出版了《CT 和 MRI 人体断层解剖》（*Sectional Human Anatomy Correlated With CT and MRI*）第 2 版，将断层标本彩色照片与 CT、MRI 图像相对照。该书 1995 年出版了第 3 版，但其头部标本不佳，脑室明显扩大。1991 年，Ellis 等出版了横断层标本彩色照片与 CT 图像对照图谱，由于其断层数目较少，因此比较适合初学者。Swobodnik 等编著了《超声解剖图谱》（*Atlas of Ultrasound Anatomy*）一书，由断层标本彩色照片及其线条图和 B 超图像及其线条图组成，并附有较详细的文字说明。Meals 和 Seeger 主编了前臂和手的横断层标本彩色图片与 CT、MRI 图像对照图谱。1992 年，Hagens 以生物塑化技术制备了《可见的人体：一部断层解剖学图谱》一书，透明的断层标本用环氧树脂塑化而成，厚 2～4 mm，个别部位还附有 CT 或 MRI 图像。在 Wagner 和 Lawson 制作的胸部影像图谱中，横状、矢状、冠状断层标本与相应的 MRI 及 CT 图像相对照，既系统又完整，是胸部断层解剖学图谱中较好的一本。Lane 和 Sharfaei 编著的《现代断层解剖学》由全身各部的横状、矢状、冠状断层标本和 MRI 图像组成，使用了部分塑化标本，但标注不够详细。1993 年，在 Mink 等主编的《膝部 MRI》一书中，横状、矢状、冠状断层标本彩色照片与相应的 MRI 相对照，把膝关节的解剖特征展示得淋漓尽致。1994 年，Litteton 和 Durizch 以断层标本与 CT、MRI 相对照，制备了胸部横状、矢状、冠状、左后斜和右后斜断层解剖学图谱。Lillie、Romrell 等还分别出版了头部、颈部断层解剖与影像学对照图谱，其中后者使用生物塑化断层标本。1996 年，张绍祥等编著的《人体颅底部薄层断面 MRI、CT 对照图谱》使用了生物塑化薄层断层标本与 MRI 进行对照，是我国第一部用生物塑化技术制备的断层解剖学图谱。1997 年，姜均本主编了《人体断面解剖学彩色图谱与 CT、MRI 应用》一书，主要由头部、颈部、躯干部横状、矢状、冠状断层标本彩色照片组成，配有详尽的文字描述。1998 年，姜树学编著了《断面解剖与 CT、MRI、ECT 对照图谱》，标注较为详细。Cahill 等出版了《人体断层解剖学图谱》一书，由断层标本线条图和 CT、MRI 图像组成。1999 年，Duvernoy 编著了人脑三维断层解剖学图谱，标本制作精良，标注详细，MRI 图像清晰，是难得的断层解剖学佳作。Ellis 等编制了《人体断层解剖学》第 2 版，由头颈部与大关节横状、矢状、冠状断层标本及躯干部横断层标本的彩色照片和 CT、MRI 图像组成，并配有 CT、MRI 图像线条图。2000 年，Dean 和 Herbener 制作了人体横断层标本及其线条图与 CT、MRI 图像对照图谱，线条图绘制精良，是一本很好的断层解剖学教科书。2002 年，刘树伟等编著并出版了人体各部断层标本彩色照片与 CT、MRI 图像对照图谱，图片清晰，标注细致。断层解剖学图谱不但被应用于西医临床，还被应用于中医经穴研究，严振国于 1983—1990 年相继出版了四肢、头颈和胸部的经穴断层解剖学图解，为祖国医学的发展做出了巨大贡献。

综上所述，断层解剖学发展到现在，经历了断面画图、标本断层、影像断层、标本＋影像断层解剖学，以及三维解剖学；从线条黑白图、黑白图片到彩色图片，从标本断层、影像断层到标本断层与影像断层对比，再到超声、CT、MRI 图像对比；标本断层厚度从 2.5 cm、1.0 cm、0.5 cm，最薄达到了 0.1 cm。影像断层已经做到了 10 mm、5 mm、1 mm、0.625 mm、0.5 mm、0.3 mm，图像清晰，解剖结构显示非常清楚。三维图像的应用为医学研究与临床诊治提供了可靠保障。

三、课程常用术语与学习方法

（一）解剖学术语

1. 方位术语

方位术语包括：①上、下；②前、后（腹侧、背侧）；③内侧、外侧，前臂尺侧和桡侧，小腿胫侧和腓侧；④浅、深；⑤近侧、远侧（适用于空腔结构）；⑥内、外。

（1）上（superior）和下（inferior）：按解剖学姿势，头居上，足在下；近头侧为上，远头侧为下。在比较解剖学或胚胎学中，由于动物和胚胎体位的关系，常用颅侧（cranial）代替上，用尾侧（caudal）代替下。

（2）近侧（proximal）和远侧（distal）：四肢则常用近侧和远侧描述部位间的关系，即靠近躯干的根部为近侧，而相对距离较远或末端的部位为远侧。

（3）前（anterior）和后（posterior）：靠身体腹面者为前，靠背面者为后；比较解剖学上通常称为腹侧（ventralis）和背侧（dorsalis）；描述手时则常用掌侧（palmar）和背侧（opisthenar）。

（4）内侧（medialis）和外侧（lateralis）：以身体的中线为准，距中线近者为内侧，离中线相对远者为外侧；描述上肢的结构时，由于前臂尺骨和桡骨并列，尺骨在内侧，桡骨在外侧，故可以用尺侧（ulnar）代替内侧，用桡侧（radial）代替外侧；下肢小腿部胫骨和腓骨并列，胫骨在内侧，腓骨居外侧，故可用胫侧（tibial）和腓侧（fibular）称之。

（5）内（interior）和外（exterior）：用于表示某些结构和腔的关系，应注意与内侧和外侧区分。

（6）浅（superficial）和深（deep）：靠近体表的部分称为浅，相对深入潜居于内部的部分称为深。

2. 切面术语

切面术语包括轴和面（图 1-1-1）。

（1）轴（axis）：以解剖学姿势为准，可将人体设为 3 个典型的互相垂直的轴。矢状轴为前后方向的水平线；冠状（额状）轴为左右方向的水平线；垂直轴为上下方向与水平线互相垂直的垂线。轴多用于表达关节运动时骨的位移轨迹所沿的轴线。

（2）面（plane）：按照轴线可将人体或器官切成不同的切面，以便从不同角度观察某些结构。

①矢状面（sagittal plane）：沿矢状轴方向所做的切面，是将人体分为左、右两部分的纵切面，若该切面恰好通过人体的正中线，则叫作正中矢状面（median sigittal plane）。

②冠状面（coronal plane）或额状面（frontal plane）：沿冠状轴方向所做的切面，是将人体分为前、后两部分的纵切面。

③水平面（horizontal plane）或横切面（transverse plane）：沿水平线所做的横切面，将人体分为上、下两部分，与上述两个纵切面相垂直。需要注意的是，器官的切面一般不以人体的长轴为准，而以其本身的长轴为准，即沿其长轴所做的切面叫作纵切面（longitudinal section），而与长轴垂直的切面叫作横切面（transverse section）。

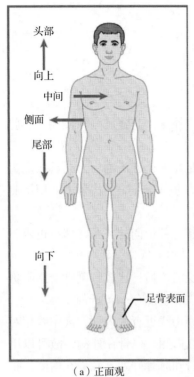

（a）正面观

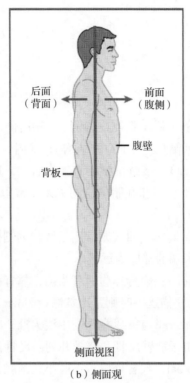

（b）侧面观

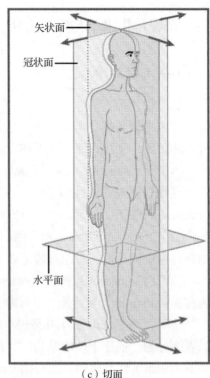

（c）切面

图1-1-1　轴和面

3. 影像技术常用术语

（1）断层（cross section）：具有一定厚度的标本或图像。

（2）断面（section）：断层的表面。

（3）横断面（transverse plane）：亦称水平面（horizontal plane），即垂直于人体长轴的断层或断面。

（4）矢状面（sagittal plane）：按前后方向将人体分为左、右两部分，与横断面垂直的断层或断面。

（5）冠状面（coronal plane）：又称额状面（frontal plane），按左右方向将人体分为前、后两部分，同时垂直于矢状面和横断面的断层或断面。

（6）回声（echo）：超声波传经两种声阻抗不同的相邻介质界面时，如果界面的线度（物体从各个方向来测量时的最大的长或宽度）大于波长，则产生反射和折射现象，这种反射和折射回来的超声波称为回声。

（7）CT 值（CT value）：利用不同组织对 X 线的吸收系数计算出的相对值，反映组织密度的高低，单位为 HU（hounsfield unit）。

（8）空间分辨力：成像体系区分空间结构大小的能力，单位是长度单位（mm）或面积单位（mm^2），如乳腺计算机 X 射线摄影（computed radiography，CR）的 50 mm。

（9）空间分辨率：在单位长度和面积内所能分辨的成像单元的数量。由于空间分辨率必须在高对比的状况下观察，因此其又称为高对比分辨率，如乳腺 CR 的 10 LP/mm。

（10）空间分辨力与空间分辨率的关系：空间分辨率和空间分辨力之间可以用公式进行换算，但并不准确，因为它是在均匀采样的情况下计算的，但在实际工作中几乎全是不均匀采样。

（11）密度分辨力：成像体系可以分辨的最小密度差异的能力，单位是光学密度单位。数字化图像取决于量化的灰阶级数。

（12）密度分辨率：在单位光学密度差内所能分辨的光学密度的数量。由于密度分辨率必须在低对比的状况下观察，因此其又称为低对比分辨率。数字化影像取决于量化的灰阶级数。

（13）密度分辨力与密度分辨率的关系：密度分辨力和密度分辨率之间不能进行简单换算，因为几乎所有的图像在进行图像后处理时均会采用分均匀量化。

（14）窗宽：图像上 16 个灰阶所包含的 CT 值范围，在此范围内的组织均以不同的模拟灰度显示，而高于和低于此范围的组织则分别被显示为白色和黑色，窗宽的大小直接影响图像的对比度。

（15）窗位：图像窗宽的中心位置，一般应选择观察组织的 CT 值为中心。

（16）T1 加权成像（T1-weighted imaging，T1WI）：反映组织间 T1 弛豫时间差别的 MRI 图像，称为 T1WI。体内组织或结构 T1 弛豫时间较短时，在 T1WI 上呈白色，称为短 T 信号（或高信号），如脂肪；反之，在 T1WI 上呈黑色，称为长 T 信号（或低信号），如脑脊液。

（17）T2 加权成像（T2-weighted imaging，T2WI）：反映组织间 T2 弛豫时间差别的 MRI 图像，称为 T2WI。体内组织或结构 T2 弛豫时间较短时，在 T2WI 上呈黑色，称为短 T2 信号（或低信号），如急性期出血；反之，在 T2WI 上呈白色，称为长 T2 信号（或高信号），如脑脊液。

（18）部分容积效应：当 CT 图像中同一体素内含有不同密度组织时，该像素所显示的密度或测得的 CT 值是一个均值，并不能真实地反映其中某一组织，此现象称为部分容积效应（partial volume effect）。

（19）周围间隙现象（peripheral space phenomenon）：在同一层面内，与层面垂直的两个相邻且密度不同的物体，其物体边缘部的 CT 值不能准确测得，结果在 CT 图像上也不能清晰地分辨出两者的交界。这种现象亦称为边缘效应（edge effect）。

（20）流空效应（flowing void effect）：心血管内的血液由于流动迅速，使发射 MR 信号的氢原子核离开接受范围，因此测不到 MR 信号，在 T1WI 或 T2WI 中均呈黑影，即流空效应。这一效应可用于心腔和血管的显影。

四、学习方法

（1）通过学习断面解剖知识形成三维形态思维，从整体到断面，再从断层回归整体，重塑整体的思维观，学会两者相结合的思维方式。

（2）属于应用性形态学范畴，在大课讲授每章节的基本理论知识的基础上，加强实践课的学习，注意局部器官结构与周围结构的关系，进行影像连续层面观察，完成整体与断面的转化。

（3）教学过程一定要理论联系实际，结合断层标本与断层影像的学习，让学生实地观察断层标本，同时与断层影像进行比较与对照。

第二节　X 线成像

一、X 线成像基本原理

（一）X 线的产生

X 线是由高速行进的电子群撞击物质突然受阻时产生的。它的产生必须具备 3 个条件：①自由运动的电子群；②电子群以高速运行；③电子群在高速运行时突然受阻。X 线的发生过程：向 X 线管灯丝供电、加热，在阴极附近产生自由电子，在 X 线管两极加以高压电（40 ～ 150 kV），则电子群以高速由阴极向阳极行进，轰击阳极靶面而发生能量转换，其中 1% 以下的能量转换为 X 线，99% 以上转换为热能。X 线主要由 X 线管窗口发射，热能由散热设施散发。

（二）X 线的特性

X 线属于电磁波，波长范围为 0.0006 ～ 50 nm。目前，医学上用于 X 线成像的波长为 0.008 ～ 0.031 nm（相当于 40 ～ 150 kV）。在电磁辐射谱中，它在射线与紫外线之间，比可见光的波长短，肉眼看不见。除以上一般物理特性外，X 线还具有以下与 X 线成像和 X 线检查相关的特性。

1. 穿透性

X 线波长极短，具有很强的穿透力，能穿透一般可见光不能穿透的各种不同密度的物体，在穿透过程中有一定程度的吸收，即衰减。X 线的穿透力与 X 线管电压密切相关，电压愈高，所产生的 X 线波长愈短，穿透力愈强；反之则穿透力愈弱。同时，X 线穿透力还与被照物体的密度和厚度相关。X 线穿透性是 X 线成像的基础。

2. 感光效应

感光效应亦称摄影效应，指涂有溴化银的胶片经 X 线照射后感光而产生潜影，经显、定影处理，感光的溴化银中的银离子（Ag^+）被还原成金属银（Ag），并沉积于胶片的胶膜内，此金属银的微粒在胶片上呈黑色。而未感光的溴化银在定影及冲洗过程中，从 X 线胶片上被洗掉，因而显出胶片片基的透明本色，依金属银沉积的多少，产生了从黑至白不同灰度的影像。所以，感光效应是 X 线摄影的基础。

3. 荧光效应

X 线能激发荧光物质（如硫化锌镉、钨酸钙等），使波长极短的 X 线转换成波长较长的可见荧光，这种转换叫作荧光效应。荧光效应是进行透视检查的基础。

4. 电离效应

X 线通过任何物质而被吸收时都会产生电离效应，使组成物质的分子分解成正负离子。空气的电离程度与空气所吸收 X 线的量成正比，因而通过测量空气电离的程度可测得 X 线的量。X 线射入人体也会产生电离效应，可引起生物学方面的改变，即生物效应，是放射治疗的基础，也是进行 X 线检查时需要注意防护的原因。

（三）X 线成像基本原理

X 线之所以能使人体组织结构在荧光屏上或胶片上形成影像，一方面是基于 X 线的穿透性、荧光效应和感光效应，另一方面是基于人体组织结构之间有密度和厚度的差别。由于存在这种差别，X线透过人体不同组织结构时被吸收的程度不同，因此到达荧光屏或胶片上的X线量就会有差异。这样，在荧光屏或X线片上就形成了黑白对比不同的影像。

人体组织结构根据密度不同可归纳为3类：高密度的为骨组织和钙化灶等；中等密度的为软骨、肌肉、神经、实质脏器、结缔组织、体液等；低密度的为脂肪组织以及有气体存在的呼吸道、胃肠道、鼻窦、乳突气房等。

当强度均匀的X线穿透厚度相等、密度不同的组织结构时，由于吸收程度不同，因此在X线片上（或荧光屏上）会出现具有黑白（或明暗）对比、层次差异的X线图像。病变可使人体组织密度发生改变，如肺结核可在低密度的肺组织内产生中等密度的纤维化改变和高密度的钙化影，在胸片上，于肺的黑影的背景上出现代表病变的灰影和白影。因此，组织密度不同的病变可产生相应的病理X线影像。

人体组织结构和器官形态不同，厚度也不一样。厚的部分，吸收X线多，透过的X线少，薄的部分则相反，故而在X线片和荧光屏上就会显示出黑白对比和明暗差别的影像。因此，X线成像与组织结构和器官的厚度也有关。

综上所述，X线图像的形成基于以下3个基本条件：首先，X线具有一定的穿透力，能穿透人体的组织结构；其次，被穿透的组织结构必须存在着密度和厚度的差异，X线在穿透过程中被吸收的量不同，剩余的X线量也有差别；最后，有差别的剩余X线仍是不可见的，还必须经过显像过程。

二、数字X线成像原理

（一）计算机X线摄影

计算机X线摄影（CR）是X线摄影的发展。随着计算机的应用发展，到20世纪80年代CR才逐渐发展起来。CR的基本工作原理是X线透过人体后，射到影像板上并形成潜影，再将照过的影像板置入激光扫描机内扫描，将图像信号通过模数转换器转变为数字信号输入计算机处理，然后通过数模转换器转变成图像。此图像可用3种方法显示出来：①通过监视器（荧光屏）直接阅读；②用多幅照相机直接将影像照到胶片上；③用激光照相机直接将影像信号记录在胶片上。

影像的储存可采用光盘、磁带和磁盘，但以光盘储存最好，因为光盘储存的信息20年以上也不会发生影像质量变化。

（1）影像板的一般构造：①表面保护层，可防止荧光层受损伤，多采用聚脂树脂类纤维；②辉尽性荧光物质层，在接受X线后产生辉尽性荧光，并形成潜影，采用的辉尽性荧光物质等与多聚体溶液混匀，均匀涂布在基板上，表面覆以保护层；③基板，相当于X线片基，既是辉尽性荧光物质的载体，又是保护层，多采用聚脂树脂做成纤维板，厚度在200～350 mm，基板为黑色，背面常加一层吸光层；④背面保护层，其材料和作用与表面保护层相同。据国外经验，一张影像板大约可用2000次。

（2）CR的优点：①空间分辨力高；②灵敏度高；③射线量少，只是平片的1/20～1/5；④处理速度快而无须暗室处理；⑤储存方便，可靠，时间长。预计随着影像板、光电系统和计算机处理程序的不断改进，CR会越来越受到重视。

（二）数字X线荧光成像

数字X线荧光成像（digital fluorography，DF）是用影像增强电视系统（image intensify television，IITV）代替X线胶片或CR的IP板作为介质。影像增强电视系统荧屏上的图像用高分辨力摄像管进行序列扫描，把所得连续视频信号转为间断的各自独立的信息，形成像素；复经模拟／数字转换器将每个像素转成数字，并按序列排成数字矩阵，这样 IITV 上的图像就被像素化和数字化了。DF 具有透视功能，最早应用于数字减影血管造影（digital substraction angiography，DSA）和数字化 X 线摄影（digital radiography，DR）胃肠机。

DF 与 CR 都是将模拟的 X 线信息转换成数字信息，但采集方式不同，CR 用 IP 板，DF 用 IITV。在图像显示、存储及后处理方面基本相同。DF 与 CR 都是先将 X 线转换成可见光，再转换成电信号。由于要经过摄像管或激光扫描转换成可见光再行光电转换的过程，信号损失较多，因此，图像不如平板探测器数字 X 线成像那样清晰。为了加以区别，将 CR 及 DF 称为间接数字 X 线成像，而将平板探测器数字 X 线成像称为直接数字 X 线成像。

（三）平板探测器数字 X 线成像

用平板探测器将 X 线信息转换成电信号，再行数字化，整个转换过程都在平板探测器内完成。不像 DF 或 CR 须经过摄像管或激光扫描，所以 X 线信息损失少，噪声小，图像质量好，更因成像时间短，可用于透视和施行时间减影的 DSA，扩大了 X 线检查的范围。

可实际应用的平板探测器为无定型硅碘化铯平板探测器，是在玻璃基底上固定有低噪声的半导体材料制成的无定型硅阵列部件，其表面覆有针状碘化铯闪烁晶体。在平板探测器内，X 线信号转换成的光信号经硅阵列及光电电路转换成电信号，再转换成数字信号。

另一种平板探测器是在无定型硅表面覆以光电导体的硒层，使 X 线信号直接转换为电信号。但其转换率不高，硅材料不够稳定，不能进行快速采集。此外，还可将直线阵列氙微电离室作为探测器介质。平板探测器数字 X 线成像图像质量好，成像快，是今后发展的方向。

三、数字减影血管造影原理

血管造影是将水溶性碘对比剂注入血管内使血管显影的 X 线检查方法，但是血管与骨骼及软组织的重叠会影响血管的显示。数字减影血管造影（DSA）是利用计算机处理数字化影像信息，消除骨骼和软组织影像，使血管显影清晰的成像技术，在血管造影中应用已十分普遍。

减影过程与物理学变量时间、能量和深度有关。若用一个变量进行减影称一级减影，如时间减影；若用两个变量进行减影则称二级减影，如混合减影。

（一）时间减影

时间减影：先对血管造影前后影像增强器上的图像用高分辨力摄像管进行序列扫描，把所得连续视频信号转变成一定数量的独立小方块——像素；再经模数转换器转成数字，分别存储在计算机的两个储存器中，造影前的影像称为蒙片图像，造影后的影像称为显影图像；然后设置指令让计算机将显影图像数据减去蒙片图像数据，剩下的只有血管影像数据；此数据经模数转换器处理后，再以 256×256 或 512×512 或 1024×1024 的矩阵显示于监视器上，此影像即减影像。减影像可通过监视屏显示或用多幅、激光照相机拷贝成照片；亦可通过磁盘、磁带或高分辨力光盘存储。因为这种减影方法是通过不同时间获得的两个影像相减而成的，故称为时间减影。时间减影的缺点是器官运动可使影像不能完全重合，致血管影像模糊。

（二）能量减影

能量减影：利用造影剂与周围组织间能量衰减的差别进行减影。造影剂碘的 X 线衰减系数在

33 keV 处有显著的不连续性，此临界水平的能量即碘的 K 缘，若在略高或略低于 K 缘能量条件下成像，再将两种不同能量的影像相减，则得到保留碘信息的影像（血管影像）。但是，能量减影对气体和软组织影像消除效果较好，骨组织则不能有效地消除。

（三）DSA 体层摄影

DSA 体层摄影又称动态数字减影体层摄影，其利用物理学变量深度进行减影，故适用于解剖结构复杂的平面。其原理与常规体层摄影近似，但 DSA 所显示的血管内造影剂廓清是动态的，故减影的效果优于一般体层摄影。

（四）混合减影

将时间和能量两种减影技术结合而形成混合减影。原理是通过时间减影减去骨和软组织，再通过能量减影除去气体和器官的运动干扰（如心、大血管搏动，肠蠕动等），从而只剩下血管影像，减影效果好。但此种减影由 4 帧影像形成，信噪比有损失，仅为时间减影的 35% ～ 40%，因此对小血管显示不利——此为混合减影的缺点。

四、X 线摄影基本知识

（一）X 线照射方向

X 线中心线与地面水平面垂直的照射称为垂直照射，中心线与地面水平面水平的照射称为水平照射。中心线向头侧倾斜称为向上倾斜，中心线向足侧倾斜称为向下倾斜。

（二）摄影距离

（1）焦 – 片距：X 线管焦点到胶片间的距离。
（2）焦 – 物距：X 线管焦点到被检物体中心所在平面间的距离。
（3）焦 – 台距：X 线管焦点到摄影床面间的距离。
（4）物 – 片距：被检物体中心所在平面到胶片间的距离。

（三）胶片放置

与胶片长边平行的轴线称为胶片长轴，与胶片短边平行的轴线称为胶片短轴。胶片长轴与肢体长轴相平行的摆放称为胶片竖放，胶片短轴与肢体长轴相平行的摆放称为胶片横放。

（四）身体体位

（1）站立位：被检者身体直立，矢状轴与水平面垂直的体位称为站立位。
（2）仰卧位：被检者仰卧于摄影床面上的体位称为仰卧位。
（3）俯卧位：被检者俯卧于摄影床面上的体位称为俯卧位。
（4）侧卧位：被检者身体矢状面与摄影床面平行的体位称为侧卧位。左侧在下称为左侧卧位，右侧在下称为右侧卧位。
（5）斜位：被检者身体的冠状面与胶片成一定角度的体位称为斜位。

（五）X线照射方向

X线照射方向指X线中心线照射于被检部位的方向。

1. 矢状方向

X线与人体矢状面平行的照射方向。

（1）前后方向：X线由被检者的前方射入，从后方射出。

（2）后前方向：X线由被检者的后方射入，从前方射出。

2. 冠状方向

X线与人体冠状面平行的照射方向。

（1）左右方向：X线由被检者的左侧射入，从右侧射出。

（2）右左方向：X线由被检者的右侧射入，从左侧射出。

3. 斜方向

X线从人体冠状面与矢状面之间射入的照射方向。

（1）左前斜位：X线由被检者身体的右后方射入，左前方射出。

（2）右前斜位：X线由被检者身体的左后方射入，右前方射出。

（3）左后斜位：X线由被检者身体的右前方射入，左后方射出。

（4）右后斜位：X线由被检者身体的左前方射入，右后方射出。

4. 轴方向

X线与矢状轴平行的照射方向。

（1）上下方向：X线自上而下的照射方向。

（2）下上方向：X线自下而上的照射方向。

5. 切线方向

X线中心线与被检者肢体局部边缘相切的照射方向。

（六）摄影体位

（1）前后位：胶片在被检部位的背侧，X线成矢状方向由被检部位的前面射入胶片的摄影体位。

（2）后前位：胶片在被检部位的前面，X线成矢状方向由被检部位的后面射入胶片的摄影体位。

（3）侧位：胶片置于身体一侧，X线成冠状方向从身体的另一侧射入胶片的摄影体位。身体左侧靠近胶片称为左侧位，身体右侧靠近胶片称为右侧位。

（4）右前斜位：被检者身体的右前部靠近胶片，使冠状面与胶片成一定角度，X线由被检部位的左后方射入胶片的摄影体位。通常把右前斜位称为第1斜位。

（5）左前斜位：被检者身体的左前部靠近胶片，使冠状面与胶片成一定角度，X线由被检部位的右后方射入胶片的摄影体位。通常把左前斜位称为第2斜位。

（6）右后斜位：被检者身体的右后部靠近胶片，使冠状面与胶片成一定角度，X线由被检部位的左前方射入胶片的摄影体位。

（7）左后斜位：被检者身体的左后部靠近胶片，使冠状面与胶片成一定角度，X线由被检部位的右前方射入胶片的摄影体位。

X线摄影体位是前人经过大量探索和实践总结出来的，是由被检者体位、胶片位置和X线照射方向共同组成的统一体。摄影体位的命名方法很多，除以上几种命名方法外，还有根据被检肢体姿势命名，或根据被检肢体的功能状态命名，或根据摄影体位的设计人姓名命名的。

第三节 CT

一、CT 成像基本原理

CT 是利用 X 线束环绕被检人体组织器官某一选定体层层面进行扫描，由探测器接收透过该层面的剩余 X 线量，将其转变为可见光，由光电转换器转变为电信号，再经模数转换器转为数字，最后输入计算机进行数字化处理。图像处理时，将选定层面分成若干个体积相同的小立方体，称为体素。扫描所得数据经计算获得每个体素的 X 线衰减系数（或称吸收系数），再排列成矩阵，即数字矩阵。数字矩阵中的每个数字经数模转换器转为由黑到白不等灰度的小方块，称为像素，并按原有矩阵顺序排列，即构成 CT 图像。

二、CT 成像性能

（一）CT 成像的主要优势

1. 密度分辨力高

密度分辨力高是 CT 成像的突出优点，相当于传统 X 线成像的 10 ~ 20 倍，因此能够清晰显示密度差别小的软组织结构和器官（如脑、纵隔、腹盆部器官），且能敏感地发现病灶并显示其特征（如脑出血）。这是 X 线成像所不能比拟的。

2. 可行密度量化分析

CT 是数字化成像，故图像上的影像（包括病变影像）除用高、中和低密度形容外，还可用量化指标 CT 值 [单位为亨氏单位（HU）] 来表示。人体各种组织结构及其病变的 CT 值范围为 -1000 ~ $+1000$ HU。为了使图像上需要检查的组织结构达到最佳的观察效果，需根据其 CT 值范围选用不同的窗设置，其中包括窗位和窗宽。例如，在胸部 CT 图像上，肺窗（窗位 -700 HU、窗宽 1500 HU）显示肺组织及其病变效果最佳，而纵隔窗（窗位 $+35$ HU、窗宽 400 HU）则显示纵隔及其病变的效果最佳。

3. 组织结构影像无重叠

CT 图像通常为断层图像，且常规为横断层图像，组织结构与病变的影像彼此无重叠，明显提高了病变的检出率。

4. 可行多种图像后处理

CT 是数字化成像，能够运用计算机软件对成像数据进行多种后处理，其中包括各种二维显示技术、三维显示技术以及其他多种分析技术。如此，进一步拓展了 CT 的应用领域，提高了 CT 的诊断价值。

（二）CT 成像的局限性

1. 常不能整体显示器官结构和病变

CT 检查常规获取的是各个横断层图像，故无法整体显示器官的结构和病变。应用 CT 三维显示技术能打破这一限制，但增加了后处理时间。

2. 多幅图像不利于快速观察

一次 CT 检查获取数目众多的横断层图像，尤其是经薄层厚 CT 扫描和重建的图像可达数百幅，不利于快速、全面、仔细地观察。在监视屏上，应用电影浏览模式或行冠状、矢状多平面重组技术可加速观察流程。

3. 受到部分容积效应影响

当 CT 图像中同一体素内含有两种密度不同的组织时，则该像素所显示的密度或测得的 CT 值并非代表其中任何一种组织，此即部分容积效应，也称部分容积现象，其影响了小病灶的显示。采用更薄的扫描和重建层厚可消除部分容积效应的影响。

4. 较高的 X 线辐射剂量

CT 检查的 X 线辐射剂量较高，是传统 X 线检查的数十倍，甚至上百倍，故应严格掌握 CT 检查的适应证，并在检查中注意防护。

三、CT 检查技术

（一）普通 CT 扫描

患者卧于检查床上，摆好位置，选好层面厚度与扫描范围，将扫描部位伸入扫描架的孔内即可进行扫描。大多用横断面扫描，层厚 5 mm 或 10 mm；若有需要可选用薄层，如 1 mm 或 2 mm。扫描时患者要制动，胸部和腹部扫描要屏气，因为轻微的移动或活动可造成伪影，影响图像质量。CT 扫描包括平扫、对比增强扫描和造影扫描。

1. 平扫

平扫是指不用对比剂增强或造影的普通扫描，一般先行平扫。

2. 对比增强扫描

对比增强（contrast enhancement，CE）检查是经静脉注入水溶性有机碘对比剂后再行扫描的方法，常简称为增强检查。其中，水溶性有机碘对比剂应用的注意事项同 X 线造影检查。当平扫显示病变而未能明确诊断，或可疑异常，或未显示异常而临床和其他辅助检查提示有病变时，均应行增强检查。增强检查情况下，正常组织结构及病变可因内含碘对比剂而密度增高，称为强化。病变有无强化及强化的程度、方式等常有助于定性诊断。

增强检查依对比剂注入后的扫描延迟时间和扫描次数分为以下几种。

（1）普通增强检查：常用于颅脑疾病的诊断。

（2）多期增强检查：能够动态观察病变强化程度随时间推移所发生的变化，有利于定性诊断，主要用于腹部和盆部疾病的诊断。

（3）CT 血管成像（CT angiography，CTA）：用于血管病变的诊断，如肺动脉栓塞、主动脉夹层等。

（4）CT 灌注成像：被检器官及其病变的各种灌注参数图能够反映毛细血管水平的血流灌注状况，属于功能成像，目前主要用于急性梗死性疾病，如脑梗死、肺梗死等的诊断，也用于肿瘤性病变诊断及恶性程度评估等方面的研究。

3. 造影扫描

先行器官或结构的造影，再行扫描的方法称为扫描造影，在临床上应用不多。例如，向脑池内注入碘海醇或注入空气，行脑池造影后再行扫描，称为脑池造影 CT 扫描，可清楚显示脑池及其中的小肿瘤。

上述 3 种扫描在普通 CT、螺旋 CT 和电子束 CT 上均可进行，也是 CT 检查的基本扫描方法，特别是前两种。在工作中常提及高分辨力 CT，是指在较短时间内获得良好空间分辨力 CT 图像的扫描技术，在螺旋 CT（spiral CT）装置上不难完成。若用普通 CT 装置，则要求短的扫描时间、薄的扫描层厚，图像重建使用高分辨力算法，矩阵不低于 512×512。高分辨力 CT，可清楚显示微小的组织结构（如肺间质的次级肺小叶间隔）、小的器官（如内耳与听骨等），对显示小病灶及病变的轻微变化优于普通 CT 扫描。

（二）图像后处理技术

螺旋 CT 扫描时间与成像时间短，扫描范围大，层厚较薄并能获得连续横断层面数据，经过计算机后处理，可重组冠状、矢状乃至任意方位的断层图像，并可得到其他显示方式的图像。图像后处理技术包括表面遮盖重建、最大（最小）密度投影重建和容积再现技术。重建技术可获得 CT 的三维立体图像，使被检查器官的影像有立体感，可通过旋转从不同方位观察，多用于骨骼的显示和 CT 血管造影（CTA）。仿真内镜显示技术属于计算机技术，它与 CT 或 MRI 结合而开发出仿真内镜功能。容积数据同计算机领域的虚拟现实结合，如管腔导航技术或漫游技术可模拟内镜检查的过程，包括仿真血管内镜、仿真支气管镜、仿真喉镜、仿真鼻窦镜、仿真胆管镜、仿真结肠镜等，效果较好。目前，几乎所有管腔器官都可行仿真内镜检查，无痛苦，易被患者接受。仿真结肠镜可发现直径仅为 5 mm 的息肉，尤其是带蒂息肉；不足的是易受伪影影响，且不能进行活检。

（三）CT 灌注成像

CT 灌注成像是经静脉灌注有机水溶性碘对比剂后，对感兴趣的器官，如脑或心脏，在固定的层面进行连续扫描，得到多帧图像，通过不同时间影像密度的变化，绘制出每个像素的时间 - 密度曲线，进而算出对比剂到达病变的峰值时间、平均通过时间、局部脑血容量、局部脑血流量等参数，再经假彩色编码处理可得 4 个参数图。分析这些参数与参数图可了解感兴趣区毛细血管的血流动力学，即血流灌注状态。所以，CT 灌注成像是一种功能成像，当前主要用于急性或超急性脑局部缺血的诊断、脑梗死及缺血半暗带的判断以及脑瘤新生血管的观察，以便区别脑胶质细胞瘤的恶性程度；也应用于急性心肌缺血的研究，其结果已接近 MRI 灌注成像；近年也有用于肺、肝、胰和肾的研究报告。CT 灌注成像比 MRI 灌注成像操作简单、快捷，是很有发展前途的成像技术。

四、CT 图像的特点

CT 图像的主要特点：①图像上的黑白灰度反映的是组织结构的密度，这一点与 X 线图像特点相同，因两者的成像参数均为组织结构的密度；②常规为多幅横断层图像，图像上，组织结构影像无重叠，解剖关系明确；③图像上黑白灰度对比受窗技术影响，同一扫描层面，运用不同的窗技术，可获得不同灰度对比的图像；④增强检查改变了组织结构的密度，图像上，组织结构的密度可因碘含量不同而发生不同的改变；⑤图像后处理技术改变了常规横断层的显示模式。

与识别 X 线图像类似，CT 图像的特点也常作为识别 CT 图像的依据。

1. 识别平扫 CT 图像

需同时具备以下两点：①常规显示的是多幅横断层图像，组织结构影像清晰，无重叠；②图像上，骨组织尤其是骨皮质呈高密度白影，肌肉和实质脏器呈中等密度灰影，脂肪组织则为较低密度灰黑影，这点与 X 线图像相同。

2. 识别增强检查 CT 图像

增强检查除具备平扫 CT 图像的特点外，血管结构及富血供的器官还会发生明显强化，即密度显著增高。

3. 识别经后处理的 CT 图像

多平面重建（multiplanar reconstruction，MPR）图像仅在显示方位上有所不同；曲面重建（curved projection reformation，CPR）图像能够整体显示弯曲走行结构；最大密度投影（maximal intensity projection，MIP）图像仅整体显示高密度的骨结构或（和）强化血管；最小密度投影（minimal intensity projection，MinIP）仅整体显示低密度含气的组织结构；表面遮盖法重建（surface shaded display，SSD）图像和容积再现（volume rendering，VR）图像具有立体感，显示效果如同人物肖像；CT 仿真内窥镜（CT virtual endoscopy，CTVE）图像表现则类似内镜检查的效果。

第四节　MRI

一、磁共振成像基本原理

（1）MRI 研究的对象是质子。原子包括一个核与一个壳，壳由电子组成，核内有带正电荷的质子，质子像地球一样围绕一个轴不停地做自旋运动，产生磁场，称为核磁。正常情况下，人体内质子产生的磁场方向杂乱无章。

（2）将患者置于磁体通道后，体内质子的磁场方向发生定向排列，略多于半数的质子的磁场方向顺着主磁场方向排列，略不足半数的质子的磁场方向逆着主磁场方向排列，最终形成净的纵向磁化矢量。

（3）发射特定频率的射频脉冲，导致部分质子的磁场方向发生变化，形成净的横向磁化矢量。

（4）关闭射频脉冲后，被激发的氢原子核把所吸收的能逐步释放出来，其相位和能级都恢复到激发前的状态，这一恢复过程称为弛豫，犹如拉紧的弹簧在外力撤除后会迅速恢复到原来的平衡状态。弛豫的过程即释放能量和产生 MRI 信号的过程。弛豫包括两个同时发生而又相互独立的过程：纵向弛豫和横向弛豫。

①纵向弛豫：关闭射频脉冲后，在主磁场的作用下，质子释放能量，从高能状态恢复到低能状态，纵向磁化矢量逐渐增大并恢复到激发前的状态，即平衡状态，这一过程称为纵向弛豫。纵向磁化由零恢复到原来数值的 63% 时所需的时间称为纵向弛豫时间，简称 T1。

②横向弛豫：关闭射频脉冲后，质子不再处于同步、同相位状态，指向同一方向的质子散开，导致横向磁化矢量从最大衰减到零，此过程称为横向弛豫。横向磁化由最大衰减到原来值的 37% 所需的时间称为横向弛豫时间，简称 T2。

T1 和 T2 反映的是物质的特征，而不是绝对值。常用 T1 值来描述组织纵向弛豫的快慢：不同组织的弛豫速度存在差别，导致 T1 值不同。各种组织的不同 T1 值是 MRI 能够区分不同组织的基础。影响 T1 值的主要因素是组织成分、结构和磁环境，并与外磁场的场强有关。常用 T2 来描述组织横向弛豫的快慢，正因为不同组织有着不同的弛豫速度，所以各种组织的 T2 值不同，并可用于区分正常组织和病变组织。影响 T2 的主要因素是外磁场和组织内磁场的均匀性。

（5）数据处理：计算机 A/D（模／数）转换器—D/A（数／模）转换器—图像。

二、磁共振成像设备

（一）主磁体

主磁体是 MRI 扫描仪的主要部分，决定扫描装置的外观、成本和性能。

1. 主磁体的分类

（1）永磁型：最早应用的类型，多由稀土永磁材料制成，常采用 C 型臂、U 型臂或双立柱，其磁场由磁性物质磁化后产生，不需要电流或线圈。低场强 MRI 扫描仪多采用此型。本型主要优点：①结构简单；②价格相对较低；③开放性结构使受检者较舒适；④低能耗；⑤运行费用低，无须使用液氮。主要缺点：①磁场强度较低，多在 0.5 T（特斯拉）以下；②磁场均匀性较低；③磁场稳定性易受温度变化影响。

（2）常导型：在常温下采用空心电磁铁和铜线圈，应用励磁电流通过线圈产生磁场，此型目前多被超导型和永磁型取代。本型主要优点：①结构简单；②磁体较轻，易安装；③造价较低。主要缺点：①设备运行水电消耗大；②磁场稳定性较差。

（3）超导型：将铜钛合金制成的超导线圈置入超低温状态下的液氦中，使线圈无电阻，励磁电流通过闭合的线圈产生高强稳定的磁场，此型目前应用最广泛。本型主要优点：①磁场强度高；②磁场稳定性好；③扫描速度快。主要缺点：①价格较昂贵；②运行费用较高。

2. 主磁体的主要性能指标

（1）磁场的强度：采用特斯拉（Tesla，T）和高斯（Gauss，G）为单位，高斯是磁场强度的法定单位。距离通过 5 A 电流的直导线 1 cm 处检测到的磁场强度被定义为 1 G，地球南北极处的地磁强度约为 0.7 G。特斯拉与高斯的换算关系：1 T = 10000 G。永磁型和常导型磁体的磁场强度多不超过 0.5 T，超导型多为 1.0 ~ 3.0 T。

（2）磁场的均匀性：单位面积内通过的磁力线数目的一致性。现代 MRI 扫描仪因具有主动和被动匀场技术，故磁场均匀性大大提高。MRI 对主磁场均匀性要求很高，因为磁场的均匀性对 MRI 信号的空间定位、图像信噪比的提高、伪影的减少等均十分重要。

（3）磁场的稳定性：磁场强度和均匀性在单位时间内的相对变化率，也称为磁场漂移。超导型磁体稳定性最好。

（4）磁体的长度和有效孔径：磁体越短，孔径越大，保持磁场均匀性就越难，但提高了受检者的舒适性。

（二）梯度系统

梯度系统由梯度放大器及 X、Y、Z 三组梯度线圈组成，作用是修改主磁场，产生梯度磁场，对 MRI 信号进行空间定位编码。梯度磁场的主要性能参数有梯度磁场的强度和切换率。梯度场强是指单位长度内磁场强度的差别，通常用每米长度内磁场强度差别的毫特斯拉量（mT/m）来表示。图像像素越小，空间分辨率越高，图像就越清晰，则所需的磁场梯度就越大；梯度磁场的切换率是指单位时间及单位长度内梯度磁场的变化量，常用每毫秒每米长度内磁场强度变化的毫特斯拉量 [mT/（m·ms）] 来表示。高切换率和高梯度场强有利于缩短回波间隙，加快信号采集速度和提高图像信噪比。

（三）射频系统

射频系统由射频发射器、射频放大器和射频线圈组成，通过射频发射器发射射频脉冲，提供电磁能量传递给低能质子，使其发生能级跃迁，使不同相位的质子同步进动（因为质子并不是静止地平行于磁力线，而是以某种形式运动着，这种形式的运动称为进动）。

射频线圈是 MRI 设备的重要组成部分之一，是成像的关键要素。发射线圈的性能与 MRI 的采集速度有关；接收线圈的性能与 MRI 图像信噪比密切相关。相控阵线圈被认为是射频线圈技术的一个里程碑，由多个敏感的子线圈单元按照不同的需要排列成不同类型的阵列，共同构成一个线圈组，同时需有多个数据采集通道与之匹配。相控阵线圈的优点：①有效空间大，信噪比高；②改善薄层扫描、高分辨扫描及低场机的图像质量；③提高信号采集速度；④各小线圈既可相互分离，又可单独使用。

（四）计算机系统

MRI 扫描仪的全部工作由计算机控制，主要包括射频脉冲激发、信号采集、数据运算、图像重组和处理等功能。MRI 扫描仪的更新换代与计算机科学的发展密切相关。由于当今计算机技术迅速发展，MRI 设备的软件不断升级，因此其功能也得到了巨大的提升。

（五）辅助设备

辅助设备主要包括检查床和定位系统，操作台，液氦和水冷却系统，空调，以及图像传输、存储、胶片处理系统，生理监控仪器等。

三、磁共振成像的优势

（1）多参数成像：包括 CT 在内的 X 线成像只有密度一个参数，而 MRI 则是多参数成像，其成像参数主要有 T1、T2、质子密度等。T1 加权像主要反映组织间纵向弛豫的差别；T2 加权像主要反映组织间横向弛豫的差别；质子密度加权像（proton density weighted imaging，PDWI）主要反映组织间质子密度的差别。MRI 在同一层面可分别获得 T1WI、T2WI 和 PDWI，不仅可提供解剖、病理的诊断信息，还可提供生理、生化的诊断信息，有助于提高对病灶的检出率和诊断的准确率。

MRI 图像呈黑白对比分明的清晰影像，高信号呈白色影像，中等信号呈灰色，低信号呈黑色。在 T1WI 中，脂肪组织信号高，为短 T1，呈白色影像；脑与肌肉信号为中等 T1，呈灰色；脑脊液信号低，为长 T1，呈黑色；骨与空气信号弱，也为长 T1，呈黑色。在 T2WI 中，组织成分不同则表现各异，如脑脊液信号高，为长 T2，呈白色影像。病理组织因其所含成分不同，故在 MRI 图像上亦呈高低不等信号。

（2）多方位成像：MRI 不需要后处理重组技术即可获得人体横断面、冠状面、矢状面及任意方位的断面图像，为其较突出的优势之一，有利于解剖结构和病变的显示及空间立体定位。

（3）流空现象：血管内快速流动的血液在 MRI 过程中虽受到射频脉冲激励，但在采集磁共振信号时已经流出成像层面，因此接收不到该部分的血液信号，呈无信号的黑色影像，称为流空现象。在不使用对比剂的情况下，可借此观察心脏和血管腔内结构，测定血流流速和分布，进行心脏电影等。但需注意的是，流动血液并不总是表现为无信号，其信号因流动方向、流动速度、层流及湍流等因素影响而呈不同表现，有时可为明显的高信号表现。MRI 的流空现象使其在心脏和大血管成像方面具有独特的优势，其显示效果常可与 DSA 媲美。

（4）软组织分辨力高：与 CT 相比，MRI 具有更高的软组织分辨力，能清晰显示其他影像检查难以显示的肌腱、韧带、筋膜、关节软骨等结构，大大拓展了影像检查的范围。

（5）质子弛豫增强效应与对比增强：部分顺磁性物质可缩短周围质子弛豫时间，此效应称为质子弛豫增强效应，是 MRI 进行对比剂增强检查的基础。使用钆作为对比剂进行增强扫描的效果好，不良反应少。

（6）提供细胞活动情况，进行人体代谢研究。

（7）无骨伪影干扰：自旋回波序列扫描时，骨皮质和钙不发射信号，避免造成某些部位，如小脑、脑干和椎管内组织检查的误诊及漏诊。

（8）对人体安全，无任何电离辐射：增强扫描所用的钆对比剂较 CT 所用的含碘对比剂的安全性大大提高，且检查前无须对患者进行特殊准备。因此，MRI 是一种安全、无创性的检查方法。

第五节　超声成像

一、三维超声

（一）三维超声成像原理

三维超声成像步骤：数据采集、三维重建及三维影像可视化。

1. 数据采集

三维数据采集是实现三维成像的第一步，也是确保三维成像质量的关键一步。根据三维成像技术的发展过程，可分为间接三维数据采集和直接三维数据采集。

（1）间接三维数据采集：以二维超声技术为基础，三维数据的采集是借助已有的二维超声成像系统完成的，即在采集二维图像数据的同时，采集与该图像有关的位置信息，再将图像与位置信息同步存入计算机内，利用计算机重建出三维图像。间接三维数据采集是通过探头的移动来实现的，根据探头移动轨迹的不同，采集方式又分为平移式、倾斜式和旋转式。

①平移式采集：数据是一组等间隔的相互平行的二维图像。基于这样的数据重构三维图像是比较容易的。此外，多普勒血流成像由于平面相互平行，容易识别声束与血流间的夹角，因此已被成功应用于血管成像、颈动脉血流测量等场合。

②倾斜式扫描：将探头固定放在患者的皮肤表面，然后让探头绕一条与探头平行的轴摆动，可得到一系列等角度（类似扇形的）分布的二维图像。优势是容易手持操作，扫描的视野比较大；而且，由于探头摆动的有关参数是事先设计好的，因此三维图像重构的速度也比较快。缺点是随着探查深度的变化，空间分辨力变差；而且三维数据在各个方向上分辨力的不一致性也给图像重构带来了困难。

③旋转式扫描：探头围绕与探头垂直的轴旋转（一般大于180°），最后得到类似圆锥形的三维数据。这类系统同样存在空间分辨力不均匀的问题。此外，为了实现准确的三维重构，在数据采集过程中必须保持旋转轴不动，否则会直接影响三维重建的精度。

间接三维数据采集需要以平行、扇形或旋转方式改变探头的方向。例如，在心脏检查过程中用旋转法需从每一个方位采集一个完整心动周期的二维图像，全方位转动180°时需要积累60～90个心动周期的二维图像，再将这1000余帧二维图像数字化存储为锥体形数据库，经计算机重建而形成三维图像。缺陷：①不是真正的实时，而是多个心动周期图像处理后的结果；②取样费时烦琐，成像速度缓慢；③受呼吸、心律不齐或声轴位移的干扰，常常出现伪像，影响图像的质量。直接三维数据采集的出现很好地解决了如上问题。矩阵探头换能器晶体片被纵向、横向多线均匀切割为呈矩阵（matrix）排列的多达60×60 = 3600或80×80 = 6400个微型正方形晶片，由计算机控制，使发射声束按相控阵方式沿 Y 轴进行方位转向形成二维图像，再沿 Z 轴方向扇形移动进行立体仰角转向，形成金字塔形数据库。

（2）直接三维数据采集：保持超声探头完全不动，直接获得三维体积的数据，比在二维图像的基础上实现三维图像重构更理想。矩阵探头的出现实现了三维数据的直接获取。矩阵探头用电子学的方法控制超声束在三维空间的指向，形成三维空间的扫描束，进而获取三维空间内的回波数据，在计算机处理后形成三维影像。

直接三维数据采集方式是采用矩阵型多方位声束快速扫描探头。由于发射时采取多条声束同时并行扫描，超大量数据快速处理，发射声束脉冲的重复频率大幅度提高，三维图像的帧频亦随之增加，无须脱机处理，成像快，失真小，免除了呼吸和位移的干扰，故能直接显示为真正的实时三维图像。应用此法检查时探头无须移动，切面的间距均匀，取样的时相和切面的方向易控制，能快速成像，实时显示组织结构的活动时相，从理论和实际应用效果看，潜力甚大，技术性能非常先进。

2. 三维重建

数据采集完后要进行三维重建。三维成像技术有立体几何构成法（CCS 模型）、表面轮廓提取法、体元模型法等技术。

（1）立体几何构成法：将人体脏器假设为多个不同形态的几何组合，需要大量的几何原型，因而对描述人体复杂结构的三维形态并不完全适合，现已很少应用。

（2）表面轮廓提取法：将三维超声空间中一系列坐标点相互连接，形成若干简单直线，用来描述脏器的轮廓，曾用于心脏表面的三维重建。该技术所用计算机内存少，运动速度较快。缺点：①需人工对脏器的组织结构描边，既费时又受操作者主观因素的影响；②只能重建左、右心腔结构，不能对心瓣细小结构进行三维重建；③不具灰阶特征，难以显示解剖细节，故未被临床采用。

（3）体元模型法：目前最为理想的动态三维超声成像技术，可对结构的所有组织信息进行重建。在体元模型法中，三维物体被划分成依次排列的小立方体，一个小立方体就是一个体元。一定数目的体元按相应的空间位置排列即可构成三维立体图像。体元模型法需要精度和速度均相当高的计算机系统。有些三维重建软件为了加快运算速度，对原始数据进行隔行或隔双行抽样运算，采用模糊插值算法使图像更加平滑。

3. 三维影像可视化

三维可视化就是将三维重建的影像信息映射到二维平面显示的过程。各种可视化模式直接决定了三维超声图像的显示情况。实现三维超声图像的显示存在一些困难：①与 CT 或 MRI 图像不同，超声图像中的灰度并不具有密度的意义，超声图像反映的是超声波在人体中传播路径上声阻抗的变化，因此，在 CT 或 MRI 图像处理中成功的方法并不能简单地沿用到超声图像的处理中；②原始三维数据的质量会直接影响图像显示的效果，超声图像中存在固有的噪声，图像的信噪比较低，给图像的边缘检测与分割带来了困难；③在三维超声图像数据的采集过程中，很可能在相邻的二维平面中出现缝隙，如果不采用诸如空间插值的方法，存在的缝隙将直接影响显示的质量。为克服上述困难，提出了不少方法，如借助运动的血流信息来区分血管与软组织，用各种滤波的方法减小斑点噪声，等等。

了解三维可视化的各种模式及特点才能在实际操作过程中选用适当的三维显示方式。三维可视化分为灰度渲染和彩色渲染两大类。

（二）三维超声影像优势

与二维超声影像相比，三维超声影像有以下优势。

1. 图像显示直观

采集了人体结构的三维数据后，医生可通过人机交互方式实现图像的放大、旋转及剖切，从不同角度观察脏器的切面或整体，可更全面地了解病情，提高疾病诊断的准确性。

2. 精确测量结构参数

心室容积、心内膜面积等是心血管疾病诊断的重要依据。在获得脏器的三维结构信息后，这些参数的精确测量就有了可靠的依据。

3. 准确定位病变组织

三维超声成像可向医生提供肿瘤（尤其是腹部肝、肾等器官）在体内的空间位置及其三维形态，从而为进行体外超声治疗和超声导向介入性治疗手术提供依据。治疗中可避免损伤正常组织。

4. 缩短数据采集时间

三维超声成像系统在很短时间内就可采集到足够的数据，并将其存入计算机。医生可通过计算机存储的图像进行诊断，而无须在患者身上反复用二维探头扫查。甚至在患者离开医院后，医生们还可一起从不同的角度观察病变的组织和脏器，分析病情，讨论治疗方案。

随着成像技术的发展和临床应用研究的深入，三维超声成像的空间分辨力和时间分辨力得到提高，普遍应用于临床是必然的趋势。未来，三维超声技术的发展将得益于计算机和相关领域技术的快速发展。新的算法研究进一步提高了重建速度和图像质量，为检查和诊断提供了更准确的依据。高速计算和大容量存储能力在三维超声技术的基础上增加时间维度，实现四维实时动态超声功能已不是难事。高分辨力探头的发展更好地对细微的结构成像，特别是矩阵探头的使用，也将加快四维超声技术的发展。

二、超声造影

（一）超声造影原理

超声波遇见散射体（小于入射声波的界面）会发生散射，其散射的强弱与散射体的大小、形状及与周围组织的声阻抗差别相关。血液内尽管含有红细胞、白细胞、血小板等有形物质，但其声阻抗差很小，散射很微弱，所以在普通超声仪上无法显示。如果人为地在血液中加入声阻抗值与血液截然不同的介质（微气泡），则血液内的散射增强，可出现云雾状的回声，这就是超声造影的基本原理。组织声学造影正是利用这一原理，静脉注入超声造影剂（含微气泡的溶液），造影剂随血流灌注进入器官、组织，使器官、组织显影或显影增强，从而为临床诊断提供重要依据。

（二）超声造影剂的声学特性

超声探头发出的是一组连续的超声波脉冲，造影剂微泡的外壳在超声波的连续推动下不断发生变形。在超声波正压（正弦波）的作用下，微泡被压缩；而在随后到来的超声波负压（负弦波）的作用下，微泡又迅速膨胀。一般而言，在极低能量的超声波作用下，微泡的压缩-膨胀是对称的，回声信号频率与超声发射波相同（基波成像）。当超声波能量增强时，微泡的压缩-膨胀为非对称性变化，导致回波信号形态畸变，即产生了与发射波频率不同的谐波信号。造影剂微泡所产生的谐波要比周围组织所产生的谐波信号强几十倍甚至上百倍。因此，选择性接收谐波信号将有助于提高超声图像的信噪比，使得到的超声造影图像更为清晰。这种方法称为谐波成像，是超声造影的重要成像方法之一。当超声波能量继续增强时，则造影剂微泡被大量破坏，在瞬间释放高能量的同时丧失其声学特性。

（三）超声造影成像技术

随着造影剂的不断发展、超声仪器分辨率的不断提高，组织声学造影成像质量也显著提高，但采用常规显影方式（基波、灰阶）所获得的图像质量仍欠佳。为了提高图像质量，同时减少造影剂的用量、延长造影成像时间和避免声影等伪像的产生，增强造影剂显影的新技术应运而生。目前常用的有：

（1）二次谐波成像：微泡造影剂在声波的作用下能产生较强的二倍于发射声波频率的二次谐波。通过改变探头的接收频率，只接收微泡产生的二次谐波信号，可提高微泡造影剂成像的敏感性。

（2）间隙谐波成像：实际上是联合应用爆破谐波成像技术和触发式成像技术，其机制为每隔一定时间探头发射一次声波，以减少声波对造影剂微泡的破坏，提高组织内微泡造影剂的浓度。声波辐射时，大量的微泡由于空化作用瞬间破裂，产生高强度散射回声，因此能够明显增强造影效果。在实际运用时，常需根据具体情况综合运用以上技术，方能获得满意的显影效果。

第六节　医学三维成像技术

一、图像三维重建的发展

进入 20 世纪 70 年代，计算机断层扫描（CT）、磁共振成像（MRI）、超声波（US）等医学成像技术的产生和发展，使得医生可以获得人体及其内部器官的二维数字断层图像序列。这些医学成像的临床应用，使得医学诊断和治疗技术取得了巨大的发展。但二维断层图像只是表达某一截面的解剖信息，仅有二维断层图像很难建立起三维空间的立体结构。在放射治疗应用中，仅由二维断层图像上某些解剖部位进行简单的坐标叠加，并不能给出准确的三维影像，还会造成病变（靶区）定位的失真与畸变。为了提高医疗诊断和治疗规划的准确性与科学性，医学图像三维重建与可视化技术可将二维断层图像序列转变为具有直观立体效果的图像，展现人体器官的三维结构与形态，从而提供若干用传统手段无法获得的解剖结构信息，并进一步为模拟操作提供视觉交互手段。医学数字成像和通信（digital imaging and communications in medicine，DICOM）标准的推出，以及近年来计算机技术和网络技术的迅速发展，都为三维医学图像可视化技术的实现和应用创造了条件。

医学图像三维重建是目前的一个研究热点，是一个多学科交叉的研究领域，是计算机图形学和图像处理在生物医学工程中的重要应用，涉及数字图像处理、计算机图形学以及医学领域的相关知识。医学图像三维重建及可视化在诊断医学、手术规划及模拟仿真、整形及假肢外科、放射治疗规划、解剖教学等方面都有重要应用。关于医学图像三维重建的研究具有重要的学术意义和应用价值。CT 图像是断层图像，密度分辨率高，解剖关系清楚，病变显示良好，病变的检出率和诊断的准确率均较高；此外，可以获悉不同正常组织和病变组织的 X 线吸收系数，以进行定量分析。因此，利用 CT 数据进行三维成像的临床应用越来越广泛。

二、图像后处理技术

图像后处理技术是指 CT 或 MRI 扫描所采集的数据，特别是螺旋 CT 容积扫描的数据，经计算机特殊功能处理后，可重建出任意的二维平面图像、三维立体图像、血管造影等，这些技术开阔了人类的观察视野，拓宽了 CT 的临床应用范围。应用于临床的图像后处理技术主要有以下几种：

（1）多平面重组（MPR）：在某一方向扫描的基础上，通过任意截面（厚度）的三维体积数据重组任意平面或任意曲面的影像。

（2）三维立体图像：检查器官的成像有立体感且可进行多方位旋转。

（3）容积再现及分割显示：利用最大密度投影（MIP）、表面遮盖、透明化、分段显示等技术，立体地显示表面与深层结构。

（4）CTA 静脉注入对比剂扫描重建：平面或立体地显示血管影像。

（5）仿真内镜：仿真技术结合导航或漫游技术可模拟内镜检查，包括仿真血管内镜、仿真支气管内镜、仿真喉镜、仿真结肠镜等。仿真内镜可逼真地模拟内镜检查过程，且无痛苦，但不能进行活检。

（6）有限元建模：利用 CT 扫描所采集的数据进行图像分割、几何建模、生物特性赋值、有限元建模，模拟生理功能，用于观察器官的结构与功能变化。

三、医疗三维成像与临床应用

（一）医疗诊断中的应用

在临床和医学研究中，CT 图像、MRI 图像和超声图像的广泛应用是医疗诊断有力的手段。利用三维重建技术对图像进行处理，构造三维几何模型，对重建模型进行不同方向的观察、剖切，使得医生不仅能对被检部位或病变的大小、形状和空间位置有定性的认识，还能获得定量的认识。

（二）手术规划及放射治疗规划

利用放射线杀死或抑制恶性肿瘤需要预先做出详细规划，包括剂量计算和照射点精确定位。如果辐照定位不准确或剂量不当，轻则造成治疗效果不佳，重则危及周围正常组织。由 CT/MRI 图像序列重建出病变体、敏感组织、重要组织的三维模型，在手术规划中，医生可观察病变体、敏感组织、重要组织的形状、空间位置，以此制订科学的手术方案；在放射治疗中，根据重建组织的三维几何描述进行射束安排，可使射线照射肿瘤时不穿过敏感组织和重要组织，不伤害正常组织或尽量减小对正常组织的伤害，制订出最优的治疗方案。

（三）虚拟手术及解剖教育

Visible Human 计划是由美国国家医学图书馆发起的，委托科罗拉多大学医学院建立起一个男人和一个女人的全部解剖结构的数字化图像库（CT、MRI 图像）。通过这些资源，研究者可以分析和重建人体内部的各种器官或组织并进行三维显示，建立起具有真实感的虚拟人体，并可对重建的虚拟人体进行各种剖切、透明效果设置等，便于了解人体各组织器官的解剖结构，这对医学教育及解剖分析起着重要作用。我国在此方面也取得了长足的进步。2002 年 10 月，重庆第三军医大学向海内外宣布了一个令人振奋的消息——我国首例数字化可视人体在该校完成，并向国内外公布了这套"中国可视人"数据集。这一成果为我国提供了目前最为系统、完整和细致的一部人体结构基本数据和图像资料，也使我国成为继美国、韩国之后世界上第三个拥有本国可视化人体数据集的国家。

四、临床应用与三维图片

（一）三维解剖研究与应用

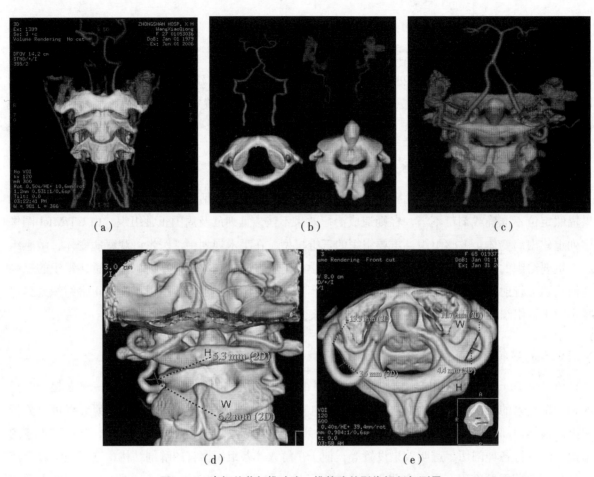

（a）　　　　　　　　　（b）　　　　　　　　　（c）

（d）　　　　　　　　　（e）

图1-6-1　寰枢关节与椎动脉、椎静脉丛影像解剖与测量

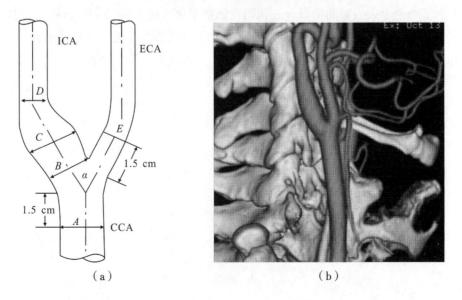

（a）　　　　　　　　　　　　　（b）

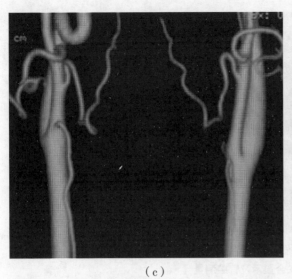

（c）

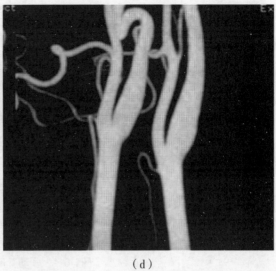

（d）

图1-6-2　颈动脉分叉部解剖与测量

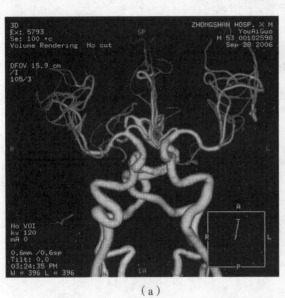

（a）

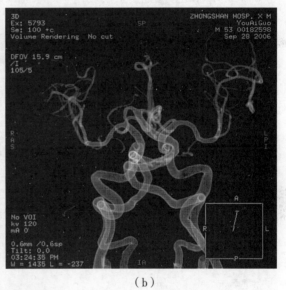

（b）

图1-6-3　颈内动脉解剖

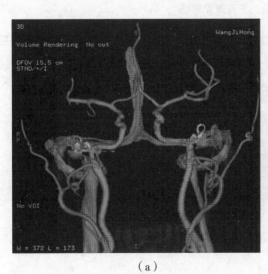

（a）

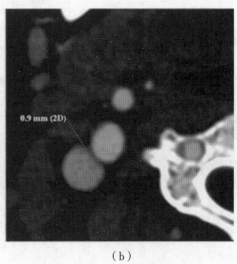

（b）

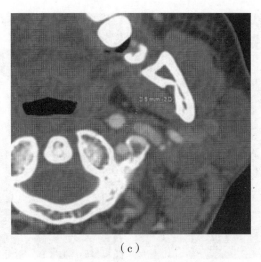

（c）

图1-6-4　颈动脉融合显示及管腔测量

（二）有限元建模、生物力学与快速三维成型研究

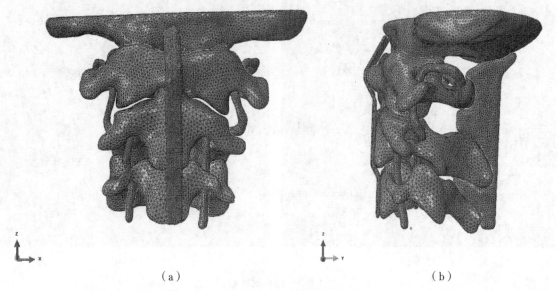

（a）　　　　　　　　　　　　　　　　　（b）

图1-6-5　寰枢关节有限元建模

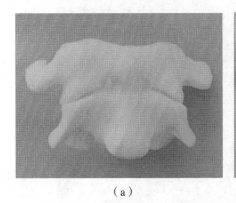
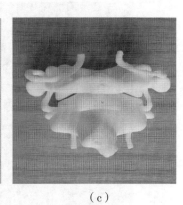

（a）　　　　　　　　　　（b）　　　　　　　　　　（c）

图1-6-6　寰枢关节三维快速成型

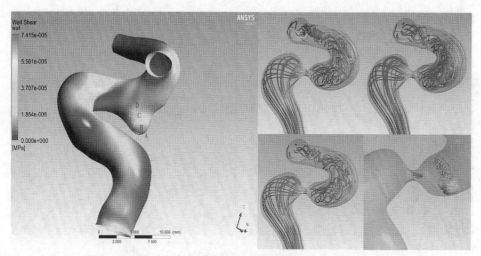

图1-6-7　颈内动脉有限元建模与狭窄模拟

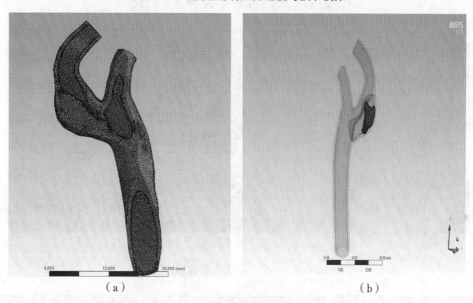

（a）　　　　　　　　　　　　　　　（b）

图1-6-8　颈动脉分叉斑块建模与动力学模拟

（三）临床疾病诊断

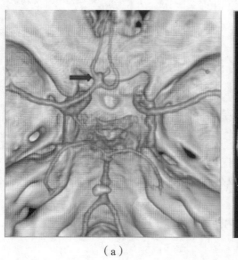

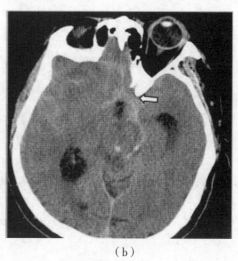

（a）　　　　　　　　　　　　　　　（b）

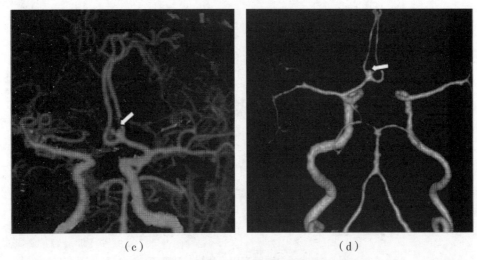

（c）　　　　　　　　　　（d）

图1-6-9　前交通动脉瘤破裂并发蛛网膜下腔出血

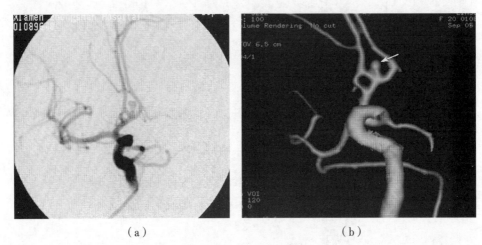

（a）　　　　　　　　　　（b）

图1-6-10　前交通动脉瘤

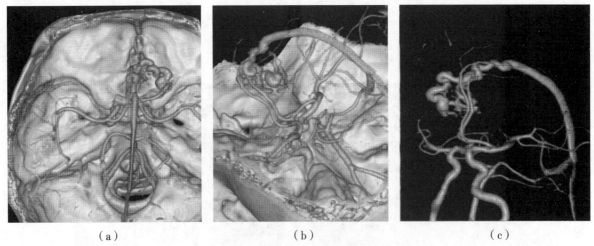

（a）　　　　　　　　（b）　　　　　　　　（c）

注：显示右侧额叶见"蚯蚓状"迂曲扩张血管团影，双侧大脑前动脉参与供血，右侧更为显著，血管增粗，引流至下矢状窦，下矢状窦增粗。

图1-6-11　颅内动静脉畸形

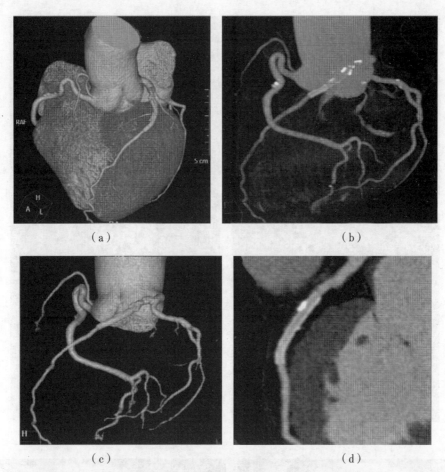

（a）   （b）

（c）   （d）

图1-6-12　冠状动脉支架置入术后：支架管腔通畅

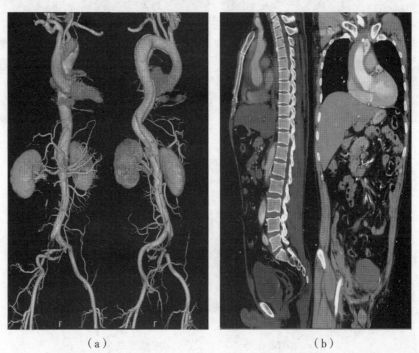

（a）   （b）

注：主动脉根部至右侧髂总动脉管腔内可见螺旋走行的内膜线影，分隔主动脉呈双腔改变，
真、假腔内均见对比剂充盈，内膜破口位于升主动脉根部。

图1-6-13　诊断Ⅰ型胸、腹主动脉夹

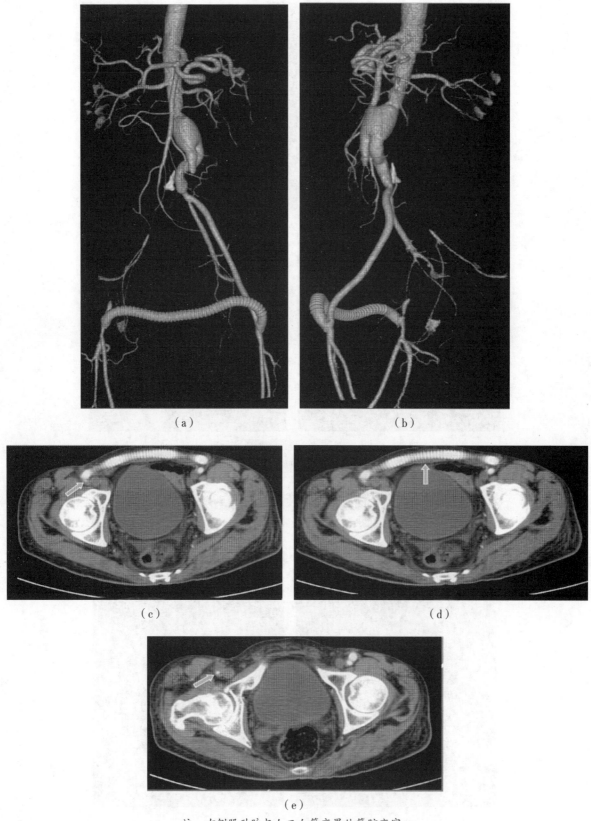

（a）　　　　　　　　　　　　（b）

（c）　　　　　　　　　　　　（d）

（e）

注：右侧股动脉与人工血管交界处管腔变窄。

图1-6-14　腹主动脉瘤术后＋人工血管植入术后及股动脉切开取栓＋人工血管股股转流术后

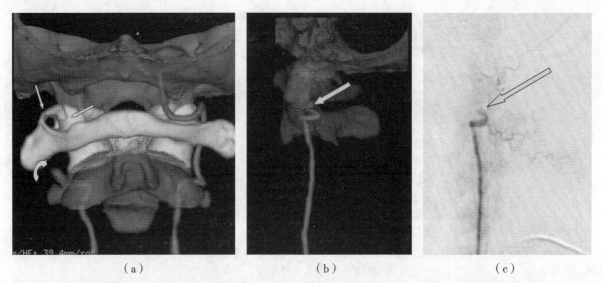

（a）　　　　　　　　　　　（b）　　　　　　　　　　　（c）

图1-6-15　左侧椎动脉寰枢段闭塞（弯粗白箭头）及寰椎椎动脉钩环（两小白箭头）变异

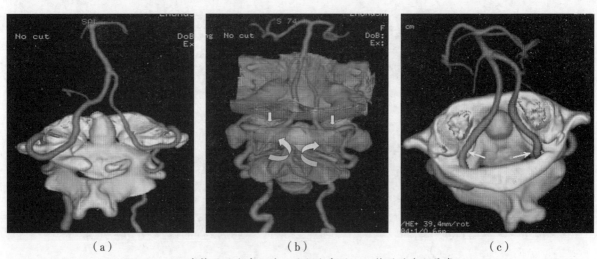

（a）　　　　　　　　　　　（b）　　　　　　　　　　　（c）

注：显示寰椎后弓发育不连，右侧大部缺如；椎动脉走行异常。

图1-6-16　椎动脉、寰枢关节发育异常

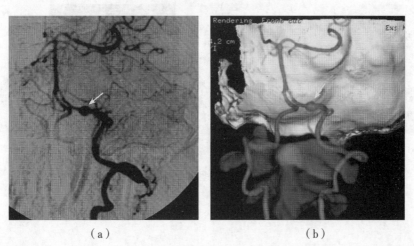

（a）　　　　　　　　　　　　　（b）

注：瘤体清楚显示（白箭头），同时可观察对侧椎动脉及相邻骨结构，DSA示椎动脉瘤形态与
SFOF-VR三维图像非常接近。

图1-6-17　左侧椎动脉颅内段动脉瘤

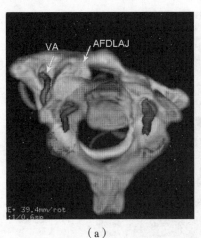
（a）

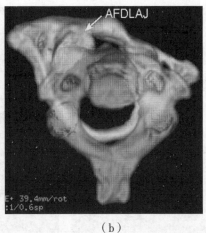
（b）

注：寰枢关节右侧单旋转型脱位，寰枢外侧关节面错位（小白箭头及标志），寰枢外侧关节面错位及右侧椎动脉前移（小白箭头及标志）。

图1-6-18　寰枢关节不全脱位

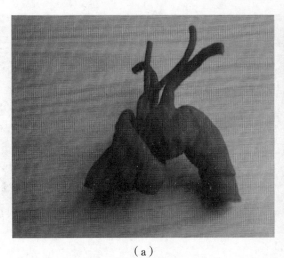
（a）

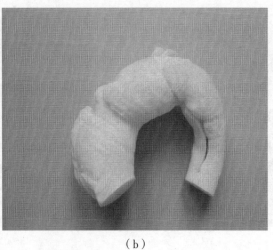
（b）

图1-6-19　三维建模与快速成型：夹层动脉瘤

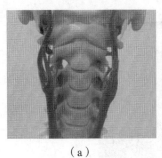
（a）

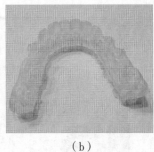
（b）

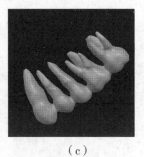
（c）

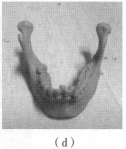
（d）

图1-6-20　三维建模与快速成型：颈部血管与颈椎、牙模型

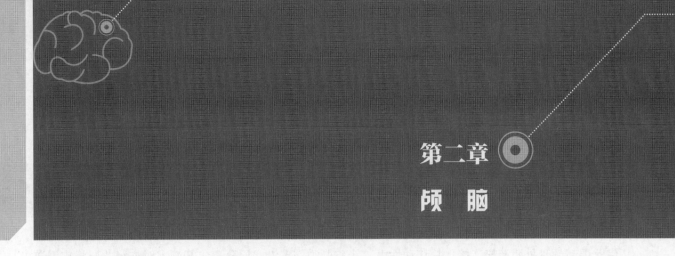

第二章

颅 脑

第一节 颅脑应用解剖

一、颅顶

（一）额顶枕区

1. 境界

额顶枕区的前界为眶上缘，后界为枕外隆凸和上项线，两侧借上颞线与颞区相分界。此区可依部位分为额区、顶区和枕区，其间以冠状缝和人字缝相分界，但因三区的层次、结构、特点基本一致，故合称为额顶枕区。

2. 层次

（1）皮肤：额顶枕区皮肤厚而致密，尤其是枕部，并借坚韧的结缔组织小梁与帽状腱膜相连。皮肤含有大量的毛发、汗腺和皮脂腺，发根斜穿真皮至浅筋膜附于毛囊，故手术切口应与毛发方向一致，以减少对毛囊的破坏；疖肿和皮脂腺囊肿亦好发于此，因其位于皮肤内，并不穿过浅筋膜，故可随皮肤在骨膜上移动。皮肤内血管和淋巴管极为丰富，外伤后极易出血，但创口愈合较快。临床上已证实，切取表层皮片后一般 5～7 天即可愈合，并可反复切取，最多可达 8 次，且不影响头发生长，也未见明显瘢痕，故在治疗大面积Ⅲ度烧伤时，头皮可作为植皮的良好供皮区。

（2）浅筋膜（皮下组织）：浅筋膜由脂肪组织和致密结缔组织构成，其厚度和质地在不同部位差别较大，如前额部明显厚于头顶部；其中，脂肪厚度随年龄增长而变薄，但并不因肥胖或消瘦而变化。结缔组织形成许多小梁，使皮肤与帽状腱膜紧密相连，并将脂肪分隔成许多小格，血管和神经穿行其间，因此感染时渗出物扩散受限，导致局部肿胀，轮廓清楚且张力较大，早期即可压迫神经末梢而致剧痛；而其内血管多为周围结缔组织所固定，故头皮裂伤时血管断端不易自行收缩闭合，出血较多，常需压迫或缝合止血。浅筋膜内的血管和神经可分为 3 组。

①前组：又分为内、外侧两组。内侧组距正中线约 2 cm，包括滑车上动脉、滑车上静脉和滑车上神经；外侧组距正中线约 2.5 cm，有眶上动脉、眶上静脉和眶上神经。

②外侧组：包括耳前组和耳后组，来自颞区。

③后组：位于枕部，包括枕动脉、枕静脉和枕大神经。

（3）颅顶肌和帽状腱膜：颅顶肌在种系发生上是一层完整的肌，现为一层腱膜，仅前后部仍保留着肌性部分。该肌由左、右枕额肌和颞顶肌以及不恒定存在的项横肌构成。

①枕额肌：由前部的额腹和后部的枕腹以及其间的帽状腱膜组成。

②颞顶肌：菲薄，发育不恒定，位于额腹与耳上肌和耳前肌之间，起自耳上肌，止于帽状腱膜。该肌由面神经颞支支配，收缩时可紧张头皮，向后牵拉颞区皮肤。

③项横肌：甚小，常不存在，起自枕外隆凸，肌纤维沿上项线向外侧，并与胸锁乳突肌抵止腱混合后止于乳突。该肌收缩时可紧张枕部筋膜和皮肤。

（4）腱膜下疏松结缔组织：

①结构特点：此层是位于帽状腱膜与骨膜之间的薄层疏松结缔组织，以颅顶中央部为甚：头皮借此层与颅骨外膜疏松连接，故移动性大，头皮撕脱伤多沿此层分离，开颅术时亦经此层将皮瓣游离后翻开。此层形成潜在性的腱膜下间隙，范围较广，向后至上项线，两侧至颞弓，向前至眶上缘，并因枕额肌额腹无骨性附着而延伸至鼻根和上睑，当此隙内有出血或化脓性感染时，可迅速弥散到整个颅顶，并可至鼻根和上睑皮下。间隙内含有少量小动脉，并有连接头皮静脉与颅骨板障静脉甚或颅内硬脑膜窦的导静脉穿过，一旦感染，小静脉则易发生血栓，并有可能经上述途径引起颅骨骨髓炎或向颅内扩散，故临床上认为此层为颅顶的"危险区"。自1976年软组织扩张器在临床应用以来，利用深面坚硬的颅骨作为衬垫，在腱膜下间隙内植入头皮扩张器扩展浅面的有发头皮以修复秃发区已成为当今治疗秃发最有效的美容方法之一。

②导静脉：由硬脑膜窦分出的细支穿颅骨的直小管而形成，无瓣膜，可使硬脑膜窦与颅部浅静脉相交通，静脉血一般自颅内流向颅外，但在一定情况下也可逆流入颅内。导静脉主要包括：

A. 顶导静脉，位于顶骨前内侧，穿过颅顶中点后方、矢状线两侧的颅骨孔（出现率为74%～77%），使头皮静脉、颞浅静脉与上矢状窦相连。

B. 乳突导静脉，最大，穿过乳突孔（出现率为62%～81%），使枕静脉或耳后静脉与横窦或乙状窦相连。Reis等（2007年）测量此静脉外径为2.15 mm，与星点和乳突尖的平均距离分别为21.14 mm和33.65 mm。

C. 髁导静脉，亦称髁后静脉，穿过髁管（出现率为66%～90%），使椎外静脉丛与乙状窦相连。亦有记载此静脉可注入颈静脉球（38%，左侧多见）、乙状窦终端（25%，右侧多见）、乙状窦（4%）以及舌下神经管静脉丛或颈内静脉，16%缺如。

D. 枕导静脉，穿枕外隆凸，使枕静脉与窦汇相连。Murlimanju等（2011年）观察78例颅骨，发现其出现率为14.1%，位于接近枕骨大孔处，可偏左侧、右侧或居于中线。

E. 额导静脉，见于儿童和部分成人，通过盲孔，使上矢状窦与额窦和鼻腔的静脉相连。Kaplan的286例研究显示，仅9%的上矢状窦起自盲孔内。

F. 此外，破裂孔静脉和卵圆孔静脉使翼静脉丛与海绵窦相连，舌下神经管静脉丛通过舌下神经管使横窦与颈部深静脉相连，等等。

（5）颅骨外膜：颅骨外膜由致密结缔组织构成，借少量结缔组织连于颅骨表面，连接疏松，但在骨缝处连结紧密，并伸入缝间成为骨缝膜，与颅内硬脑膜外层（颅骨内膜）相融合。因此在手术时，除骨缝处以外，骨面的颅骨外膜均易剥离，但随着年龄增长，骨缝逐渐融合或闭锁，骨膜在骨缝处的附着将不再牢固。骨膜下血肿常局限于一块颅骨的范围内，除非骨折线跨越两块颅骨，但血肿仍止于另一块颅骨的骨缝；而腱膜下血肿则较广泛，可蔓延至各处，此特征为两者的主要鉴别点。严重的头皮撕脱伤可将头皮连同部分骨膜一并撕脱，此时应在颅骨上密集钻孔至板障层，待肉芽组织长出后再植皮修复创面。成人的颅骨外膜对颅骨不起主要营养作用，亦缺乏成骨能力，剥离后不会引致颅骨坏死，但仍有可能造成颅骨部分脱矿质作用。

头皮是颅部防御外界暴力的第一道屏障，因其具有较大的弹性和韧性、较强的抗压力和抗牵张力，故头皮损伤的症状与其解剖学特征和受力方向有着密切的关系。当受到近于垂直的暴力时，因存在颅骨衬垫故常致头皮挫伤或血肿，严重时可致挫裂伤；当受到近乎斜向或切线的暴力时，因头皮滑动故常致头皮裂伤或撕裂伤。

（二）颞区

1. 境界
颞区位于颅顶的两侧，即颞窝的所在：其上界为上颞线，下界为颧弓上缘，前界为额骨颧突和颧骨额突，后界为乳突基底部和外耳门。

2. 层次
（1）皮肤：颞区皮肤前部较薄，后部较厚，移动性较大，故在此区施行手术时，无论选择横行切口或纵行切口均较易缝合，且愈后瘢痕不明显。

（2）浅筋膜：

①耳前组：主要包括颞浅动、静脉和耳颞神经，三者伴行出腮腺上缘，越颧弓至颞区

②耳后组：主要包括耳后动、静脉和枕小神经等，分布于颞区后部。

（3）颞筋膜：颞筋膜为颞区的深筋膜，致密坚韧，位于浅筋膜深面、颞肌筋膜浅面，上方附着于上颞线，向下分为浅、深两层，分别附着于颧弓的外面和内面两层之间，含有脂肪组织，并有颞中血管通过；此脂肪垫前至眶外侧缘，下至颧弓上缘，上达颧弓上方（35.8±4.7）mm 及眶上缘上方（3.1±0.9）mm，最大厚度为（4.6±1.0）mm。因颞筋膜非常致密，故其损伤有时被误认为颅骨损伤，这是由手指检查伤口时触及坚硬的筋膜边缘所致。

①颞中动脉：见上。

②颞中静脉：收集外眦处静脉血，经颞筋膜与颞肌之间，在颧弓根部上方与颞浅静脉汇合，注入下颌后静脉。该静脉在前部与眼静脉、睑外侧静脉和眶下静脉相交通，向深部借颞深静脉与翼静脉丛相交通。

③耳外肌：在人类属于退化肌，位于耳郭周围，包括耳前肌、耳上肌和耳后肌。耳前肌最小，常缺如；耳上肌最大，两肌均起自帽状腱膜；耳后肌起自颞骨乳突基底部外面。三肌分别止于耳郭软骨的前面、上部和后面，其作用是分别向前、上、后方牵拉耳郭。耳前肌和耳上肌由面神经颞支支配，而耳后肌则由面神经耳后支支配。

（4）颞肌：颞肌为扇形的扁肌，起自颞窝内、颞筋膜深面，前部肌纤维垂直向下，中部肌纤维斜向前下，后部肌纤维几乎水平向前，逐渐集中，经颧弓深面移行为肌腱，止于下颌骨冠突和下颌支前缘直至第三磨牙处。该肌由颞深神经支配，收缩时，前、中、后部肌纤维分别向上方、后上方、后方拉下颌骨，从而使颞下颌关节做前进、后退运动。颞肌是休息状态下保持下颌位置稳定的主要肌，全肌收缩时，协助上提下颌骨，呈现为咬合运动；后部肌纤维单侧收缩时协助下颌骨向同侧运动，双侧收缩时协助下颌骨向后运动。在咀嚼时，可在体表观察到颞肌的活动。经颞区开颅术切除部分颞骨鳞部后，坚固的颞肌和颞筋膜仍可保护脑膜和脑组织，故开颅减压术常采用颞区入路。颞肌深部有颞深血管和神经。

（5）颅骨外膜：颅骨外膜较薄，紧贴于颞骨表面，故颞区甚少发生骨膜下血肿。在骨膜与颞肌之间含有大量脂肪组织，称为颞筋膜下疏松结缔组织，并向下经颧弓深面通颞下间隙，向前与面部颊脂体相续。因此，当颞筋膜下疏松结缔组织中有出血或炎症时，可向下蔓延至面部，形成面深部血肿或脓肿；而牙源性感染等面部炎症也可蔓延到颞筋膜下疏松结缔组织。

二、颅底

（一）前颅底

1. 前颅底与颅前窝

前颅底约占颅底的前1/3，是由额骨眶板、筛骨水平板、蝶骨小翼和蝶骨体前部构成的形似扇面的窝，又称为颅前窝。颅前窝位于鼻腔和眼眶的上方，前界为额鳞部，与额窦仅一板之隔，后界由蝶骨小翼后缘、前床突后缘、视神经管口及交叉沟构成，两侧为额骨眶部。窝内容纳大脑额叶、嗅神经、嗅球、嗅囊等。蝶骨小翼延伸至颅外形成额骨颧突，它是前颅底的最高点，也是该区域手术的重要解剖标志。

颅前窝底正中央凹陷部分为嗅窝，中线处骨性隆起为鸡冠，是最突出的骨性标志，约10%气化，前与额窦相通。鸡冠的前端有盲孔，此孔由硬脑膜延伸而来，内有小血管通过。在儿童时期，盲孔后方边缘由筛骨形成，此期的上矢状窦与鼻静脉可相通，脑膨出或鼻神经胶质瘤可破坏该区形成裂口。鸡冠两侧为筛板，筛骨筛板构成骨性鼻腔上壁，为前颅底最低点。筛板上有许多小孔，称为筛孔。嗅丝随硬脑膜和蛛网膜延伸部以及筛前、后动脉分支穿过筛板。筛前动脉最大的鼻支和筛前神经通过筛板、筛窦孔离开颅腔，有时前脑下静脉也通过筛板。颅前窝的两侧为额骨眶部，构成眶顶；额骨眶板及筛骨筛板极薄，颅底肿瘤容易侵蚀此部位进而侵入颅内；此处也是前颅底骨折和手术并发症导致脑脊液鼻漏的常见部位。筛板外侧与额骨眶部相连形成额筛缝，该缝后缘与蝶窦又形成蝶筛缝。该区域可因天生薄弱或缺失而致脑膜或脑组织膨出，还可能因结构问题而引起颅内感染。颅前窝的血管主要有大脑前动脉、前交通动脉和额叶的静脉。

2. 前颅底与鼻、鼻窦

鼻腔和筛窦顶壁即颅前窝底；额窦后壁即颅前窝前壁；鼻腔顶壁即筛骨水平板，薄脆而多孔，由硬脑膜延续。鞘膜包绕嗅神经穿行于鼻腔和嗅球之间。颅前窝骨折伤及筛板时，常伴有脑膜和鼻腔顶部黏膜撕裂或嗅神经受损，引起鼻衄（流鼻血）、脑脊液外漏和嗅觉障碍。筛板和筛顶的连接关系可分为倾斜型、高台型、不规则型和双侧不平衡型，其中，高台型在经鼻内镜手术中容易出现脑脊液鼻漏的并发症。额窦发育异常扩大会占据额骨的大部分，而额窦黏膜与硬脑膜之间仅隔以薄骨板，硬脑膜和蛛网膜的静脉与额窦黏膜静脉相互交通，因而额窦的感染可引起颅内并发症。上述结构与前、中颅窝的分隔骨板均有丰富的动、静脉相通。部分个体有先天性缺损或骨裂开，还有少数个体鼻窦气化显著，可延及颅前窝一部分甚至大部分，这些都是引起鼻源性颅内并发症、鼻颅先天性疾病的解剖学因素，也是鼻神经外科学的解剖学基础。

3. 前颅底与眼眶、视神经管和眶内容物

眼眶侧壁由蝶骨大翼、颧骨和额骨侧面组成，眶上裂和眶下裂居眼眶后部，位于眶顶和眶底之间。额骨壁较厚，形成眼眶外侧壁，其上与额骨交界。眼眶上壁很薄，是颅前窝的底，颅前窝骨折伤及额骨眶板时，可出现结膜下出血或眶内出血的典型症状。额窦底多位于眼眶上壁内侧，发育过度者可以占据全部眼眶上壁，额窦肿瘤可向下侵犯。眼眶的下壁是上颌窦的顶，其骨面上有沟，称眶下沟，向前移行为眶下管，通眶下孔；下壁后缘游离形成眶下裂，有眶下神经和动、静脉经过。眼眶的内侧壁很薄，主要由上颌骨额突、泪骨、筛骨眶板和蝶骨体的一部分构成，邻接筛窦，该壁最薄，容易受外伤、肿瘤、炎症等的侵犯。近前缘处上颌骨额突与泪骨形成泪囊窝，容纳泪囊，是鼻腔泪囊造口的解剖学基础，向下延伸为鼻泪管，通下鼻道。内壁后界是视神经眶口，在额筛缝中或附近，前后有2个孔，分别为筛前孔和筛后孔。筛孔为内壁的重要标志，孔内有筛前、筛后神经

和血管通过，经筛窦小房后达颅前窝，是行眶减压，筛前、后动脉及神经手术和视神经减压术的重要解剖标志。

眼眶交汇在眶尖，此处最重要的结构是视神经管（内侧）和眶上裂（外侧）。视神经管由蝶骨小翼和蝶骨体组成，其内侧毗邻蝶窦外侧或最后筛房，其内有视神经和眼动脉通过。视神经管内段长 5～11 mm，大约80%的视神经管可在蝶窦外侧壁形成隆起或压迹，该处骨质较薄，约10%的后筛气房可以气化到视神经管，形成最后筛房。颈内动脉通常在其下方，与视神经管形成外"八"字的行走关系。视神经管损伤可出现"外伤性视神经病"。以上的解剖特点是鼻内镜下视神经管减压术及其并发症的解剖学基础。眶上裂为蝶骨大翼和小翼构成的裂隙，介于颅前、中窝的交界处，是颅眶的结构通道，Zinn腱环（外、下、上和内直肌的起处）位于眶上裂内侧部的前上方，附着在内、外侧交界处的外缘。它将视神经固定于眶尖部，也是眼外肌的起点，并且将眶上裂分为三段。眶尖部如果受到炎症、外伤、肿瘤等的侵袭而出现高压，就会发生"眶尖综合征"，是行眶减压术的适应证。

4. 前颅底的硬脑膜

颅前窝的硬脑膜与颅底粘连，尤其在鸡冠、筛板及视神经管处，粘连尤为紧密。在筛板与视交叉前部之间及蝶骨小翼后缘，硬脑膜亦较紧密，而在前颅底的其他部分，硬脑膜附着较为疏松。颅前窝外侧壁的硬脑膜主要由脑膜中动脉的额支供血，窝底的硬脑膜由发自眼动脉的筛前、后动脉分支供血。分布于前窝硬脑膜的神经主要是筛前神经，对刺激反应较敏感，中线处更为明显，这可能是前颅底肿瘤易产生顽固性疼痛的原因。颅前窝的蛛网膜池主要有视交叉池、大脑外侧裂池。

（二）中颅底

中颅底大部分由蝶骨大翼构成，外侧与颞骨鳞部相连，中后部与颞骨岩骨和岩内颈内动脉骨管毗邻，可分为一个较窄的中间部（蝶鞍区）及两个宽广深凹的外侧部。翼点为额骨、顶骨、颞骨鳞部及蝶骨大翼的交会处，形如"H"。颅中窝位于中颅底，较颅前窝深，容纳大脑半球颞叶，由蝶骨体的上面和侧面、蝶骨大翼脑面、颞骨岩部前面及颞鳞部构成。前界为蝶骨小翼后缘，后界为颞骨岩部上缘和鞍背，底为蝶骨大翼、颞骨岩部前部及颞骨鳞部。颅中窝底在颞颌关节的上颌隆起处最厚，在颞鳞、下颌窝、卵圆孔前和圆孔外侧比较薄弱。其最低点大致与颧弓上缘齐平。

颅中窝的蝶鞍区包括中央部的蝶鞍及其周围的区域。该区主要的结构有垂体窝、垂体和两侧的海绵窦等。

1. 垂体窝

与垂体蝶鞍区前部被横置的隆起（即鞍结节）分成前方较浅的交叉前沟和后方深陷的垂体窝。交叉前沟向两侧经视神经管通眶内，有视神经及眼动脉通过。鞍结节两侧接近颈动脉沟前端处的凸起，为中床突。垂体窝后方上前隆起的骨板称为鞍背，其后外侧角突出，称为后床突。垂体窝的两侧为海绵窦，顶为硬脑膜形成的鞍膈，鞍膈的前上方有视交叉和视神经。垂体前叶肿瘤可将鞍膈前部推向上方，压迫视交叉，导致视野缺损。垂体肿瘤向上突入第三脑室可引起脑脊液循环障碍，导致颅内压增高；向下生长可使垂体窝的深度增加，甚至侵及蝶窦；向两侧扩展可压迫海绵窦，发生海绵窦淤血及脑神经受损的症状。在垂体肿瘤切除术中，要注意避免损伤视神经、视交叉、海绵窦、颈内动脉等。垂体窝与其下部的蝶窦仅有一层薄骨层相隔。蝶窦根据其气化程度分为甲介形、鞍前形、鞍形。蝶骨嵴位于双侧视神经管眶口间的中点是鞍底的中线标志。蝶窦是进行经鼻内镜鞍区肿瘤切除术的最微创手术进路。

垂体是鞍区重要的结构，也是人体最重要的内分泌腺体之一，位于蝶鞍中央的垂体窝内，借漏斗穿鞍膈中央的膈孔与第三脑室底的灰结节相连。垂体呈椭圆形或圆形，成人垂体大小约为

1.0 cm×1.5 cm×0.5 cm，重量 0.5 ～ 0.6 g，在青春期和妊娠期可增大。其底面形状与鞍底一致；侧方和上方因无骨性边界，故形态差异颇大；上方鞍膈被覆，有鞍膈孔，垂体柄经此孔与丘脑相连；外缘与海绵窦段颈内动脉内缘的间距一般最大 7 mm。但是，约有 28% 的颈内动脉可经海绵窦内壁陷入垂体，因此，正常垂体或垂体肿瘤组织可在颈内动脉上下形成舌样突出，垂体手术中应高度注意。

根据组织来源和功能的不同，垂体可分为前部的腺垂体和后部的神经垂体两大部分。腺垂体包括远侧部、结节部和中间部，可分泌多种激素，包括生长激素（growth hormone，GH）、促甲状腺激素（thyroid stimulating hormone，TSH）、促肾上腺皮质激素（adrenocorticotropic hormone，ACTH）、黄体生成素（luteinizing hormone，LH）、尿促卵泡素（follicle stimulating hormone，FSH）、泌乳素（prolactin，PRL）。神经垂体较小，包括神经部和漏斗，无内分泌功能，主要储存下丘脑视上核和室旁核分泌的抗利尿激素（antidiuretic hormone，ADH）和催产素（oxytocin，OT）。

垂体的血液供应来源于垂体上动脉和垂体下动脉。垂体上动脉从颈内动脉海绵窦段或床突上段发出，部分从基底动脉发出，进入结节部上端，在正中隆起和漏斗柄形成初级毛细血管网，然后汇集成 12 ～ 15 条垂体门静脉，在腺垂体形成次级毛细血管网。次级毛细血管汇集成小静脉，最后汇成垂体下静脉注入海绵窦。垂体下动脉从颈内动脉海绵窦段后部发出，在中间部和正中隆起与垂体上动脉可形成吻合，主要供应神经垂体，静脉回流至海绵窦。

2. 海绵窦

海绵窦呈前后走向的狭长不规则形，长约 20 mm，宽约 10 mm，为一对重要的硬脑膜窦，位于蝶鞍和垂体两侧，前达眶上裂内侧部，后方循蝶骨体旁延伸至颞骨岩部的尖端，上部与鞍膈平齐，内侧紧靠垂体和蝶鞍。窦内有许多结缔组织小梁，将窦腔分隔成许多相互交通的小腔隙，称海绵间窦。窦中血流缓慢，感染时易形成栓塞。

海绵窦的上壁向内侧与鞍膈相移行；下壁借薄的骨壁与蝶窦相邻；内侧壁上部与垂体相邻，窦内有颈内动脉及其外侧的展神经通过；外侧壁内自上而下有动眼神经、滑车神经、眼神经和上颌神经通过。如果颅底骨折伤及此处，则可引起海绵窦综合征（眼睑下垂、瞳孔散大、眼肌麻痹、角膜反射消失等）。

3. 颅中窝外侧部

外侧部低而深陷，容纳脑颞叶，主要结构为一连串的孔、裂，排列在自前外侧弯向蝶骨体继而转向后外的一条弧线上。

（1）在蝶骨小翼后缘外侧端之后外侧处，大翼上有不常见的泪孔通眶。

（2）在大、小翼之间的是眶上裂，内宽外窄，其纵轴指向上前，外通眶，有动眼神经、滑车神经、眼神经、展神经及眼上静脉通过。

（3）圆孔在眶上裂的后下方，水平向前通翼腭窝，有三叉神经上颌支通过。

（4）圆孔后外侧偶尔可见一静脉孔，导静脉连通翼肌静脉丛。

（5）向后外侧为较大的卵圆孔，下通颞下窝，有三叉神经下颌支和导静脉通过。卵圆孔内还有脑膜中动脉脑膜副支和下颌神经脑膜支通过。在卵圆孔内有静脉丛连接海绵窦和脑膜中静脉。静脉丛可达三叉神经节、上颌神经近脑段和下颌神经颅内段前上半等区。静脉丛在颅底下方与翼状静脉丛连接。

（6）岩孔介于卵圆孔与棘孔之间，偶见岩浅小神经由此下达颞下窝。

（7）棘孔近蝶骨棘，有脑膜中动脉及下颌神经的脑膜支通过。

蝶骨体侧部与大翼连接处是颈动脉沟的所在部位，沟的前端达中床突，沟的后端有蝶骨体、颞骨岩部及枕骨三者围成的破裂孔。颈内动脉从颈动脉管内口至破裂孔的后缘，穿过孔上方口进入颈动脉沟，向前分为脑动脉及眼动脉。蝶骨体骨折可损伤颈内动脉，引起致死性出血。

4. 岩骨前区

颅中窝后部是颞骨岩部前面，形态复杂，中心结构为近中点处的弓状隆起，其深部为前半规管。弓状隆起是颅中窝径路行内耳道手术的重要标志。隆起之前外侧为鼓室盖，由薄层骨质构成，分隔鼓室与颞叶及脑膜。岩部横行骨折时可损伤内耳，若骨折累及鼓室盖则可发生脑脊液耳漏。隆起的前内侧有两条浅沟向后连于两小孔，分别为岩大神经沟、岩小神经沟与岩大神经管裂孔、岩小神经管裂孔，其中，岩大神经为面神经减压或开放内耳道的重要解剖标志。岩部上缘有浅的岩上窦沟，在破裂孔后外侧，位于岩部前面近尖端处的凹陷是三叉神经压迹，此压迹是三叉神经感觉根及运动根所在位置。

5. 中颅底与鼻窦

蝶窦顶壁即垂体窝底（蝶鞍底），垂体窝容纳垂体，其两旁有颈内动脉沟，此沟之前端与视神经孔相距 1.5 cm，后端即颈内动脉管内口，海绵窦底位于此沟内。蝶窦手术或蝶窦径路行垂体手术时应保证无菌操作，并避免损伤颈内动脉沟及海绵窦，以免导致严重的颅内感染或致死性出血。

6. 中颅底的硬脑膜

颅中窝的硬脑膜主要由脑膜中动脉供血，神经主要为三叉神经三条分支所发出的小分支。眼神经分布于小脑幕、大脑镰后部；上颌神经发出分支随脑膜中动脉分布，下颌神经发出的棘孔神经亦随脑膜中动脉分布。

由于颅中窝有许多孔、裂和腔，加之整个颅骨呈球形，因此颅盖各个方向所受的任何暴力均可传至颅底，致使颅底发生骨折。颅底骨折尤其多发于蝶骨中部和颞骨岩部。蝶骨中部骨折可同时伤及脑膜和蝶窦，使蝶窦与蛛网膜下隙相通，血性脑脊液可经鼻腔流出；若伤及颈内动脉和海绵窦，可形成动 - 静脉瘘，引起眼静脉淤血，并伴有搏动性突眼症状；若累及穿过海绵窦和窦壁的神经，则会出现眼球运动障碍和三叉神经刺激症状。

由于颅中窝所对应的颅外面大部分属于侧颅底区，因此，实际上所谓的中颅底区域就是蝶窦区域。

（三）侧颅底

侧颅底区：沿眶下裂和岩枕裂各画一条延长线，向内交于鼻咽顶部，向外分别止于颧骨和乳突后缘，此两线之间的三角形区域即侧颅底区。该区包括颈内动脉孔、颈静脉孔、圆孔、卵圆孔、棘孔、破裂孔、茎乳孔和经各孔穿行的脑神经和血管，以及鞍旁区、颞骨岩区、斜坡区、颞下窝、翼腭窝等颅底内外重要结构。

1. 颞骨

颞骨以外耳道口为中心，分为鳞部、鼓部、乳突部、岩部和茎突，其中，颞骨岩部像一个三棱锥体，其底部与鳞部和乳突部衔接，部分组成鼓室内侧壁。

颞骨岩部有三个缘：上缘有岩上沟；后缘较短，有岩下沟；前缘与颞鳞相接处有肌咽鼓管的开口，此管被一薄骨片分为居上的鼓膜张肌半管和居下的咽鼓管半管。

颞骨岩部有三个面：

（1）前面：面向中颅窝，尖端有低凹的三叉神经压迹，半月神经节位于此处。压迹外侧为弓状隆起，内有前半规管。弓状隆起外侧是鼓室盖，是鼓室的上壁。岩部前面还有面神经管裂孔和鼓小管上口，均在三叉神经压迹后外侧，岩浅大神经、岩浅小神经分别由此通过。面神经管裂孔外侧平行的骨管为鼓膜张肌半管。

（2）后面：有内听道口，向外通入内听道。

（3）下面：凹凸不平，有一大的颈静脉窝，颈静脉球位于其中。窝前有圆形的颈动脉管外口，向上通入颈动脉管。颈静脉窝与颈动脉管外口间的骨嵴上有鼓小管下口，为下鼓动脉和 Jacobson 神经（舌咽神经分支）的入口。颈静脉窝的前内方有一个三角形的凹陷，为蜗小管外口。窝的后外侧可见细长的茎突，茎乳孔是面神经的出口。颞骨岩部骨折侵及鼓室盖且伴有鼓膜撕裂时，血性脑脊液可经外耳道溢出，穿经岩部内的面神经和前庭蜗神经亦可能受累。

2. 颈静脉孔区

颈静脉孔由前外侧的颞骨岩部和后内侧的枕骨围成，分为较大的居后外侧的静脉部和较小的居前内侧的神经部，两部由纤维桥或骨桥从中间分开。静脉部有颈内静脉、迷走神经、副神经和脑膜后动脉通过，神经部有舌咽神经和岩下窦通过。覆盖颈静脉孔的硬脑膜有两个特征性的穿孔，分别形成漏斗状的舌咽神经道和筛网状的迷走神经道，前者有舌咽神经穿过，后者有迷走神经和副神经穿过。颈静脉孔内外口之间为颈静脉窝，其位置多有变异，内移时可达内耳道下方，窝较深者可至前庭导水管，并与面神经垂直段紧邻，亦可突入下鼓室，行中耳或经迷路手术时应特别注意。

颈静脉孔区的神经和血管：颈内静脉在颈静脉孔处向上与乙状窦相延续，乙状窦于颈静脉孔内口处移行为颈静脉球。颈静脉球的大小变异较大：当乙状窦向前移位并急弯曲成颈静脉球时，颈静脉球窝很深，球顶位置常很高；当颈静脉球顶较低时，鼓室底与颈静脉球之间的骨质较厚；而当颈静脉球位置较高时，与鼓室间的骨质较薄。有学者将颈静脉球突入内听道下壁以上并超过 2 mm 定义为高位颈静脉球。

岩下窦也是汇入颈静脉球的重要血管。岩下窦可直接汇入颈静脉球内侧壁，也可汇于颈静脉球与颈内静脉移行处，亦可汇入颈内静脉上颈段。舌咽神经、迷走神经和副神经伴行于颈内静脉前内侧出颈静脉孔。

颈内动脉于颈 3、4 椎体水平发自颈总动脉，于颈外动脉的后方、颈内静脉的前方到达颈动脉管，通过有骨膜被覆的颈内动脉管入颅。该管位于颞骨岩部，颈内动脉管在骨管内垂直上行（垂直段或升段），达咽鼓管平面转向前内移行为水平段，向前内走行达破裂孔上方，转向上方进入颅内海绵窦的后部。

3. 颞窝、颞颌关节

颞窝为头颅侧方颞肌附着处，由颧骨、额骨、蝶骨大翼、顶骨和颞骨鳞部组成。外侧为颧弓，上界及后界为顶骨颞线，下方以颞下嵴与颞下窝相邻，前界为颧骨颞突。颞肌表面的颞肌筋膜分深、浅两层，其表面有颞浅动、静脉和耳颞神经及其分支。翼点位于眼外眦上后方 2.5～3 cm 处，为硬脑膜中动脉前支通过处的投影点。

颞颌关节由颞骨的下颌窝、关节结节与下颌骨的髁状突构成。关节囊上起下颌窝和关节结节周缘，向下附于下颌颈。关节囊前部薄，后部厚，外侧有加强关节囊的韧带，称颞下颌韧带。在关节腔内有一关节盘，断面呈横位的"乙"字形，前部凹面向上，后部凹面向下，周边与关节囊相连。此盘将关节腔分为上、下两层。

4. 翼状间隙、颞下窝和翼腭窝

（1）翼状间隙：位于咽旁，内侧与鼻咽部和口咽部相邻；外侧是下颌骨支、腮腺深叶和茎突下颌韧带；上界是中颅窝底，包括蝶骨大翼、眶下裂、圆孔、卵圆孔、棘孔、颈动脉管、颈静脉、颞颌关节窝和上颈椎横突；下界是二腹肌后腹和颌下腺。翼状间隙内有翼肌、三叉神经的上颌支和下颌支、颌内动脉、面神经、茎突及其韧带和肌肉。

（2）颞下窝：上颌骨后方的不规则腔隙，是翼状间隙的一部分。其上界与翼状间隙相同；下界为翼内肌；内界为翼外板；外侧上部是颞下嵴，下部是下颌支；前方是上颌骨后外壁和颊肌；后方是腭提肌、腭张肌和蝶下颌韧带。颞下窝内有翼外肌、翼内肌、颌内动脉、翼静脉丛、面神经之鼓索神经、三叉神经下颌支和上颌动脉分支。颞下窝可与翼腭窝及颅中窝交通，是处理颈静脉孔、岩尖、鞍旁与斜坡等部位病变的重要进路之一。

（3）翼腭窝：上颌骨体后面与翼突间的狭窄间隙，其前界为上颌骨，后界为翼突及蝶骨大翼的前面，顶为蝶骨体下面，内侧壁为腭骨的垂直部。此窝上部较宽，下部逐渐狭窄，移行于翼腭管。翼腭管为翼腭窝向下延伸的骨管，其中有腭神经（腭降神经）等通过，翼腭管下端有两个开口，即腭大孔和腭小孔。翼腭窝内含有上颌神经、蝶腭神经节及颌内动脉末段。翼腭窝是许多血管、神经的通路。

三、脑

脑位于颅骨围成的颅腔内，分为大脑、间脑、中脑、脑桥和延髓。通常把中脑、脑桥和延髓合称为脑干，脑桥上端与中脑、大脑相连。两侧大脑半球内的室腔为侧脑室，其借室间孔与第三脑室相通。脊髓的中央管向上开放成延髓、脑桥和小脑间的共同室腔，即第四脑室，中脑导水管连接第三脑室和第四脑室。

（一）大脑

大脑又称端脑，是脑的最高级部位，包括左、右两个半球。大脑两个半球由大脑纵裂将其分开，纵裂底部的强大白质纤维板为胼胝体，连接两侧大脑半球。大脑半球被覆灰质，称脑皮质，其深部为白质，称为髓质。髓质内的灰质核团为基底神经节。

1. 大脑的外形

大脑皮质的各部位发育不均衡，在脑表面出现很多隆起的脑回和凹陷的脑沟。某些大脑回和大脑沟是对大脑进行分叶和定位的重要标志。每个大脑半球有 3 条较为恒定的脑沟裂将其分为 4 个叶和 1 个脑岛。

（1）中央沟：起自半球上缘中点稍后方，沿上外侧面斜向前下方走行；下端与外侧沟隔一个脑回，上端延伸至半球内侧面。

（2）外侧沟：起自半球下面，较深，向上外后方走行至上后方面。

（3）顶枕沟：位于半球内侧面，后部转向外侧面，自前下至后上。

中央沟前方是额叶，中央沟后方至顶枕沟为顶叶，顶枕沟以后较小的部分是枕叶，大脑外侧裂下方为颞叶。脑岛呈三角形岛状，位于外侧裂深面，被额叶、顶叶及颞叶覆盖。

中央沟前方与之平行的为中央前沟，中央沟与中央前沟之间为中央前回。中央前沟向前与半球上缘平行的两条沟为额上沟和额下沟，是额上回、额中回和额下回的分界。中央沟后方与之平行的为中央后沟，此沟与中央沟之间为中央后回，中央后沟后方有一条与半球上缘平行的沟，即顶内沟。顶内沟上方为顶上小叶，下方为顶下小叶，后者分为外侧裂后缘的缘上回和围绕颞下沟末端的角回。外侧裂的下方可见与之平行的颞上沟、颞下沟。半球内侧面胼胝体后下方有距状沟呈弓形行至枕叶后端。距状沟与顶枕沟之间为楔叶，距状沟下方为舌回。胼胝体沟上方为扣带回及扣带沟。

2. 基底核团

基底核团靠近大脑半球的底部，是埋藏在白质中的核团，包括尾状核、豆状核、屏状核及杏仁体。

（1）尾状核：呈"C"形，与侧脑室相连，分头、体、尾，围绕豆状核和背侧丘脑。

（2）豆状核：位于岛叶深部，呈尖向内侧的楔形，包括外侧较大的壳和内侧的苍白球，其间由两个白质薄板分隔。尾状核头部与豆状核之间由灰质条索相连，合称为纹状体，是锥体外系的重要组成部分。

（3）屏状核：位于岛叶皮质与豆状核之间的薄层灰质。

（4）杏仁体：位于海马旁回沟的深面、侧脑室下角的前端，与尾状核尾部相连，属边缘系统。

3. 髓质

大脑半球的髓质由大量的神经纤维组成，充满大脑皮质和基底核团之间，根据其行径和联系分为3类：连合纤维、联络纤维和投射纤维。

连合纤维是连接左右大脑半球皮质的纤维，包括胼胝体、前连合和穹隆连合。胼胝体位于大脑纵裂的底部，是一个白质纤维板，联系两侧额叶、顶叶、颞叶和枕叶。前连合位于穹隆的前方，连接两侧颞叶和嗅球。穹隆连合连接两侧海马。

联络纤维是大脑半球内各部皮质相连的纤维。

投射纤维是联系大脑皮质和皮质下结构、基底核团、脑干和小脑的纤维，绝大多数经过内囊。内囊位于尾状核、豆状核和背侧丘脑之间，在水平切面，内囊呈向外开放的"V"形，分为3部分。尾状核和豆状核之间为内囊前肢，内含额桥束和丘脑前辐射；豆状核和背侧丘脑之间为内囊后肢，有皮质脊髓束、皮质红核束、丘脑中央辐射、顶枕颞桥束、视辐射和听辐射通过；前后肢汇合处称为内囊膝，有皮质核束通过。内囊中有许多上下行纤维束通过，此处病变可导致半身运动障碍或半身感觉障碍及视野障碍。

（二）间脑

间脑位于大脑半球和中脑之间，被大脑半球所掩盖，仅腹侧的一些结构显露于脑底部。间脑的前缘为室间孔与视交叉上缘的连线，与大脑分界；后缘相当于后连合至乳头体后缘的连线，与中脑分界，背侧以终板与大脑相隔，外侧与尾状核及内囊相邻。间脑一般分成背侧丘脑（丘脑）、后丘脑、上丘脑、下丘脑和底丘脑5个部分。前三者位于背侧，后两者位于腹侧，两侧丘脑和丘脑下部相互接合，中间夹一矢状腔隙，即第三脑室。第三脑室经其两侧的室间孔与侧脑室相通，向下通过中脑导水管与第四脑室相通。

背侧丘脑由"Y"形内髓板分隔成3个内核团，分别称为前核群、内侧核群和外侧核群，内髓板内含板内核群。

后丘脑包括内侧膝状体和外侧膝状体，分别接受脑干听、视通路的传入，内侧膝状体位于丘脑枕的后下方，外侧膝状体位于其背外侧。

上丘脑位于丘脑背内侧，胼胝体压部下方，由松果体、后连合、缰核和丘脑髓纹组成。松果体是位于上丘脑上方凹陷的一个锥形小体，借松果体柄连于第三脑室顶后部，上脚连于后连合，下脚连于缰连合，脚间为第三脑室突出部，称为松果体隐窝。

下丘脑位于丘脑腹侧，构成第三脑室底部和侧壁的一部分，背侧以下丘脑沟与背侧丘脑分界，底部外露，可见一对球形乳头体，位于大脑脚的内侧。视神经和视束的下方、乳头体前方的纵行隆起称为灰结节。下丘脑不仅具有神经元的特性，也有内分泌细胞的功能，能合成和分泌激素，调节内脏活动和内分泌功能。

（三）脑干

脑干包括中脑、脑桥及延髓。中脑头端与间脑相接，下缘膨大部为脑桥。脑桥上端缩窄与中脑移行部分为菱脑峡，脑桥下缘连接延髓。延髓尾端在枕骨大孔处与脊髓延续，脑桥和延髓卧贴于颅底的斜坡上。脑干是大脑、小脑、脊髓之间联系的干道，各对脑神经自上而下依次与脑干相连，脑干内还有心血管运动中枢、呼吸中枢等。

中脑上界为间脑的视束，下界为脑桥上缘，两侧大脑脚呈粗大隆起，两脚之间为脚间窝，动眼神经从脚间窝两侧出脑。中脑背侧为四叠体，又称中脑顶盖，由上下两对圆形隆起——上丘和下丘组成。脑桥位于小脑腹侧，其背侧面即第四脑室底的上半部，两侧为小脑上脚，脚间为上髓帆。上髓帆上有滑车神经根出脑，它是唯一由脑干背侧出脑的脑神经。脑桥腹侧面膨隆部分称基底部，基底部下缘以脑桥延髓沟与延髓分界，沟内由内向外分别有展神经、面神经、前庭蜗神经出脑；基底部正中的纵行浅沟为基底沟，容纳基底动脉，基底部向两侧缩窄，移行为小脑中脚，基底部与小脑中脚交界处有三叉神经根通过。

（四）小脑

小脑位于颅后窝内，上方借小脑幕与大脑的枕叶相隔，小脑还借上、中、下3对小脑脚与脑干相连。小脑上脚是小脑最大的传出纤维，是小脑和大脑皮质之间的重要联系通道。小脑在脑干菱形窝的背方，与菱形窝之间的空间为第四脑室。

小脑可分为蚓部和半球部，中间的为小脑蚓，两侧较宽大的为小脑半球。小脑上蚓部与两侧半球之间没有明显分界，下蚓部与两半球之间由深沟相隔。小脑表面的浅沟通过两半球及蚓部，且不间断。除浅沟外，尚有3个较深的沟裂：水平裂将小脑分为上下两部分；原裂是小脑上缘的第一个深沟；后外侧裂为绒球小结叶与小脑扁桃体及蚓垂的分界。

小脑表面为小脑皮质，皮质下为髓质，髓质深入各叶片皮质下，如树枝状，称为小脑活树。髓质深部的灰质核团包括齿状核、球状核、栓状核和顶核。

（五）脑室系统

脑脊液充满脑室和蛛网膜下腔内，对脑和脊髓起到支持作用，对维持脑组织的渗透压和颅内压的相对恒定也有重要作用。脑脊液由各脑室的脉络丛上皮分泌，其中，侧脑室脉络丛是其主要分泌处。

侧脑室内的脑脊液经室间孔流入第三脑室，汇合第三脑室脉络丛分泌的脑脊液，经中脑导水管流至第四脑室。在第四脑室内，少量脑脊液进入脊髓中央管，大量的脑脊液经第四脑室正中孔和外侧孔流入蛛网膜下腔，在脑表面经蛛网膜粒透入上矢状窦，又回到血液中。脑脊液通过上述循环保持动态平衡。分泌、吸收功能的异常和循环通路的阻塞均可引起脑积水或颅内压增高。

蛛网膜下腔是指蛛网膜与软脑膜之间宽窄不一的蛛网膜下间隙，内含脑脊液，某些局部宽大的蛛网膜下腔称为脑池。主要的脑池：

（1）大脑纵裂池：在两大脑半球之间。

（2）外侧裂池：在大脑外侧裂处，向内下与鞍上池相通。

（3）鞍上池：由鞍上多个脑池共同组成，在横断面图像上可呈五角形或六角形。前界为额叶底后部及大脑纵裂，两侧为颞叶内部，后界为脚间池和环池侧部。脚间池位于中脑的大脑脚与两侧颞叶间，向前通交叉池，向后上通环池。

（4）桥前池：在脑桥腹侧，有基底动脉通过，前有岩锥，后有小脑，向上与脚间池相通，向两侧伸展至桥小脑角。

（5）小脑延髓池：在延髓与小脑之间，借正中孔与第四脑室相通，向前与桥前池相连，向上沿小脑表面与四叠体池相通，向下与脊髓蛛网膜下腔相通。

（6）四叠体池：又称大脑大静脉池，在胼胝体压部与四叠体之间，有大脑大静脉通过。

（7）环池：体部围绕中脑及脑桥上部，前上与脚间池相连，后接四叠体池，向前、向外延伸，包绕丘脑枕者称环池翼部。

第二节　颅脑断面解剖

一、横断面解剖

（一）颅底层面

在此层面上，蝶骨体占据中央，蝶骨大翼上由前向后依次可见卵圆孔（内有下颌神经通过）和棘孔（内有脑膜中动脉通过）。层面前方中部为蝶窦、鼻中隔及筛窦，层面前外侧方为眼眶。

两侧颞骨岩部呈"八"字形，岩骨尖的前方可见破裂孔和颈动脉管。两侧岩骨尖之间为枕骨基底部。岩骨后部可见颈静脉孔，内有颈内静脉、舌咽神经、迷走神经和副神经通过。

层面的后半部为颅后窝，呈三叶草状，内有延髓和小脑半球的下部，近中线旁两侧可见小脑扁桃体。两侧小脑半球之间的纵行裂隙为小脑谷，前通正中孔至第四脑室，向后与枕大池相通（图2-2-1）。

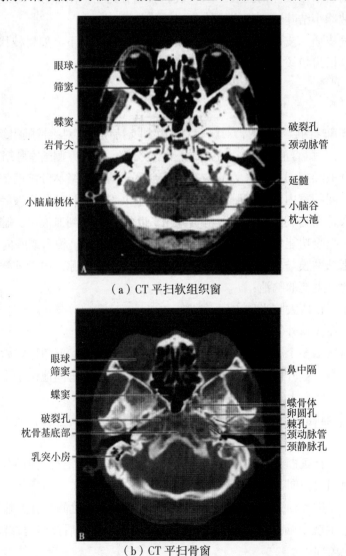

（a）CT平扫软组织窗

（b）CT平扫骨窗

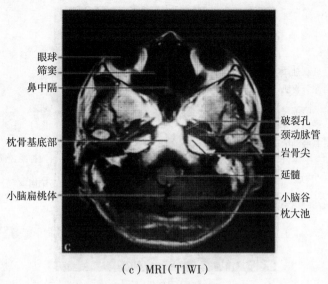

眼球
筛窦
鼻中隔
枕骨基底部
小脑扁桃体

破裂孔
颈动脉管
岩骨尖
延髓
小脑谷
枕大池

（c）MRI（T1WI）

图2-2-1　颅底层面

（二）蝶窦层面

蝶窦占据层面中央，两侧为颈内动脉及海绵窦。蝶窦前方为筛窦。筛窦两侧为眼眶，其断面呈喇叭口状，内有眼球、视神经及眼外肌。海绵窦的外侧为颅中窝，内有大脑半球的颞叶下部。

岩骨内可见上鼓室、乳突气房等结构，岩骨内后缘见内听道，呈喇叭状，内有第Ⅶ对脑神经（面神经）和第Ⅷ对脑神经（位听神经）穿行。岩骨后方为颅后窝，脑桥位于颅后窝的前部，它与枕骨斜坡之间的裂隙为桥前池，内可见由两侧椎动脉汇合而成的基底动脉的断面。小脑以小脑中脚与脑桥相连。脑桥背侧可见第四脑室，呈星形或新月状（图2-2-2）。

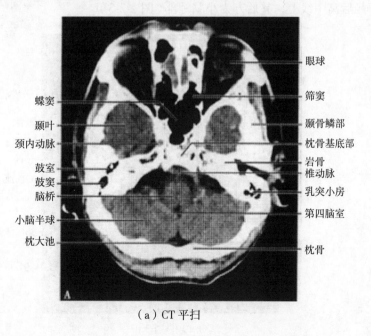

蝶窦
颞叶
颈内动脉
鼓室
鼓窦
脑桥
小脑半球
枕大池

眼球
筛窦
颞骨鳞部
枕骨基底部
岩骨
椎动脉
乳突小房
第四脑室
枕骨

（a）CT 平扫

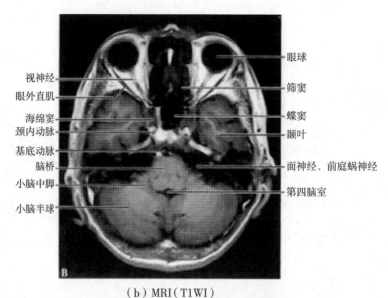

（b）MRI（T1WI）

图2-2-2　蝶窦上部层面

（三）蝶鞍层面

蝶鞍位于层面中央，垂体窝容纳脑垂体。蝶鞍两旁为海绵窦及颈内动脉。蝶鞍前方为两侧额叶的底部及眼眶顶部，可见眼上静脉、上直肌等。

颅中窝内为大脑半球颞叶，体积较前一层面增大。岩骨内后缘见内听道，呈喇叭状。

颅后窝内，脑桥、小脑中脚及颞骨岩部之间的裂隙为桥 - 小脑角池（cerebellopontine angle cistern，C-P 角池），内有第Ⅶ对脑神经（面神经）和第Ⅷ对脑神经（位听神经）穿行通过。第四脑室呈半月形或星形，位于颅后窝中线上，其后方为小脑蚓部（图 2-2-3）。

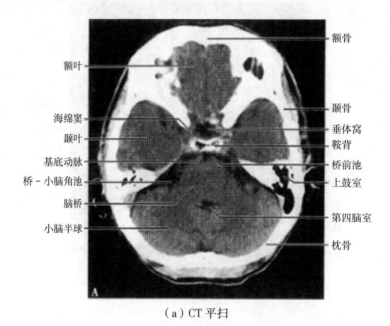

（a）CT 平扫

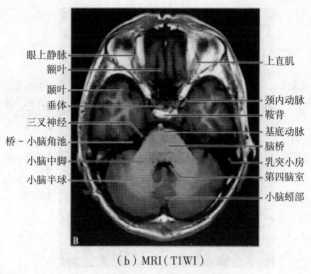

眼上静脉
额叶
颞叶
垂体
三叉神经
桥－小脑角池
小脑中脚
小脑半球

上直肌
颈内动脉
鞍背
基底动脉
脑桥
乳突小房
第四脑室
小脑蚓部

（b）MRI（T1WI）

图2-2-3　蝶鞍层面

（四）鞍上池层面

鞍上池位于层面中央，多数有6个角，呈六角星形。前角通大脑纵裂池，两侧的前外侧角通大脑侧裂池，两后外角通大脑脚池及环池，后角连大脑脚间池。若大脑脚间池较浅或者扫描切面显示桥前池时，则鞍上池呈五角星状。

鞍上池内容纳重要结构。其前部为漏斗和视交叉，视交叉外侧可见颈内动脉，它发出大脑前动脉和大脑中动脉，并经后交通动脉与基底动脉发出的大脑后动脉吻合，形成Willis环。本层面可显示Willis环的大部分。

鞍上池前方为大脑半球额叶底部。鞍上池的两侧方为颞叶，外侧裂池为额叶和颞叶的分界。鞍上池的后方为中脑大脑脚，中脑背侧有一对隆起，为下丘。四叠体池环绕下丘的表面，两侧下丘之间可见中脑导水管。层面后部为两侧小脑半球及蚓部。枕骨中央常可见向内的骨性突起，为枕内隆突（图2-2-4）。

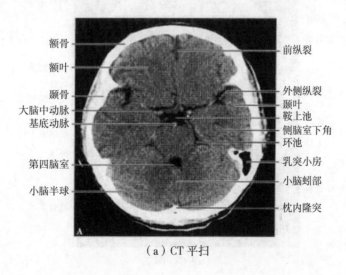

额骨
额叶
颞骨
大脑中动脉
基底动脉
第四脑室
小脑半球

前纵裂
外侧纵裂
颞叶
鞍上池
侧脑室下角
环池
乳突小房
小脑蚓部
枕内隆突

（a）CT平扫

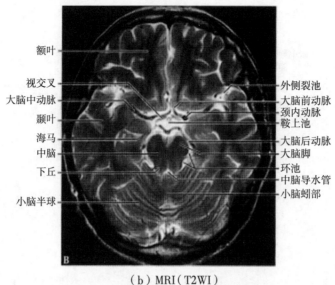

（b）MRI（T2WI）

图2-2-4　鞍上池层面

（五）第三脑室层面

中脑位于此层面中央，中脑腹侧见大脑脚。在MRI（T2WI）上可见位于大脑脚底的黑质和红核，左右各一且对称。黑质在前，呈卵圆形；红核在后，呈圆形，均呈低信号。中脑背侧可见中脑导水管及上丘。上丘后方为四叠体池。

下丘脑居中脑前方，其中间为裂隙状的第三脑室下部。第三脑室的前外方可见侧脑室前角下部及大脑半球额叶。侧脑室前角后外侧方可见尾状核和豆状核。大脑外侧裂呈横置的"T"形，其深面的脑实质为岛叶。覆盖岛叶的大脑组织称为岛盖；侧脑室下角居颞叶内，呈弧形裂隙影。层面后部可见枕叶、小脑蚓部等（图2-2-5）。

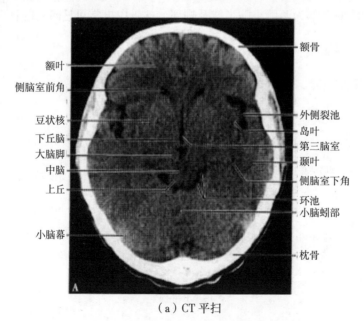

（a）CT平扫

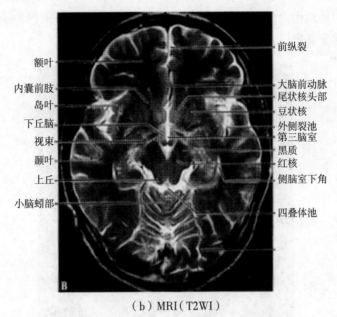

额叶
内囊前肢
岛叶
下丘脑
视束
颞叶
上丘
小脑蚓部

前纵裂
大脑前动脉
尾状核头部
豆状核
外侧裂池
第三脑室
黑质
红核
侧脑室下角
四叠体池

（b）MRI（T2WI）

图2-2-5　第三脑室下部层面

（六）侧脑室体部层面

两侧侧脑室由透明隔相隔，居中线两旁，两侧形态基本对称。透明隔为两层膜状结构紧贴而成，之间可有潜在腔隙，如扩大则形成第五脑室，属正常变异。侧脑室体部两旁为尾状核头部及背侧丘脑。两侧侧脑室前角之间为胼胝体膝部，后角之间为胼胝体压部。

大脑外侧裂位于半球凸面中点处，向后、向内延伸，为额叶和颞叶的分界标志。顶枕沟始于中线后1/3处，为顶叶和枕叶的分界标志。此层面同时出现大脑半球的额叶、颞叶、顶叶、枕叶。

（七）胼胝体干层面

胼胝体干位于层面中央，与大脑镰组成中线结构。侧脑室体部呈凹向外侧的镰刀状，位列中线两侧。此层面上大脑半球从前向后依次见额叶、顶叶和枕叶。中央沟为额叶与顶叶的分界标志，一般位于大脑半球凸面平侧脑室前1/3水平。顶枕沟位于半球内侧面后部，沟较深，呈水平走向。

（八）半卵圆中心层面

中线结构为大脑镰，其前后端连上矢状窦。上矢状窦断面呈三角形，MRI图像上因流空效应而呈低信号，在CT增强图像上呈高密度，易于识别。此层面上大脑半球的白质较丰富，断面形态近似半卵圆形，故称半卵圆中心。临床上，脱髓鞘病变如多发性硬化等多发生于此。

在此层面上，中央沟与其他脑沟较难区分，大约位于半球外侧面前1/4与后3/4交界处，此沟为额叶与顶叶的分界标志。顶枕沟位于半球外侧面后部，前内侧走向，是层面上最深的脑沟。

（九）中央旁小叶层面

此层面已近颅顶，左右大脑半球以大脑镰为中线呈镜像对称，脑回和脑沟结构十分清晰。中央沟为层面上最深的脑沟，自半球外侧面的中点稍向后横行，几乎达半球的内侧面，多不中断。中央沟的前后各有一条与之伴行的脑沟，分别为中央前沟和中央后沟。中央沟与中央前沟之间的脑回为中央前回；中央沟与中央后沟之间的脑回为中央后回。中央旁小叶位于半球内侧面中部区域，包绕中央沟内侧端周围。此层面上已无枕叶（图2-2-6）。

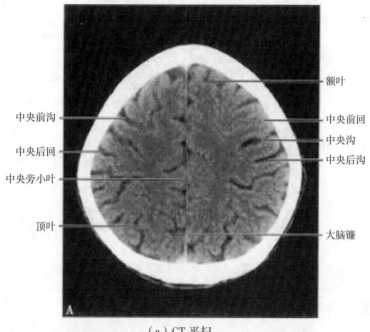

（a）CT平扫

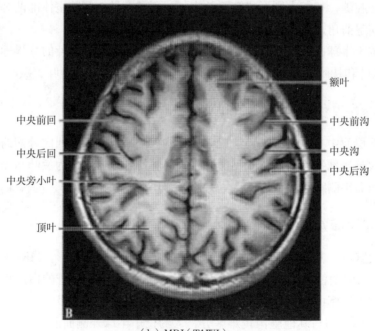

（b）MRI（T1WI）

图2-2-6　中央旁小叶层面

二、矢状面解剖

（一）中线层面

此层面显示胼胝体全貌，胼胝体位于层面中央区域，呈上凸下凹的弧形结构。它由前向后分为嘴、膝、干和压4个部分。扣带回环绕胼胝体上方，扣带沟位于扣带回的上方。大脑半球中部和后部分别可见较深且恒定的中央沟和顶枕沟。前者是额叶和顶叶的分界标志，后者则为顶叶和枕叶的分界标志。

胼胝体下方为侧脑室（或透明隔）及穹隆，第三脑室借穹隆与前上方的侧脑室体部分开，背侧丘脑的内侧面以及中脑顶盖分别为第三脑室的外侧壁和底。第三脑室向下经中脑导水管通第四脑室。脑干由中脑、脑桥和延髓组成，自第三脑室底向下、向后稍斜行，移行于颈髓。由上至下，脑干腹侧可见脚间池、桥前池和延髓池，脑干背侧可见四叠体池和小脑延髓池。此外，在小脑幕和小脑上面之间可见小脑上池（图2-2-7）。

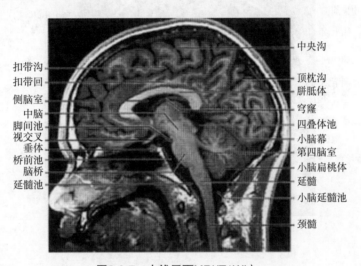

图2-2-7　中线层面MRI(T1WI)

垂体位于蝶鞍内，分为腺垂体和神经垂体两部分，其后上部分在 MRI（T1WI）上常呈高信号，为神经垂体所在。垂体下缘为鞍底及蝶窦，上缘因鞍膈存在而平直，垂体借垂体柄向上连于丘脑下部。垂体的前上方见视交叉和视束。

小脑幕居枕叶和小脑之间，向后下连窦汇，向前至中脑后方游离，称小脑幕切迹。临床上小脑幕切迹疝就发生于此。小脑幕下方为小脑蚓部及小脑扁桃体。

（二）丘脑内侧层面

胼胝体仍位于层面中央，其上方的扣带回、扣带沟、中央沟、顶枕沟等结构显示较中央层面清晰。侧脑室前角下方为尾状核头及体。背侧丘脑下连脑干。中央沟后方依次为中央后回、顶上小叶、楔前叶，顶枕沟与距状沟之间为楔叶，距状沟两侧为视觉皮层。距状沟下方为舌回。脑干背侧从上到下依次可见穹隆、四叠体、小脑中脚、小脑扁桃体等。脑干腹侧可见视束、脚间池、桥前池、枕骨斜坡等。

（三）豆状核内侧层面

基底核占该层面的中央区域，尾状核与苍白球呈上下关系，其间为内囊前肢所在。苍白球与背侧丘脑呈前后关系，两者之间为内囊后肢。苍白球及背侧丘脑下方为海马旁回，海马旁回向前上方卷曲形成钩。钩与杏仁体相连。

（四）海马层面

此层面通过海马及豆状核的壳部。壳位于层面中央区域，其上方可见侧脑室三角区，其下方为海马。海马分为头、体、尾三部分。海马前方有时可见较窄的侧脑室下角。层面上部可见中央沟及中央前沟，中央前沟向前依次可见额上回、额中回和额下回。此层面顶叶和枕叶、颞叶和枕叶分界欠清，枕叶已较小。小脑幕下方为小脑半球、横窦（图2-2-8）。

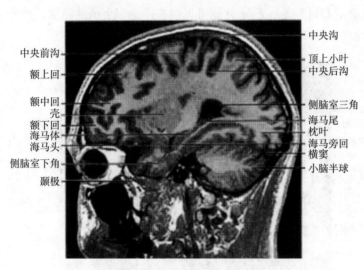

图2-2-8 海马层面MRI（T1WI）

（五）侧脑室下角层面

侧脑室下角居层面近中央，呈自后上向前下延续的裂隙状，其前下方为大脑颞叶的颞下回。颞下回上方可见外侧裂及岛叶。大脑凸面自前向后为额叶、顶叶和枕叶。小脑半球位于枕叶下方，水平裂将小脑半球分为上下两部分，上方称上半月小叶，下方称下半月小叶。

三、冠状面解剖

（一）胼胝体前层面

此层面经胼胝体前方，颅腔内主要为大脑额叶。中线结构为上矢状窦、大脑镰及前纵裂。大脑半球内侧面从上至下为额上回、扣带沟、扣带回和直回。半球凸面自额上回起，向外依次为额中回、额下回和眶回。眶回位于前颅窝底、直回的外侧（图2-2-9）。

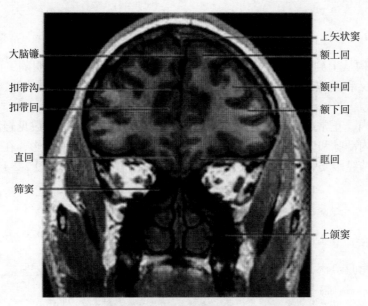

图2-2-9　胼胝体前层面MRI（T1WI）

（二）胼胝体膝部层面

胼胝体膝部居层面中央，与大脑镰共同构成中线结构。胼胝体膝向外依次可见侧脑室前角、尾状核头部及岛叶。大脑外侧裂及外侧裂池在层面上显示清楚，其下方为颞底的前部。在 MRI（T2WI）上，在外侧裂池内可见呈低信号的大脑中动脉断面影，在胼胝体上方纵裂池内可见胼周、胼缘动脉影。其余结构配布同前一层面（图 2-2-10）。

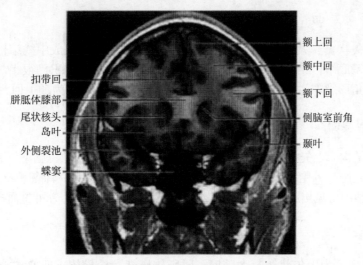

图2-2-10　胼胝体膝部层面MRI（T1WI）

（三）视交叉层面

胼胝体干居层面中央，与上矢状窦、大脑镰及其下方的透明隔和视交叉共同构成中线结构。自侧脑室向外依次为尾状核、内囊前肢、豆状核、外囊、屏状核、最外囊及岛叶。屏状核体积很小，在高场 MRI（T2WI）上能够显示。大脑外侧裂较前一层面更清楚，呈横置的"T"形或"Y"形。颞叶外侧面从上到下为颞上回、颞中回和颞下回，颞上回为听觉中枢。大脑额叶结构配布基本同前一层面。

（四）垂体层面

此层面的中线结构从上到下依次为上矢状窦、大脑镰、胼胝体干、透明隔、两侧侧脑室、穹隆、第三脑室、视交叉和垂体。侧脑室向外依次为尾状核、丘脑、内囊、豆状核、外囊、屏状核、最外囊及岛叶。

垂体位于垂体窝内，正常成人垂体高度小于 8 mm。其上缘多平坦，少数见轻度隆起。垂体两旁为海绵窦，内有颈内动脉和多对脑神经通过。颈内动脉断面呈圆形低信号影，在其外方有动眼神经、滑车神经、三叉神经眼支和上颌支、展神经。垂体下方为鞍底及蝶窦（图 2-2-11）。

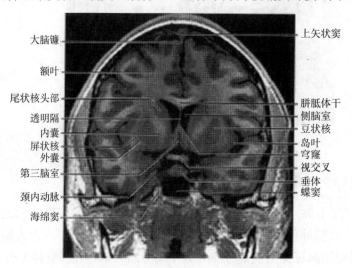

图2-2-11　垂体层面MRI（T1WI）

（五）丘脑下部层面

在此层面上，矢状窦、大脑镰、胼胝体干、透明隔、第三脑室组成中线结构。胼胝体上方可见扣带回及扣带沟，基底节区结构分布同前一层面，区别在于尾状核体积已很小。颅底中线两侧见海马旁回，其外侧三角形裂隙为侧脑室下角。颞叶外侧面从上到下依次为颞上回、颞中回和颞下回。

（六）大脑脚层面

此层面的中线结构为上矢状窦、大脑镰、胼胝体干、侧脑室体、第三脑室、大脑脚、脑桥基底部等。第三脑室旁为丘脑。外侧裂下方为颞叶，海马位于颞叶的最内侧，毗邻侧脑室下角及海马旁回。脑桥中部的两侧桥池内可见出脑前行的三叉神经断面，在该神经的后外方可见面神经和前庭蜗神经。

（七）第四脑室层面

中线结构从上到下为上矢状窦、大脑镰、胼胝体压部、松果体、四叠体池、小脑蚓、第四脑室、延髓等。胼胝体两旁为侧脑室三角区，大脑半球内侧面上部为中央后回，向外为顶上小叶。

（八）小脑齿状核层面

中线结构自上而下依次为上矢状窦、大脑镰、直窦、小脑蚓、蚓锥体、小脑扁桃体等。大脑镰两侧为顶上小叶和楔前叶。顶上小叶的外下方依次为角回和颞中回。在大脑镰和小脑幕连接处半球的内侧面可见顶枕沟和距状沟相汇合。小脑齿状核被包埋在近中线的小脑白质内。水平裂上下方分别为上半月小叶和下半月小叶。

第三节　横断面连续层面展示

一、颅脑 CT 横断面

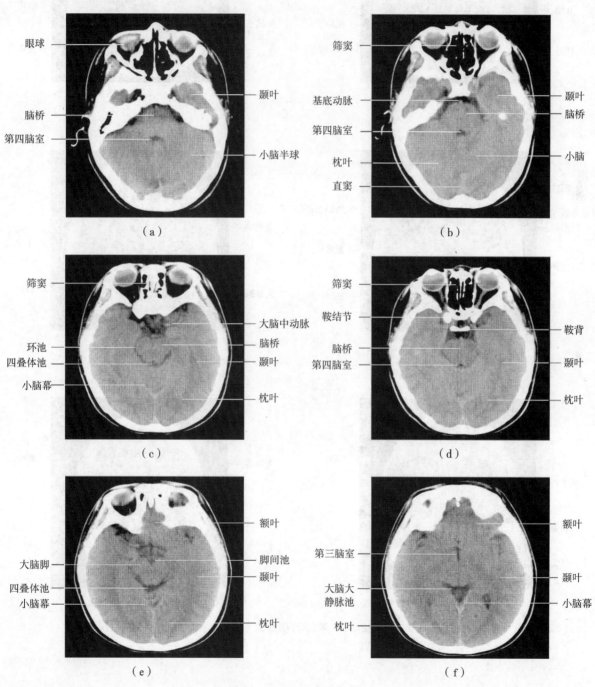

（a）

眼球
颞叶
脑桥
第四脑室
小脑半球

（b）

筛窦
基底动脉
第四脑室
枕叶
直窦
颞叶
脑桥
小脑

（c）

筛窦
环池
四叠体池
小脑幕
大脑中动脉
脑桥
颞叶
枕叶

（d）

筛窦
鞍结节
脑桥
第四脑室
鞍背
颞叶
枕叶

（e）

额叶
大脑脚
四叠体池
小脑幕
脚间池
颞叶
枕叶

（f）

额叶
第三脑室
大脑大静脉池
枕叶
颞叶
小脑幕

图2-3-1　颅脑CT横断面（一）

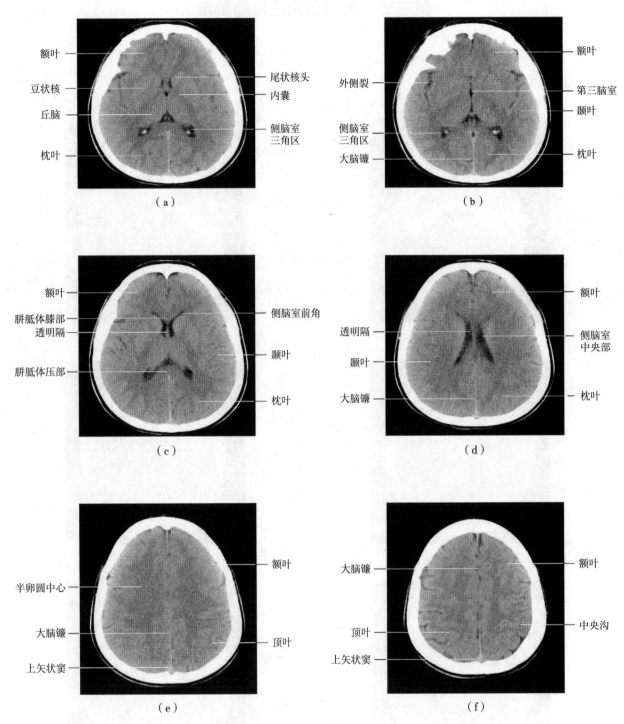

图2-3-2　颅脑CT横断面（二）

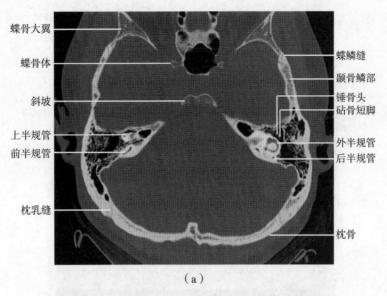

蝶骨大翼　　　　　　　　　　　　　　　　　　　蝶鳞缝
蝶骨体　　　　　　　　　　　　　　　　　　　颞骨鳞部
斜坡　　　　　　　　　　　　　　　　　　　锤骨头
　　　　　　　　　　　　　　　　　　　　砧骨短脚
上半规管　　　　　　　　　　　　　　　　　　外半规管
前半规管　　　　　　　　　　　　　　　　　　后半规管

枕乳缝　　　　　　　　　　　　　　　　　　　枕骨

（a）

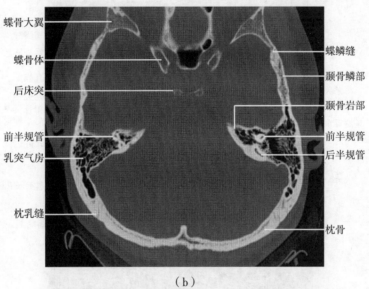

蝶骨大翼　　　　　　　　　　　　　　　　　　　蝶鳞缝
蝶骨体　　　　　　　　　　　　　　　　　　　颞骨鳞部
后床突　　　　　　　　　　　　　　　　　　　颞骨岩部
前半规管　　　　　　　　　　　　　　　　　　前半规管
乳突气房　　　　　　　　　　　　　　　　　　后半规管

枕乳缝　　　　　　　　　　　　　　　　　　　枕骨

（b）

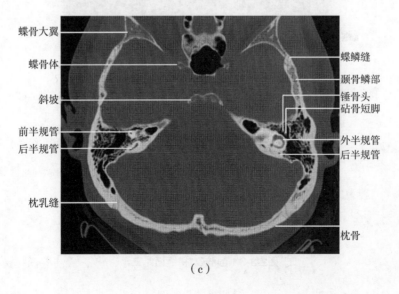

蝶骨大翼　　　　　　　　　　　　　　　　　　　蝶鳞缝
蝶骨体　　　　　　　　　　　　　　　　　　　颞骨鳞部
斜坡　　　　　　　　　　　　　　　　　　　锤骨头
　　　　　　　　　　　　　　　　　　　　砧骨短脚
前半规管　　　　　　　　　　　　　　　　　　外半规管
后半规管　　　　　　　　　　　　　　　　　　后半规管

枕乳缝　　　　　　　　　　　　　　　　　　　枕骨

（c）

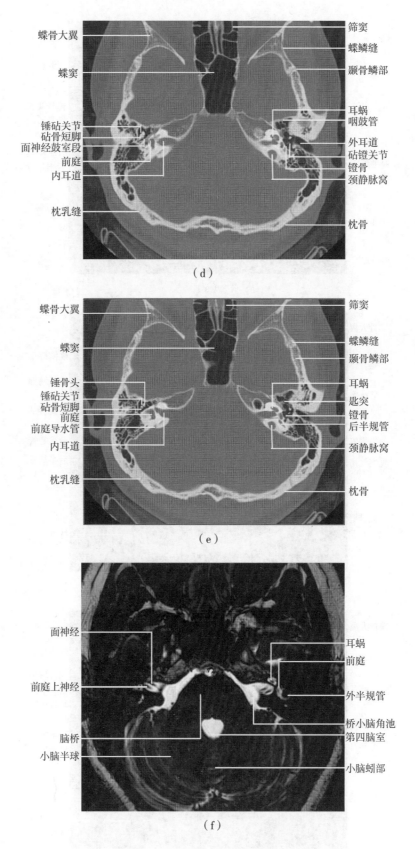

蝶骨大翼　　　　　　　　　　　　　　　筛窦
　　　　　　　　　　　　　　　　　　　蝶鳞缝
蝶窦　　　　　　　　　　　　　　　　　颞骨鳞部

　　　　　　　　　　　　　　　　　　　耳蜗
　　　　　　　　　　　　　　　　　　　咽鼓管
锤砧关节　　　　　　　　　　　　　　　外耳道
砧骨短脚　　　　　　　　　　　　　　　砧镫关节
面神经鼓室段　　　　　　　　　　　　　镫骨
前庭　　　　　　　　　　　　　　　　　颈静脉窝
内耳道

枕乳缝　　　　　　　　　　　　　　　　枕骨

（d）

蝶骨大翼　　　　　　　　　　　　　　　筛窦

蝶窦　　　　　　　　　　　　　　　　　蝶鳞缝
　　　　　　　　　　　　　　　　　　　颞骨鳞部

锤骨头　　　　　　　　　　　　　　　　耳蜗
锤砧关节　　　　　　　　　　　　　　　匙突
砧骨短脚　　　　　　　　　　　　　　　镫骨
前庭　　　　　　　　　　　　　　　　　后半规管
前庭导水管
内耳道　　　　　　　　　　　　　　　　颈静脉窝

枕乳缝　　　　　　　　　　　　　　　　枕骨

（e）

面神经　　　　　　　　　　　　　　　　耳蜗
　　　　　　　　　　　　　　　　　　　前庭

前庭上神经　　　　　　　　　　　　　　外半规管

　　　　　　　　　　　　　　　　　　　桥小脑角池
脑桥　　　　　　　　　　　　　　　　　第四脑室
小脑半球　　　　　　　　　　　　　　　小脑蚓部

（f）

图2-3-3　颅脑CT横断面（三）

二、颅脑 MRI（T1WI）横断面

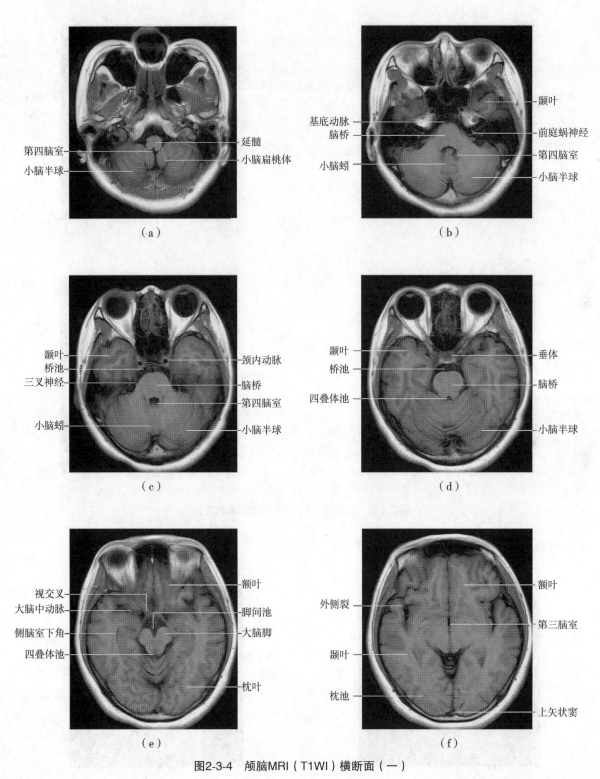

图2-3-4　颅脑MRI（T1WI）横断面（一）

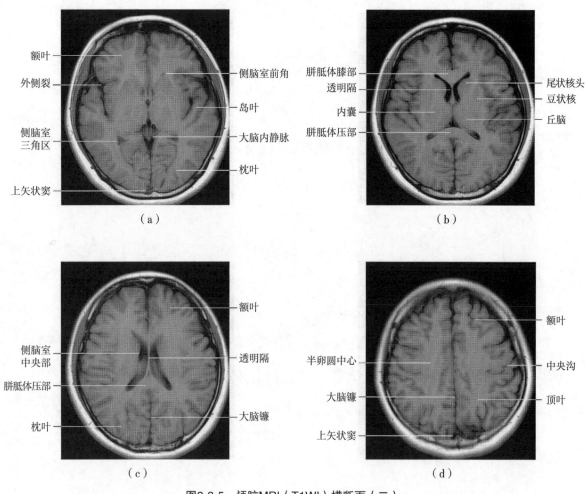

图2-3-5　颅脑MRI（T1WI）横断面（二）

三、颅脑MRI（T1WI）矢状面

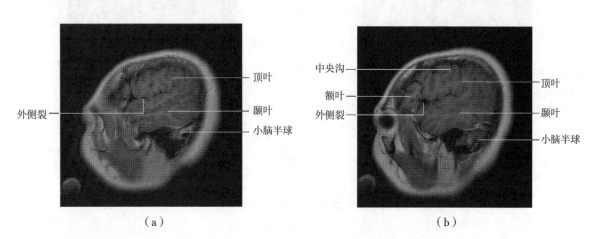

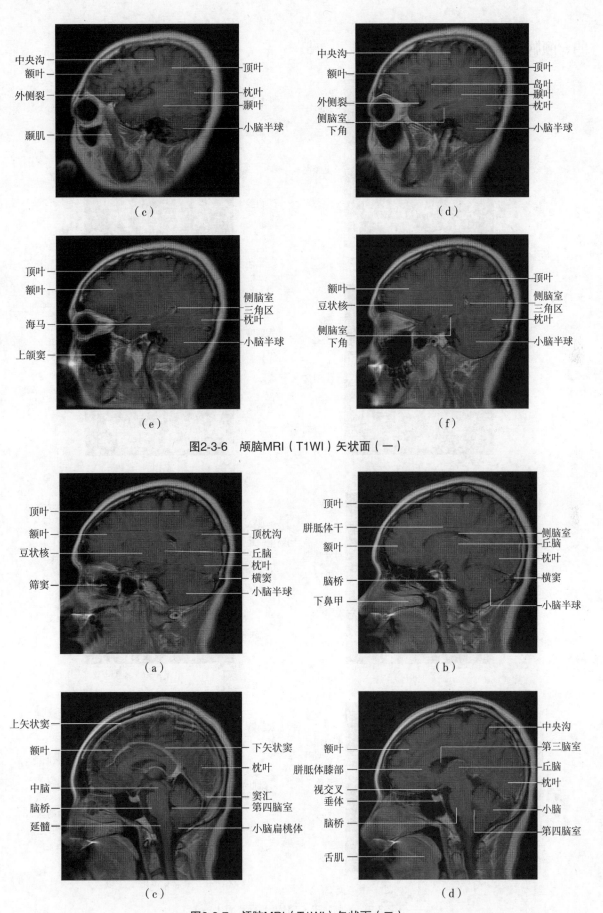

图2-3-6 颅脑MRI（T1WI）矢状面（一）

图2-3-7 颅脑MRI（T1WI）矢状面（二）

四、颅脑 MRI（T1WI）冠状面

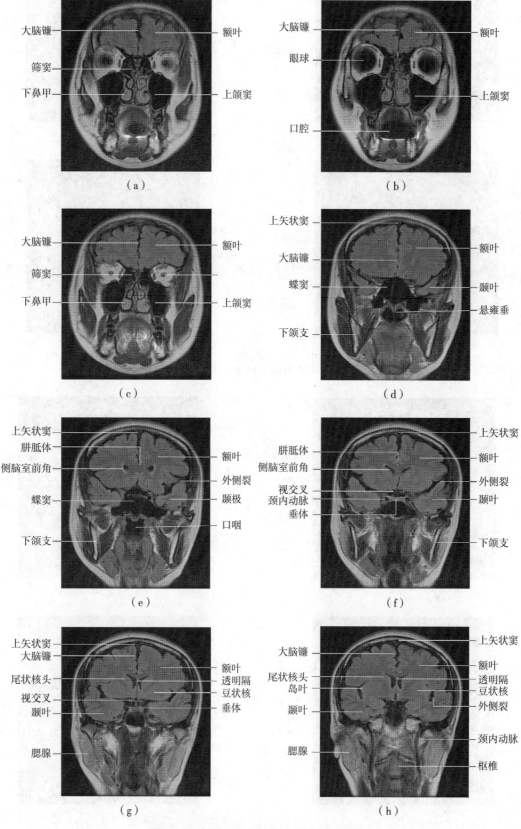

图2-3-8　颅脑MRI（T1WI）冠状面（一）

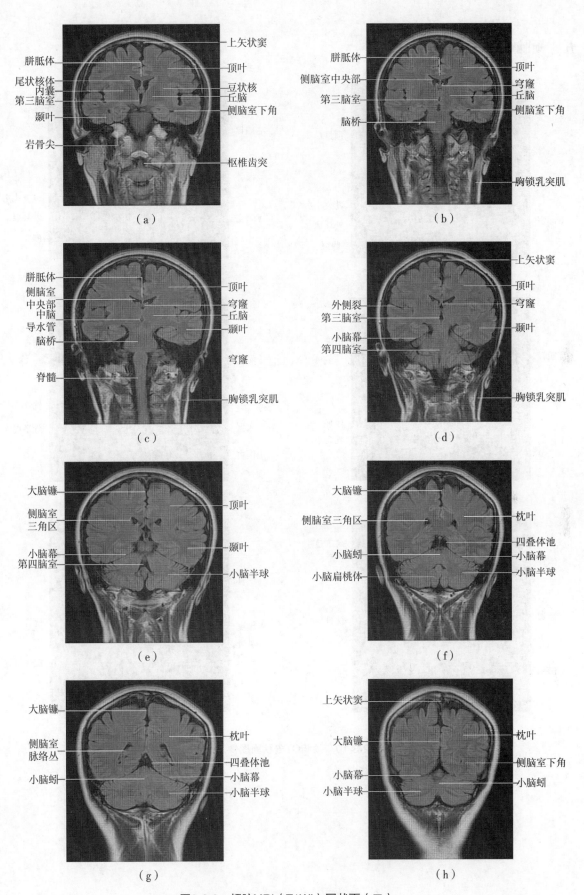

图2-3-9　颅脑MRI（T1WI）冠状面（二）

五、颅脑 CT 矢状面与冠状面

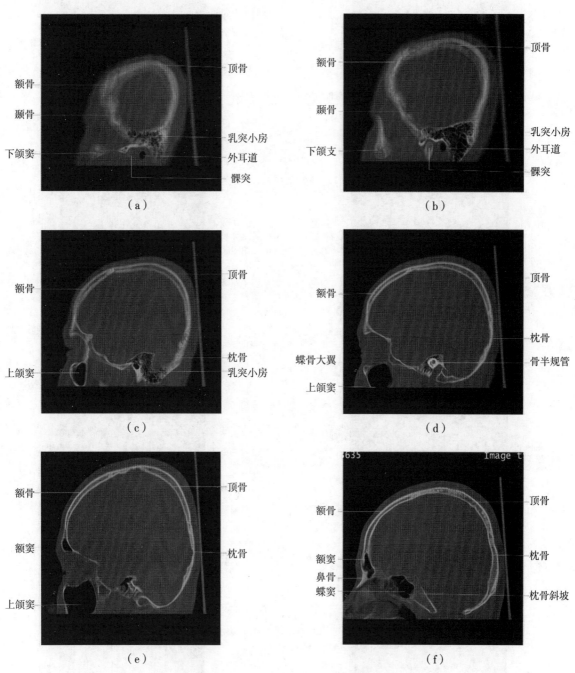

图2-3-10　颅脑CT矢状面图像（一）

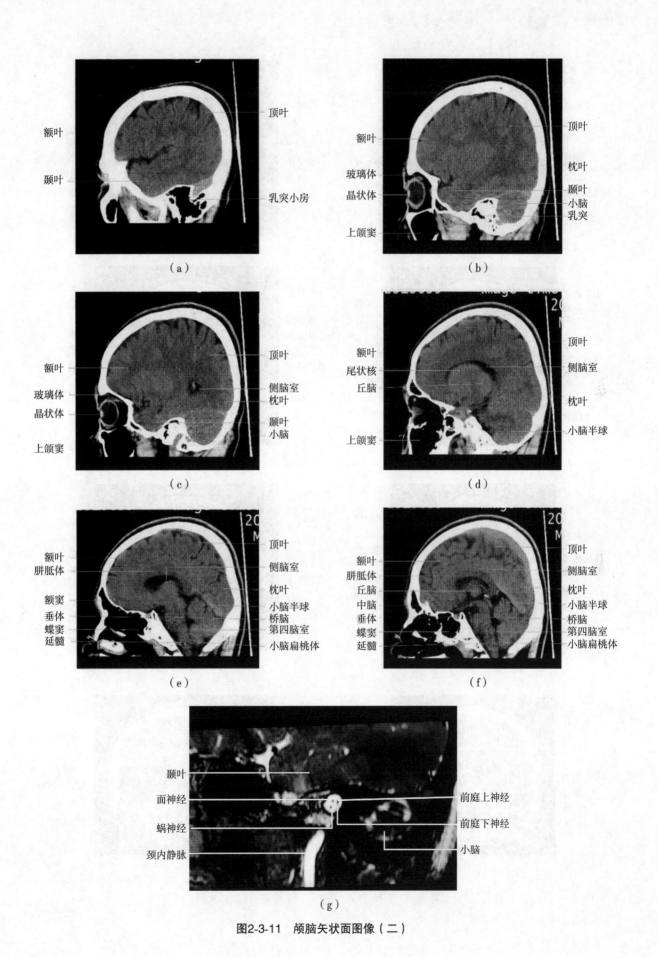

图2-3-11　颅脑矢状面图像（二）

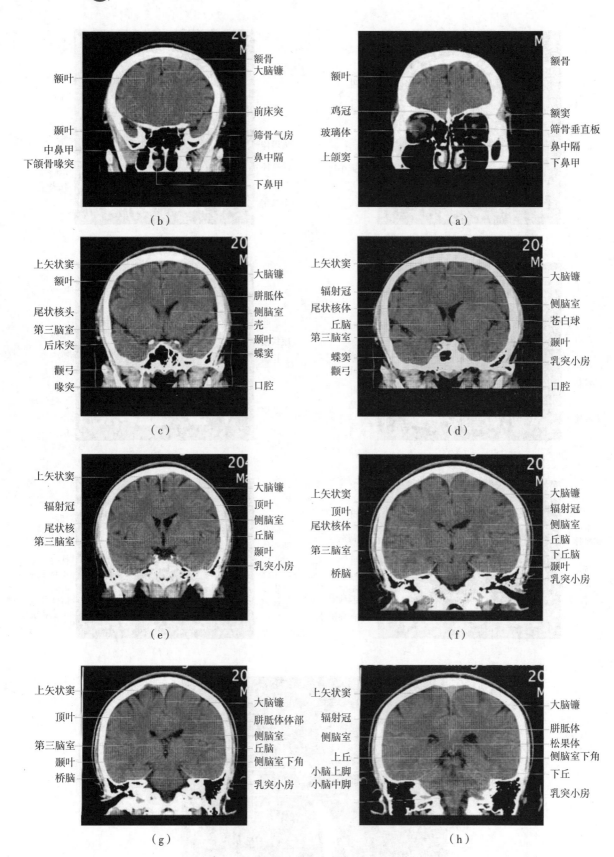

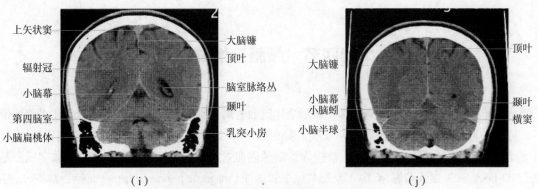

（i）　　　　　　　　　　　　　　（j）

图2-3-12　颅脑CT冠状面图像（一）

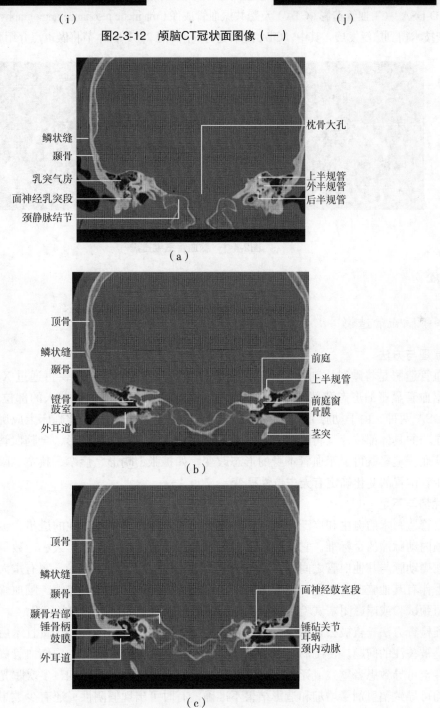

（a）

（b）

（c）

图2-3-13　颅脑CT冠状面图像（二）

第四节　颅脑三维解剖

颅脑三维解剖的重点内容是脑血管。显示活体脑血管解剖结构在脑血管疾病的诊断和术前评价中有着不可替代的作用。随着影像技术不断发展，脑血管造影技术也不断提高，数字减影血管造影（DSA）的出现提高了脑血管疾病的诊断水平，被视为诊断颅内血管疾病的金标准。近年来，在数字减影基础上出现了 3D-DSA、CT 血管造影（CTA）及磁共振血管成像（magnetic resonance angiography，MRA），脑血管影像检查技术得到广泛发展，其中，CTA 技术更为突出（图 2-4-1），本节将做重点介绍脑血管三维解剖。

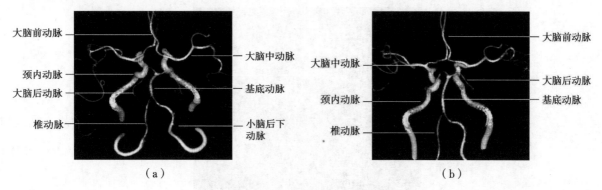

大脑前动脉　　大脑中动脉
颈内动脉　　　基底动脉
大脑后动脉
椎动脉　　　　小脑后下动脉

（a）

大脑中动脉　　大脑前动脉
颈内动脉　　　大脑后动脉
　　　　　　　基底动脉
椎动脉

（b）

图2-4-1　脑血管三维重建

一、概述

（一）脑血管造影

1. 原理与方法

脑血管造影是将碘对比剂通过动脉入路直接注入动脉使血管显影，再通过 X 线机快速连续摄片，根据血管显影的形态和部位来诊断脑血管病的方法。根据对比剂注入的部位，分为动脉 DSA 和静脉 DSA 两种。由于动脉 DSA 血管成像清楚，对比剂用量少，因此临床上应用广泛。临床上根据导管注药的具体部位，又将脑血管造影分为颈动脉造影、椎动脉造影、全脑血管造影、静脉窦造影等。脑血管造影既可显示血管本身的形态改变，如扩张、畸形、痉挛、狭窄、阻塞、出血等，又可根据血管位置的变化确定有无占位性病变。

2. 优势与不足

脑血管造影术的诞生和广泛应用，使脑血管病的研究取得了革命性的进步，被认为是影像学技术诊断颅内动脉瘤的金标准。它能够清楚地显示动脉瘤的部位、形态、大小、数量，动脉痉挛及其部位，载瘤动脉与其他血管之间的解剖关系等，对评估预后、确定手术方案有重大价值，尚可同时观察是否伴有其他脑血管病变、侧支循环、血流动力学变化和血管优势侧。脑血管造影检查还可同期进行压颈试验或球囊闭塞试验，以明确与动脉瘤治疗有关的血流动力学变化。

该项检查方法一直被公认为诊断脑血管病的金标准，但有创、费用昂贵且术后出血等严重并发症一直是被关注的问题。传统的经颈动脉脑血管造影穿刺方法难度高，损伤血管概率大，术后出血量大，甚至可导致患者重残或死亡。双侧颈动脉、椎动脉造影，多角度、多次曝光以及操作者的经验问题均可导致辐射剂量增加和造影结果不准确，有时可出现假阴性；还有少数患者可因动脉瘤内血栓形成、动脉瘤与其他动脉重叠或血管痉挛等情况而被漏诊。

（二）脑血管 CT 血管造影

1. 成像技术

CTA 是螺旋 CT 问世后不久出现的一种非创伤性的血管检查方法。基本原理是经静脉注射对比剂，利用螺旋 CT 在对比剂充盈高峰期进行连续原始数据的容积采集，然后运用计算机的后处理功能，最终重建靶血管立体影像。

延迟扫描时间对脑血管 CTA 非常重要。目前，确定延迟扫描时间的方法有经验设定、小剂量对比剂测试及 SmartPrep 跟踪触发技术 3 种，后两者较第一种更客观准确。以经验值设定延迟时间，选取范围为 17 ～ 20 s，因存在个体差异，故很难保证每位患者都能获得最佳血管影像，常常会因过早地实施扫描而使靶血管未显影或因过晚扫描而使靶血管内对比剂峰值已过，显影浅淡。小剂量对比剂测试虽可获得个体化的强化曲线，准确设定延迟扫描时间，但需要增加对比剂的用量，也延长了检查时间。多层螺旋 CT（multi-slice spiral CT，MSCT）中的 SmartPrep 跟踪触发技术直接采用 CT 值作为触发阈值，所以比小剂量试验通过延迟时间预测需达到的 CT 值更为方便。血管内对比剂峰值到达阈值触发到真正开始扫描有 3 ～ 4 s 延迟，触发阈值较难统一，加上每个人的增强峰值不同，因此采用同一阈值不完全符合个性化处理原则。如何选择最佳延迟时间还需要进一步研究。

2. 图像后处理技术

常用的脑血管 CTA 重组技术如下。

（1）多平面重组技术（MPR）：包括曲面重组技术，主要用于观察血管的毗邻关系，使纡曲的血管在同一平面上显示。

（2）最大密度投影（MIP）：其图像优点是将不在一个平面的结构显示在同一个二维平面上，细节较精细，但是立体感差，不能去除血管周围骨骼及钙化等高密度结构的遮盖。

（3）容积再现（VR）：主要用于三维立体地观察血管情况，因不同结构间有一定的透明度，且利用了容积扫描范围内所有的数据，故较表面遮盖法重组技术图像更精细，又有很强的三维空间感，尤其适合显示重叠的血管、血管与邻近结构的三维关系。

（4）表面遮盖法（SSD）：可直接提取血管，作用同容积再现，但三维立体空间效果不如后者，容易丢失部分原始数据，有时出现伪像，易受所选阈值的影响。

3. 优势

DSA 最初广泛用于颅内占位性病变和脑血管病的诊断。CT 诞生后，颅内占位性病变首选 CT 检查。DSA 仍被认为是脑血管病最有效的检查手段，但因具有创伤性，可诱发颅内出血，故应用受到限制。急性脑出血或蛛网膜下腔出血的患者常因不能及时获得病因诊断，治疗延误而死亡。CTA 弥补了 DSA 的不足，并具有以下优越性。

（1）安全性好：CTA 检查是经肘前静脉注入对比剂，几乎无创伤，不会造成严重不良反应，一般不诱发颅内出血，较 DSA 安全。对于怀疑动脉瘤的蛛网膜下腔出血患者，CTA 是及早获得诊断的安全有效的检查手段。在国内外，CTA 正逐步取代 DSA，使 DSA 的应用范围进一步缩小。

（2）检查时间短：螺旋 CT 扫描速度快，增强扫描多在 30 s 内完成。扫描后的数据处理和 3D 重建均在计算机工作站完成，且在检查中无须中断治疗。一次扫描可显示双侧颈内、外动脉系统和椎－基底动脉系统的血管结构，无须多次打药和扫描，尤其适用于不能配合检查的躁动患者。

（3）病变定位准确：CTA 可显示脑血管三维空间的立体结构，并可进行任意方位和角度的旋转，能够最清晰地显示病变。CTA 不仅可显示脑血管病变的形态、大小及其与周围血管的解剖关系，还能够显示脑血管与颅骨的关系，有助于手术方案的制订。

（4）图像清晰：CTA 可同时显示颈动脉系、椎－基底动脉系及 Willis 环，有利于观察颅内动脉供血全貌，DSA 则难以做到。与 MRA 相比：① CTA 的矩阵为 512×512，而 MRA 是 256×256，CTA 空间分辨率高，显示血管的精确度及清晰度优于 MRA；② CTA 成像在于血管内对比剂，不存在 MRA 因血流状态的微小改变引起信号丢失而致的伪像；③ CTA 可同时显示血管性病变中血管壁的钙化；④体内有电子装置金属异物者不能做 MRA，而 CTA 不受此限制；⑤ CTA 扫描时间短，图像受脑内血肿或蛛网膜下腔出血密度的干扰较小。

（5）适用范围广：CTA 不仅可显示动脉瘤、脑动静脉畸形（arteriovenous malformation，AVM）、颅内大血管闭塞等脑血管病，还可显示脑血管与肿瘤、颅骨之间的关系。

4. 不足

CTA 的不足之处：

（1）对细小血管显示不如 DSA，

（2）与 MRA 相比需注入对比剂，具有创伤性和过敏反应可能，

（3）CTA 扫描需确定对比剂剂量、注射速度、延迟扫描时间、层厚、重建间隔等多个参数，扫描后图像要进行计算机后处理，因此对操作者的技术和经验要求较高。

（4）对于脑血管痉挛患者，CTA 对病变显示不良，易出现假阴性结果；对颈内动脉海绵窦瘘的显示较差。

（5）CTA 和 MRA 都不能像 DSA 那样动态地显示血管病变。

随着多层螺旋 CT 技术的不断发展，多层螺旋 CT 在头颈部血管成像中的不足必将得到完善，其临床应用价值将进一步提高。对于头颈部血管性疾病，CTA 有望在诊断方面取代 DSA，并在预防、治疗方法的选择，疗效评估和预后判断方面提供更有价值的信息。

（三）脑血管 MRA

1. 原理与方法

MRA 的成像方法包括以下 3 种：时间飞跃（time of flight，TOF）法，主要依赖于流入相关增强效应；相位对比（phase contrast，PC）法，主要依赖于沿磁场梯度流动的质子相位的改变；对比增强 MRA（contrast enhanced MRA，CE-MRA），通过静脉内注射顺磁性对比剂在血管内缩短 T1 弛豫时间而呈高信号。

（1）TOF 法：应用最广的 MRA 技术，其实质是伴有流动补偿的梯度回波序列。根据数据采集方式，TOF 法 MRA 分为连续 2D、3D 容积及连续 3D 三种。2D 采集成像速度快，但分辨率较差，对微小病变的显示不如 3D 采集。3D-TOF-MRA 可显示 1～5 级血管结构，但是，其背景组织信号抑制较差，短 T1 物质（如脂肪、高铁血红蛋白等）可误为流动质子。质子饱和效应显示缓慢流动血液的能力较差。2D-TOF-MRA 适用于显示慢速血流，与 DSA 相比，其符合率达 90%。

（2）PC 法：3D-PC-MRA 应用双极性流动编码梯度脉冲。根据流动质子产生的相位差别来使血管成像。由质子饱和效应导致的血流信号丧失较少，且具有优良背景信号抑制效果。其缺点是检查时间较长，需要患者密切配合。

（3）3D-CE-MRA：CE-MRA 与常规 MRA 在方法和原理上截然不同，不是利用血液流动的自然对比，而是通过静脉注入顺磁性对比剂，明显地缩短血液的 T1 弛豫时间，使之比周围组织的 T1 弛豫时间更短，再利用快速梯度回波技术将靶血管清晰地显示出来。与 DSA 相比，3D-CE-MRA 无创，安全，简单，快速，患者较配合，急性期检查不会引起脑出血或血管痉挛等并发症，适用于术后或终身随访。与 CTA 相比，3D-CE-MRA 无 X 线辐射，无须注入具有肾毒性的碘对比剂，且对比剂用量少，病变显示不受颅骨影响。但是，目前 3D-CE-MRA 的空间分辨率与血管精细程度尚不如 DSA 与 CTA。

2. 优势与不足

MRA 作为一种新兴的颅内血管疾病诊断方法已得到广泛应用。随着软件和硬件技术的提高，

颅内血管解剖图像必将显示得更加清晰，从而提高颅内血管疾病，尤其是动脉瘤成像的直观性和准确性。而 MRA 的不足之处就是其成像时间较 CTA 长，不利于危重患者和儿童的检查；患者若带有铁磁物质等不能做 MRA 检查；3D-TOF-MRA 流动相关伪影可能使动脉瘤显示不清；MRA 在图像空间分辨率、血管精细程度上不及 DSA 与 CTA，这些都有待进一步研究与完善。

二、数字减影血管造影

（一）脑的动脉

脑的动脉有两个系统，即颈内动脉系和椎－基底动脉系。以小脑幕为界，幕上结构接受颈内动脉系和大脑后动脉的血液供应，幕下结构则接受椎－基底动脉系的血供。

1. 颈内动脉系

（1）颈内动脉的行程与分支：通常颈内动脉在颈部平甲状软骨上缘，正对下颌缘处从颈总动脉发出，整个行程可分为颅外段（颈段）和颅内段。颈内动脉造影一般将颅内段分为 5 段，见图 2-4-2（a），DSA 可清晰显示颈内动脉及其分支，见图 2-4-2（b）。

① C5 段：也叫岩骨段（颈动脉管段、神经节段），是颈内动脉经颈动脉管进入颅内三叉神经节下面的一段。

② C4 段：又叫海绵窦段，是颈内动脉在海绵窦内沿颈内动脉沟向前行的一段。

③ C3 段：又叫前膝段，发出眼动脉。

④ C2 段：又叫视交叉池段（床突上段），这一段向后略呈水平，恰好在视交叉池内。

⑤ C1 段：又叫后膝段，颈内动脉 C2 段再向上前弯，形成凸向后的膝状弯曲。从这段发出后交通动脉和脉络丛前动脉。

C1 段再稍向前便分为大脑前动脉（A1 段）和大脑中动脉（M1 段），因此，C1 ＋ A1 ＋ M1 称颈内动脉分叉部。在颈内动脉造影的前后位片（图 2-4-5）上，C1 ＋ A1 ＋ M1 呈"T"字形，当"T"字形形态改变时有临床意义。在侧位片上，C2 ＋ C3 ＋ C4 组成"C"字形，即虹吸部。虹吸部内的流体力学时相经常发生变化，动脉管的压强亦随之发生改变，因此，此处是动脉硬化的好发部位之一。

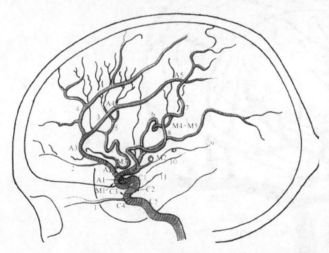

（a）DSA 造影图（侧位）

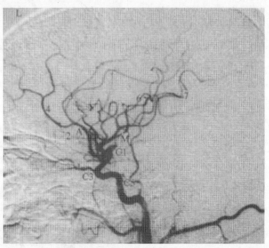

（b）DSA 图像

注：1—眼动脉；2—额极动脉；3—胼周动脉；4—胼胝体缘动脉；5—额顶升动脉；6—顶下动脉；

7—角回动脉；8—颞后动脉；9—颞前动脉；10—脉络丛前动脉；11—后交通动脉。

图2-4-2　正常颈内动脉造影图和DSA图像（侧位）

（2）后交通动脉：发自颈内动脉 C1 段，在蝶鞍和动眼神经上面，水平向后稍向内行，与大脑后动脉吻合。因此，当发生后交通动脉瘤时，动眼神经会受到压迫，引起眼球运动障碍和瞳孔开大。后交通动脉管径变异大，可直接延续为大脑后动脉。

（3）脉络丛前动脉：发自颈内动脉 C1 段，发出后一般向后越过视束前部，至大脑脚前缘又斜向后外，再越过视束，于海马旁回钩附近经脉络膜裂入脑室下角，形成脉络丛。其皮支主要营养海马和钩，中央支营养内囊后肢的下部和苍白球等。脉络丛前动脉的特点是行程长，管径细，易发生栓塞，所以，临床上苍白球和海马发病较多。

（4）大脑前动脉：

①行程：在动脉造影时一般将之分为 5 段（图 2-4-2 和图 2-4-5）。

A1 段：又称水平段，为分出后至前交通动脉的一段。

A2 段：又称上行段（胼胝体下段），为前交通动脉后至胼胝体膝以下的一段，略向前行。

A3 段：又称膝段，与胼胝体膝的弯曲一致。

A4 段：又称胼周段，位于胼胝体沟内，也叫胼周动脉。

A5 段：又称终段，为楔前动脉。

②分支与分布：大脑前动脉的分支有 3 组：第 1 组为内侧豆纹动脉，包括返支（Heubner 动脉）和基底支，前者供应壳、尾状核前部和内囊下部，后者供应视交叉的背面及下丘脑（图 2-4-4）；第 2 组为胼胝体旁支，通常有 7～20 支细小的胼胝体动脉，分布于胼胝体及透明隔；第 3 组为皮质支（半球支），营养顶枕沟以前的大脑半球内侧面及额叶底面的一部分，以及额叶、顶叶上外面的上部，主要的动脉支有额底内侧动脉、额前内侧动脉、额中间内侧动脉、额后内侧动脉、胼周动脉、中央旁动脉、楔前动脉（图 2-4-4）。

③供应范围断面图（图 2-4-6 和图 2-4-7）中所绘为相应血管的最大范围。由于存在侧支循环，因此血管梗死所致损伤范围要小于图中所绘范围。

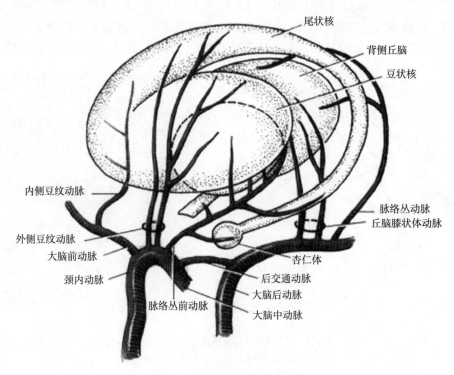

图2-4-3　纹状体丘脑动脉分布

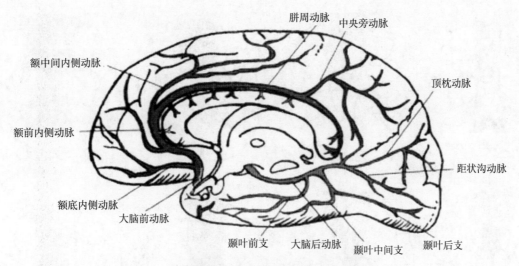

图2-4-4 大脑半球内侧面的动脉分布

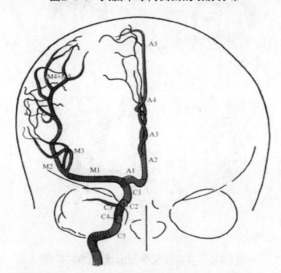

（a）造影图（前后位）

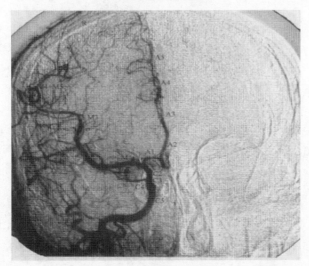

（b）DSA图像（前后位）

注：大脑前动脉的供应范围，粗点表示内侧豆纹动脉区，黑斑表示胼胝体旁支区，细点表示半球支区。

图2-4-5 正常颈内动脉造影图和DSA图像

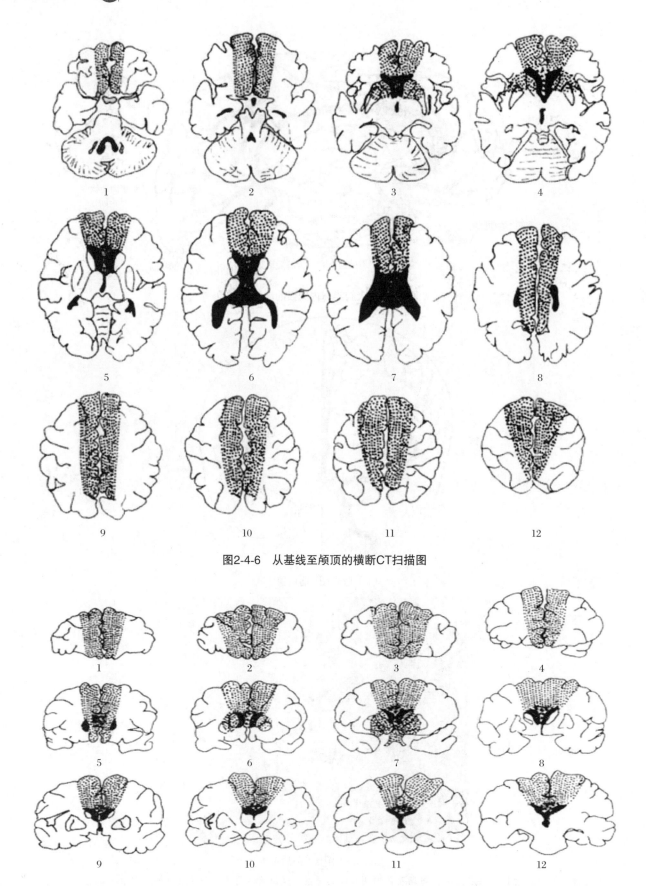

图2-4-6 从基线至颅顶的横断CT扫描图

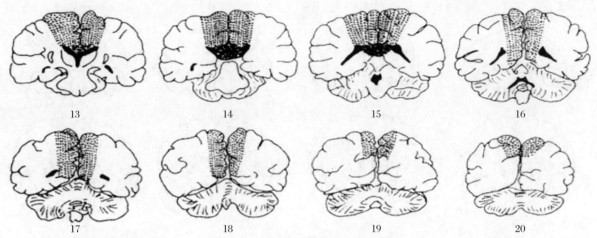

注：大脑前动脉的供应范围，粗点表示内侧豆纹动脉区，黑斑表示胼胝体旁支区，细点表示半球支区。

图2-4-7　从前至后的冠状CT扫描图

（5）大脑中动脉：

①行程：大脑中动脉造影通常将其分为5段。

M1段：又叫眶后段（水平段），从颈内动脉分出后水平向外行，长约3 cm。

M2段：又叫岛叶段（回旋段），呈"U"形，在岛叶表面向后上方走行，该段发出颞前动脉。

M3段：为M2基部发出动脉向中央沟上升的升动脉，分为小的眶额动脉和大的额顶升动脉。后者再分为中央沟动脉、中央前沟动脉和中央后沟动脉，如蜡烛台样，称为蜡台动脉。

M4段：即分叉段，为大脑中动脉分出角回动脉、顶后动脉、颞后动脉处。

M5段：大脑中动脉的终末支——角回动脉。M2、M4、M5合称大脑外侧窝动脉组。

②分支与分布：大脑中动脉为颈内动脉的直接延续，进入大脑外侧窝。其分支主要有两组：第1组为外侧豆纹动脉，供应前联合外侧部、壳的大部、苍白球的外侧段、内囊的上半部及附近辐射冠、尾状核的头和体；第2组为皮质支（半球支），供应大脑半球上外侧面的大部分与岛叶，主要的动脉支有额底外侧动脉、中央前沟动脉、中央沟动脉、中央后沟动脉、顶后动脉、颞极动脉、颞前动脉、颞中间动脉、颞后动脉、角回动脉。

③供应范围断面见图2-4-8和图2-4-9

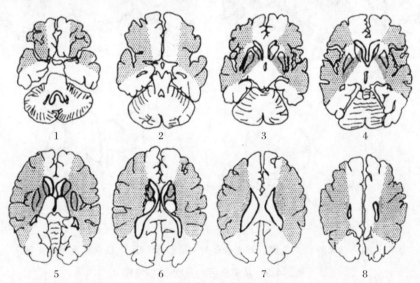

注：大脑中动脉的供应范围，细点表示外侧豆纹动脉区，粗点表示半球支区。

图2-4-8　从基线至颅顶的横断CT扫描

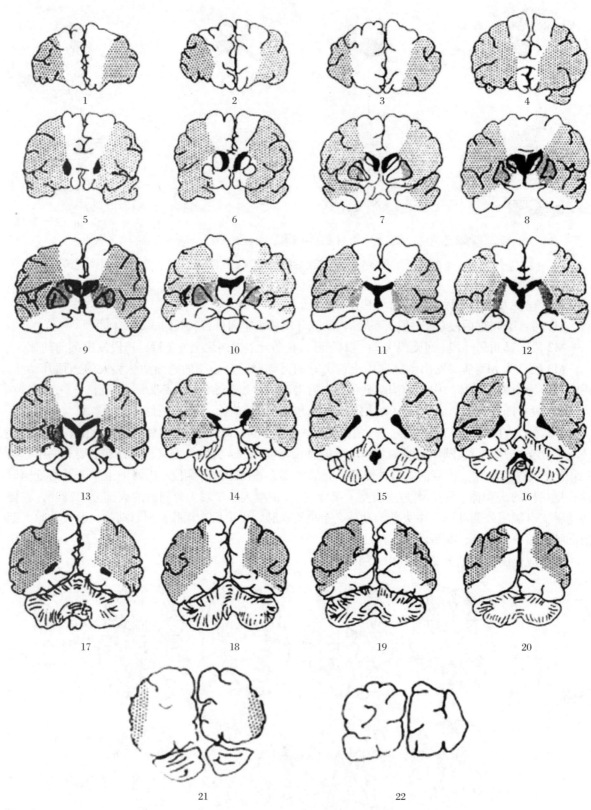

注：大脑中动脉的供应范围，细点表示外侧豆纹动脉区，粗点表示半球支区。

图2-4-9 从前至后的冠状CT扫描图

2. 椎 - 基底动脉系

（1）椎动脉的行程及分支：左、右椎动脉均在颈根部从左、右锁骨下动脉发出，沿斜角肌内侧缘向后上方行短距离，入第7颈椎横突孔（偶有经第4、第5或第7颈椎横突孔的），上行于第6至第1颈椎横突孔构成的骨性隧道内，达寰椎横突孔上面弯向后内，绕过寰椎后弓，穿寰枕后膜及硬脊膜经枕骨大孔入颅内，在蛛网膜下腔内沿延髓腹侧面斜向上内，达延髓脑桥沟平面，汇合成基底动脉。

椎动脉造影通常分为5段（图2-4-10和图2-4-11），在前后位片上最为清楚。

① V1段：又叫横突孔段，是在第6至第2颈椎横突孔内上升的一段。

② V2段：又叫横段，从枢椎横突孔开始，出孔后横行向外的一段。

③ V3段：又叫寰椎段，从V2外段弯曲向上，再垂直上行至寰椎横突孔为止的一段。

④ V4段：又叫枕骨大孔段，从V3上端急弯，水平向内行一小段，再弯向上垂直上行入枕骨大孔的一段。

⑤ V5段：又称颅内段，入枕骨大孔后，斜向内至中线与对侧汇合成基底动脉的一段。椎动脉颅内段的分支主要有：脑膜支，有1支或2支平枕骨大孔处分出，分支供应颅骨及小脑镰；脊髓前、后动脉，营养脊髓；延髓动脉，一般有1～3支，营养延髓；小脑下后动脉，其特点是形成弯曲，易发生血栓，营养小脑下面后部。

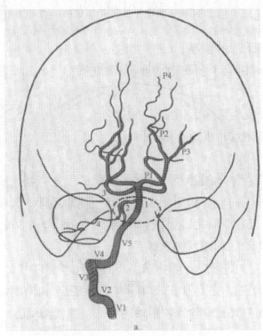

注：1—基底动脉；2—小脑下前动脉；
　3—小脑上动脉；4—小脑下后动脉。
（a）造影

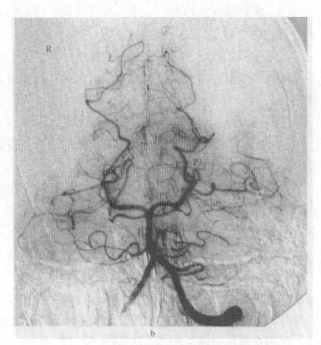

注：V—椎动脉；B—基底动脉；P—大脑后动脉；
　C1A—小脑下前动脉；CIP—小脑下后动脉。
（b）DSA图像

图2-4-10　椎动脉造影和DSA图像

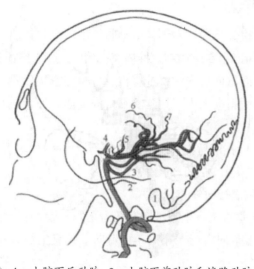

注：1—小脑下后动脉；2—小脑下前动脉和迷路动脉；
3—小脑上动脉；4—后交通动脉；5—丘脑穿动脉；
6—脉络丛后动脉；7—胼胝体压部分支。

（a）造影

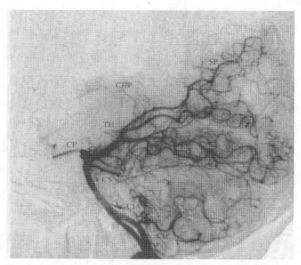

注：V—椎动脉；CIA—小脑下前动脉；CIP—小脑下后动脉；CS—小脑上动脉；CP—大脑后动脉；TH—丘脑后动脉；CHP—脉络丛后动脉；SP—胼胝体压部分支。

（b）DSA 图像

图2-4-11　椎动脉造影和DSA图像

（2）基底动脉：由左、右椎动脉合成后，经脑桥基底动脉沟上行至脑桥上缘再分为左、右大脑后动脉。主要分支：

①小脑下前动脉：自基底动脉始段发出，供应小脑下部的前部。

②迷路动脉：很细，伴随第Ⅶ、第Ⅷ对脑神经进入内耳门，供应面神经、前庭蜗神经、耳蜗和前庭器。

③脑桥动脉：一般左右侧各有 3～7 支，以 4～5 支为最多，供应脑桥基底部。

④小脑上动脉：近基底动脉的末端分出，绕大脑脚向后，供应小脑上部。

（3）大脑后动脉：

①行程：大脑后动脉在脑桥上缘由基底动脉分出后，伴动眼神经和小脑上动脉的上方，绕大脑脚向后跨至小脑幕上，横过海马旁回后端深入距状沟，再向后分为距状沟动脉和顶枕沟动脉。大脑后动脉造影一般分为4段：P1 段，又称水平段；P2 段，又称纵行段，是围绕中脑上行的一段；P3 段，为 P2 段向外发出的颞支；P4 段，从 P2 段发出的顶枕沟动脉和距状沟动脉。

②分支与分布：分支有 3 组。第 1 组为穿动脉，供应脑干、背侧丘脑、下丘脑和外侧膝状体；第 2 组为胼胝体压支，供应胼胝体后半上面；第 3 组为皮质支（半支），营养颞叶的底面和内侧面以及枕叶。主要的动脉支有颞前下动脉、颞下中间动脉、颞下后动脉、距状沟动脉、顶枕沟动脉。

③供应范围断面见图 2-4-12 和图 2-4-13。

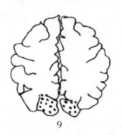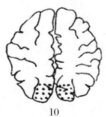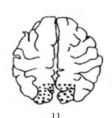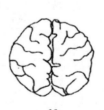

注：大脑后动脉的供应范围，细点表示穿动脉区，黑斑表示胼胝体压支，粗点表示半球支区。

图2-4-12　从基线至颅顶的横断CT扫描图

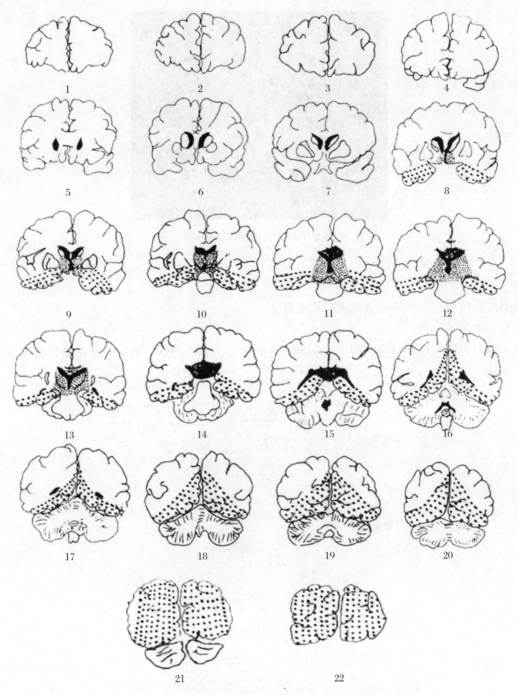

注：大脑后动脉的供应范围，细点表示穿动脉区，黑斑表示胼胝体压支，粗点表示半球支区。

图2-4-13 从前至后的冠状CT扫描图

3. 大脑动脉环

大脑动脉环位于大脑底部，环绕视交叉、乳头体等，由成对的颈内动脉末端、大脑前动脉、后交通动脉和大脑后动脉，以及不成对的前交通动脉构成，对脑血液供应的调节和代偿起重要作用。以种系发生为基础，可将大脑动脉环分成5型，中国人以近代型为最多，占64.68%。临床观察表明，动脉环有变异者，其动脉瘤发生率比正常者高。CT轴位扫描，取与听眦线呈3°～5°、基线上方25～35 mm处层面可较完整地显示大脑环。磁共振血管造影（MRA）可充分显示大脑动脉环（图2-4-14），并可做任意角度旋转观察。

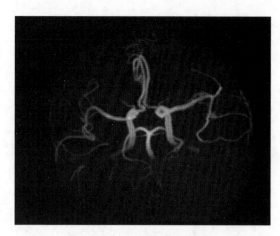

图2-4-14　大脑动脉环MRA

（二）脑的静脉

脑静脉系统包括幕上静脉系统和后颅凹静脉。

1. 幕上静脉系统

幕上静脉系统包括浅静脉、深静脉和硬膜静脉窦。大脑的静脉一般不与脑动脉伴行（图2-4-15和图2-4-16）。

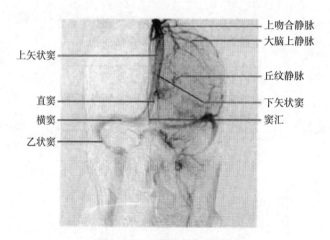

图2-4-15　脑静脉造影正位

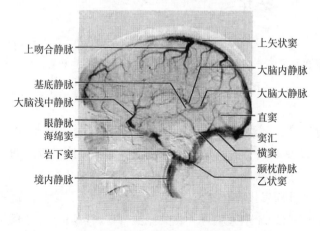

图2-4-16　脑静脉造影侧位

（1）浅静脉：大脑的浅静脉包括大脑上静脉、大脑浅中静脉和大脑下静脉3组，它们均为多支静脉的总称，而非单根静脉。3组静脉间有广泛的吻合，主要收集大脑皮质及邻近髓质的静脉血，汇入附近的硬膜静脉窦。

①大脑上静脉：共8～15支，引流大脑半球上部、外侧和内侧的血液。一般位于脑沟内，汇入上矢状窦。其中，较大的一支静脉称为Trolard静脉，亦称中央沟静脉或上吻合静脉。

②大脑浅中静脉：又称大脑中静脉，引流外侧裂附近额叶、颞叶、顶叶的血液，向前下汇入蝶顶窦；有时可通过蝶底静脉入翼丛或通过蝶岩静脉入横窦。

③大脑下静脉：共1～7支，主要将大脑的下部，包括额叶眶面的血流引流入上矢状窦的前部，并使颞叶的静脉血回流到横窦。其中，较大的一支为Labbé静脉，该静脉损伤可引起颞叶肿胀、失语，甚至钩回疝。

（2）深静脉：大脑深静脉引流大脑半球深部的静脉血，主要收集大脑半球髓质（包括内囊）、基底神经节、间脑、脑室脉络丛等处的静脉血，包括大脑大静脉系和基底静脉系。

①大脑大静脉：又称Galen大静脉，由两条大脑内静脉汇合而成，然后向上呈一浅凹形与下矢状窦一起汇入直窦，其主要接收两侧的大脑内静脉、基底静脉和枕静脉的血液。

②大脑内静脉：又称Galen小静脉，两侧大脑内静脉起于室间孔，止于透明隔的后下面。其属支包括丘纹静脉、脉络膜静脉、透明隔静脉、丘脑上静脉及侧脑室静脉。血管造影侧位上可见其呈轻度上弧形，前后位呈卵圆形或拉长的浓集点，与上下矢状窦重叠。

③基底静脉：由大脑深中静脉汇合而成，接受额叶底面、岛叶、大脑纵裂、基底神经节以及颞叶内下面的血液，回流入大脑大静脉。

（3）硬膜静脉窦：将脑内的血液引流到颈内静脉的通道，位于两层硬膜之间，所有硬膜静脉窦血流均回流到颈内静脉。

①上矢状窦：起于额骨的盲孔，呈倒置的三角形，沿着颅骨内板的浅沟向后延伸，主要接受大脑上静脉、岛静脉和板障静脉的血液，流入窦汇后分成左右横窦。

②下矢状窦：起自大脑镰下缘中部，向后走行，接受大脑镰、大脑内侧面和胼胝体的血液，与大脑大静脉一起注入直窦。

③直窦：连接大脑镰与小脑幕，接受下矢状窦及大脑大静脉的血液，回流到窦汇；另外，小脑上静脉、小脑下静脉及部分基底静脉通过小脑幕窦引流入直窦。

④横窦：起于窦汇，在颞骨的外侧沟中向前外侧行走，止于颞骨岩部的基底。小脑幕外缘与横窦相连接。小脑半球下静脉、Labbé静脉、岩上窦和许多导静脉引流入横窦。

⑤乙状窦：横窦的延伸，在颞枕骨的乙状沟内向下行走，接收岛静脉和小脑静脉的血液，于颈静脉孔处引流入颈内静脉。

⑥岩窦：于海绵窦后部与横窦的远端和岩上窦相连，接受大脑下静脉、小脑静脉及岩静脉的血液。岩下窦连接海绵窦的后下部和颈静脉球，并接受后颅凹血液。

⑦海绵窦：位于蝶鞍两侧的两层硬脑膜之间，接受眼上静脉、眼下静脉、钩回静脉和侧裂浅静脉的血液，引流入岩窦、基底丛或汇入翼丛的硬脑膜静脉。

⑧蝶顶窦：起于蝶骨小翼，引流入海绵窦的前部，与岩窦相连。

2. 后颅窝静脉

根据部位和引流方向，后颅窝静脉分为上、前、后3组（图2-4-17和图2-4-18）。

（1）上组：亦称Galen静脉组，包括小脑前中央静脉、上蚓静脉、中脑外侧静脉、中脑后静脉及桥中央静脉，主要引流入Galen大脑大静脉。

（2）前组：亦称岩组，主要接收脑桥前面、小脑上面、小脑下面、小脑延髓裂以及第四脑室外侧隐窝的血液，引流到岩静脉。

（3）后组：亦称幕组，接受小脑下蚓和小脑半球内侧血液，引流入直窦、窦汇和横窦。后组还包括上半球静脉和下半球静脉，将小脑半球上内侧和下内侧的血液分别引流入直窦和横窦。

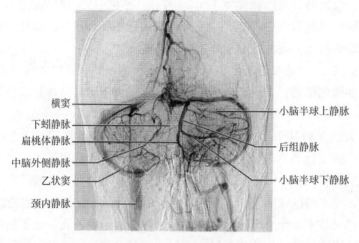

图2-4-17　后颅窝静脉正位

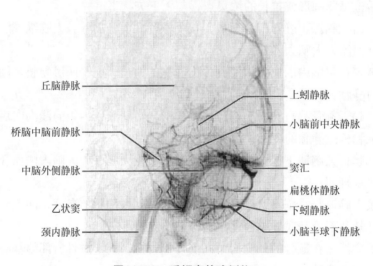

图2-4-18　后颅窝静脉侧位

三、正常脑血管成像（volume CT DSA，VCTDSA)

（一）颈内动脉系统

颈内动脉颅外段走行较直，无分支；颅内段在颅底弯曲走行，分为5段：① C5段（岩骨段），为颈内动脉进入海绵窦前位于岩骨的一段，侧位像位于虹吸部第一弯曲以下；② C4段（海绵窦段），颈内动脉于海绵窦内前行的一段，侧位像为虹吸部的前行水平段；③ C3段（膝段），为颈内动脉从C4段开始向上后弯曲的一段，约在前床突高度穿过硬膜，又称前膝段，发出眼动脉；④ C2段（床突上段），颈内动脉从C3段向后行部分，位于视交叉池内，也称视交叉池段；⑤ C1段（终段），为颈内动脉C2段再向上向前弯曲的一段，形成向后的弯曲，又称后膝段，发出后交通动脉、脉络膜前动脉。C4段、C3段和C2段通常合称颈内动脉虹吸部，侧位呈"V""U""C""S"形或双弯状等不同形状，以前两者多见。颈内动脉末端分出大脑前动脉和大脑中动脉，呈"T"形，又称颈内动脉分叉部。颈内动脉颅内各段按先后顺序发出以下主要分支：眼动脉、后交通动脉、脉络膜前动脉、大脑前动脉、大脑中动脉，见图2-4-19。

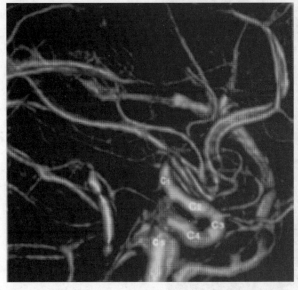 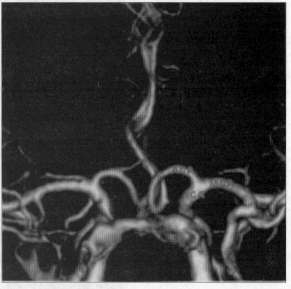

（a）脑底动脉右切右视图，颈内动脉颅内段的分段　　　（b）脑底动脉后切后视图，颈内动脉分叉部呈"T"形

图2-4-19　颈内动脉VCTDSA 3D VR

（1）眼动脉：眼动脉从颈内动脉膝段发出，发出后前行，与视神经一起经过视神经孔至眶内，眼动脉分支包括眼组、眶组和终末组（图2-4-20）。

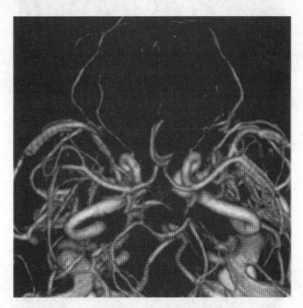

图2-4-20　眼动脉（脑底动脉上视图）

（2）后交通动脉：后交通动脉从颈内动脉终段后壁发出，水平后行，与大脑后动脉交通。后交通动脉是维持颈内动脉系统与椎－基底动脉系统压力平衡的主要部分。后交通动脉或颈内动脉与后交通动脉交接处是动脉瘤的好发部位。后交通动脉变异大，长短、粗细不一，50% 双侧粗细不等，亦可一侧或两侧缺如。后交通动脉起始段常发生漏斗状扩张，应和动脉瘤相鉴别，若直径不超过3 mm，应视为正常；超过 3 mm 则为动脉瘤样扩张，见图 2-4-21。

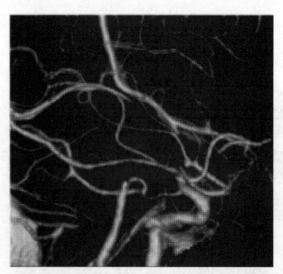

（a）脑底动脉右切右视图，后交通动脉水平后行，与大脑后动脉交通

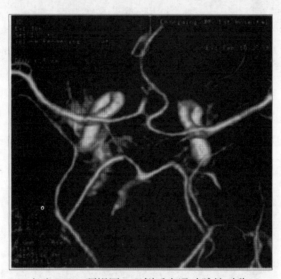

（b）Willis 环视图，双侧后交通动脉较对称

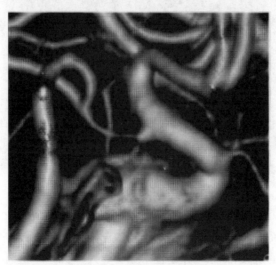

（c）脑底动脉右切右视局部视图，后交通动脉起始部呈漏斗样扩大

图2-4-21　后交通动脉

（3）脉络膜前动脉：从颈内动脉终段后壁发出，位于后交通动脉上外侧，发出 1 ～ 3 支皮层动脉和两三支穿支动脉，包括纹状体和内囊的动脉。脉络膜前动脉也可很小或缺如（图 2-4-22）。

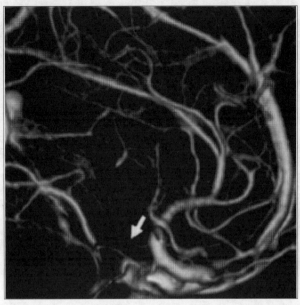

注：脑底动脉右侧斜视图，显示脉络膜前动脉较纤细，位于后交通动脉开口上方（↑）。

图2-4-22　脉络膜前动脉

（4）大脑前动脉（arteria cerebri anterior，ACA）：从颈内动脉发出后，由前向后横过视神经上面，在大脑纵裂与前交通动脉相连，此为交通前段，即 A1 段。两侧 A1 段管径常不对称，一侧 A1 段常常发育不良或缺如。一侧 A1 段发育不良或畸形与前交通动脉瘤的发生率高有关。两侧大脑前动脉借前交通动脉相交通，自前交通动脉开始沿大脑纵裂向前向上，绕过胼胝体，在大脑镰下方沿胼胝体走行至压部，此为交通后段，包括 A2 ～ A5 段。额极动脉为 A2 段和 A3 段的分界标志，在 A3 段发出胼缘动脉，A4 段和 A5 段是胼周动脉段。换句话说，额叶部分为 A4 段，顶叶部分为 A5 段。交通后段可分单干型和双干型，以单干型多见（图 2-4-23）。

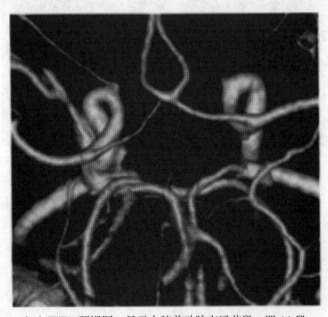

（a）Willis 环视图，显示大脑前动脉交通前段，即 A1 段

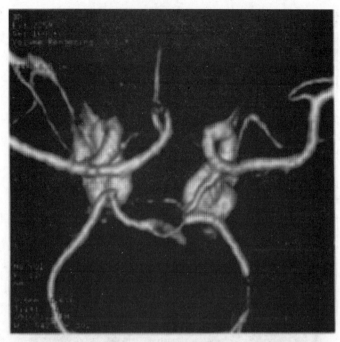

（b）Willis 环视图，显示右侧大脑前动脉 A1 段缺如

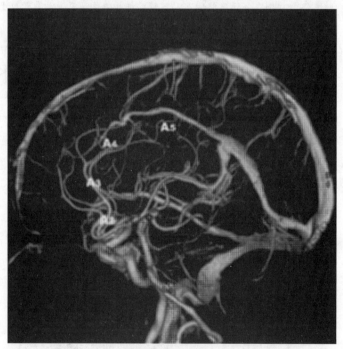

（c）脑血管左切左视图，显示大脑前动脉交通后段，包括 A2～A5 段

图2-4-23　大脑前动脉

（5）大脑中动脉：颈内动脉分出大脑前动脉后的直接延续，进入大脑外侧裂后，向外上方行于脑岛表面，其分支分布于大脑半球背外侧面。一般分为 5 段。

①M1 段（水平段）：长 14～30 mm，起自颈内动脉分叉部，水平外行，止于外侧裂窝，M1 的真正分叉总在岛阈的最高处。

②M2 段（脑岛段）：大脑中动脉呈"C"形环绕岛叶前端进入外侧裂，一般 M2 段由上干和下干组成。上干和下干于分叉处分开，在外侧裂池中向后上走行 10～22 mm 后再接近。

③ M3 段（岛盖段）：在分叉远端，大脑中动脉干隐于大脑外侧裂内，由前向后走行，由上干发出外侧眶额动脉、中央前沟动脉、中央沟动脉、顶前动脉和顶后动脉；下干发出颞极动脉、颞前动脉、颞中动脉、颞后动脉、颞枕动脉和角回动脉。颞极动脉和颞前动脉有时单独起于 M1 段，有时上述各支形成粗的颞干起始于 M1 段。

④ M4 段（分叉段）：动脉干本身（多为下干）在顶叶、枕叶、颞叶交界处分为角回动脉和颞后动脉，此分叉处称分叉段。

⑤ M5 段（终段）：一般认为角回动脉是大脑中动脉的终支，故也称终段。大脑中动脉沿途发出皮质支及中央支（穿支动脉）。穿支动脉分为内侧组和外侧组，供应豆状核、内囊、尾状核、苍白球等深部结构，故又称前外侧中央动脉和豆纹动脉。皮质支的主要大分支：

眶额外侧动脉——由 M3 起始段分出，向上后行，分前后两支，前支分布于额叶眶部外侧面，后支分布于三角部、盖部和额中回前部。

中央前沟动脉——起于 M3 段，分支于中央前回、额中回和额下回。

中央沟动脉——起于 M3 段，沿中央沟走行，分布于中央沟下 3/4 两侧的皮质。

中央后沟动脉——起于 M3 段，进入顶间沟，分布于中央后回后部、顶中回前部、顶上小叶。

顶后动脉——大脑中动脉末梢支之一，分布于顶上小叶和顶中回后部。

颞下干——有颞极动脉、颞前动脉、颞中动脉，起于 M1 段，有时单独起自 M3 段，分布于颞叶前中部外下面。

颞后动脉——从 M3 段分出，分布于颞中回、颞下回后部及枕叶外侧面。

角回动脉——大脑中动脉末梢分支之一，沿颞上沟往上方行，越过角回深入顶间沟后部，分布于角回、顶上小叶后部，有时延伸至顶枕裂外侧端。水平段与侧裂段的分叉点（M2 段起始分叉部）是大脑中动脉瘤的多发部位（图 2-4-24）。

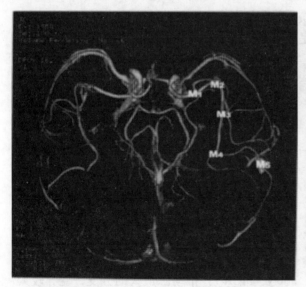
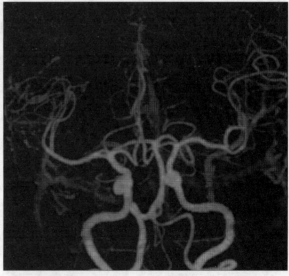

（a）脑底动脉上视图，显示大脑中动脉的分段　　　　　（b）后面观 MIP 显示大脑中动脉及其分支

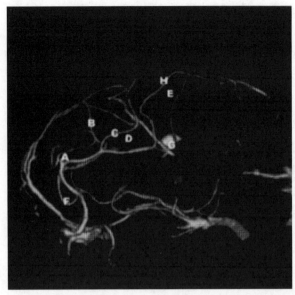

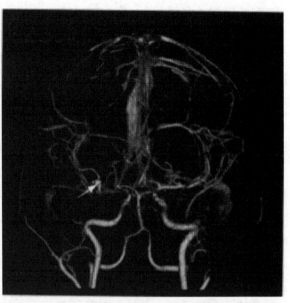

注：A—眶额外侧动脉；B—中央前沟动脉；C—中央沟动脉；D—中央后沟动脉；E—顶后动脉；F—颞下干；G—颞后动脉；H—角回动脉。

（c）右侧大脑中动脉斜视图，显示单侧大脑中动脉的各级主要分支

（d）脑血管全景前视图，显示大脑中动脉瘤多发部位：水平段与侧裂段的分叉点（↑）

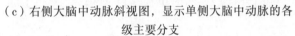

图2-4-24　大脑中动脉

（二）椎–基底动脉系统

椎动脉起自左、右锁骨下动脉，经第6、7颈椎入颈椎横突孔，上行至第2颈椎横突孔，经枕大孔入颅后，在脑桥下缘汇合成基底动脉，至脑桥上缘分为左右大脑后动脉。椎动脉颅外段无大分支，常分为5段：①V1段，横突孔内垂直段，是在各颈椎横突孔内上升的一段；②V2段，外横行段，是从枢椎横突孔开始，出孔后横行向外的一段；③V3段，横突孔外垂直段，是枢椎横突孔外垂直上行至寰椎横突孔的一段；④V4段，内横行段，是向内横行，再弯向上至枕骨大孔的一段；⑤V5段，椎动脉颅内段，入颅后至左右汇合成基底动脉。椎动脉颅内段的主要分支有脊髓前动脉、脊髓后动脉及小脑后下动脉。基底动脉的主要分支有小脑前下动脉、小脑上动脉及左右大脑后动脉。

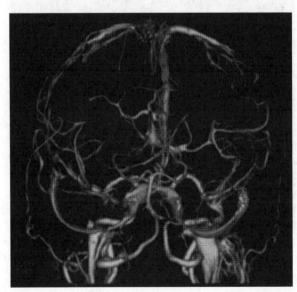

注：左侧PICA缺如，右侧AICA缺如，SCA位于大脑后动脉发出前，左右成对。

图2-4-25　脑血管后切后视图

（1）小脑后下动脉（posterior inferior cerebellar artery，PICA）：椎动脉最大的分支，变异较大，除从椎动脉发出外，少数可从基底动脉发出，一侧或两侧PICA可发育不良或缺如。PICA的分支可与小脑上动脉和小脑前下动脉吻合（图2-4-25）。PICA亦是后循环中动脉瘤的好发部位。

（2）小脑前下动脉（anterior inferior cerebellar

artery，AICA）：一般起于基底动脉下 1/3，一般为双侧，少数源自小脑后下动脉或椎动脉，少部分可一侧缺如。其重要分支有迷路动脉等。

（3）小脑上动脉（superior cerebellar artery，SCA）：起自基底动脉顶端，位于大脑后动脉发出前方，少数位于大脑后动脉发出后方，左右成对。

（4）大脑后动脉（posterior cerebral artery，PCA）：基底动脉终末支，左右成对，位于中脑、间脑和端脑结合处。大脑后动脉发出后，向外行一段距离即与后交通动脉吻合，形成大脑动脉环。两侧大脑后动脉通过后交通动脉与同侧的大脑后动脉相通，以与后交通动脉吻合点为界，PCA 分为交通前段和交通后段。PCA 一般分为 4 段：① P1 段为交通前段，是自基底动脉末端呈水平向外行的一段，有穿支动脉发出，又称后组豆纹动脉，分布于丘脑、下丘脑区域；② P2 段是围绕中脑上行的一段，侧位像该段微向下凸，发出脉络膜后动脉，分布于侧脑室和第三脑室脉络丛、尾状核、丘脑、大脑脚和松果体；③ P3 段是从 P2 段向外发出的颞支，分布于颞叶下部和海马回；④ P4 段是从 P2 段向上发出的顶枕裂动脉和距状沟动脉，分布于枕叶内侧面。PCA 变异较多，一侧或两侧 PCA 可发自颈内动脉。若大脑后动脉直接起源于同侧的颈内动脉，同侧的 P1 段发育不全或很细小，有时甚至缺如，则称为胚胎型大脑后动脉（图 2-4-26）。

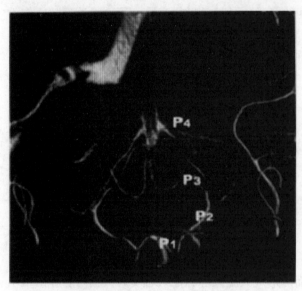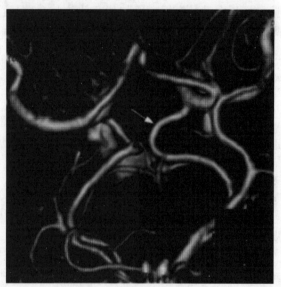

（a）前切前斜视图，显示大脑后动脉的分段　　　（b）Willis 环视图，显示胚胎型大脑后动脉，即右侧 PCA 发自颈内动脉（↑）

图2-4-26　大脑后动脉

（三）Willis 环解剖与功能

脑底动脉环（Willis 环）位于脑底池内，由成对的大脑前动脉（A1 段）、颈内动脉（C1 段）、大脑后动脉交通前段、后交通动脉和不成对的前交通动脉组成。Willis 环在脑的血液循环中具有非常重要的意义，可提供良好的侧支循环，为脑血液循环侧支代偿的一级侧支。在正常人群中，仅有少部分个体的 Willis 环是完整的，大多数个体的 Willis 环并不完整，存在各种各样的变异。Willis 环解剖变异会影响其血流代偿，改变血流动力学，与脑血管病的发生、预后明显相关。

VCTDSA 可有效去除脑实质及颅骨结构的干扰，单独显示血管，清晰显示颅内动、静脉，完整显示 Willis 环空间解剖细节，有利于复杂解剖区域的多方位观察，可为病变的诊断和治疗提供全方位的信息。

（四）颅内、颅内外动脉间吻合

1. 颅内动脉间的吻合

在脑皮层支间存在广泛的吻合，大脑前动脉分支、大脑中动脉分支、大脑后动脉分支间相互吻合。所以，若大脑皮质支的单一分支阻塞，可借助这些侧支吻合相互代偿；而穿支动脉间缺乏相互间的侧支吻合，虽有观点认为存在基底节区毛细血管网，但其代偿功能不够充分，因此，穿支动脉阻塞比皮层动脉阻塞更容易引起脑组织坏死。

2. 颈外动脉与颈内动脉、椎动脉间的吻合

颈外动脉与颈内动脉、椎动脉间的吻合存在于小分支之间，主要的吻合包括：①眼动脉的眶上动脉与颞浅动脉分支吻合；②眼动脉的鼻背动脉与面动脉的内眦动脉吻合；③眼动脉的泪腺动脉与颌内动脉的颞深前动脉分支吻合；④颈外动脉与椎管内动脉分支吻合，还有较多颈外动脉和眼动脉分支、颈鼓动脉分支、翼突管动脉等构成的吻合。

3. 颈内动脉与椎 – 基底动脉间吻合

颈内动脉与椎 – 基底动脉间的吻合是退化不全的血管形成的永存通道，包括：①原始三叉动脉，是颈内动脉海绵窦段与基底动脉上 1/3 处之间的交通，是最常见的变异；②原始耳动脉，位于颅底段颈内动脉与基底动脉下 1/3 之间；③原始舌下动脉，位于颅底部舌下神经水平颈内动脉与椎动脉之间；④原始椎节间动脉，位于寰椎平面，亦可位于颈椎平面，是椎动脉与颈内动脉间或颈外动脉间的吻合。

4. 脑膜动脉

脑膜供血动脉复杂，主要来自颅底部大血管，包括源自眼动脉的筛前动脉、筛后动脉、脑膜回返动脉；源自颌内动脉的脑膜中动脉、脑膜副动脉；颅后窝脑膜分支血管等。

（五）脑深静脉系统

VCTDSA 显示脑深静脉主要包括大脑内静脉及其属支、基底静脉及其属支和大脑大静脉及其属支。

大脑深部静脉主要引流大脑半球深部髓质、基底神经节、胼胝体、侧脑室、第三脑室、透明隔、松果体、边缘系统和部分小脑静脉的血液，而后形成大脑大静脉注入直窦。大脑内静脉由透明隔静脉、脉络膜静脉和丘纹静脉在室间孔后上缘汇合而成。基底静脉起始于前穿质附近，由大脑前静脉与大脑中深静脉汇合而成。大脑大静脉由双侧大脑内静脉在松果体后缘汇合而成，它是一条短粗、薄壁的深静脉主干，接受基底静脉、枕内静脉、小脑上内静脉汇入的静脉血。

（六）脑浅静脉系统

大脑浅静脉通常以大脑外侧沟为界分为上、中、下 3 组，主要包括外侧沟以上的大脑上静脉、外侧沟附近的大脑中浅静脉和外侧沟以下的大脑下静脉。

（1）大脑浅静脉主要收集大脑半球皮质以及皮质下髓质的静脉血，分别注入上矢状窦和颅底部海绵窦、横窦、岩上窦、岩下窦等。

（2）大脑上静脉引流量最大，主要引流前额部、中央前回、中央回、中央后回、顶枕沟等重要区域的血流，故其临床意义最为重要，通常有 10 ~ 15 个分支，其中以 7 ~ 9 支最为多见。

（3）大脑中浅静脉主要引流外侧裂沟附近的额叶、顶叶、颞叶的血流，汇入海绵窦，主干常位于外侧裂沟内，以 1～3 支最为常见。大脑下浅静脉通常自前上向后下斜行汇入横窦，引流颞叶外侧面、枕叶底面的大部分血流。

（七）脑静脉窦系统

颅内静脉窦多不对称，且变异较常见，血流缓慢。影像学技术大都能较为清楚地显示出颅内静脉窦，其中，对上矢状窦、直窦、横窦、乙状窦的显示率为 100%，而下矢状窦、蝶顶窦、枕窦的显示率为 70%～80%。

颅内静脉窦收集大脑深、浅静脉和颅骨的血液，并通过若干导静脉和翼状静脉丛与颅内外静脉交通，包括以下几个主要的静脉窦。

（1）上矢状窦：位于大脑镰的上缘、上矢状窦沟内，前方起自盲孔，向后汇入窦汇，断面呈三角形，主要接受来自大脑上静脉分支、颅骨板障静脉及颈外静脉系统颅骨静脉的血液。上矢状窦是血栓的好发部位，可能的原因：①横隔小梁结构，呈高凝状态的血流容易在有许多小梁结构的上矢状窦内形成血栓；②大脑表面上部静脉分支的血液由后向前纡曲缓慢注入上矢状窦，其血流方向与窦内由前向后的血流方向相反，故减慢了窦内的血流速度；③上矢状窦内凹凸不平，血栓容易形成。

（2）下矢状窦：位于大脑镰下缘的后半部，走行与上矢状窦相似，在小脑幕处直接与直窦相连，主要接受来自大脑深层静脉的血液。

（3）直窦：位于大脑镰与小脑幕之间，接收来自下矢状窦、大脑大静脉的血液，向后与上矢状窦的后端融合，称为窦汇。

（4）横窦：位于小脑幕后外缘内，沿枕骨横沟向前外走行，于颞骨岩部弯向下方，续行为乙状窦。横窦为最大的静脉窦，在枕骨隆凸处，横窦、直窦、上矢状窦汇合成窦汇。横窦收纳来自上矢状窦、直窦、大脑下静脉和若干小静脉的血液。横窦的变异较大，可一侧发育不良或缺如。

（5）乙状窦：位于乙状沟内，是横窦的延续，向下连颈内静脉，接收来自横窦的血液，并与横窦一起接收来自大脑半球枕叶内侧及外侧面的静脉和小脑上、外、下静脉，以及椎静脉、脑桥和延髓的静脉、颅骨板障静脉、中耳小静脉的血液。

（6）窦汇：由上矢状窦与直窦在枕内隆凸处汇合，向左右分出横窦，因静脉窦汇合方式不同及血流方向各异而形成不同的类型。

（7）海绵窦：位于蝶鞍两侧蝶窦上，接收来自眼静脉、蝶顶窦、大脑中浅静脉、大脑下静脉的血液，通过岩上窦和岩下窦与乙状窦相连。

（八）脑静脉间吻合

脑静脉吻合主要包括脑浅静脉吻合、脑深静脉吻合以及脑浅深静脉间吻合。通常情况下，这些静脉间吻合以静脉间端 - 端吻合的侧支循环形式为主，其在生理情况下代偿能力有限，损伤后可导致静脉性脑水肿等并发症。影像学方法能显示的脑静脉间吻合主要为联系静脉干间的吻合；对脑浅静脉而言，主要为 Trolard 静脉和 Labbé 静脉；而对于脑深静脉吻合和脑浅深静脉间吻合，由于其结构细小，且变异较为复杂，因此大多无法显示。

Trolard 静脉又称上吻合静脉，走行于额叶、顶叶皮质表面，是上矢状窦和大脑中浅静脉间最大的吻合静脉；大多为中央前静脉、中央静脉和中央后静脉与大脑中浅静脉间的吻合。通过该吻合静脉，上矢状窦与颅底蝶顶窦和海绵窦间静脉可相互交通。Labbé 静脉又称下吻合静脉，是大脑中浅静脉和横窦、乙状窦间最大的吻合静脉，可分为单干型、双干型、烛台型、静脉窦或多干型，通常汇入横窦。上下矢状窦间或上矢状窦与直窦间可通过交通支相通。

四、三维图像展示

（一）骨骼三维图

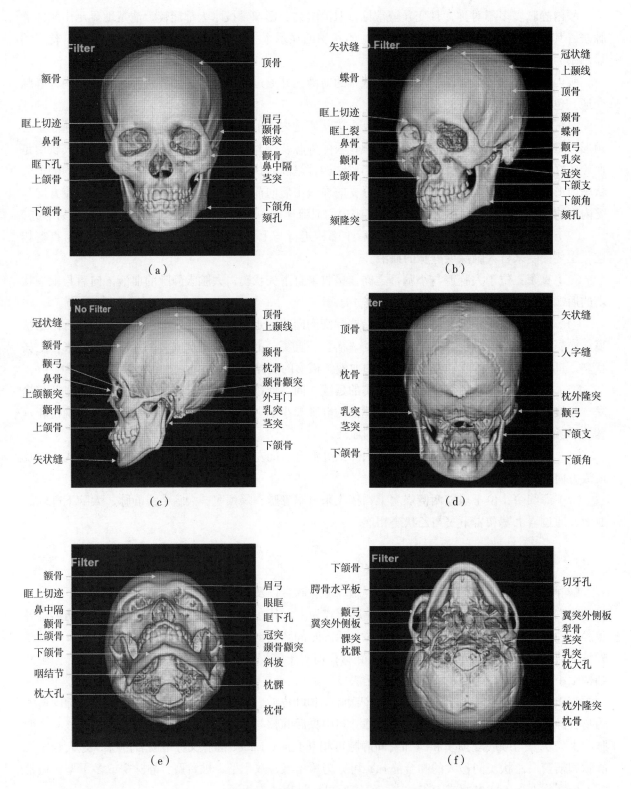

（a）

（b）

（c）

（d）

（e）

（f）

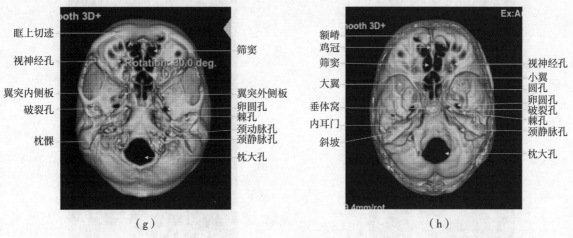

左侧标注（g图）：
眶上切迹
视神经孔
翼突内侧板
破裂孔
枕髁

右侧标注（g图）：
筛窦
翼突外侧板
卵圆孔
棘孔
颈动脉孔
颈静脉孔
枕大孔

左侧标注（h图）：
额嵴
鸡冠
筛窦
大翼
垂体窝
内耳门
斜坡

右侧标注（h图）：
视神经孔
小翼
圆孔
卵圆孔
破裂孔
棘孔
颈静脉孔
枕大孔

（g）

（h）

图2-4-27　骨骼三维图像

（二）CT 三维脑血管图像

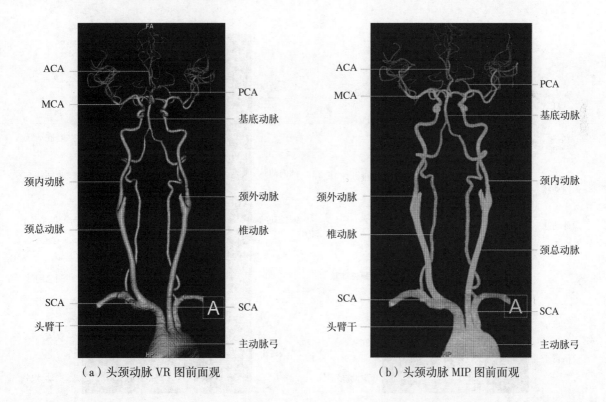

左侧标注（a图）：
ACA
MCA
颈内动脉
颈总动脉
SCA
头臂干

右侧标注（a图）：
PCA
基底动脉
颈外动脉
椎动脉
SCA
主动脉弓

左侧标注（b图）：
ACA
MCA
颈外动脉
椎动脉
SCA
头臂干

右侧标注（b图）：
PCA
基底动脉
颈内动脉
颈总动脉
SCA
主动脉弓

（a）头颈动脉 VR 图前面观

（b）头颈动脉 MIP 图前面观

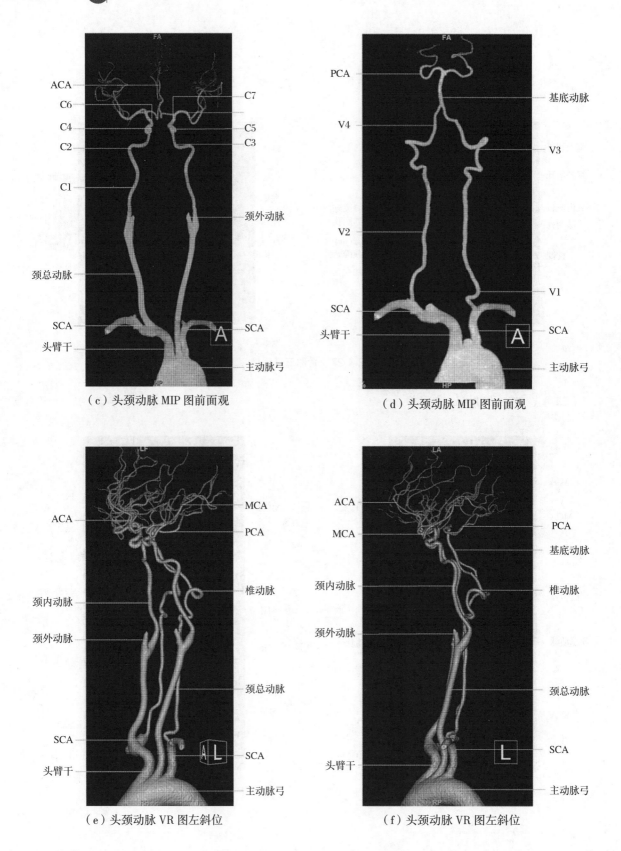

（c）头颈动脉 MIP 图前面观

（d）头颈动脉 MIP 图前面观

（e）头颈动脉 VR 图左斜位

（f）头颈动脉 VR 图左斜位

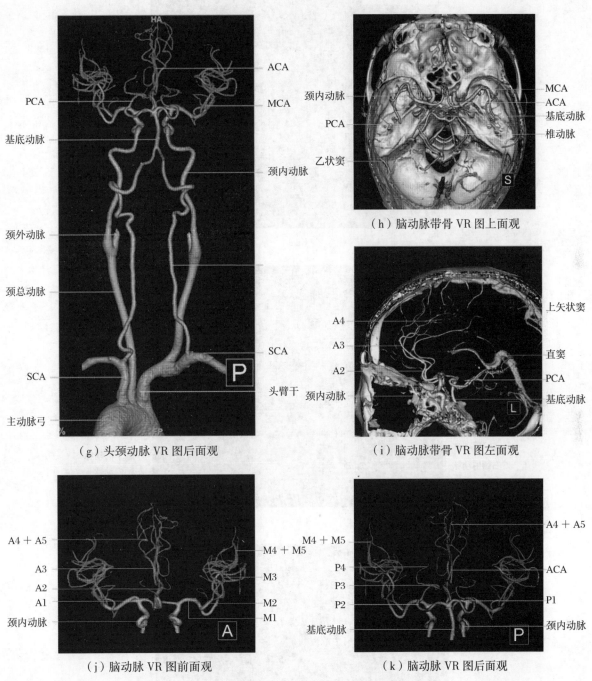

（g）头颈动脉 VR 图后面观

（h）脑动脉带骨 VR 图上面观

（i）脑动脉带骨 VR 图左面观

（j）脑动脉 VR 图前面观

（k）脑动脉 VR 图后面观

图2-4-28　CT三维脑血管图像

（三）脑血管 MRI 三维图像

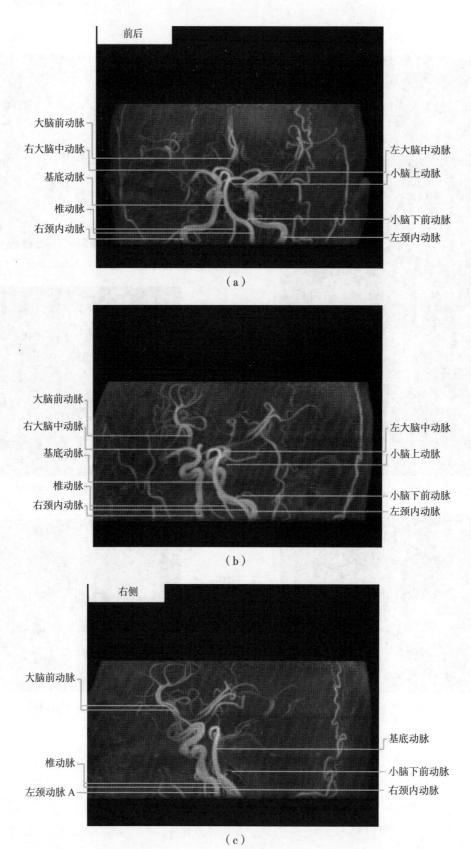

大脑前动脉
右大脑中动脉
基底动脉
椎动脉
右颈内动脉

左大脑中动脉
小脑上动脉
小脑下前动脉
左颈内动脉

（a）

大脑前动脉
右大脑中动脉
基底动脉
椎动脉
右颈内动脉

左大脑中动脉
小脑上动脉
小脑下前动脉
左颈内动脉

（b）

大脑前动脉
椎动脉
左颈动脉 A

基底动脉
小脑下前动脉
右颈内动脉

（c）

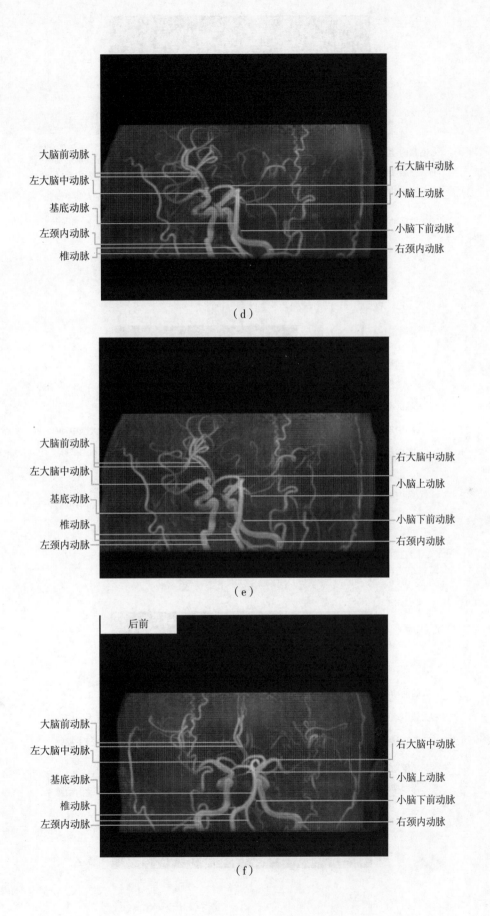

大脑前动脉
左大脑中动脉
基底动脉
左颈内动脉
椎动脉

右大脑中动脉
小脑上动脉
小脑下前动脉
右颈内动脉

（d）

大脑前动脉
左大脑中动脉
基底动脉
椎动脉
左颈内动脉

右大脑中动脉
小脑上动脉
小脑下前动脉
右颈内动脉

（e）

后前

大脑前动脉
左大脑中动脉
基底动脉
椎动脉
左颈内动脉

右大脑中动脉
小脑上动脉
小脑下前动脉
右颈内动脉

（f）

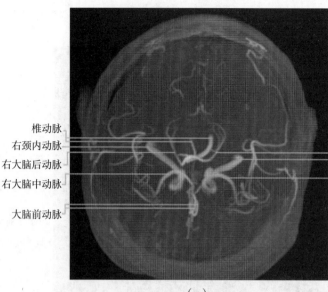

椎动脉
右颈内动脉
右大脑后动脉
右大脑中动脉

左大脑后动脉
左颈内动脉
左大脑中动脉

大脑前动脉

（g）

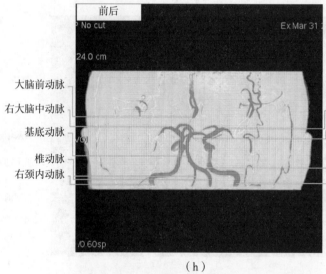

前后

P No cut   Ex.Mar 31

24.0 cm

大脑前动脉
右大脑中动脉
基底动脉

VOI

椎动脉
右颈内动脉

左大脑中动脉
小脑上动脉

小脑下前动脉
左颈内动脉

/0.60sp

（h）

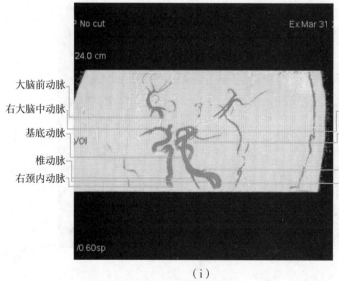

P No cut   Ex.Mar 31

24.0 cm

大脑前动脉
右大脑中动脉
基底动脉

VOI

椎动脉
右颈内动脉

左大脑中动脉

小脑上动脉

小脑下前动脉
左颈内动脉

/0.60sp

（i）

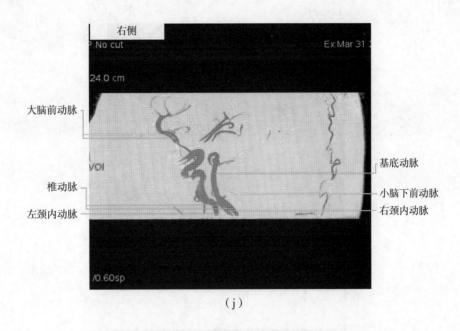

（j）

图2-4-29　脑血管MRI三维图像

（四）脑回 MRI 三维图像

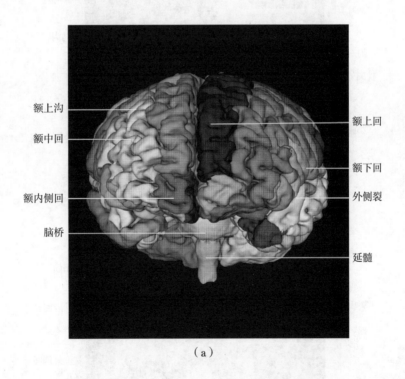

（a）

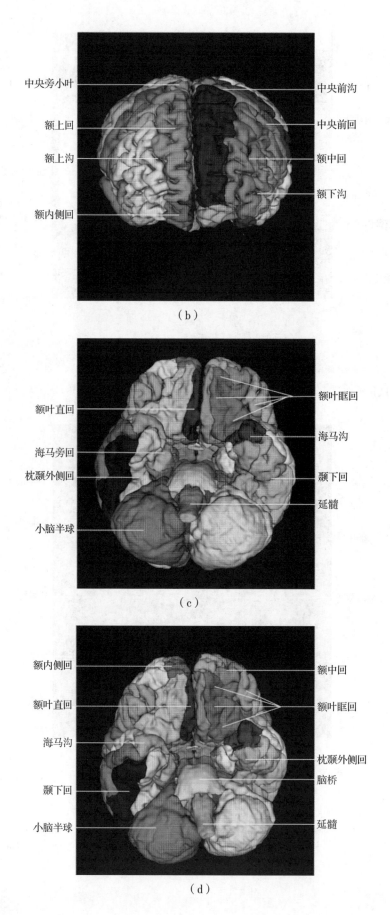

中央旁小叶　　　　　　　中央前沟

额上回　　　　　　　　　中央前回

额上沟　　　　　　　　　额中回

额内侧回　　　　　　　　额下沟

（b）

额叶直回　　　　　　　　额叶眶回

海马旁回　　　　　　　　海马沟

枕颞外侧回　　　　　　　颞下回

小脑半球　　　　　　　　延髓

（c）

额内侧回　　　　　　　　额中回

额叶直回　　　　　　　　额叶眶回

海马沟　　　　　　　　　枕颞外侧回

颞下回　　　　　　　　　脑桥

小脑半球　　　　　　　　延髓

（d）

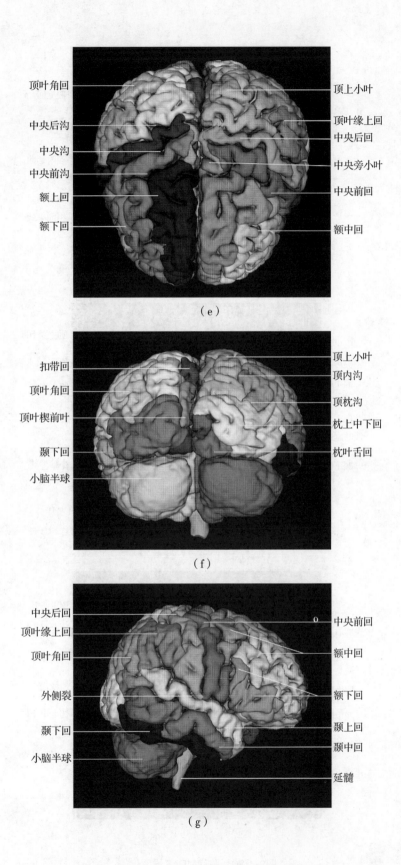

顶叶角回　　　　　　　　　　　　顶上小叶

中央后沟　　　　　　　　　　　　顶叶缘上回
　　　　　　　　　　　　　　　　中央后回
中央沟
　　　　　　　　　　　　　　　　中央旁小叶
中央前沟
额上回　　　　　　　　　　　　　中央前回

额下回　　　　　　　　　　　　　额中回

（e）

扣带回　　　　　　　　　　　　　顶上小叶

顶叶角回　　　　　　　　　　　　顶内沟

顶叶楔前叶　　　　　　　　　　　顶枕沟

　　　　　　　　　　　　　　　　枕上中下回
颞下回
　　　　　　　　　　　　　　　　枕叶舌回
小脑半球

（f）

中央后回　　　　　　　　　　　　中央前回

顶叶缘上回　　　　　　　　　　　额中回

顶叶角回

外侧裂　　　　　　　　　　　　　额下回

颞下回　　　　　　　　　　　　　颞上回

小脑半球　　　　　　　　　　　　颞中回

　　　　　　　　　　　　　　　　延髓

（g）

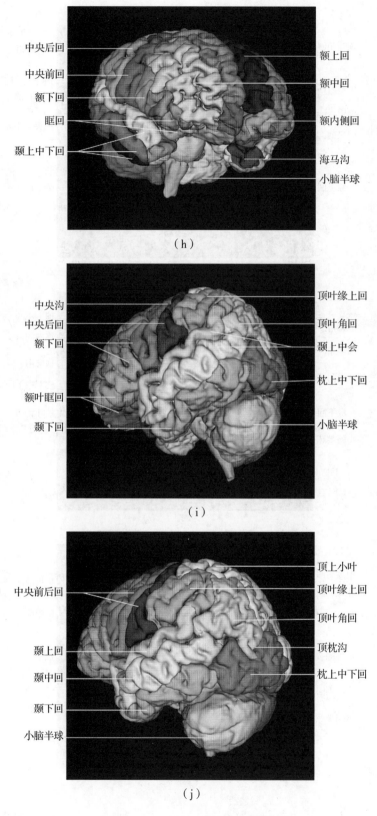

中央后回   额上回
中央前回   额中回
额下回   额内侧回
眶回
颞上中下回   海马沟
小脑半球

（h）

中央沟   顶叶缘上回
中央后回   顶叶角回
额下回   颞上中会
额叶眶回   枕上中下回
颞下回   小脑半球

（i）

中央前后回   顶上小叶
     顶叶缘上回
颞上回   顶叶角回
颞中回   顶枕沟
颞下回   枕上中下回
小脑半球

（j）

图2-4-30 脑回MRI三维图像

（五）CT 颅脑三维图像及冠状面、矢状面成像

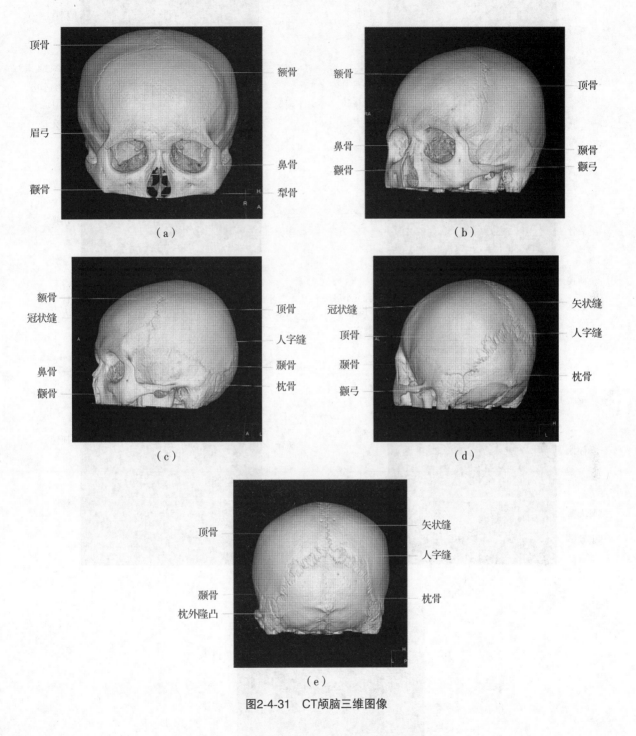

图2-4-31　CT颅脑三维图像

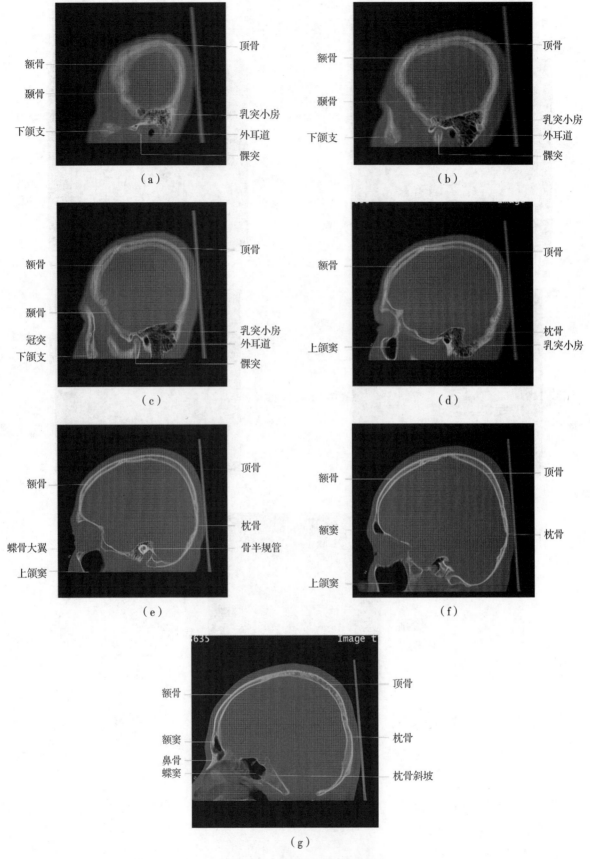

图2-4-32　颅脑CT矢状面成像

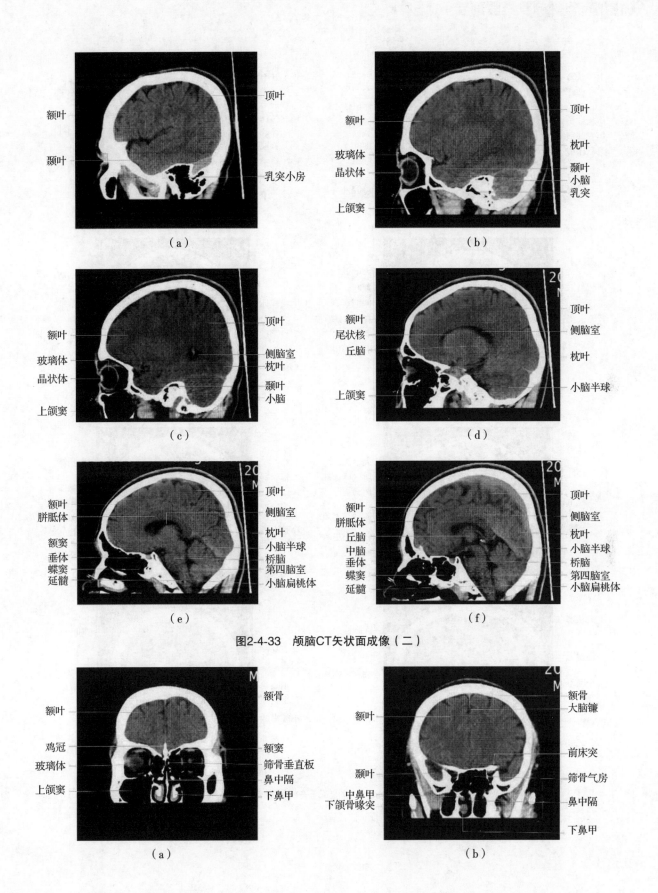

图2-4-33　颅脑CT矢状面成像（二）

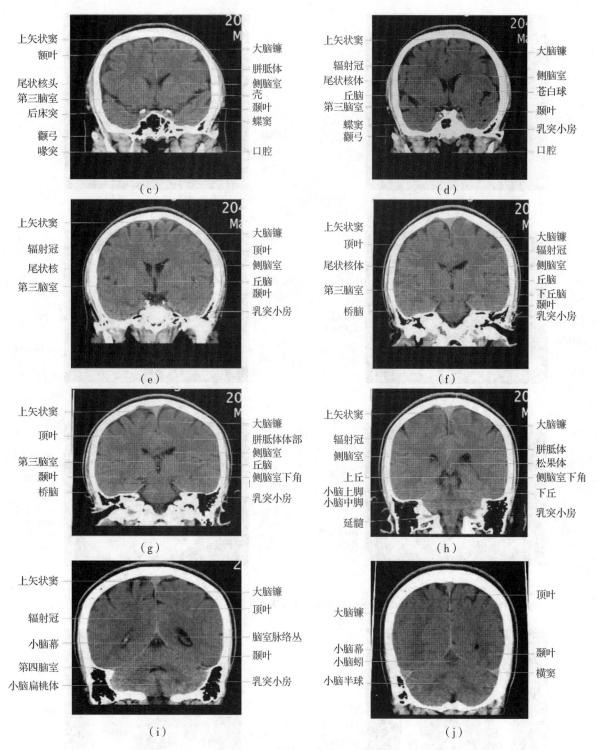

上矢状窦
额叶
尾状核头
第三脑室
后床突
颧弓
喙突

大脑镰
胼胝体
侧脑室
壳
颞叶
蝶窦

口腔

（c）

上矢状窦
辐射冠
尾状核体
丘脑
第三脑室
蝶窦
颧弓

大脑镰
侧脑室
苍白球
颞叶

乳突小房

口腔

（d）

上矢状窦
辐射冠
尾状核
第三脑室

大脑镰
顶叶
侧脑室
丘脑
颞叶
乳突小房

（e）

上矢状窦
顶叶
尾状核体
第三脑室
桥脑

大脑镰
辐射冠
侧脑室
丘脑
下丘脑
颞叶
乳突小房

（f）

上矢状窦
顶叶
第三脑室
颞叶
桥脑

大脑镰
胼胝体体部
侧脑室
丘脑
侧脑室下角
乳突小房

（g）

上矢状窦
辐射冠
侧脑室
上丘
小脑上脚
小脑中脚
延髓

大脑镰
胼胝体
松果体
侧脑室下角
下丘
乳突小房

（h）

上矢状窦
辐射冠
小脑幕
第四脑室
小脑扁桃体

大脑镰
顶叶
脑室脉络丛
颞叶
乳突小房

（i）

大脑镰
小脑幕
小脑蚓
小脑半球

顶叶

颞叶
横窦

（j）

图2-4-34 颅脑CT矢状面成像

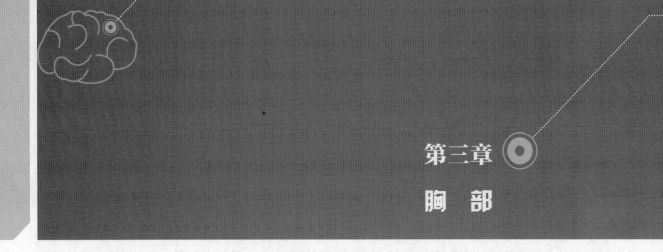

第三章
胸　部

第一节　胸部应用解剖

一、纵隔

（一）纵隔的位置与分区

1. 纵隔的位置

纵隔是两侧纵隔胸膜之间所有器官、结构和结缔组织的总称。纵隔前界为胸骨和肋软骨，后界为脊柱胸段，两侧为纵隔胸膜，上界是胸廓上口，下界为膈。

2. 纵隔的分区

纵隔的分区方法有多种，常用四分法和三分法。

（1）四分法：以胸骨角平面为界，将纵隔分为上纵隔和下纵隔。下纵隔又以心包的前、后壁为界分为3个部分，胸骨后面与心包前壁之间为前纵隔；心、心包及出入心的大血管所占据的区域为中纵隔；心包后壁与脊柱之间为后纵隔。

（2）三分法：以气管、气管杈前壁和心包后壁的冠状面为界分为前、后纵隔。前纵隔又以胸骨角平面为界分为前纵隔上部和前纵隔下部。

（二）纵隔结构的配布

纵隔内的器官、结构较多，本文按解剖学常用的纵隔四分法叙述各部结构的配布。

1. 上纵隔

上纵隔的结构自前向后可分为5层：胸腺层、静脉层、动脉层、气管层和食管层。胸腺层内主要为胸腺或胸腺遗迹，其形态、大小变化较大，向上可至颈部，向下抵达心包前面。静脉层内主要有头臂静脉和上腔静脉，左、右头臂静脉于右侧第1胸肋结合处汇合成上腔静脉，沿升主动脉和主动脉弓右前方垂直下行。动脉层内主要有主动脉弓及其三大分支、膈神经和迷走神经。气管层内主要有气管及其周围的气管旁淋巴结、气管支气管上淋巴结。食管层内主要有食管和位于其左侧的胸导管，以及气管食管沟内的左喉返神经、胸交感干、纵隔后淋巴结等。

2. 前纵隔

前纵隔极狭窄，内有胸腺或胸腺遗迹、纵隔前淋巴结（2个或3个）和少量疏松结缔组织，此外还有自心包连于胸骨上端和剑突的上、下胸骨心包韧带。

3. 中纵隔

中纵隔的范围较大，内有心及出入心的大血管、心包及心包腔、心包隔血管、隔神经等。心呈倒置的前后稍扁的圆锥体，分为一尖、一底、二面、三缘，其表面有4条沟；心腔被房间隔和室间隔分为互不相通的左、右两半，每半又分为心房和心室，借房室口相通。

4. 后纵隔

后纵隔的结构自前向后分为4层：第一层是气管权及左、右主支气管，仅占据后纵隔的上份；第二层是食管及包绕于其周围的迷走神经食管丛和食管周围淋巴结，自气管权以下的食管位于后纵隔最前部，食管胸段以主动脉弓上缘和左下肺静脉下缘为标志，可分为上、中、下三段；第三层是胸主动脉及其周围淋巴结、奇静脉、半奇静脉、副半奇静脉和胸导管；第四层是位于脊柱两侧的胸交感干及穿经胸交感神经节的内脏大、小神经。

（三）心包窦和心包隐窝

心包为一锥形纤维浆膜囊，包裹心和出入心的大血管根部，由纤维心包和浆膜心包构成。浆膜心包分为脏、壁两层，两层互相转折移行围成的狭窄而密闭的腔隙称为心包腔。心包腔在大血管和心的周围形成了许多窦和隐窝，在影像检查中，易被误诊为变异的血管、胸腺病变和肿大的淋巴结。

1. 心包窦

在心包腔内，浆膜心包的脏、壁层转折移行处形成的腔隙称为心包窦，常见的心包窦如下所示。

（1）心包横窦：位于升主动脉、肺动脉后壁与上腔静脉左壁、左心房前壁之间，其大小可容纳一指。

（2）心包斜窦：位于心底后方，两侧为左和右上、下肺静脉，下腔静脉，左心房后壁与心包后壁之间。

（3）心包前下窦：浆膜心包壁层的前部与下部移行处所夹的腔隙，人体直立时，该处位置较低；心包积液时，液体首先积聚于此处。从左侧剑肋角进行心包穿刺，恰可进入该窦。在仅能见到左心室与右心室的横断层面上，心室壁与心包前部之间的心包腔即心包前下窦。

2. 心包隐窝

浆膜心包脏层由心表面移行至大血管根部，包绕或覆盖大血管，继而折返续于心包壁层，反折的心包在大血管之间或其周围形成狭窄的腔隙，称为心包隐窝，常见的心包隐窝如下所示。

（1）心包上隐窝：升主动脉表面的浆膜心包脏层反折至纤维心包的内面，反折脏、壁层之间以及脏层之间的腔隙即心包上隐窝。心包上隐窝位于升主动脉周围，是心包横窦向上的延伸，二者以右肺动脉上缘为界。心包上隐窝向前延伸至升主动脉和肺动脉干前方的部分称为主动脉前隐窝；向后延伸至升主动脉后方、右肺动脉上方的部分称为主动脉后隐窝。

（2）左肺动脉隐窝：位于横窦左端、左肺动脉后下方与左、上肺静脉前上方之间；在横断层面上，该隐窝位于左心耳与左上肺静脉入口处之间。

（3）腔静脉后隐窝：环绕于上腔静脉的后外侧，是心包上隐窝向外侧的延续，其上方为右肺动脉，下方为右上肺静脉。

（4）肺静脉隐窝：位于上、下肺静脉之间。右肺静脉隐窝恰好位于右肺中叶支气管的内侧和隆嵴下淋巴结的前方，故该隐窝积液在CT图像上会被误诊为淋巴结肿大。通常，右肺静脉隐窝较左肺静脉隐窝略深。

（四）纵隔的间隙及其内容物

纵隔间隙为纵隔器官之间的结缔组织间隙（非筋膜间隙），含疏松结缔组织、脂肪组织和淋巴结等，为低 CT 值区（图 3-1-1）。

（1）气管前间隙：位于气管、上腔静脉和主动脉弓及其三大分支（头臂干、左颈总动脉和左锁骨下动脉）之间，为三角形间隙，内有奇静脉弓淋巴结（多为 1 个）。

（2）气管后间隙：位于气管和脊柱之间，右侧为右肺，左侧上部为左肺，左侧下部为主动脉弓。奇静脉弓经此间隙向前汇入上腔静脉。该间隙内有食管，胸导管，左、右最上肋间静脉。

（3）血管前间隙：位于胸骨柄后方、两侧壁胸膜前返折线之间及大血管以前的间隙，内有胸腺或胸腺遗迹。30 岁以下均存在此间隙，50 岁以上出现率仅有 17%。

（4）主动脉肺动脉窗：上方为主动脉弓，下方为左肺动脉，右侧为气管下端和食管，左侧为左肺，高度为 1.0 ～ 1.5 cm。内有动脉韧带、左喉返神经、脂肪组织、淋巴结等。

（5）气管杈下间隙：从气管杈开始向下至右肺动脉下缘，高约 2 cm，前为右肺动脉，后为食管和奇静脉，两侧为左、右主支气管，内有隆嵴下淋巴结等。

（6）后纵隔间隙：位于气管杈以下，前为左心房，后为脊柱，右侧为右肺，左侧为胸主动脉，内有食管、胸导管、奇静脉、半奇静脉、淋巴结等。

（7）膈脚后间隙：位于左、右膈脚之间，脊柱之前，内有胸主动脉、胸导管、奇静脉、半奇静脉和淋巴结等。

（五）主动脉上区

胸廓入口是颈部基底结构和胸部结构的连接处，纵隔的最上端贴近胸廓入口，其前后径很短；此区的纵隔结构从前到后，包括右和左头臂（无名）静脉、颈总动脉（紧贴于锁骨下动脉前方）、气管（紧贴于大血管后方）、食管（位于气管后脊柱前），还有食管内侧的喉返神经。食管通常塌陷，也可含有少量气体。

右头臂静脉几乎全程垂直走行。在胸廓入口以下，左侧头臂静脉从左向右穿行汇入右侧头臂静脉形成上腔静脉（superior vena cava，SVC）。左头臂静脉的水平段是一个很有价值的解剖标志。前纵隔（血管前区）位于其前方，中纵隔位于其后方。

无名（头臂）动脉的位置紧邻气管前壁，邻近中线或位于中线偏右侧。左颈总动脉位于左侧，略偏向无名动脉后外侧方，通常，在三支主干中它的管径最细。左锁骨下动脉在三支血管中位置最靠后，通常位于气管左侧。

主动脉上区纵隔的其他结构包括小的淋巴结和小血管分支，尤其是内乳静脉。部分人的甲状腺会延伸到主动脉上区纵隔内、左侧头臂静脉水平上方，这是正常表现。由于甲状腺含碘，因此其密度比软组织要高，在 CT 上容易识别。

（六）主动脉弓到气管隆嵴

主动脉弓到气管隆嵴区域的纵隔包含主动脉、上腔静脉、肺动脉、胸腺、左侧喉返神经、食管和一些重要的淋巴结。主动脉弓始于无名动脉，由近段和远段组成，近段发出头臂动脉、左侧颈总动脉和左侧锁骨下动脉，这些血管的分支和分叉方式常有变异。主动脉弓远段位于左侧锁骨下动脉起始部和动脉韧带之间，称为主动脉峡部。动脉韧带远端是降主动脉。

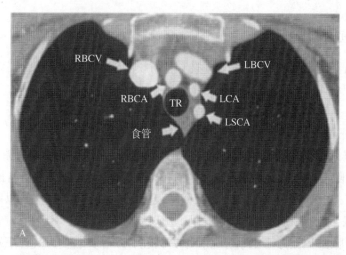

注：CT扫描显示右头臂静脉（RBCV）和左头臂静脉（LBCV），右头臂动脉（RBCA）紧贴气管前方，
左颈总动脉（LCA）偏气管左侧，左侧锁骨下动脉更偏右方，食管位于气管后方。

（a）胸廓入口水平

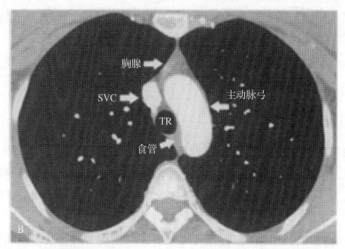

注：CT扫描显示血管前间隙内胸腺、上腔静脉（SVC）、主动脉弓、气管（TR）和食管。

（b）主动脉弓水平

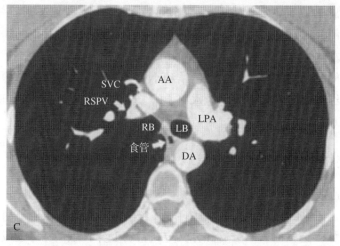

注：显示升主动脉（AA）、降主动脉（DA）、左肺动脉（LPA），上腔静脉（SVC）、右上肺静脉（RSPV）和食管。

（c）CT扫描左右主支气管水平

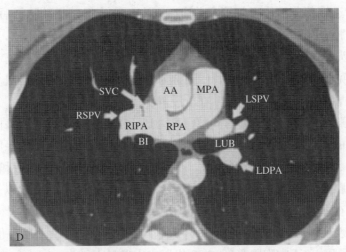

注：显示右上肺静脉位于右侧叶间肺动脉前方，左上肺静脉（LSPV）位于左上肺支气管（LUB）前方，左侧肺降动脉（LDPA）位于左上叶支气管后方。

（d）CT扫描中间支气管水平

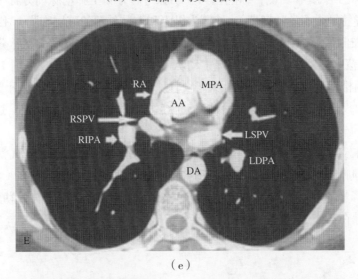

（e）

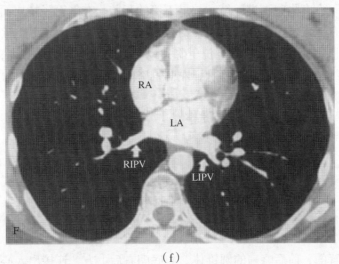

（f）

图3-1-1 正常纵隔

主动脉弓前部（近端部分）位于气管右前方，向左后方走行；主动脉弓后部位于脊柱左前方。在主动脉弓水平，上腔静脉位于气管右前方。食管位于气管后方略偏左。

左上肋间静脉向头侧走行并汇入左侧头臂静脉，位于主动脉弓外侧缘并形成一局灶性阴影，在CT上清晰可见，但仅可见于10%的后前位胸片中，称为"主动脉乳头"。主动脉乳头直径为2～3 mm，左肋间上静脉扩张可导致主动脉乳头扩大，在上腔静脉阻塞患者中较常见。

主动脉和上腔静脉前方有一三角形的间隙，称为血管前间隙或前纵隔。该区域含有淋巴结、胸腺和脂肪，该三角形的尖代表前联合线，有时在胸片上可见。在纵隔较高的平面，血管前间隙位于主动脉较大分支前方，向头侧延伸到甲状腺水平，向下到达心底部。在儿童和青少年，胸腺在CT上呈软组织密度，胸腺的体积在青春期之前持续增大，之后开始退化。30岁以上的成人胸腺几乎完全被脂肪替代，仅可在血管前脂肪内见到细线状胸腺组织。胸腺有两叶：右叶和左叶，左侧通常较大，在CT上胸腺常表现为两叶或箭头状，每叶胸腺均接触胸膜，CT上最有价值的是胸腺叶厚度的测量值（测量垂直长度）。正常胸腺厚度在20岁以内人群最大径为1.8 cm，在老年人为1.3 cm。

气管前、腔静脉和主动脉弓后方区域称为气管前间隙或前气管间隙。该间隙内通常含有脂肪和小淋巴结（气管旁淋巴结）。在左侧，纵隔区与主动脉弓后方和主肺动脉前方称为主肺动脉窗。主肺动脉窗内缘为动脉导管韧带（动脉韧带），外侧为纵隔和左肺外覆的脏层胸膜。主肺动脉窗含有脂肪、主肺动脉淋巴结和左侧喉返神经。在主动脉弓水平下方，升主动脉和降主动脉分别显影。升主动脉（平均直径3.5 cm，范围2.5～4.5 cm）较降主动脉（平均直径约2.5 cm，范围1.5～3.5 cm）略宽，主动脉直径与该层面椎体的大小相关，男性大于女性，随年龄增长而增宽。在升主动脉下端水平，紧贴主动脉后缘常常可以看见少量心包积液紧贴主动脉后方，并深入气管前间隙，这部分心包腔称为心包上隐窝。

气管分为左右主支气管，在气管隆嵴水平，奇静脉向前走行经过右主支气管进入上腔静脉后壁时，形成拱形。奇静脉继续在后方沿脊柱前方中线轻度偏右侧走行。

在略低于气管隆嵴水平，左肺动脉分出左右两支。左肺动脉通常比右肺动脉高1 cm，向左后外侧走行。右肺动脉在右主支气管前从左向右走行。

（七）隆嵴下区

在紧贴气管隆嵴下方有隆突下淋巴结和数量不等的脂肪。在气管隆嵴层面或略下层面，奇静脉与食管平行，沿纵隔右缘走行。该部分纵隔紧贴右下肺内侧胸膜反折成奇静脉食管隐窝。

在左侧，半奇静脉与降主动脉伴行，位于降主动脉后方。在椎旁间隙内，半奇静脉通常在T8椎体水平附近越过中线的交通支汇入奇静脉。左侧椎旁间隙内有半奇静脉、椎旁淋巴结（正常人少见）和脂肪，右侧椎旁间隙常较左侧薄。

二、心脏

（一）心脏的位置和外形

心脏与大血管是胸腔纵隔内的主要器官，位于纵隔内及两肺之间，大部分偏于正中线左侧，小部分在右侧。

心脏外形近似倒置的、前后略扁的圆锥体。心底朝右后上方，连接出入心脏的大血管；心尖向左前下方，略带钝圆形。心脏有前上、后下两面，左、右两缘。前上面又称胸肋面，贴近胸骨体和肋软骨；后下面又称膈面，朝向膈。左、右两缘与胸膜腔和肺组织相邻。在心脏表面近心底处有一环形的冠状沟，将心脏分为上、下两部，上部称心房，下部称心室。在心脏前上、后下两面各有一纵行沟，即左、右心室表面的分界标志，起自冠状沟，向下行至心尖偏右处，前面的称前室间沟，后面的称后室间沟。

（二）心包

心包包绕在心脏与大血管外面。心包分为纤维心包和浆膜心包。纤维心包在最外层，致密厚实，无伸缩性，上部与大血管外膜相续，向下附于膈肌。浆膜心包又分脏、壁两层：脏层贴在心脏表面，又称心外膜；壁层紧贴纤维心包内面。脏、壁两层之间围成的潜在腔隙称为心包腔。心包腔内含少量心包液。心包脏层和壁层的反折线位于大血管的根部。

（三）心脏各腔结构

心脏内部有右心房、右心室、左心房和左心室，及房间隔、室间隔等重要结构。

1. 右心房

右心房壁薄腔大，位于心脏右侧。向左前方突出并覆盖在主动脉根部前方的结构称为右心耳。右心房后内壁为房间隔，与左心房相邻，房间隔的下部有卵圆窝。右心房有 3 个入口，即上腔静脉口、下腔静脉口、冠状窦口，上、下腔静脉口分别位于右心房的后上部和最下部，冠状窦口位于下腔静脉口与右房室口之间；有 1 个出口，即右房室口，与右心室相接。

2. 右心室

右心室位于心脏前方，构成心脏胸肋面的大部分。右心室出口和入口各一个：入口为右房室口，周缘附有三尖瓣，此口又称三尖瓣口；出口为肺动脉口，周缘附 3 个半圆形瓣膜，即肺动脉瓣。两口之间的室壁上有一弓形肌隆起，称室上嵴，其将室腔分为流入道和流出道。

3. 左心房

左心房位于心脏的后上方。在左心房左前方和肺动脉主干下方，向右前方的指状突出称为左心耳。左心房有 4 个入口和 1 个出口：4 个入口为 2 个左肺静脉口和 2 个右肺静脉口，连接于左心房后壁；1 个出口为左房室口，周缘附有 2 片瓣膜，称为二尖瓣，此口又称二尖瓣口，通向左心室。

4. 左心室

左心室壁最厚，位于心脏的左侧。左心室出口和入口各一个：入口为左房室口；出口为主动脉口，位于左房室口的右前上方，周缘附有 3 个半月形的主动脉瓣。

（四）心的血管

心的血管详见本章第九节。

（五）大血管

与心脏相连的大血管有主动脉、肺动脉、肺静脉，以及上、下腔静脉。

1. 主动脉

主动脉是体循环的动脉主干，起于左心室，根据主动脉行程分为升主动脉、主动脉弓与降主动脉。以膈肌主动脉裂孔为界，降主动脉又分为胸主动脉和腹主动脉。升主动脉自左心室主动脉口发出，向右前上方斜行，至右第 2 胸肋关节上缘处移行为主动脉弓。主动脉弓上缘发出 3 个分支，自右向左依次为头臂干（无名动脉）、左颈总动脉和左锁骨下动脉。胸主动脉是降主动脉的一部分，上接主动脉弓，下至第 12 胸椎下缘处穿过膈肌入腹腔。主动脉的管径以升主动脉起始部较大，向远端管径渐细。

2. 肺动脉

肺动脉干起自右心室，在升主动脉前方向左后上方斜行，在主动脉弓下方分为左、右肺动脉。

3. 腔静脉

（1）上腔静脉：位于胸腔纵隔右侧方，由左、右头臂静脉在右侧第 1 胸肋关节的后方汇合而成，沿升主动右侧垂直下行注入右心房上部。于第 4 至第 5 胸椎水平，奇静脉弓前方，跨过右肺根上方，注入上腔静脉背侧。

（2）下腔静脉：由左、右髂总静脉汇合而成，沿脊柱右前方上行穿过膈肌腔静脉孔进入胸腔后，立即穿过心包注入右心房。

4. 肺静脉

肺静脉左、右各一对，分别为左上、左下肺静脉和右上、右下肺静脉。左、右肺静脉的上支在肺根处位于肺动脉的前下方，下支位于肺根最下部的肺韧带内。右肺静脉上支行于上腔静脉后方，下支行于右心房后方；左肺静脉上、下支横过降主动脉前方，注入左心房（后上部）。

三、乳腺

男性乳腺不发达，女性乳腺于青春期后开始发育生长，是女性第二性征的主要标志之一。妊娠及哺乳期的乳腺有分泌活动。

（一）位置

乳腺位于胸前外侧壁，胸大肌和胸肌筋膜的表面，其基底部上起自第 2～3 前肋，下至第 6～7 前肋，内侧至胸骨旁线，外侧可达腋中线。乳头平第 4 肋间隙或第 5 肋水平。临床上为了叙述方便，将乳房分为 5 个部分，即 4 个象限及乳头。4 个象限以乳头为中心分别为外上象限、外下象限、内上象限及内下象限。

（二）形态

成年女性（未产妇）的乳腺呈半球形。乳腺中央有乳头，其顶端有输乳管的开口。乳头周围有色素沉着的皮肤区，称为乳晕。乳晕表面有许多小隆起，其深面即乳晕腺。成年妇女正常生理周期乳房的大小不同，在妊娠和哺乳期乳腺增生，乳房增大明显。停止哺乳后，乳腺萎缩，乳房变小。老年妇女乳腺萎缩更加明显。

（三）结构

乳房由皮肤、乳腺和脂肪组织构成。其纤维结缔组织向深面发出许多小分隔，将乳腺分成多个乳腺叶。每叶有一排泄管，即输乳管，以乳头为中心呈放射状排列。在近乳头处，输乳管扩大形成输乳管窦，其末端变细，开口于乳头。在乳腺内有不同方向走行的结缔组织纤维束，连接于皮肤与胸肌筋膜之间，称为乳房悬韧带（Cooper 韧带），对乳腺起支持作用。

（四）邻近结构

乳腺与胸大肌间有一脂肪间隙，称为乳腺后间隙。肿瘤向深部浸润生长易侵犯此间隙，此间隙亦是乳腺美容的关键。

四、胸膜

除叶间胸膜外，正常胸膜在 CT 及 MRI 上均不显示。叶间胸膜分主叶间裂和水平叶间裂脏层胸膜，在 1 ~ 2 mm 薄层肺窗图像上呈细线或发丝状。叶间裂的附近肺纹理稀疏。

（一）叶间裂

叶间裂是从肺外表面到肺实质的胸膜内反折。传统分法分为两组：叶间裂把右肺分为三叶，把左肺分为两叶（正常叶间裂）；发生于一叶肺内则为副裂。正常叶间裂是水平裂，位于右肺上中叶之间，右侧斜裂位于右肺上中叶和右肺下叶之间，左侧斜裂位于左肺上叶和下叶之间（图 3-1-2）。

叶间裂的完整性差异较大。在 100 例固定充气的肺标本中（50 例位于右侧，50 例位于左侧），7% 的标本右肺上下叶间裂缺损（肺叶融合）；47% 的标本右肺中叶和下叶之间存在叶间裂不完整。左肺出现上下叶的融合较右肺的频率低，40% 出现在下叶和上叶上部之间，46% 出现在下叶和舌段之间。水平裂不完整的发生率远高于任何一部分的斜裂不完整。在 50 例右肺检查中，88% 出现水平裂广泛融合，其内侧尤其明显，融合在上中叶之间（跨水平裂）较中下叶之间（跨斜裂）更常见，范围更广泛。

叶间裂的 CT 表现有 3 种：透亮带、密度增高带和线状影。其表现多样是由不同的层厚和叶间裂在断层图像上所处的平面不同所致。CT 扫描层厚为 5 ~ 10 mm 时，与之垂直的叶间裂（如在胸腔上部）可形成一线样结构，倾斜状，形成一边界清楚的致密（磨玻璃密度）带。由于水平裂和 CT 扫描平面或多或少存在相切的关系，因此水平裂的典型表现为与左肺相同位置的乏血管影区。在薄层扫描中（1 ~ 2 mm），斜裂呈连续光滑线状影，厚度小于 1 mm，水平裂常常表现为曲线或条带状密度增高影（在最高的位置表现为 1/4 圆形或半圆形），如图 3-1-3 所示。

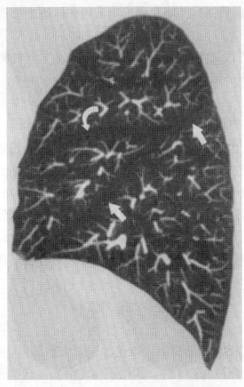

注：多层螺旋 CT 矢状位最大密度投影重组显示右侧斜裂（直箭头）和水平裂（弯箭头）的正常位置。

图3-1-2　正常右侧叶间胸膜

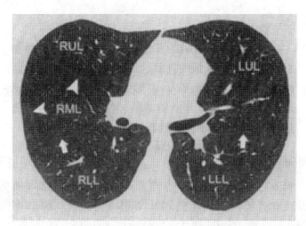

注：高分辨率CT显示右侧和左侧斜裂（直箭）和右侧水平裂（箭头），被水平裂环绕的肺实质为右肺中叶（RM），而水平裂侧前方的肺实质为右肺上叶。

图3-1-3　高分辨率CT上的正常叶间裂

（二）副裂

任何一部分肺组织都有可能部分或全部通过副裂与邻近肺组织隔开。解剖可见50%的肺存在副裂，程度可从不到1 cm到深达完全性副裂。最常见的副裂是奇叶副裂、下副裂和上副裂。

（1）奇叶副裂：由奇静脉经过右上肺肺尖部分向下反折而成。静脉在壁层胸膜以外走行，由4层胸膜（两层壁层和两层脏层）形成奇叶副裂。该裂可见于1%的个体，在CT上呈一细弧线或条带，从右肺尖延伸到第四或第五胸椎椎体水平。

（2）下副裂：下副裂将内基底段与下叶其他部分隔开，在CT上表现为细线样与斜裂相连的阴影，在内1/3和外2/3附近向后延伸，略呈弧形走向内侧。下副裂的出现率约10%，常发生于右下肺。

（3）上副裂：上副裂将背段与下叶基底段分隔开，常发生于右侧。上副裂水平走行，通常在CT影像上难以发现，出现率约5%。

（三）肺韧带

肺韧带由两层胸膜将下叶内侧面拴系于邻近纵隔和横膈上，由纵隔壁层胸膜在主支气管和肺动静脉处反折为到达肺表面的壁层胸膜。肺韧带在解剖学上位于肺实质之外，在下肺实质的一个剖面上连续横行，称为段间（亚叶间）隔，将内基底段和后基底段分隔开。左肺韧带与食管关系密切，后界为降主动脉。较短的右侧韧带可以于任何位置沿弧线从下腔静脉前方延伸到奇静脉后方。

肺韧带在CT上表现多样，但通常表现为纵隔表面的一个小的峰或金字塔形，代表韧带和薄线样阴影从峰顶点延伸到肺，称为段间隔。叶间裂的表现和发育程度可能影响气胸、下叶肺不张和内侧胸膜腔积液的影像学表现。

五、横膈

横膈是分隔胸腹腔的肌腱结构。肋骨肌纤维起源于剑突前部第7～12肋突面。在后方，肌纤维起源于第1～3腰椎椎体右侧缘和第1～2腰椎椎体左侧缘。这些肌纤维向中间肌腱聚拢并且几乎垂直于边缘插入其中。

在CT上，仅在横膈与肺交界面处能见其上表面，在横膈与腹腔或腹膜后脂肪相交时可见其下表面。尽管当毗邻结构为相似软组织密度影（如肝、脾）时横膈不能显示，但横膈的位置可以推断，肺和胸膜位于其周围，而腹腔脏器位于其中央。

横膈前部和胸肋部 CT 表现多样，由与剑突相连的中央肌腱的位置决定。最常见的胸肋部分相对平滑或轻度波浪状向后方凹陷，在前剑突纤维和外侧肋间肌之间连续存在。另一最常见的 CT 表现是膈肌线在中央处不连续，前膈肌腱以一定角度分叉而不是与横向肋纤维汇聚，该表现出现于中央肌腱中间叶位于剑突水平尾侧时。在该结构中，横结肠可能位于心脏下表面的前缘，若看见横膈纤维向结肠上方聚拢，可排除先天性胸骨旁疝（又称 Morgagni 疝）。较少见的为中心腱与剑突处于同一水平，在这种情况下，膈肌前部表现为宽带状、不规则状、边界不清或边缘有尖角。

横膈后部或腰部清晰可见，纤维起源于膈肌脚。弓状韧带拱形插入中央腱。右侧膈肌脚较左侧更长，起源于第 1～3 腰椎前外侧缘表面，左侧膈肌脚起源于第 1、2 腰椎。能观察到膈肌脚最上面的层面是食管裂孔层面，通常对应第 10 胸椎水平。膈肌脚通常呈椭圆形或逗点状，厚度不等，偶尔会有结节状表现，在深吸气时最厚。右侧膈肌脚通常较左侧更显著也更厚，尽管膈肌脚最前方位于主动脉前方，外侧膈肌脚纤维常常横向走行并与内侧弓状韧带紧密融合。内侧弓状韧带是覆盖腰肌的筋膜内的拱形肌腱，而外侧弓状韧带是覆盖腰方肌前面的增厚带状结构。内侧弓状韧带连接两膈肌脚，形成主动脉裂孔的前缘，膈肌角形成后缘。主动脉、奇静脉、半奇静脉、胸导管通过该裂孔穿过横膈。食管裂孔位于主动脉裂孔的前方，含有食管和迷走神经。第三横膈裂孔是下腔静脉裂孔，该裂孔位置最靠前，位于紧贴右心房的中央肌腱内。和膈肌脚一样，在 CT 上，弓状韧带也表现为局灶性结节。

横膈的平均厚度男性较女性略厚，右侧较左侧略厚（右侧厚度约 5 mm，左侧约 4 mm）。尽管年龄和厚度无明显相关性，但老年人的结节状膈肌和不规则形膈肌发生率较高。这可能与随着年龄增大结缔组织越来越松弛有关。局限性横膈缺损常随年龄增大而增多、加重。在 39 岁以下人群中不发生，40～49 岁人群中发生率为 25%，70～79 岁人群中发生率为 60%。横膈缺损主要发生于横膈后部，主要有 3 种类型：一型最常见，在横膈的厚度上有一局限性缺失，但其连续性无中断，缺损常有 5 mm 长，与横膈以外的大网膜脂肪突起不相关；二型表现为横膈的显著缺损，缺损处的肌纤维似乎分离成层状，与横膈轮廓平行，这种缺损也与大网膜脂肪突起不相关；三型缺损在 40～49 岁成人中发生率为 5%，在 80 岁人群中发生率为 35%，范围可从 5 mm 宽到几乎整个单侧膈肌。在三型缺损中，大网膜脂肪突出，横膈缺损经常发生于其他方面正常的老人，与胸片上肺部肿瘤或 CT 上的外伤性膈疝鉴别困难。

在绝大多数人中，横膈在 CT 横断面影像上可以清楚显示。多排螺旋 CT 重建和冠状、矢状面 MRI 影像可以更好地评价横膈及其与邻近组织的解剖关系。

六、胸壁

胸壁由骨骼、肌肉、脂肪组织等组成，女性包括乳房。从第 5 肋软骨的头侧起向上，前胸壁的胸大肌与胸小肌前后重叠，两者之间有脂肪层。第 7 肋软骨以下的前胸壁内侧为腹直肌，外侧为腹外斜肌。第 8 至第 9 肋骨上方的侧胸壁为前锯肌，包绕肋弓走行。肩胛骨位于前锯肌背侧，其周围有肩胛下肌、大圆肌、小圆肌、冈下肌等，诸肌间无脂肪层。胸大肌、胸小肌和肩胛下肌间为腋窝，腋窝内充满脂肪及少许血管，有时亦可见小的淋巴结。后胸壁最外侧为斜方肌，平肩胛骨内侧为大小菱形肌，再内侧为胸椎棘突周围的竖脊肌（图 3-1-4）。

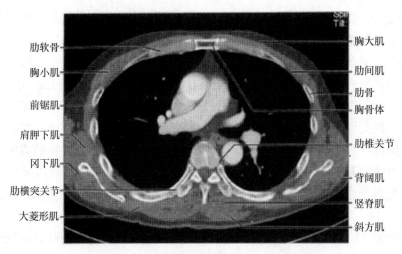

肋软骨　　　　　　　　　　　　　　　　　胸大肌
胸小肌　　　　　　　　　　　　　　　　　肋间肌
前锯肌　　　　　　　　　　　　　　　　　肋骨
　　　　　　　　　　　　　　　　　　　　胸骨体
肩胛下肌
冈下肌　　　　　　　　　　　　　　　　　肋椎关节
　　　　　　　　　　　　　　　　　　　　背阔肌
肋横突关节　　　　　　　　　　　　　　　竖脊肌
大菱形肌　　　　　　　　　　　　　　　　斜方肌

图3-1-4　右肺动脉层面胸壁结构（CT增强）

　　胸骨形成胸腔的前部中线，它由与锁骨形成关节的胸骨柄、胸骨体和剑突组成。胸骨柄是胸骨最宽的部分，形成上纵隔的前壁，胸骨柄上缘呈圆形，称为颈静脉切迹。在两侧颈静脉切迹后方可以发现胸骨柄压痕，这是锁骨压迹，代表胸锁关节胸骨端。

　　由于肋骨是斜行的，因此在单层CT扫描层面上只能看见肋骨的一小部分，但经过多层面重建和容积重建，肋骨可以清楚显示。肋骨的序列可以根据肋骨后部与胸椎节段相连的情况来判断。第一肋骨很容易辨别，因为其邻近胸锁关节处的锁骨内侧端。第二、三肋骨在相同层面也可通过沿肋骨向后计数来判断。通过向下依次计数，可以清楚识别每个椎骨和相应肋骨。

　　由于脂肪平面分隔了各种肌肉群，因此CT影像可以辨别绝大多数个体的胸壁肌肉。外侧前胸壁肌肉主要由胸大肌（较大较表浅）和胸小肌组成。前锯肌位于胸部外侧面，紧贴肋骨的表面。后胸壁的肌肉更复杂，包括浅层、中层和深层肌肉。这些肌肉群中，第一组控制手臂运动，包括斜方肌、背阔肌、肩胛提肌和菱形肌。中间肌肉是呼吸肌，包括上、下、后锯肌。深层肌肉位于椎体序列旁，调节其运动。

　　外侧和内侧肋间肌位于肋骨之间，在CT上常常不能分辨：最内层肋间肌与壁层胸膜和胸内筋膜可看作一条沿着前后胸膜表面的空隙走行的1～2mm厚的线条影。胸横肌是起源于胸骨下部的小块肌肉，连接第二至第五肋骨的正外侧面，在CT上，心脏水平可以看到位于前内侧肋软骨的细线状阴影。肋下肌是从肋角延伸到邻近下方肋骨内表面的小块肌肉，少数人在CT上表现为1～2cm厚的线状影，覆盖后肋或心脏水平肋骨的内表面。

七、淋巴系统

（一）淋巴系统

　　淋巴系统是静脉的辅助结构，由各级淋巴管、淋巴器官和散在的淋巴组织构成。

　　血液经动脉运行到毛细血管时，部分液体物质会透过毛细血管壁进入组织间隙，形成组织液。组织液与细胞完成物质交换后，大部分通过毛细血管的静脉端回收入血，小部分含水和大分子物质的组织液进入毛细淋巴管成为淋巴液。淋巴液沿各级淋巴管，经过多个淋巴结的滤过后汇入静脉。

　　淋巴器官除胸腺、脾和扁桃体外，还有众多的淋巴结。淋巴结多沿血管排列，成群分布。引流某一器官或部位淋巴的第1级淋巴结称为局部淋巴结。

（二）胸内淋巴结的位置

胸内淋巴结位于胸壁内和胸腔器官周围，可以分为胸壁淋巴结和胸腔脏器淋巴结。脏器淋巴结位于纵隔、肺门和肺内，主要分为纵隔前淋巴结、纵隔后淋巴结，以及气管、支气管和肺的淋巴结。

1.胸壁淋巴结

胸壁淋巴结位于脏、壁两层胸膜之间，分为胸骨旁淋巴结、肋间淋巴结、膈上淋巴结。

（1）胸骨旁淋巴结：沿胸廓内血管排列。

（2）肋间淋巴结：多位于肋骨小头附近，沿肋间血管排列，包括偏内的椎旁组和偏外的肋间组。

（3）膈上淋巴结：位于膈的胸腔面，可分为前组、中组和后组。前组在胸骨剑突和第7肋软骨后方，中组在膈神经进入膈面的附近和心包内，后组位于膈脚后方。

2.脏器淋巴结

根据淋巴结与胸内器官的关系和位置，可分为纵隔前淋巴结，气管、支气管和肺的淋巴结以及纵隔后淋巴结3组。

（1）纵隔前淋巴结：位于上纵隔和前纵隔内，在大血管和心包的前方。

（2）气管、支气管和肺的淋巴结：按淋巴结与气管、支气管或血管的关系可分为4组。

①气管旁淋巴结：沿气管排列。气管旁淋巴结、纵隔前淋巴结和胸骨旁淋巴结的输出淋巴管汇合，称为支气管纵隔干，左、右支气管纵隔干分别汇入胸导管和右淋巴导管。

②气管支气管淋巴结：位于气管分叉的上、下方，其输出管注入气管旁淋巴结。

③支气管肺淋巴结：位于肺门区，又称为肺门淋巴结，汇入气管支气管淋巴结。

④肺淋巴结：位于肺叶和肺段支气管分支夹角处，其输出淋巴管汇入支气管肺淋巴结。

（3）纵隔后淋巴结：位于上纵隔后部和后纵隔内，沿胸主动脉和食管排列。

（三）胸内淋巴结分区方法

胸内淋巴结分区法对胸部恶性肿瘤的分期及预后具有重要意义，由日本学者 Naruke 于 1978 年提出并发表，被美国抗癌协会（American Joint Committee on Cancer，AJCC）接受，并得到普遍认可。此方案对常见淋巴结出现部位的局部区域做了数字命名，但缺乏精确的解剖定位，因此造成了对此分区方案理解上的差异。鉴于此，美国胸科协会（American Thoracic Society，ATS）成立了肺癌委员会，并于 1983 年提出新的胸内淋巴结分区方案，此方案在定义各区淋巴结时弃用了指示不清的"肺门""纵隔"等用语，代之以固定的解剖结构。以上两种淋巴结分区方案均被胸部肿瘤研究学者采用，因此又出现了许多研究结果之间解释的困惑。为了结束 AJCC 及 ATS 两种淋巴结分区系统造成的临床研究参考标准的不统一，1997 年，美国学者 Mountain 参考以上两种方案后提出了新的胸内淋巴结分区方案，并被 AJCC 及国际抗癌联盟（International Union Against Cancer，UICC）采纳至今。新方案参考了 CT 扫描能鉴别的固定解剖结构，从而在更高程度上保证了术前淋巴结分区的准确性和可重复性，以及相关研究之间的可比性。目前，欧美国家以及中国绝大多数肿瘤研究协作组采用的胸内淋巴结分区方法均为此方案。各区淋巴结解剖定位如下所示。

（1）最上纵隔淋巴结：位于头臂静脉（左无名静脉）上缘水平线以上。

（2）上气管旁淋巴结：位于沿主动脉弓上缘切线的水平线以上区域，并低于 1 区淋巴结下界。

（3）血管前和气管后淋巴结：血管前和气管后淋巴结分别定为 3A 和 3P，且中线上的淋巴结为同侧。

（4）下气管旁淋巴结：右下气管旁淋巴结群位于气管中线右边，在沿主动脉弓上缘切线的水平线和从右上叶支气管上界延伸穿过右主支气管的水平线之间，并在纵隔胸膜包绕范围之内；左下气管旁淋巴结群位于气管中线左边，在沿主动脉弓上缘切线的水平线和从左上叶支气管上界延伸穿过左主支气管的水平线之间，并在纵隔胸膜包绕范围之内。

（5）主动脉下（主肺动脉窗）淋巴结：位于动脉韧带、主动脉或左肺动脉外侧，接近左肺动脉第1分支，并在纵隔胸膜包绕范围之内。

（6）主动脉旁淋巴结：淋巴结位于升主动脉、主动脉弓或无名动脉的前方和外侧，上界为经主动脉上缘的切线。

（7）隆突下淋巴结：位于气管隆突下方的一组淋巴结，具体位置是气管隆突末端，下面是右肺中叶支气管下缘以及左肺下叶支气管上缘，大约3 cm范围；但与叶支气管以下部位和肺内动脉没有关系。

（8）食管旁淋巴结（位于隆突以下）：淋巴结邻近食管壁，在中线左侧或右侧，不包括隆突下淋巴结。

（9）肺韧带淋巴结：淋巴结位于下肺韧带内，包括位于下肺静脉后壁和以下部位的淋巴结。

（10）肺门淋巴结：近端为叶支气管淋巴结，远侧为纵隔胸膜返折处，淋巴结邻近右侧中间支气管。

（11）叶支气管间淋巴结：位于叶支气管之间。

（12）叶支气管淋巴结：淋巴结邻近远端叶支气管。

（13）段支气管淋巴结：淋巴结与段支气管相邻。

（14）亚段支气管淋巴结：淋巴结围绕段以下支气管。

（四）肺、胸膜和纵隔的淋巴系统

壁层胸膜淋巴管广泛分布于肋骨和膈肌表面。脏层胸膜淋巴结在结缔组织内走行，并形成淋巴管丛，其主要支流大致沿着表面肺小叶间隔走行，淋巴引流朝向肺内侧，最终引流入肺门淋巴结。在肺内，淋巴沿两条主要路径引流：一条在支气管血管旁结缔组织内，另一条在小叶间隔结缔组织内。后者的走行呈向心性指向肺门，最终到达支气管周围和肺门淋巴结；在小叶间隔内，通常引流入胸膜淋巴管。吻合支连接小叶间隔淋巴管与支气管肺动脉鞘内的淋巴管，有4 cm长，在肺门和肺外周区尤为明显。

1. 胸导管和右侧淋巴管

胸导管是乳糜池的延续，由位于T12—L2水平椎体序列前缘的两支腰骶干汇合形成。胸导管经主动脉膈肌裂孔进入胸腔。在绝大多数人中，胸导管位于主动脉右侧，向头侧走行，在胸腔下部，大致位于中线或略偏脊柱一侧；在隆突水平，穿过左主支气管，向头侧方向走行，与气管左外侧壁平行，略偏后。胸导管在食管和左侧锁骨下动脉之间、左侧无名静脉后方穿出胸腔，通常经颈内静脉汇入静脉系统，但有时也汇入锁骨下静脉、无名静脉和颈外静脉。右侧淋巴管的影像解剖很少有文献报道，因为它无法清楚显影且不连续。

2. 淋巴结

尽管胸膜、肺淋巴管通常在影像上并不可见，但肺门和纵隔淋巴结通常在影像上可见。淋巴结在CT上的表现是圆形或椭圆形软组织密度影，含有或不含有中心性和偏心性脂肪，与正常血管或神经结构无关（不相连）。

3. 壁层和脏层组胸部淋巴结

胸内淋巴结可分为壁层组和脏层组，前者位于壁层胸膜以外的纵隔外组织内，引流胸壁和其他胸腔外结构；后者位于纵隔内两层胸膜之间，主要引流胸腔内组织。其他分类法通常用于肺癌分级，由美国癌症和国际联盟抗癌联合委员会制定。

4. 壁层淋巴结

壁层淋巴结可分为两组：前胸壁（内乳）淋巴结和横膈淋巴结。

（1）前胸壁（内乳）淋巴结：位于胸腔上部、两侧前肋间隙后方，在内乳动脉内侧或外侧，引流前胸壁、乳房和全部横膈，并与血管前淋巴结和心房、横膈淋巴结相交通。

（2）横膈淋巴结：包括心包膈淋巴结和后肋膈角淋巴结。心包膈淋巴结包括前组（心包前组），紧贴剑突，位于心包左前方和右前方；中间组（膈上组），在到达膈肌处，邻近膈神经；膈脚后淋巴结位于右侧和左侧膈肌脚后方。

5. 脏层淋巴结

脏层淋巴结可以分为 3 组：前纵隔淋巴结、后纵隔淋巴结和气管支气管淋巴结。

（1）前纵隔淋巴结：聚集于上腔静脉、两侧无名静脉和升主动脉前方，有一些位于下部胸腔胸骨后区 . 其余的位于胸骨柄后方、胸腺前方。

（2）后纵隔淋巴结：位于食管旁（食管旁淋巴结），沿降主动脉前壁和外侧壁走行（主动脉旁淋巴结）。

（3）气管支气管淋巴结：脏层淋巴结的重要组成部分，包括气管旁淋巴结（分别位于气管前方右侧和左侧）、隆突下淋巴结和主肺动脉窗（主动脉下）淋巴结。

在影像学上，肺门淋巴结包括近段叶淋巴结（如纵隔胸膜折返处远端的淋巴结）、邻近支气管中间部的淋巴结和位于叶支气管周围的淋巴结（叶间淋巴结）。这些淋巴结在平扫 CT 上太小，因而不能检出，然而，正常或肿大的肺门淋巴结在增强 CT 扫描上可以清楚显示。它们位于主支气管和血管周围，在分叉处接收所有肺叶的不同淋巴管来源，并汇入隆突下和气管旁淋巴结。若淋巴结较大，则在放大镜或影像上可见。

6. 淋巴结的大小

淋巴结常呈椭圆形。淋巴结大小的评价依据是横断面影像上最短径的测量。由于短径较长径的变化小，因此淋巴结是否增大要根据淋巴结的位置来判断。气管上和食管旁淋巴结短径大于 7 mm 时可认为淋巴结肿大，前纵隔淋巴结的阈值为 8 mm，气管下方和食管右旁淋巴结的阈值为 10 mm，而隆突下淋巴结的阈值是 11 mm。实际工作中更常见的评价方法是短径超过 10 mm。

八、肺动脉和静脉循环

（一）肺动脉

肺动脉起源于纵隔内肺动脉瓣，向头侧偏左方向 4 ～ 5 cm，在心包内分为较短的左肺动脉和较长的右肺动脉（图 3-1-5）。肺动脉的正常直径 ≤ 29 mm，比同层面降主动脉略细。肺动脉直径测量的最佳位置是肺动脉分叉水平，与肺动脉主干长轴成直角进行测量（图 3-1-6）。男性和女性在测量上无区别。

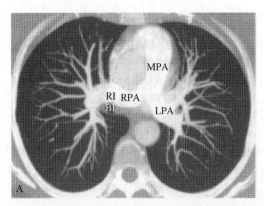

注：显示左肺动脉（MPA）向下走行，分成右肺动脉（RPA）和左肺动脉（LPA），右肺动脉在距起源处不远分出前干，向头侧走行，供应右上肺的大部，还有一较大的叶间肺动脉（RI）向前方再向外侧走行，走向中间支气管。

（a）CT影像最大密度投影重建

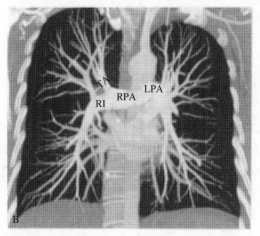

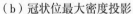

注：显示右肺动脉和左肺动脉的方向，与正位胸片投影相同，右肺动脉和左肺动脉中央部均在纵隔内，胸片不能显示右肺动脉分成前干（TA）和右侧叶间肺动脉（RI）。

（b）冠状位最大密度投影

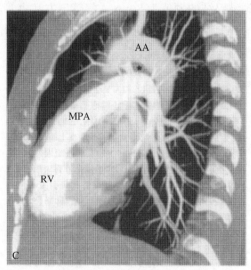

注：显示右肺动脉和左肺动脉与侧位胸片对应，主肺动脉（MPA）起源于右心室（RV），向头侧后方走行。

（c）矢状位最大密度投影

图3-1-5　中央肺动脉正常解剖

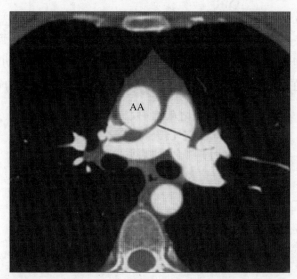

注：主肺动脉正常直径在分叉处测量值≤ 30 mm，较同断面主动脉弓（AA）小。

图3-1-6　主肺动脉正常直径

左肺动脉几乎沿着肺动脉干的径线延伸到达肺门，拱形跨过主支气管。然后，血管分出一个上升的分支并分成上叶各段分支；通常继续走行，分出垂直方向上的左肺叶间动脉，再直接分出上叶和下叶的段动脉。左肺叶间动脉位于上叶支气管侧后方。

右肺动脉在升主动脉后方走行，在上腔静脉后方分叉，在右主支气管后方分为升支（前干）和降支（叶间支）。尽管存在变异，但常见情况依然是升支再分为段分支供应右上肺，降支则为段动脉，供应右肺中下叶。

右侧叶间动脉的第一部分在前方的腔静脉和后方的中间段支气管之间水平走行，迅速转向后下方，位于中间段支气管和右下叶支气管前外侧，与斜裂垂直，然后发出肺段支。中叶有一支或两支，下叶 5 支，支气管肺段各有一支。

大多数近端肺动脉走行相对固定，但肺叶、肺段动脉的起源和分支变异较大：尽管有如此多的变异，但肺动脉与气道的紧密关系是固定的，其分支也与之紧密相关。肺动脉分支总是与邻近的气道相伴行，直达远端的呼吸性细支气管水平，除了这些常规的血管以外，还有一些分支不是由相应的气道分叉处发出，而直接穿过肺实质，这些分支为额外（附属）的肺动脉分支。这些额外的分支多于常规血管，并且可起源于肺动脉树全程的任何部位，最常见于肺外周带。

（二）肺静脉

肺静脉起源于肺泡毛细血管和胸膜毛细血管网的小静脉。与肺动脉不同，它们不与气道伴行。最常见的是两支上肺静脉和两支下肺静脉，前者在右侧引流上、中叶血液回流，在左侧引流上叶血液回流；后者引流下叶血液回流。在相当一部分人群中，右肺中叶静脉直接引流入左心房或在进入左心房时与右下肺静脉汇合。右侧上、下肺动脉在主肺动脉下方、上腔静脉（SVC）后方，分别进入左心房。左侧肺静脉经过降主动脉前方，与右肺静脉一样，分别进入心房或在心包腔汇合共干后进入心房。在肺动脉系统，大量额外的动脉在走行通过肺时汇入静脉。

（三）支气管动脉循环

支气管动脉在数量和起源上的变异非常大。大多数人有 2 根或 4 根支气管动脉，相对常见的情况是右侧一支［起源于第三肋间动脉（第一右肋间动脉直接起源于主动脉）］和左侧两支（直接起源于主动脉前外侧壁，常在第五、六胸椎后方）。肺内支气管动脉位于支气管旁结缔组织内，与气道一起发出分支，一直延伸到终末细支气管。支气管动脉通常起源于肋间动脉或主动脉，在起始处，其直径是 1～1.5 mm。在支气管扩张和肺动脉血流减少时，支气管动脉的管径可增大（如严重慢性肺栓塞患者）。

第二节　胸部横断面解剖

一、纵隔

（一）胸骨切迹层面

胸骨切迹层面相当于第 1 胸椎水平，亦称胸腔入口层面。前方见两侧锁骨的胸骨端，气管居中紧邻胸椎，气管壁呈细环形线，40 岁以上成人气管壁内可见钙化。气管左后方为食管，腔内可含有气体。气管两旁通常可见 3 对血管断面，位置偏前的为颈总动脉，其前外侧为头臂静脉，后外侧为锁骨下动脉（图 3-2-1）。椎动脉可在此层面上显示。

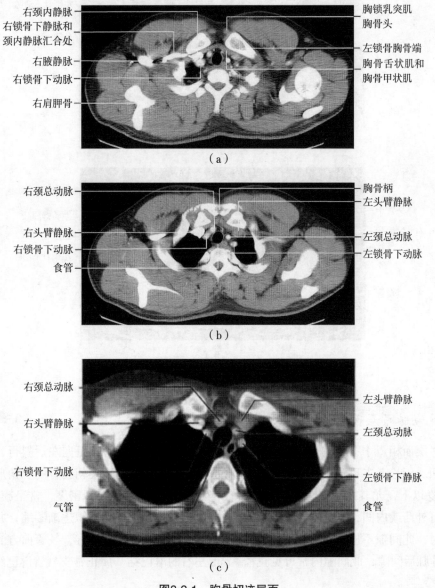

图3-2-1　胸骨切迹层面

（二）胸锁关节层面

胸锁关节层面亦称头臂动脉或胸骨柄层面，相当于第 2 至第 3 胸椎层面。该层面的特征是包含主动脉弓的 3 条主要分支断面。前方为胸骨柄，气管仍居中，但较上一层面偏后，气管左后缘邻近食管。气管的右前方至左后方的 3 条较为粗大的血管断面依次为头臂动脉、左颈总动脉、左锁骨下动脉。头臂动脉及左颈总动脉的前外方分别为右侧及左侧头臂静脉。右头臂静脉断面呈圆形，左头臂静脉因水平走向可呈带状或长椭圆形。此层面上胸骨后间隙的前界是胸骨后的胸横肌，后通血管前间隙，内含脂肪、结缔组织及淋巴结（图 3-2-2）。

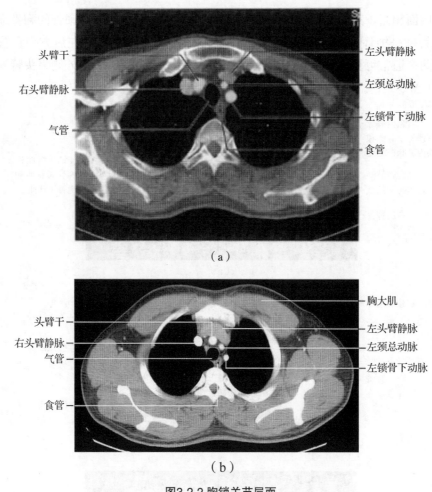

（a）

（b）

图3-2-2 胸锁关节层面

（三）主动脉弓层面

主动脉弓层面相当于第 4 胸椎水平。主动脉弓自气管前方沿气管左壁向左后斜行，弓部左缘微凸，右缘微凹。年长者主动脉壁可见点状或环形钙化，主动脉前方呈尖朝胸骨的三角形间隙为血管前间隙。30 岁以下，尤其是小儿，血管前间隙内能见到胸腺，呈软组织密度，常呈簇状或双叶形，边缘光滑，可外凸或内凹，宽 1 ～ 4 cm，厚 0.4 ～ 1.5 cm。成人胸腺组织逐渐萎缩，并被脂肪组织取代。正常时，此间隙不应见到淋巴结。在主动脉弓右侧、上腔静脉后方、气管前方的三角形间隙为气管前腔静脉后间隙，此间隙内常可见直径 7 mm 左右的淋巴结，属正常支气管淋巴结（图 3-2-3）。

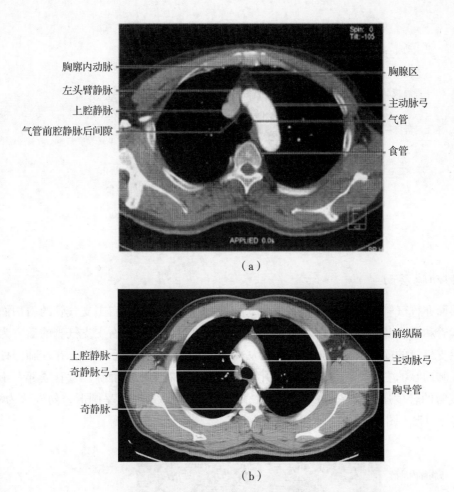

胸廓内动脉　　　　　　　　　　　　　　　胸腺区

左头臂静脉　　　　　　　　　　　　　　　主动脉弓

上腔静脉　　　　　　　　　　　　　　　　气管

气管前腔静脉后间隙　　　　　　　　　　　食管

（a）

前纵隔

上腔静脉　　　　　　　　　　　　　　　主动脉弓

奇静脉弓　　　　　　　　　　　　　　　胸导管

奇静脉

（b）

图3-2-3　主动脉弓层面

（四）主动脉窗层面

主动脉窗层面亦称气管分叉层面，相当于第4至第5胸椎间隙水平。气管腔变宽阔，呈后缘稍扁平的横椭圆形。气管右前方为升主动脉，气管左后方、椎体左缘为降主动脉，升主动脉、降主动脉之间的间隙为主动脉窗。窗内为脂肪组织，正常情况下可见几枚小淋巴结。奇静脉弓自椎体前方绕气管右侧壁前行，汇入上腔静脉。气管右方为上腔静脉，后方为食管（图3-2-4）。

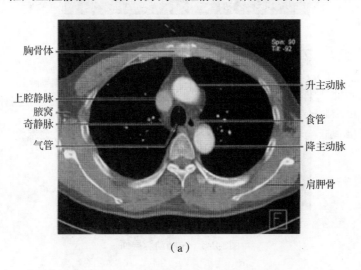

胸骨体

上腔静脉　　　　　　　　　　　　　　　升主动脉

腋窝

奇静脉　　　　　　　　　　　　　　　　食管

气管

降主动脉

肩胛骨

（a）

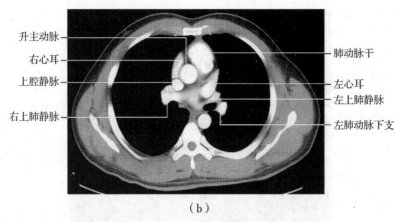

升主动脉
右心耳
上腔静脉
右上肺静脉

肺动脉干
左心耳
左上肺静脉
左肺动脉下支

（b）

图3-2-4　主动脉窗层面

（五）左肺动脉层面

左肺动脉层面亦称气管隆嵴层面，相当于第5胸椎下部水平。左、右主支气管的斜切面呈长椭圆形，右主支气管和右上叶支气管可呈水平方向自纵隔右缘进入右肺。右主支气管的后方为奇静脉食管隐窝。左主支气管的前外侧见左肺动脉，其从左主支气管上缘绕向后外方，在左肺门处分支到上叶和下叶。左肺动脉的右前方是升主动脉。升主动脉后方偏右为上腔静脉。食管紧邻左主气管的后壁，因左主气管的轻度压迫而呈扁形。奇静脉靠近食管右侧缘，断面呈圆形，勿误认为淋巴结。食管左后方是降主动脉（图3-2-5）。

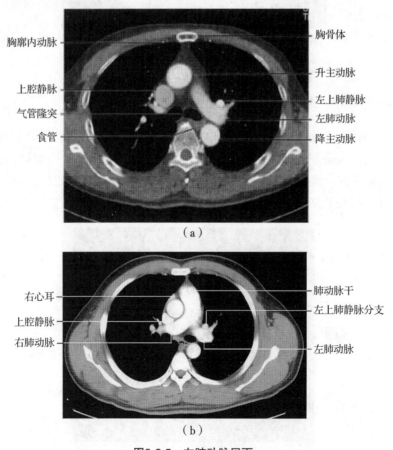

胸廓内动脉

上腔静脉
气管隆突
食管

胸骨体

升主动脉
左上肺静脉
左肺动脉
降主动脉

（a）

右心耳
上腔静脉
右肺动脉

肺动脉干
左上肺静脉分支
左肺动脉

（b）

图3-2-5　左肺动脉层面

（六）右肺动脉层面

右肺动脉层面相当于右肺门上部平面。肺动脉干位于升主动脉的左前方，分出右肺动脉绕升主动脉的左后壁呈弧形向后、向右走行，穿行于上腔静脉和中间支气管之间，出纵隔至右肺门。中间支气管的后方为奇静脉食管隐窝。右肺动脉前外侧可见右上肺静脉。左主支气管前方为左上肺静脉断面，其后方为降主动脉，后外方为左肺动脉，后内方可见食管断面。在左、右肺动脉分叉水平，升主动脉直径小于（3.2±0.5）cm，降主动脉直径小于（2.5±0.4）cm，两者直径比为1.5：1（图3-2-6）。

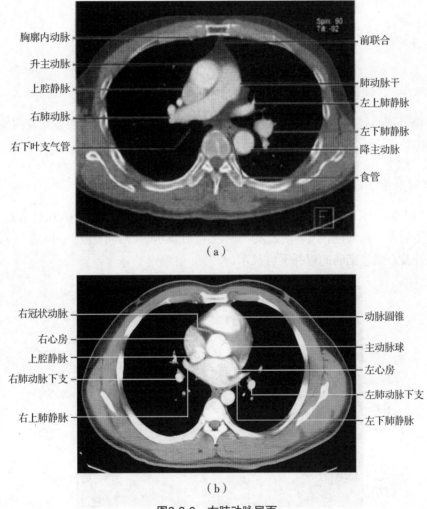

（a）

（b）

图3-2-6　右肺动脉层面

（七）主动脉根部层面

主动脉根部层面亦称左心房层面，相当于心腰下部，范围从左心房上部到右心房、右心室上部水平。升主动脉根部位于纵隔中央，左前方为肺动脉干，构成纵隔左前缘。右心房构成纵隔右缘前部。主动脉根部的后方是左心房，食管紧贴左心房后部，食管右后方为奇静脉。降主动脉位于食管的左后方、椎体左缘。此外，在左心房上部平面的图像上，可见两侧上肺静脉，在右心房、右心室中部平面可见两侧下肺静脉。左心房的前后径为4～5 cm（图3-2-7）。

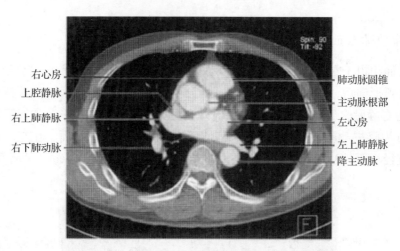

右心房
上腔静脉
右上肺静脉
右下肺动脉

肺动脉圆锥
主动脉根部
左心房
左上肺静脉
降主动脉

图3-2-7　主动脉根部层面

（八）左心房下部层面

此层面上仍可见心脏的四腔，左心房较上一层面缩小。左心房向左前方借左房室口通左心室，房室间隔可见。

（九）心室层面

此层面相当于膈上水平。纵隔主要由左心室、右心室构成（图3-2-8）。左、右心室之间前缘有小切迹，为前室间沟。室间隔在CT增强及MRI上均可显示。心脏前缘的心包呈 1～2 mm 粗的细线状，在心包外及心肌外脂肪的衬托下可显示。

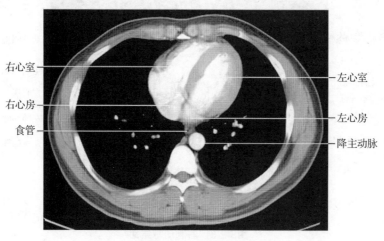

右心室
右心房
食管

左心室
左心房
降主动脉

图3-2-8　心室层面

（十）膈顶层面

此层面可见肝脏上部，下腔静脉位于肝脏的后内缘。胸椎前方可见奇静脉，左侧有降主动脉，半奇静脉可显示。食管位于降主动脉右前方（图3-2-9）。

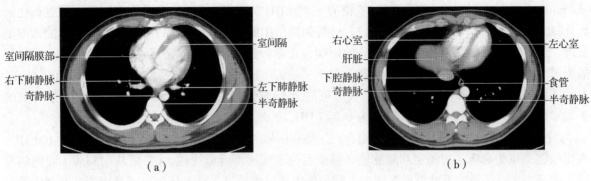

（a）

（b）

图3-2-9　膈顶层面

二、肺

肺叶在 CT 肺窗图像上可清晰显示。由于肺内血管走向与 CT 成像平面所成角度不同，因此其断面可呈点状、树枝状等多种表现。

（一）次级肺小叶

次级肺小叶也称为 Miller 次级小叶，是最小的独立肺单位，被结缔组织分隔包绕。每个小叶都由位于中央的小叶细支气管和肺动脉供应，而引流肺静脉则位于小叶间隔。小叶呈不规则多角形，直径为 1～2.5 cm。正常小叶间隔在高分辨率 CT（HRCT）上清晰可见，长为 1～2.5 cm，厚度略大于 0.1 mm，一直延伸到胸膜表面；在肺前部和外侧部显示清晰，此处小叶间隔发育较好，而在肺中心区域小叶间质显示略差，水肿、炎症或肿瘤引起间隔增厚时显示也较清楚。小叶间隔和小叶中央肺动脉（小叶核心）之间的肺实质包含小血管和气管伴行的肺间质，CT 无法显示。该区域在 CT 上表现为较空气 CT 值略高的均一密度区。

从影像学的角度考虑，次级肺小叶是肺结构的基本功能单位有两个主要原因：它是可在高分辨率 CT 上清楚显示的最小肺解剖单位；评价次级肺小叶病变的分布对鉴别诊断有帮助。有些病理状态，如间质性肺水肿和肿瘤性淋巴管扩张主要侵犯小叶间隔。与终末或呼吸性细支气管相关的病理过程在高分辨率 CT 上的典型表现以靠近小叶中央分布为主。一些特殊疾病可引起次级小叶密度异常，如小叶中央型肺气肿表现为局灶性低密度区，肺结核、感染性细支气管炎、过敏性肺炎和硅肺可导致次级肺小叶内出现高密度影。

（二）腺泡

肺腺泡是肺终末细支气管以远端的部分，由呼吸性细支气管、肺泡管、肺泡囊、伴行血管和结缔组织构成。据报道，腺泡直径范围一般为 6～10 cm，在一定程度上取决于肺膨胀的方式和压力。因为腺泡大小不同，故一个次级肺小叶可含有 3～24 个腺泡。

（三）CT 肺密度

CT 测量肺实质密度的原理是低原子序数物质（从氮气到水）的密度与其 X 线吸收率的近似线性关系。在 CT 图像中，物质对 X 线的吸引率使用亨氏单位（HU）表示，其中，水的 CT 值始终为 0 HU，而空气的 CT 值始终为 -1000 HU。在特定的范围内，物质的密度（单位体积下的组织质量）与其 CT 值的关系可以用一个标化的函数来表示：具体而言，就是将物质的 CT 值加上 1000，然后再除以 1000。对于密度介于空气和水之间的物质，通过计算得到的结果就近似于其物质的密度

（以 g/mL 为单位）。例如，对于一个 CT 值为－ 880 HU 的组织（普通肺组织的 CT 值），通过标化函数计算：（－ 880 ＋ 1000）/1000 ＝ 0.12，可得到肺组织的实际密度（0.12 g/mL）。肺实质的密度受血液、气体、血管外液体和肺组织成分的影响。正常肺实质是较空气密度略高的均一密度。CT 扫描上吸气末正常个体肺密度的测量值为－ 700 ～－ 900 HU，相当于肺密度在 0.300 ～ 0.100 g/mL。上肺区域的密度较下肺区域更低一些，在一项健康人群呼吸门控扫描中，90% 肺活量的上肺区域的平均 CT 值为－ 859 HU，下肺区域约为－ 847 HU。

CT 值在腹侧和背侧的梯度变化普遍存在。坠积区域的 CT 值大约较非坠积区域高 50 ～ 100 HU，主要原因是重力影响了血流量和肺膨胀。肺前后位密度梯度近似线性，CT 值从前到后（腹侧到背侧）逐渐增大，舌段和下叶背段在许多正常个体中透过度较高。有人认为可能是因为这些节段通气和灌注均较邻近肺组织差。

CT 值受肺容积的影响较大，在呼气时随着肺容积的减少而逐渐增大，在用力吸气和用力呼气之间，平均 CT 值改变为 100 ～ 300 HU。一组呼吸触发的 CT 扫描研究数据表明，肺活量改变 10% 导致的 CT 值改变为 16 HU；在肺活量 0 和 100% 时，平均 CT 值分别为－ 730 HU 和－ 895 HU。第二个研究肺容积呼吸门控显示 20 名健康人的上肺区域 90% 肺活量的平均肺 CT 值为－ 858 HU，而 10% 的肺活量是－ 786 HU（SD±39）。尽管肺密度和呼气相梯度的测量在临床工作中很少使用，但是了解肺容积的减少可导致肺密度增高还是很重要的。在未充分吸气或呼气时进行 CT 扫描可导致明显的磨玻璃影，可掩盖肺部疾病。

在呼气时，坠积区域的肺密度通常较非坠积区域显著增大。结果，腹侧—背侧密度梯度变化在吸气相较呼气相更明显。呼气相肺密度在坠积部位的增加，下肺区域较上中肺更明显，原因可能是膈肌运动影响呼气相 CT 扫描，CT 值增加不均匀，肺的某些区域的密度增大程度不如其他区域，因而表现为相对更加透亮。这些区域的正常空气捕捉通常包括小部分肺组织，且常发生于下叶背段、中叶或舌段前部或涉及个别肺叶。

（四）分层

肺叶的 CT 解剖划分离不开肺叶支气管的标志和肺裂的显示，以两肺的斜裂及右肺的水平裂确定肺叶的范围和边界。肺裂的 CT 表现在常规层厚扫描时主要为低密度的"透亮带"（或称乏血管带），而在薄层扫描时则呈高密度的"细线影"。两侧斜裂在肺上部呈"八"字形由内前斜向外后方；在肺下部则逐渐移行呈"倒八"字形由内后斜向外前方。水平裂多见于中间段支气管水平，平右肺动脉叶间部，CT 表现为呈向外横向走行的扇形少血管带，HRCT 可显示为线状或带状高密度影。确定肺段的主要依据是肺段支气管和肺裂，肺段之间的界限则难以确切划分，肺段 CT 定位可用以下主要层面说明（图 3-2-10）。

（1）胸骨切迹层面：右肺为上叶尖段，左肺为尖后段。

（2）胸锁关节层面：右肺野除尖段外，后方已有少量后段；左肺仍为尖后段。

（3）主动脉弓上部层面：右肺野前外部狭窄弓状区为前段，后部为后段，两者在外侧部相连，前、后段的内侧为尖段；左肺野前 1/3 为前段，中后部大部分为尖后段，尖后段后方边缘已出现少许下叶背段。

（4）主动脉弓层面：右肺野前后部分别被前段、后段占据，尖段占内侧中部很小的区域；左肺野前段及背段范围扩大，尖后段所占据范围缩小。

（5）主动脉窗层面：右肺前部为前段，中部为后段，后部为下叶背段，尖段已无；左肺前部为前段，中部为尖后段，后部为背段。

（6）右肺动脉层面：右肺野后方背段范围扩大，约占前后径的 2/5，中叶可以见到；左肺野的中部为上舌段，前方为前段，后方为下叶背段，尖后段已无。

（7）左心房上部层面：右肺野后方大部为背段，中部为中叶外侧段，前外部可见上叶前段，前内部为中叶内侧段；左肺后部为背段，前外侧为上舌段，前内部为前段，靠近肺门前方的为下舌段。

（8）左心房中部层面：右肺野前半部为中叶，中叶前内部分为内侧段，中叶的后外部分为外侧段，右肺后部偏内侧为背段，右肺中部可见前、外基底段，前基底段位于中叶外段后方，外基底段位于背段的前方；左肺野前半部为舌叶，下舌叶占据舌叶前内大部分，上舌叶窄小，位于前外侧部，左肺野后 1/3 为背段，舌段和背段之间为前内基底段。此层面上，右肺 5 个肺段底面全位于肋缘，并由前到后依次排列，其尖部全指向肺门。

（9）心室层面：右肺野肺门旁已出现内基底段，其余部分同上一层面；左肺前为下舌段，后为背段，两者之间仍为前内基底段。

（10）心脏下部层面：右肺野前部为中叶内侧段，外侧段几乎消失，中叶向后沿肋缘依次为前基底段、外基底段及后基底段，背段已无；肺野中部内侧见内基底段；左肺野前为下舌段，向后依次为前内基底段、外基底段及后基底段。

（11）膈顶层面：从膈面越向下，肺野范围越少，只显示各基底段及左肺下舌段的边缘部；最低的肺段为下叶外基底段及后基底段。

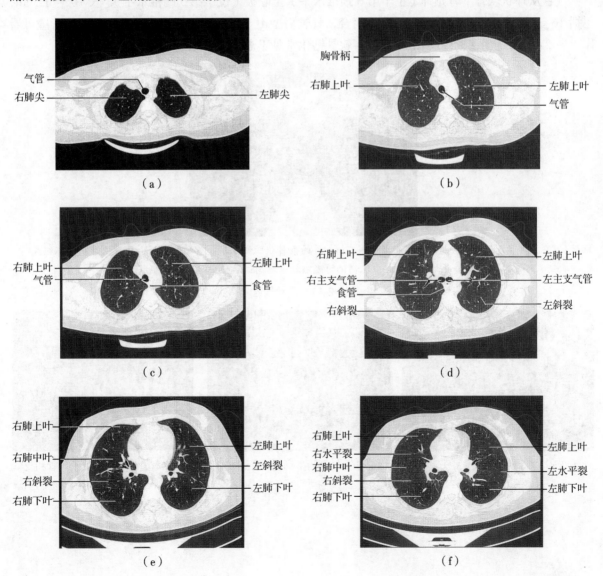

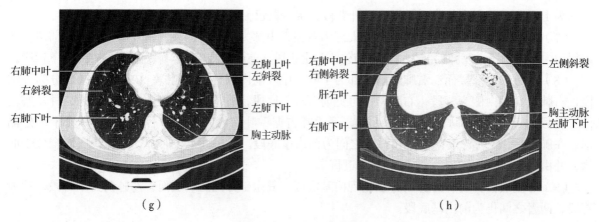

（g）　　　　　　　　　　　　（h）

图3-2-10　肺段CT层面

（五）气道

1. 气管和主支气管

气管从环状软骨下方延伸（位于第 6 颈椎水平）至隆突（位于第 5 胸椎水平），长 10 ～ 12 cm，包括 16 ～ 22 个马蹄形软骨环，后方未闭合，气管后壁由一层菲薄的纤维肌性膜组成，气管壁可看作 1 ～ 2 mm 的软组织条带（图 3-2-11）。软骨钙化常见于老年人，尤其是女性（图 3-2-12）。

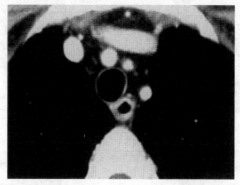

注：CT 扫描显示的正常气道。气道壁是 1 ～ 2 mm 厚的条带状软组织影；前壁和侧壁由马蹄铁形软骨环组成，随着年龄的增长，出现钙化的概率越来越高；后壁由肌纤维膜组成。

图3-2-11　正常气道

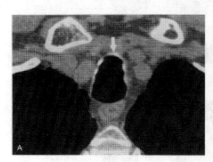
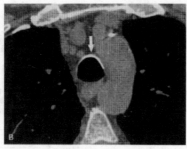
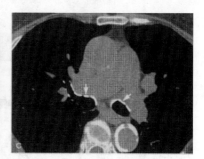

（a）气管前壁钙化（箭头）　　　（b）气管侧壁钙化（箭头）　　　（c）支气管壁钙化（位于气管和支气管软骨内，常见于老年人）

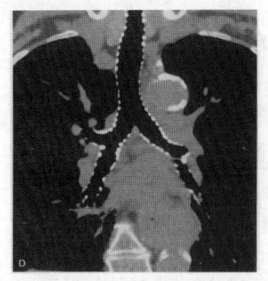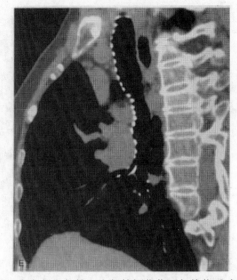

（d）正常老年人气管和支气管钙化范围冠状位重建影像　（e）正常老年人气管和支气管钙化范围矢状位重建影像

图3-2-12　老年人（女）正常气管和支气管软骨钙化

　　气管断面的形状多样，但最常见的是圆形或卵圆形，最大吸气末气道后壁在 CT 上通常表现为平直或凸形，呼气相 CT 表现为凸向前方（图 3-2-13）。正常气管的最大横径（冠状）和前后径（矢状）在男性分别为 25 mm 和 27 mm，女性为 21 mm 和 23 mm。正常气管的横径和前后径下限是男性 13 mm，女性 10 mm。由于胸腔内压力增大，胸腔内气管的直径在吸气时缩小。在用力呼气时，气管横截面积缩小大约 35%，横径减少约 15%，前后径减少约 30%。前后径的缩小主要是由于气管后壁的内陷，这是证实呼气相 CT 上呼气充分的一个有价值的征象。胸腔外气管的直径在用力呼气时轻度扩大。

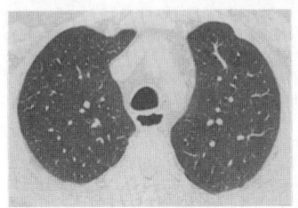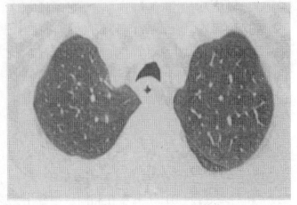

（a）吸气相 CT 显示气管后壁略向后突　（b）呼气相 CT 显示气管直径减小，气管后壁内凹，正常范围内的肺密度增加

图3-2-13　吸气相和呼气相正常气管

　　气管在隆嵴处分为左右主支气管（图 3-2-14）。右主支气管走行 1～2 cm 后分为右上叶支气管和右肺中叶支气管。左主支气管约 5 cm，后分为左上叶支气管和左下叶支气管。支气管仅有很短的一段主支气管与气管一样含有马蹄形的软骨环。远端的支气管壁软骨板开始变得不规则。软骨钙化在老年人常见，尤其是老年女性。

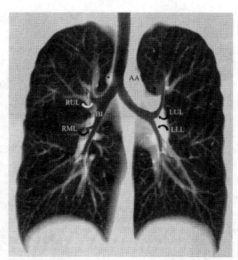

注：CT扫描冠状位重建显示气管分为左右主支气管。右主支气管起源后约2 cm即分出右上叶支气管（RUL）和右肺中间段支气管（BL）。左主支气管大约5 cm长，分出左上叶支气管（LUL）和左下叶支气管（LLL）。

图3-2-14　正常气管、主支气管和叶支气管

2. 叶支气管和支气管肺段

段支气管源于叶支气管。尽管段支气管解剖变异较多，但大多数人的右肺有10段支气管，左肺有8段（图3-2-15）。常规情况下，支气管解剖采用Jackson和Huber分类或Boyden分类法。Boyden分类法中，段支气管被标注为B后面跟着一个数字（如B1），亚段支气管则标注为段的数字后面跟着一个小写字母（如B1a）。段支气管的编号顺序对应其起源的气道。

（1）右肺上叶支气管：起源于主支气管的侧面，隆嵴远端约2 cm，右肺动脉水平上方，水平走行约1 cm后分叉，通常分为3支，即尖段（B1）、后段（B2）和前段（B3）。尖段支气管的起源可看作由上叶支气管远端叠加上圆形透亮影。该支气管也被看作靠近头侧的环形阴影，周边伴行右肺上叶肺动脉及右上叶肺静脉。右上肺后段（B2）和前段（B3）近段可见其长轴。

（2）中间支气管：位于右侧叶间肺动脉内侧，起始于右肺上叶支气管水平，向远段延伸4 cm以上，然后分成中叶支气管和下叶支气管。

（3）右肺中叶支气管：起自中间段支气管的前外侧壁，几乎与下叶背段支气管起始处相对，向前外侧走行1～2 cm后分叉，分为外侧段（B4）和内侧段（B5）。外侧段和内侧段支气管分别向前方和尾侧走行。

（4）右下肺支气管：非常短，第一个分支是下叶背段（B6），起源于右下叶支气管的后部。该段分出后就向后方走行。基底部右下肺主干（基底干）为背段支气管，分出后走行1 cm分出4支基底段支气管，通常先分出内基底段（B7），位于右下肺静脉前方，前基底段（B8）、外侧基底段（B9）和后基底段（B10）几乎在相同水平分出。这些支气管可以根据所辖肺段来辨别。

（5）左上叶支气管：左主支气管向前外侧走行约1 cm，分出左上叶支气管，分为2支（约占75%）或3支（约占25%）。分为2支者，左肺上叶通常分为尖后段（B1、B2）和前段（B3）。位置较低的分支为舌段支气管，与右肺中叶支气管类似。左肺支气管分为3支者，分为尖后段（B1、B2）、前段（B3）和舌段支气管。舌段支气管起源于左肺上叶支气管远端的下面，向前内侧延伸2～3 cm后分为上舌段（B4）和下舌段（B5）。上舌段支气管较下舌段支气管更趋横向走行并且更加水平。

（6）左下叶支气管：与左肺上叶相似，非常短，第一支分出的是背段支气管（B6），在左肺下叶起源后立刻从支气管后壁分出，并向后走行，左下肺基底干走行1～2 cm后延伸出3支基底段支气管：内前基底段（B7、B8）、外侧基底段（B9）和后基底段（B10）。左、右肺下叶支气管分叉方式大致相同，区别在于左侧基底干略长，且仅有3个基底段支气管，而右侧有4支。

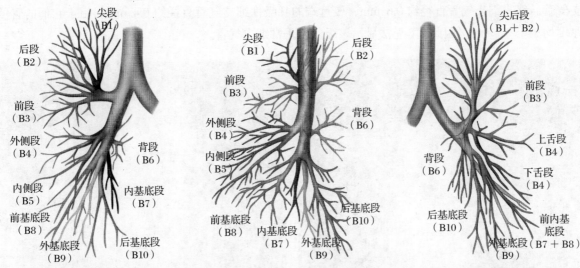

（a）右侧支气管树（前面观）各节段 （b）右侧支气管树（侧面观）各节 （c）左侧支气管树（正面观）各节段
　　的正常位置 段的正常位置 的正常位置

图3-2-15　支气管树和肺节段

（7）正常支气管 CT 表现（图 3-2-16）：CT 扫描上水平走行的支气管可以观察其长轴，包括右肺和左肺上叶支气管、上叶前段支气管、中叶支气管和下叶背段支气管；垂直走行的支气管在横断面上显示为圆形透过影，包括右肺上叶尖段支气管、左肺上叶尖后段支气管、中间支气管、下叶支气管和基底段支气管；斜行的支气管在横断面上表现为椭圆形透过影，包括舌段支气管、上舌段和下舌段支气管，以及右肺中叶内侧段和外侧段支气管。

支气管外径和伴行肺动脉的管径大致相当。很多研究统计过正常肺动脉和支气管外径之比，在 30 例无心肺疾病的个体中，亚段支气管水平的支气管径评估的窗位为 − 45 HU，窗宽为 1200 ～ 1500 HU。平均肺动脉与支气管横径比率为 0.98±0.14（范围为 0.53 ～ 1.39），在正常人群仰卧位 CT 中，与胸片的测值大致相仿（1.04±0.1328）。支气管内径 / 肺动脉径增大是诊断支气管扩张症的 CT 标准。

如果肺动脉分叉在相应支气管之前或细支气管炎引起血管收缩，则支气管管径看似大于肺动脉。测量结果可受海拔影响，原因可能是缺氧性血管收缩和支气管扩张。一项对居住在 1600 m 海拔的 17 例正常非吸烟人群的研究和 16 例居住在海平面水平人群的研究显示，在窗位为 − 450 HU 时，平均支气管 / 血管横径比率前者为 0.76，后者为 0.62。在 Kim 和其团队的研究中，所有支气管 / 血管横径比例测量均采用 − 700 HU 窗位，在海平面水平生活的人群比值 < 1，而 12 名生活在海平面水平的人群（丹佛）至少有一支支气管的支气管 / 血管横径比率大于 1。

气道的分叉方法是非对称二分法。从气管到肺泡大约有 23 级支气管。每次分叉，支气管都会缩小，且管壁变薄。支气管壁的厚度为管径的 10% ～ 15%。由于管壁逐级变薄，因此较小的支气管很难分辨。在 HRCT（大约 1 mm 层厚）上可以分辨的最小支气管直径为 1.5 ～ 2 mm。较小的分支不可见，因为管壁厚度小于 0.1 mm，低于目前 CT 扫描仪的空间分辨率。在正常个体中，肋胸膜或椎旁胸膜下 1 cm 以内的气道不可见，但是在大约 40% 的人群中，距胸膜 2 cm 以上的气道可见。纵隔胸膜以下 1 cm 以内的支气管可以分辨（不紧贴纵隔胸膜）。

3. 细支气管

细支气管是不含软骨的气道，可以分为膜支气管（不含肺泡）和部分肺泡内衬的呼吸性细支气管。膜支气管近端紧邻呼吸性细支气管，称为终末细支气管。近端的分支后还有 2 ～ 3 级呼吸性细支气管。终末细支气管直径约 0.6 mm，较远端的呼吸性细支气管直径约 0.4 mm。由于它们的管壁厚度均小于 0.1 mm，因此 CT 无法显示该级别的正常细支气管。

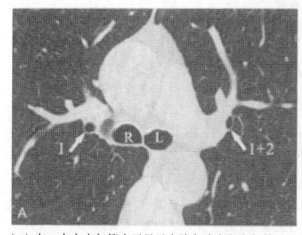

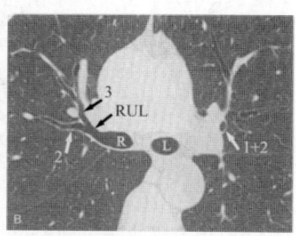

（a）左、右主支气管水平显示右肺上叶尖段支气管（1）和左肺上叶尖段支气管（1＋2）

（b）右肺上叶支气管（RUL）水平显示后段（2）、前段支气管（3）和中间段支气管（B1）

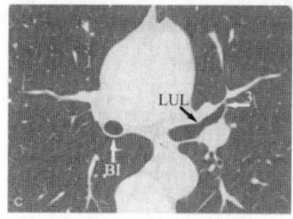

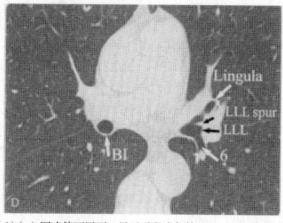

（c）左肺上叶支气管（LUL）水平显示左肺上叶前段支气管（3）和中间段支气管（B1）

（d）（c）图略偏下层面，显示舌段支气管（Lingula）、左下叶支气管（LLL）、左下叶背段支气管（6）和中间支气管（B1）

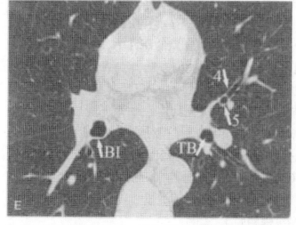

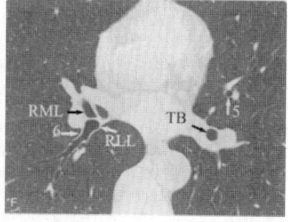

（e）（d）图略偏下层面，显示舌段支气管分叉形成更加水平的上舌段支气管（4）

（f）（e）图略偏下层面，显示右肺中叶支气管（RML）、右肺下叶（RLL）支气管、右肺下叶背段支气管（6）、左肺下叶基底干（TB）和下舌段支气管（5）

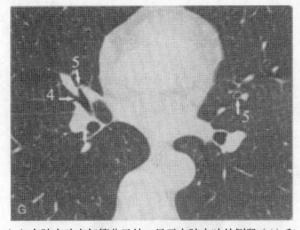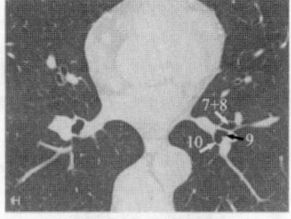

（g）右肺中叶支气管分叉处，显示右肺中叶外侧段（4）和　（h）下肺静脉水平层面显示左肺下叶前内侧（7＋8）、
　　内侧段（5）、左肺下舌段支气管（5）和左右肺下叶基底干　　　　　外侧（9）和后基底段支气管

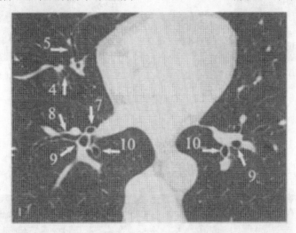

（i）（h）图略偏下方层面显示右肺下叶内侧（7）、前（8）、外侧（9）和后基底段（10）支气管，肺中叶外侧段（4）、
　　　内侧段（5）支气管，左肺下叶外（9）和后基底段（10）支气管

图3-2-16　正常支气管节段CT扫描图像

三、心脏

心脏CT扫描横断面图像如图3-2-17所示。

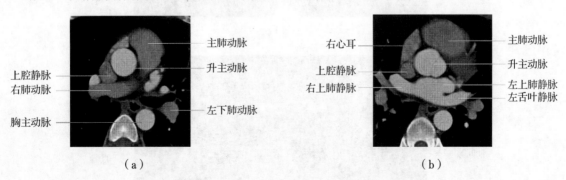

（a）　　　　　　　　　　　　　　　　　　　　　（b）

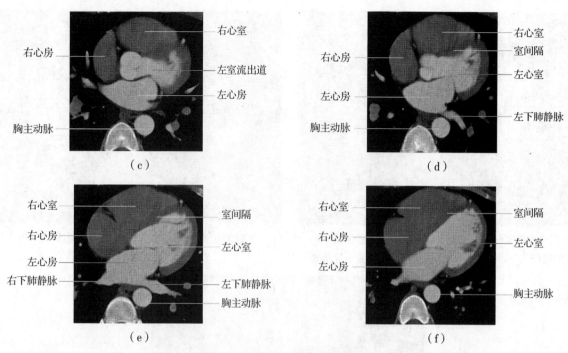

图3-2-17　心脏CT扫描横断面图像

四、乳腺

乳腺CT扫描横断面图像如图3-2-18所示。

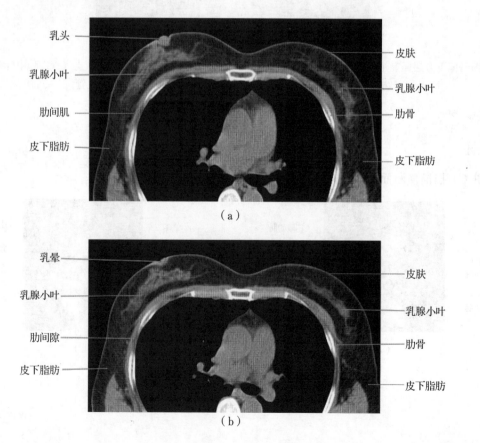

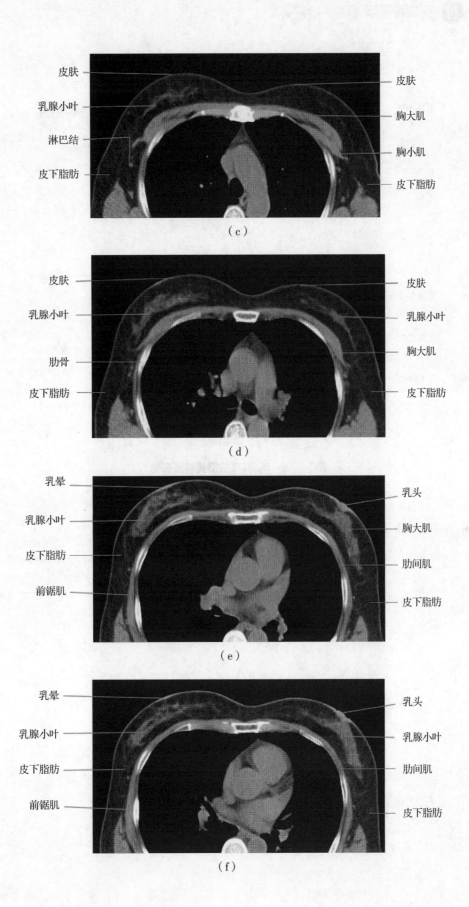

皮肤　　　　　　　　　　　　　　　　　　　皮肤

乳腺小叶　　　　　　　　　　　　　　　　胸大肌

淋巴结　　　　　　　　　　　　　　　　　胸小肌

皮下脂肪　　　　　　　　　　　　　　　　皮下脂肪

（c）

皮肤　　　　　　　　　　　　　　　　　　　皮肤

乳腺小叶　　　　　　　　　　　　　　　　乳腺小叶

肋骨　　　　　　　　　　　　　　　　　　　胸大肌

皮下脂肪　　　　　　　　　　　　　　　　皮下脂肪

（d）

乳晕　　　　　　　　　　　　　　　　　　　乳头

乳腺小叶　　　　　　　　　　　　　　　　胸大肌

皮下脂肪　　　　　　　　　　　　　　　　肋间肌

前锯肌　　　　　　　　　　　　　　　　　皮下脂肪

（e）

乳晕　　　　　　　　　　　　　　　　　　　乳头

乳腺小叶　　　　　　　　　　　　　　　　乳腺小叶

皮下脂肪　　　　　　　　　　　　　　　　肋间肌

前锯肌　　　　　　　　　　　　　　　　　皮下脂肪

（f）

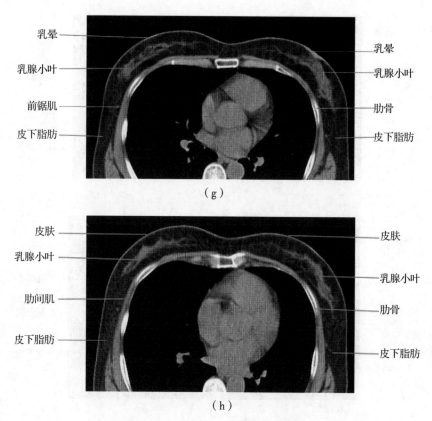

乳晕
乳腺小叶
前锯肌
皮下脂肪

乳晕
乳腺小叶
肋骨
皮下脂肪

（g）

皮肤
乳腺小叶
肋间肌
皮下脂肪

皮肤
乳腺小叶
肋骨
皮下脂肪

（h）

图3-2-18　乳腺CT扫描横断面图像

第三节　胸部的矢状断面影像解剖

胸部矢状断层自左向右逐层描述其断层或左侧面观解剖结构，重点是连续层面的观察与理解，每一层面的结构都是相互连续与关联的，不能孤立地简单记忆，应该有连续与立体的思维与理解。

一、经左肺外 1/3 区矢状面

层面结构包括胸腔脏器及胸壁、肩胛区和上腹部脏器。

（1）胸腔脏器及胸壁：胸腔内左肺斜裂分隔左肺的上、下叶。左肺上叶位于前上方，呈梯形；左肺下叶位于后下方，呈三角形，位于膈上方，与膈下方的脾和胃底相对。胸腔前壁由第3至第7肋、肋间肌及其前方浅层的胸大肌、胸小肌等构成。胸腔后壁主要由第3至第10肋、肋间肌及其后方浅层的前锯肌、背阔肌等构成。

（2）肩胛区：以肩胛骨为中心，肩胛下肌位于肩胛下窝；冈上窝内有冈上肌，其上方浅面有斜方肌和锁骨的断面；冈下窝内有冈下肌、小圆肌、大圆肌等；前锯肌紧贴第3至第9肋骨。腋窝位于胸大肌、胸小肌与肩胛下肌及第3肋骨之间，呈尖向上的三角形腔隙，内有腋动脉及其周围的臂丛、腋静脉（位于腋动脉和臂丛的下方）、脂肪组织、腋淋巴结等。

（3）上腹部脏器：膈下方胃体和脾分列前后（图3-3-1）。

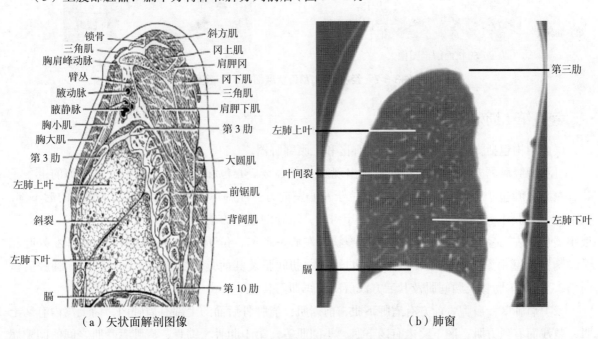

（a）矢状面解剖图像　　　　　　　　（b）肺窗

图3-3-1　经左第3肋中份的矢状层面及CT图

二、经左肺中 1/3 区矢状面

层面结构包括胸腔脏器及胸壁、肩胛区和上腹部脏器。

（1）胸腔脏器及胸壁：胸腔内左肺的斜裂分隔左肺的上、下叶。左肺上叶位于前上方，略呈锥体形，底向后上，尖向前下达膈；下叶位于后下方，呈三角形，尖朝后上，底位于膈上方，与脾、胃底和肝左外叶相对。胸腔前壁由第2至第6肋、肋间肌及其前方浅层的胸大肌、胸小肌等构成。胸腔后壁由第2至第11肋、肋间肌及其后方浅层的前锯肌、背阔肌等构成。

（2）肩胛区：肩胛冈向后上突起，冈上窝内有冈上肌，其浅面有斜方肌；冈下窝内有冈下肌、小圆肌、大圆肌等；肩胛下窝内有肩胛下肌，与前锯肌相贴，前上方是锁骨和锁骨下肌。胸小肌与锁骨下肌之间为胸锁筋膜，有头静脉和胸肩峰动脉穿过。腋窝呈三角形，位于锁骨和锁骨下肌的下方、第2肋上方、胸大肌和胸小肌后方、肩胛下肌和前锯肌的前方，内有腋动脉、腋静脉及其后方的臂丛、脂肪组织、腋淋巴结等。

（3）上腹部脏器：膈下方从前向后依次为肝左外叶、胃体和脾（图3-3-2）。

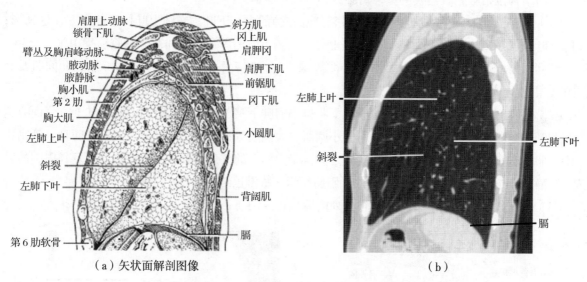

（a）矢状面解剖图像   （b）

图3-3-2　经左肺中1/3矢状层面及CT肺窗图

三、经左第1肋外侧份的矢状面

层面结构包括胸腔脏器及胸壁、肩胛区和上腹部脏器。

（1）胸腔脏器及胸壁：胸腔内首次出现左、右心室，心包和心包腔；斜裂分隔左肺的上、下叶。左肺上叶位于胸腔的前上部，舌叶位于左心室前方。左肺下叶呈三角形，位于胸腔的后下部、膈上方，与膈下方的脾、胃底和肝外左叶相对。左肺的前下方有心包围绕的左、右心室。右心室很小，位于左心室的前下方，室腔呈窄裂状。左心室壁厚，位于膈上方，与膈下方的肝左外叶相对。胸腔前壁由第1肋骨、第2至第6肋软骨、肋间肌及其前方浅层的胸大肌等构成。胸腔后壁由第1至第11肋骨、肋间肌及其后方浅层的前锯肌等构成。

（2）肩胛区：肩胛骨前方有肩胛下肌、前锯肌；肩胛骨后面的上部有肩胛冈，冈上窝内有冈上肌，其浅面有斜方肌，冈下窝内有冈下肌、小圆肌等。第1肋骨、锁骨、肩胛舌骨肌之间的间隙属于颈根部，与上一层面（左侧）的腋窝相延续，沿第1肋骨断面上方，由前下向后上排列着锁骨下静脉、动脉和臂丛。锁骨上方的大血管为颈外静脉，锁骨后方的血管为肩胛上动脉。

（3）上腹部脏器：膈下方从前向后依次为肝外左叶、胃体和脾。

四、经左肺门的矢状面

层面结构包括胸腔脏器及胸壁、肩胛区、颈根部和上腹部脏器。

（1）胸腔脏器及胸壁：在胸腔内，前上部有左肺上叶，舌叶位于心前方。左肺下叶位于斜裂、肺门和心后方。左肺门结构从前至后依次是上肺静脉、肺动脉、上叶支气管、下叶支气管、下肺静脉；舌叶动脉位于上叶支气管的前下方，上叶支气管与上肺静脉之间有肺淋巴结。左肺的前下方有左、右心室，心包和心包腔。右心室位于前下方，室壁较薄；左心室位于后上方，室壁较厚。左心室上方有左冠状动脉旋支和心大静脉。胸腔前壁由第1至第7肋、肋间肌及其前方浅层的胸大肌、腹直肌等构成。胸腔后壁由第1至第12肋骨、肋间肌及其后方浅层的菱形肌、斜方肌等构成。

（2）肩胛区：该区已较小，断面仅剩肩胛骨脊柱缘，其前面有肩胛下肌与前锯肌紧密相贴；上方有肩胛提肌；后方有斜方肌。

（3）颈根部：以前斜角肌为标志，将颈根部分为前、后两部分，前部为锁骨和前斜角肌之间的间隙，内有锁骨下静脉、颈静脉弓等；后部为前斜角肌、第1肋骨和左肺上叶之间的前斜角肌间隙，内有左锁骨下动脉和臂丛。

（4）上腹部脏器：膈下方从前向后依次为肝左外叶、胃体和脾。

五、经肺动脉干的矢状面

该层面的肩胛区消失，层面结构包括胸腔脏器及胸壁、颈根部和上腹部脏器。

（1）胸腔脏器及胸壁：胸腔内左肺被心及大血管分为前、后两小部分，前部为左肺舌叶，位于肺动脉干和右心室前方、胸骨及肋软骨后方；后部位于主动脉的后方，呈新月形。胸腔中的大血管和心的断面最大，位于膈中心腱的上方，心和大血管根部围以心包。右心室位于前下方，与第3至第7肋软骨相邻，心室腔较大，壁较薄。右心室上方的粗大管状断面为肺动脉干，斜向前下方，与动脉圆锥相接，连接处为肺动脉口，内有肺动脉瓣。右心室上方、肺动脉口后方有近似三角形的主动脉窦，内有主动脉瓣封闭主动脉口。主动脉窦的后方有左心房，其内可见肺静脉口。肺动脉干断面上端后方有半月形的左主支气管横断面，其下方有肺门淋巴结。左心房的后下方有冠状窦。在右心室后壁中部有一小的圆形断面为心中静脉。在肺动脉干上方及心后方有主动脉弓和胸主动脉的断面，呈弓形，弯向后下方，穿过膈的主动脉裂孔。胸腔前壁由胸骨柄、第2至第7肋软骨及其前方浅层的胸大肌等构成。胸腔后壁由胸椎横突、肋骨后端及其后部浅层的竖脊肌、菱形肌、斜方肌等构成。

（2）颈根部：胸骨柄上方有锁骨胸骨端，其上方有胸锁乳突肌和颈静脉弓。锁骨的胸骨端后方有左锁骨下静脉，其后上方有左锁骨下动脉。在左锁骨下动脉的前方，甲状腺侧叶的外后方有左颈内静脉和颈总动脉。胸锁乳突肌和颈总动脉之间有甲状腺侧叶的纵断面。侧叶上方有一卵圆形断面为甲状软骨。左锁骨下动脉紧贴左肺上叶前方，由胸腔穿出达颈根部。

（3）上腹部脏器：主要是肝左外叶和胰。

六、经胸部正中的矢状面

层面结构包括胸腔脏器及胸壁、脊柱和上腹部脏器。

（1）胸腔脏器及胸壁：胸腔内下方有右心房，位于膈中心腱上方，与膈下方的肝左叶相对；上方有胸廓上口，为第1胸椎椎体前缘上端与胸骨柄上端之间向前下方倾斜的平面，与水平面约成45°。右心房前部有右房室口，其下方有三尖瓣。右房室口前上方、升主动脉根部前方有三角形的腔隙，为右心耳。升主动脉的矢状断面位于右房室口的上方，向上达气管断面，前下方续于主动脉弓。主动脉弓向上的粗大分支为头臂干，头臂干前方壁薄的大血管为左头臂静脉。位于心及大血管前方、胸骨后方的肺组织为右肺上、中叶的前缘。

气管由前上向后下走行，气管上方有环状软骨的断面，环状软骨弓的前下方为甲状腺峡部，气管的后壁为膜壁断面。气管下端为气管分叉部，显露出气管隆嵴断面。气管下方、升主动脉后方的圆形血管为右肺动脉，其下方近似三角形的断面为左心房。气管下方有隆嵴下淋巴结。食管断面自上而下呈弧形，位于气管、右肺动脉、左心房以及右心房的后方和脊柱的前方，经膈的食管裂孔进入腹腔。在食管后方、脊柱前方有奇静脉和右肋间后动脉的断面。

胸腔前壁有胸骨柄、胸骨体的断面，后壁有脊柱的断面。

（2）脊柱：颈椎和胸椎的椎体及椎间盘清晰可见，椎间盘前后窄，中间宽。椎体和椎间盘的前方有前纵韧带，后方有后纵韧带。脊髓位于椎管内，其周围覆以被膜。棘突呈叠瓦状排列，棘突之间有棘间韧带和棘上韧带。

（3）上腹部脏器：主要是肝右叶。

七、经上腔静脉的矢状面

层面结构包括胸腔脏器及胸壁、颈根部和上腹部脏器。

（1）胸腔脏器及胸壁：胸腔中间为纵隔内的心及大血管，其前、后方分别有右肺前、后份内侧部的断面。右心房位于隔中心腱上方，下腔静脉位于右心房后下方，向下通过膈的腔静脉孔进入腹腔，走行于肝的腔静脉沟内。右心房的腔静脉窦宽大，壁光滑，后上方有上腔静脉口，自该口向上的粗大静脉为上腔静脉，其前方有升主动脉，后方为右肺根结构。右肺根的结构自下而上依次是右肺静脉、右肺动脉和右主支气管。右主支气管上方有奇静脉弓自后向前注入上腔静脉。右心房、升主动脉前、肋软骨和胸骨柄的后方有右肺上叶和中叶前份的内侧部。在右肺根后方、脊柱前方有右肺上、下叶后份的内侧部。胸壁的构成与经肺动脉干的矢状层面相似。

（2）颈根部：胸骨柄上方有胸锁关节，可见关节盘及锁骨的胸骨端，在锁骨上方有胸锁乳突肌，在该肌两头之间有颈静脉弓。在锁骨胸骨端后方有右锁骨下动脉。该动脉上方有右颈总动脉。甲状腺侧叶呈长方形断面，其前方有胸锁乳突肌。

（3）上腹部脏器：主要是肝右叶和下腔静脉。

八、经右肺门的矢状面

层面结构包括胸腔脏器及胸壁、颈根部和上腹部脏器。

（1）胸腔脏器及胸壁：胸腔内右肺斜裂分隔右肺下叶与上叶、中叶，水平裂不明显，右肺上叶与中叶的分界线不清，肺组织有融合。右肺门结构从前至后依次是上肺静脉、上叶支气管和右肺动脉、下叶支气管、下肺静脉；中叶支气管位于右肺动脉的前下方。胸壁的构成与左肺门矢状层面相似。

（2）颈根部：第1肋软骨上方为锁骨的断面，其上方有胸锁乳突肌和颈内静脉。在锁骨断面后方有一个粗大的血管断面，为右锁骨下静脉汇入右头臂静脉处。在颈内静脉后方有前斜角肌自上而下走行，其下方有锁骨下动脉及肋颈干的断面。

（3）上腹部脏器：主要是肝右叶。

九、经右第1肋外侧份的矢状面

层面结构包括胸腔脏器及胸壁、肩胛区、颈根部和上腹部脏器。

（1）胸腔脏器及胸壁：胸腔内右肺的水平裂和斜裂分隔右肺上、中、下叶；斜裂由后上向前下方斜行达隔。右肺上叶位于前上部，第1至第3肋软骨的后方；下叶位于斜裂后方，呈三角形，其内可见各底段支气管及与其伴行的肺段动脉；中叶位于斜裂与水平裂之间，呈楔形，底向前，尖向后，中叶的后上部内有内、外侧段支气管及与其伴行的肺段动脉。胸壁的构成与经左第1肋外侧份的矢状层面相似。

（2）肩胛区：肩胛骨仅切到其脊柱缘，肩胛骨前面有肩脚下肌，与前锯肌紧密相贴。肩胛骨后方有斜方肌覆盖。在肩胛骨上方、斜方肌前方有肩胛提肌。

（3）颈根部：第1肋骨与锁骨之间有颈外静脉，向下汇入锁骨下静脉。锁骨下静脉的后上方有锁骨下动脉的断面。动脉的上方有臂丛及肩胛舌骨肌的断面，后方为中斜角肌和后斜角肌的断面。

（4）上腹部脏器：主要是肝右叶。

十、经右第2肋中份的矢状层面

层面结构包括胸腔脏器及胸壁、肩胛区和上腹部脏器。

（1）胸腔脏器及胸壁：胸腔内右肺水平裂和斜裂分隔右肺的上、中、下叶。胸壁的构成与经左第2肋中份的矢状层面相似。

（2）肩胛区：肩胛区断面呈长条状，其前面有肩胛下肌，肩胛冈断面清晰，冈上窝内有冈上肌，冈下窝内有冈下肌。冈上肌上方有斜方肌。锁骨断面下方连于胸大肌，胸大肌后方有锁骨下肌和胸小肌，锁骨下肌下方有腋动脉、腋静脉和臂丛。锁骨后方的横行肌为肩胛舌骨肌。

（3）上腹部脏器：膈下方仅有肝右叶。

十一、经右第3肋中份的矢状层面

层面结构包括胸腔脏器及胸壁、肩胛区和上腹部脏器。

（1）胸腔脏器及胸壁：胸腔内右肺水平裂和斜裂分隔右肺的上、中、下叶。右肺上叶位于前上方；中叶位于前下方，呈楔形；下叶位于后下方，呈三角形，尖向上，底位于膈上方，与膈下方的肝右叶相对。胸壁的构成与经左第3肋骨中份的矢状层面相似。

（2）肩胛区：该区的结构与经左第3肋骨中份的矢状层面相似。

（3）上腹部脏器：膈下方仅有肝右叶。

十二、矢状面连续层面展示

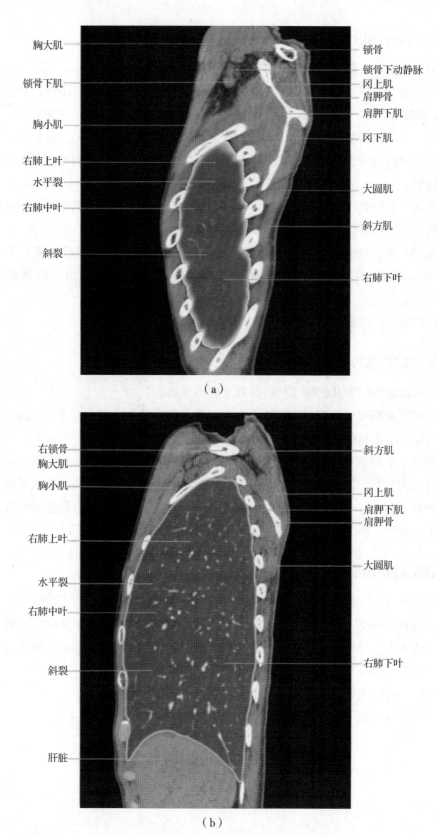

胸大肌

锁骨下肌

胸小肌

右肺上叶

水平裂

右肺中叶

斜裂

锁骨

锁骨下动静脉

冈上肌

肩胛骨

肩胛下肌

冈下肌

大圆肌

斜方肌

右肺下叶

（a）

右锁骨

胸大肌

胸小肌

右肺上叶

水平裂

右肺中叶

斜裂

肝脏

斜方肌

冈上肌

肩胛下肌

肩胛骨

大圆肌

右肺下叶

（b）

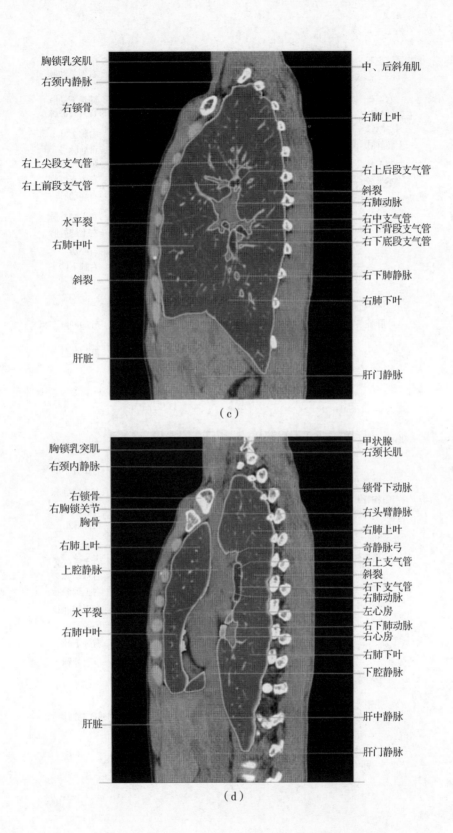

胸锁乳突肌
右颈内静脉
右锁骨
右上尖段支气管
右上前段支气管
水平裂
右肺中叶
斜裂
肝脏

中、后斜角肌
右肺上叶
右上后段支气管
斜裂
右肺动脉
右中支气管
右下背段支气管
右下底段支气管
右下肺静脉
右肺下叶
肝门静脉

（c）

胸锁乳突肌
右颈内静脉
右锁骨
右胸锁关节
胸骨
右肺上叶
上腔静脉
水平裂
右肺中叶
肝脏

甲状腺
右颈长肌
锁骨下动脉
右头臂静脉
右肺上叶
奇静脉弓
右上支气管
斜裂
右下支气管
右肺动脉
左心房
右下肺动脉
右心房
右肺下叶
下腔静脉
肝中静脉
肝门静脉

（d）

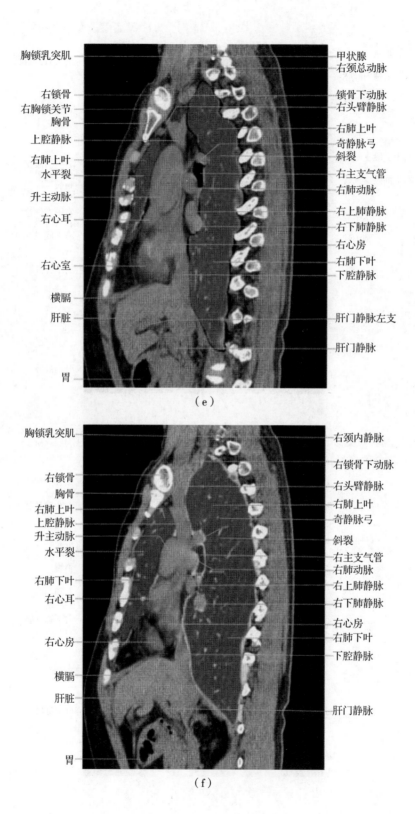

胸锁乳突肌　　　　　　　　　　　　　甲状腺
　　　　　　　　　　　　　　　　　　右颈总动脉

右锁骨　　　　　　　　　　　　　　　锁骨下动脉
右胸锁关节　　　　　　　　　　　　　右头臂静脉
胸骨
上腔静脉　　　　　　　　　　　　　　右肺上叶

右肺上叶　　　　　　　　　　　　　　奇静脉弓
水平裂　　　　　　　　　　　　　　　斜裂

升主动脉　　　　　　　　　　　　　　右主支气管
　　　　　　　　　　　　　　　　　　右肺动脉
右心耳　　　　　　　　　　　　　　　右上肺静脉
　　　　　　　　　　　　　　　　　　右下肺静脉
　　　　　　　　　　　　　　　　　　右心房

右心室　　　　　　　　　　　　　　　右肺下叶
　　　　　　　　　　　　　　　　　　下腔静脉

横膈
肝脏　　　　　　　　　　　　　　　　肝门静脉左支

　　　　　　　　　　　　　　　　　　肝门静脉

胃

（e）

胸锁乳突肌　　　　　　　　　　　　　右颈内静脉

　　　　　　　　　　　　　　　　　　右锁骨下动脉

右锁骨　　　　　　　　　　　　　　　右头臂静脉
胸骨
右肺上叶　　　　　　　　　　　　　　右肺上叶
上腔静脉　　　　　　　　　　　　　　奇静脉弓
升主动脉
水平裂　　　　　　　　　　　　　　　斜裂

　　　　　　　　　　　　　　　　　　右主支气管
右肺下叶　　　　　　　　　　　　　　右肺动脉
　　　　　　　　　　　　　　　　　　右上肺静脉
右心耳　　　　　　　　　　　　　　　右下肺静脉

　　　　　　　　　　　　　　　　　　右心房
右心房　　　　　　　　　　　　　　　右肺下叶

　　　　　　　　　　　　　　　　　　下腔静脉

横膈
肝脏

　　　　　　　　　　　　　　　　　　肝门静脉

胃

（f）

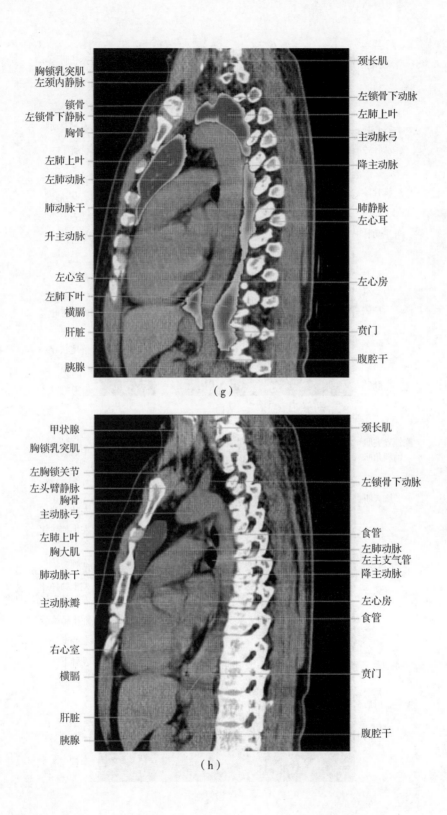

胸锁乳突肌
左颈内静脉
锁骨
左锁骨下静脉
胸骨
左肺上叶
左肺动脉
肺动脉干
升主动脉
左心室
左肺下叶
横膈
肝脏
胰腺

颈长肌
左锁骨下动脉
左肺上叶
主动脉弓
降主动脉
肺静脉
左心耳
左心房
贲门
腹腔干

（g）

甲状腺
胸锁乳突肌
左胸锁关节
左头臂静脉
胸骨
主动脉弓
左肺上叶
胸大肌
肺动脉干
主动脉瓣
右心室
横膈
肝脏
胰腺

颈长肌
左锁骨下动脉
食管
左肺动脉
左主支气管
降主动脉
左心房
食管
贲门
腹腔干

（h）

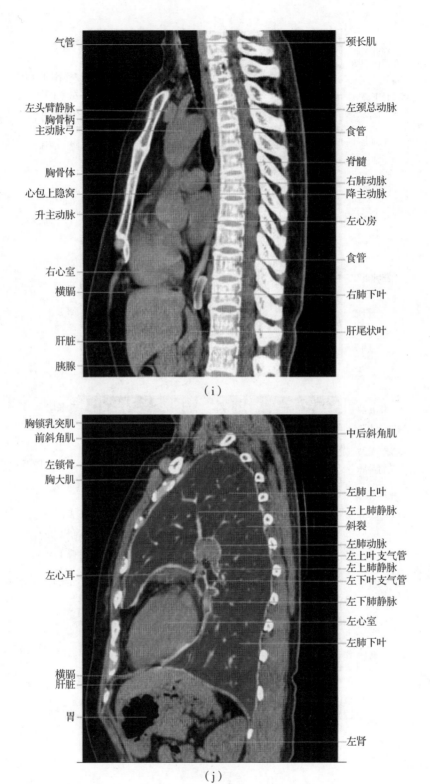

气管
左头臂静脉
胸骨柄
主动脉弓
胸骨体
心包上隐窝
升主动脉
右心室
横膈
肝脏
胰腺

颈长肌
左颈总动脉
食管
脊髓
右肺动脉
降主动脉
左心房
食管
右肺下叶
肝尾状叶

（i）

胸锁乳突肌
前斜角肌
左锁骨
胸大肌
左心耳
横膈
肝脏
胃

中后斜角肌
左肺上叶
左上肺静脉
斜裂
左肺动脉
左上叶支气管
左上肺静脉
左下叶支气管
左下肺静脉
左心室
左肺下叶
左肾

（j）

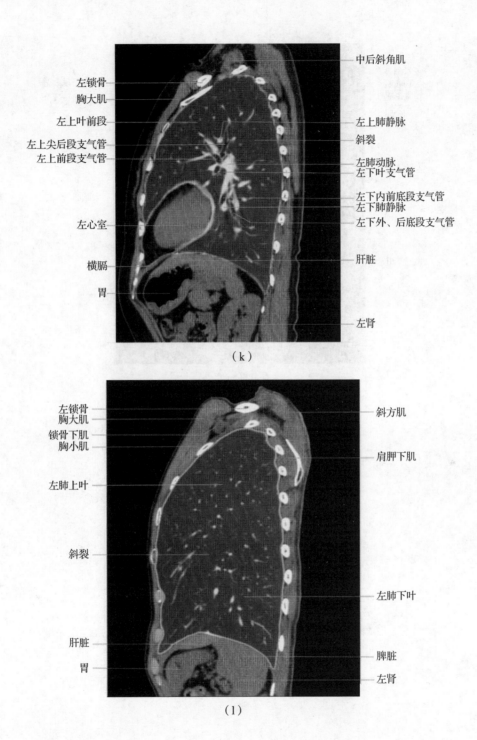

左锁骨————
胸大肌————
左上叶前段————
左上尖后段支气管————
左上前段支气管————

左心室————

横膈————
胃————

————中后斜角肌
————左上肺静脉
————斜裂
————左肺动脉
————左下叶支气管
————左下内前底段支气管
————左下肺静脉
————左下外、后底段支气管
————肝脏
————左肾

（k）

左锁骨————
胸大肌————
锁骨下肌————
胸小肌————
左肺上叶————

斜裂————

肝脏————
胃————

————斜方肌
————肩胛下肌
————左肺下叶
————脾脏
————左肾

（l）

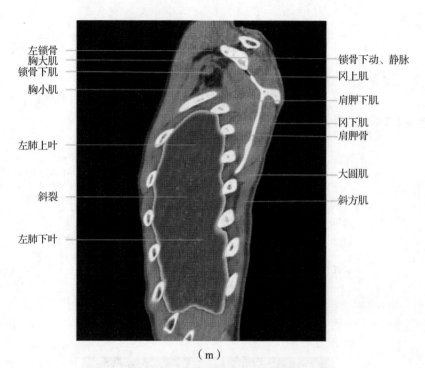

左锁骨
胸大肌
锁骨下肌
胸小肌

左肺上叶

斜裂

左肺下叶

锁骨下动、静脉
冈上肌
肩胛下肌
冈下肌
肩胛骨

大圆肌

斜方肌

（m）

图3-3-3　胸部矢状面连续层面展示

第四节　胸部冠状断层解剖

一、经升主动脉的断层

此断层经过主动脉口和升主动脉纵隔区，主要为上纵隔和中纵隔结构。上纵隔内从左到右可见左头臂静脉、主动脉弓、头臂干、右头臂静脉以及上腔静脉起始部。气管位于上纵隔最上方中间，气管的两侧有甲状腺侧叶，其外侧有颈内静脉。中纵隔主要是心脏和出入心的大血管及其周围的心包和心包腔。心脏为三腔结构。右心房和左、右心室位于膈肌中心腱的上方，并与膈下的肝左叶和胃底相对。右心室腔仅见一小部分，左心室腔小而壁厚。右心室右上方的空腔为右心房及上腔静脉，后者于右肺中叶和升主动脉之间上行。左心室上方连接升主动脉的根部，可见主动脉口和主动脉瓣，其左侧有粗大的肺动脉干。

右侧胸膜肺区内出现斜裂，由水平裂和斜裂分隔右肺上、中、下叶。上叶呈三角形，中叶呈长方形，下叶呈横行而扁的剖面。左侧胸膜肺区内斜裂分隔左肺上叶和下叶。左肺上叶与升主动脉、肺动脉干及左心室相邻；左肺下叶呈三角形，位于膈肌之上，毗邻胃体。

二、经肺动脉杈的断层

此断层经肺动脉杈处，纵隔区主要为上纵隔和中纵隔结构。上纵隔从左到右可见主动脉弓、气管和上腔静脉，食管位于气管的上方。主动脉弓位于气管的左下方，常可见发出左颈总动脉或左锁骨下动脉的分支。中纵隔主要是心脏和出入心的大血管及其周围的心包和心包腔。纵隔下方右侧为右心房的腔静脉窦，下方为下腔静脉口，其前内方为下腔静脉瓣，直达房间隔的卵圆窝前缘。下腔静脉瓣内侧有冠状窦口及冠状窦瓣，上方是上腔静脉口。在肺根上方、上腔静脉后壁上有奇静脉弓的开口。腔静脉窦的左侧为左心室和左心房。左心室壁肌层较厚，在房室口处有二尖瓣。左房室口上方为左心房，左心耳位于左心房与肺动脉分叉处之间的腔隙，其下方有左冠状动脉旋支与心大静脉相伴行。左心室心尖部隔心包与左肺下叶内侧相贴。

右侧胸膜肺区内水平裂和斜裂分隔右肺上、中、下叶。右肺尖突入颈根部；右肺中叶内可见外侧、内侧段支气管及右肺动脉中叶支相互伴行。左肺内斜裂分隔左肺上叶和下叶。左肺上叶中部及下部可见前段和舌叶支气管；左肺尖伸入颈根部；左肺下叶呈三棱锥体形，底位于膈肌上方，与胃底相对。

三、经气管杈的断层

此层面经气管杈，纵隔区首次出现典型气管杈和肺门结构。气管、气管杈和左、右主支气管位居纵隔中央，整个形态呈"人"字形。气管杈下方、左心房上方可见数个气管支气管下淋巴结。在左、右主支气管的两侧，肺门诸结构出现。右主支气管较短，进入右肺门立即分出右肺上叶支气管及中间支气管。右肺上叶支气管下方、中间支气管外侧有右肺动脉。右主支气管上方有一圆形的血管剖面，为奇静脉弓。左主支气管较长，入左肺门分为左肺上、下叶支气管。左主支气管和左肺上叶支气管上方有左肺动脉。左、右主支气管上方有气管支气管上淋巴结。在"人"字形的气管杈下方可见隆嵴下淋巴结，再向下为左心房，位于心脏后部，四周有心包围绕。左心房两侧有肺静脉的开口，其下方冠状沟内有心大静脉及冠状窦。

右侧肺区内水平裂和斜裂分隔右肺上、中、下叶。右肺上叶支气管分出尖段支气管及后段支气管，分别进入上叶尖段及后段。斜裂呈弧形与水平裂相交，中叶变小，仅为中叶外侧段的一小部分。斜裂下方为右肺下叶，内有基底段支气管和肺动脉的分支。左侧肺区内斜裂分隔左肺上叶和下叶。左肺上叶支气管分出向上的尖后段支气管、向前下方的前段支气管；左肺下叶位于左心室旁。

四、胸部冠状面连续层面

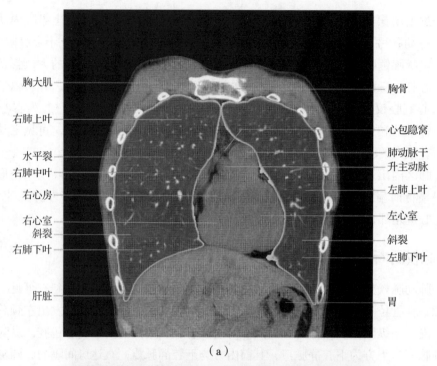

（a）

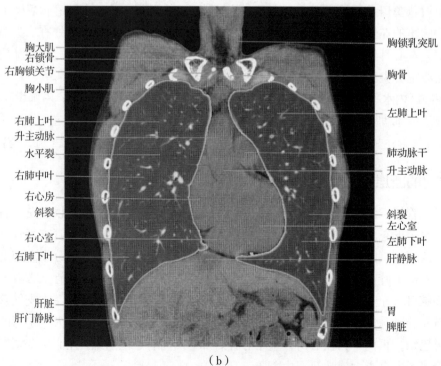

（b）

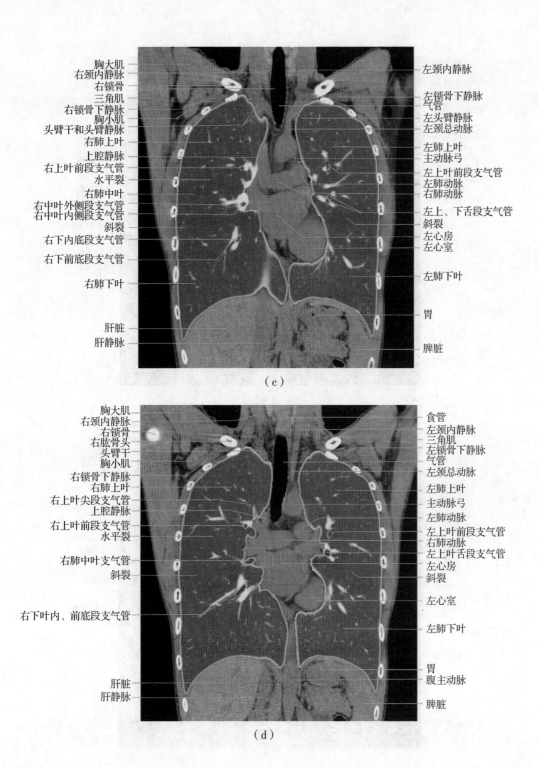

胸大肌
右颈内静脉
右锁骨
三角肌
右锁骨下静脉
胸小肌
头臂干和头臂静脉
右肺上叶
上腔静脉
右上叶前段支气管
水平裂
右肺中叶
右中叶外侧段支气管
右中叶内侧段支气管
斜裂
右下内底段支气管
右下前底段支气管
右肺下叶

肝脏
肝静脉

左颈内静脉
左锁骨下静脉
气管
左头臂静脉
左颈总动脉
左肺上叶
主动脉弓
左上叶前段支气管
左肺动脉
右肺动脉
左上、下舌段支气管
斜裂
左心房
左心室
左肺下叶

胃

脾脏

（c）

胸大肌
右颈内静脉
右锁骨
右肱骨头
头臂干
胸小肌
右锁骨下静脉
右肺上叶
右上叶尖段支气管
上腔静脉
右上叶前段支气管
水平裂
右肺中叶支气管
斜裂
右下叶内、前底段支气管

肝脏
肝静脉

食管
左颈内静脉
三角肌
左锁骨下静脉
气管
左颈总动脉
左肺上叶
主动脉弓
左肺动脉
左上叶前段支气管
右肺动脉
左上叶舌段支气管
左心房
斜裂
左心室
左肺下叶

胃
腹主动脉
脾脏

（d）

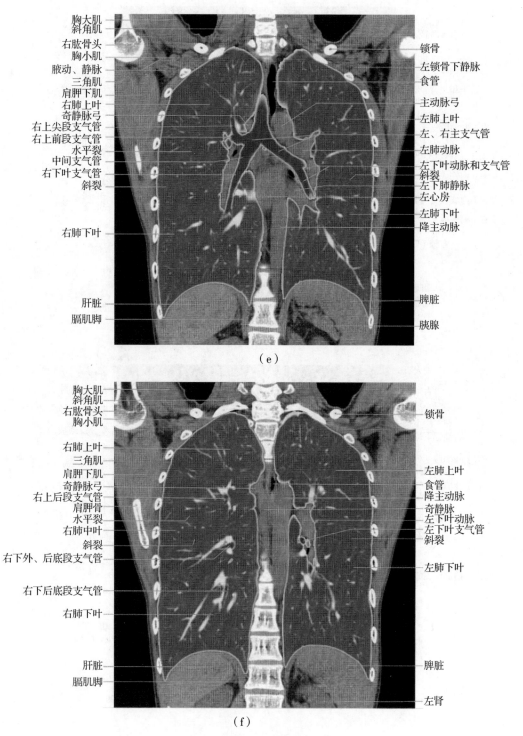

胸大肌
斜角肌
右肱骨头
胸小肌
腋动、静脉
三角肌
肩胛下肌
右肺上叶
奇静脉弓
右上尖段支气管
右上前段支气管
水平裂
中间支气管
右下叶支气管
斜裂

右肺下叶

肝脏
膈肌脚

锁骨
左锁骨下静脉
食管
主动脉弓
左肺上叶
左、右主支气管
左肺动脉
左下叶动脉和支气管
斜裂
左下肺静脉
左心房
左肺下叶
降主动脉

脾脏
胰腺

（e）

胸大肌
斜角肌
右肱骨头
胸小肌
右肺上叶
三角肌
肩胛下肌
奇静脉弓
右上后段支气管
肩胛骨
水平裂
右肺中叶
斜裂
右下外、后底段支气管
右下后底段支气管
右肺下叶

肝脏
膈肌脚

锁骨
左肺上叶
食管
降主动脉
奇静脉
左下叶动脉
左下叶支气管
斜裂
左肺下叶

脾脏
左肾

（f）

图3-4-1 胸部冠状面连续层面

五、心脏冠状面连续层面

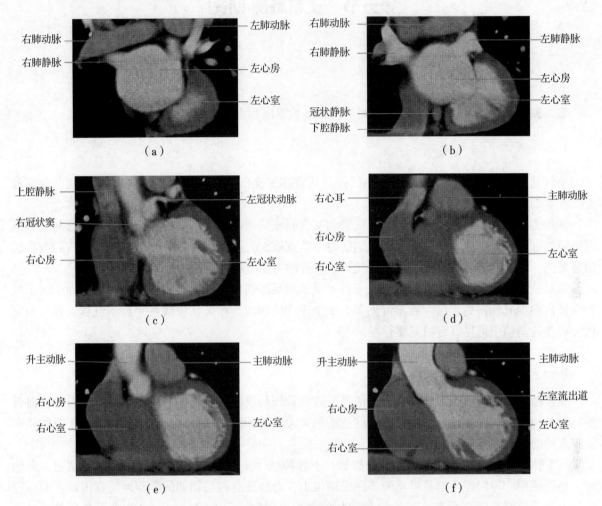

图3-4-2　心脏冠状面影像

第五节　正常胸部 MRI

一、纵隔

磁共振切面上能见到 CT 上所能见到的绝大多数纵隔解剖结构。

（一）气管与主支气管

不管切面方向如何，是否使用心电门控，气管和主支气管在 MRI 图像上均容易识别，气管和主支气管的管腔内无质子，故为无信号。

管腔由周围脂肪的高信号所勾画。气管和支气管壁通常不可见，只是在气管、支气管与对着纵隔胸膜的肺相接触的区域，两者之间无脂肪时才能观察到。其信号强度介于肺泡、支气管腔与脂肪信号之间，呈中等信号，多见右侧主支气管、气管的右侧壁和气管的右后外侧部。

冠状位上，由于胸段气管的轴线处于自上而下向后倾斜的方向，故很少能在一个切面上显示气管全长。根据其倾斜的程度，通常可见 2～5 个连续的切面。在矢状位或在平行于气管长轴并与冠状位成角的斜位上可见气管的完整行程。

（二）血管

血管腔因血流的流空效应通常为无信号，故血管腔与纵隔内脂肪的高信号形成鲜明对比。血管壁只在与胸膜面和肺相接触的区域，且这些结构间无脂肪相隔时才能见到。血管壁为介于脂肪和血管腔之间的中等强度信号。

（1）体静脉：管径粗的静脉（上腔静脉、下腔静脉、头臂静脉、奇静脉等），不管切面方向如何，是否使用心电门控，总是可见的。在横轴位上，奇静脉有时与相邻的肺实质鉴别困难，而在冠状位上显示甚佳，颈内静脉在横轴位与矢状位上均可识别，但在冠状位上可能难以与颈总动脉鉴别。见到管径细的静脉的概率较小，文献报告能看到的静脉直径至少为 3 mm。乳内静脉、半奇静脉和左右肋间静脉通常在心电门控的横轴位图像上显示最清晰。肋间静脉有时在斜位或冠状位与肋间动脉伴行，凭借椎旁肋间脂肪勾画出轮廓。

除乳内静脉于俯卧位观察最清楚外，其他小血管以仰卧位上显示为佳。先天性体静脉异常，尤其是左上腔静脉或奇静脉与下腔静脉相连接在 MRI 上容易识别。

（2）主动脉及其分支：心电门控和纵轴位成像能明显改善血管的成像。在冠状位上，升主动脉和主动脉弓部见于连续的层面上，降主动脉一般见于两个相邻层面，与奇静脉平行，其间由脂肪分隔。在矢状切面上，升主动脉弓的前部见于矢状位右旁的两个层面，而主动脉弓的后部与降主动见于左旁的两个层面。

主动脉弓上的血管总能见到，但其起源有时不易识别。头臂动脉位置最靠前，右颈总动脉在冠状位上位于头臂动脉干相同的层面，而右锁骨下动脉和椎动脉则见于其后方的层面上。左颈总动脉位于头臂动脉干或稍后方层面。左锁骨下动脉起始段位置更靠后。当右锁骨下动脉向上走行时，两侧锁骨下动脉见于相同的冠状层面上，然后跨越肺尖。

平行于主动脉弓的最大长轴的斜位成像使主动脉弓和三支头臂血管的起始部在一个平面上展开。

冠状动脉起始部有时能观察到，但不恒定，而且很难重复，这是因为冠状动脉的空间位置不断变化，尽管有心电门控，也无法消除伪影。

肋间动脉与肋间静脉伴行，见于冠状位或斜位后部切面的椎旁脂肪之中。

（3）肺动脉：在横轴位和冠状位上右肺动脉的观察效果最佳，其位于上腔静脉后方、奇静脉弓下方，在纵隔内的第一个分支见于相同的冠状切面上，向上向右进入右上叶。

肺动脉干与左肺动脉自前向后走行，故在矢状位与横轴位上观察最满意。位于左主支气管上方的左肺动脉弓也见于主肺动脉窗之后的冠状层面上。

上肺静脉在纵隔内的行程以及与左心房的连接方向，在绝大多数人的横轴位心电门控图像上可见，左上肺静脉见于左侧主支气管的前方、左肺动脉的下方。

（三）食管

胸段食管通常显示良好，特别是上 1/3 段和下段往下直至食管胃连接处。中 1/3 段因与左心房紧贴故鉴别较难。有时能看到腔内空气存留，此时可测定食管壁厚度，大约为 3 mm。当食管处于萎陷状态时，在横轴位上能测量食管的厚度，上段食管之前后径平均为 14 mm，正常范围为 11～20 mm；冠状位上平均为 18 mm，正常范围为 11～28 mm，食管壁的信号强度与胸壁肌肉相似。主动脉和食管有时似乎直接相贴而无脂肪相隔。主动脉前壁与食管之间的脂肪界面通常不可见。

（四）淋巴结

正常情况下，纵隔内淋巴结在脂肪组织的衬托下是可见的，因为淋巴结的 T1 信号较脂肪的长，所以在短 TR 序列上较容易识别，表现为均质圆形或卵圆形结构。在 MRI 上尚未评估正常淋巴结大小的标准，可参考 CT 标准，除特殊情况，正常淋巴结的横径应小于 10 mm。

较常见到的淋巴结是气管右旁组淋巴结，按照美国胸科学会分类，标定为 2R 与 4R；气管隆嵴前和右主支气管周围淋巴结为 10R，右前纵隔组淋巴结和左前纵隔组淋巴结分别为 6.5R 和 2L，隆嵴下淋巴结为 7。

气管左旁组淋巴结（2L 和 4L，ATS）难以显示，这是因为它们周围的脂肪较少，且位于气管、主动脉、左颈总动脉和左锁骨下动脉之间的狭窄间隙内。这一组唯一能显示的淋巴结居最下方，位于主肺动脉窗深部。与此相似，左主支气管周围的淋巴结也难以识别，因为它们位于主气管和左肺动脉之间的狭窄间隙内。

食管旁组淋巴结、三角韧带组淋巴结、膈组淋巴结分别标定为 8、9、14，此外还有乳内动脉和椎旁淋巴结，除非明显增大，否则通常是不可见的。

（五）胸腺

胸腺呈现均质的信号结构，其信号强度在 T1WI 上低于脂肪。在横轴位上，胸腺显示为以下几种形态：①位于升主动脉和主动脉弓水平段前方，呈圆形或三角形；②与主动脉弓左前表面相接触，通常为椭圆形。后者相当于胸腺左叶的影像，而右叶常常不能识别。胸腺的较大横径为（27.9±14.4）mm，较小径线为（18.15±6.3）mm。

矢状位上胸腺为一椭圆形结构，垂直径最大 7 cm，位于升主动脉和上腔静脉前方，从甲状腺下极向下延伸至心包和上腔静脉与右心房的连接处。

胸腺的 T1 值大于脂肪，因而在 T1WI 上信号强度低于脂肪；随着年龄增长，尤其在 30 岁以后，这种差别逐渐缩小；胸腺的 T2 值与脂肪相似，不随年龄增长而变化，但胸腺的质子密度小于脂肪，因此在 MRI 上胸腺通常是可见的。

胸腺的厚度似乎并不随年龄增长而减小，但胸腺的脂肪浸润可以解释 T1 的缩短和某些人 30 岁以后胸腺与纵隔脂肪间的对比减小甚至消失。

（六）心包

心包呈现为位于心外脂肪和心包外脂肪层之间低信号强度的线状影。包含在心包内的少量液体因 T1 长呈现低信号强度。与舒张期相比，心包于收缩期观察效果较好。其厚度在舒张期为 0.5 ~ 1.2 mm，收缩期为 0.5 ~ 1.7 mm。在右心室前表面前方总能见到心包，但在心尖前方，左心室后外侧和左心室外表面并非总能见到。几个隐窝，尤其是心包上隐窝经常可见，隐窝位于升主动脉的前方与后方。

（七）神经与胸导管

胸导管有时在横轴位可显示。迷走神经、交感神经、膈神经和左喉返神经通常不能显示。

（八）纵隔间隙

纵隔间隙由纵隔内脏器官与血管所围绕，主要包含脂肪和淋巴结。有三个间隙特别重要，即腔静脉后与气管前间隙、主肺动脉窗间隙、隆突下间隙，因为胸部疾病常累及这几个间隙的淋巴结。

（1）腔静脉后与气管前间隙：在横轴位上观察最满意；前外侧由上腔静脉，前内侧由升主动脉，后方由气管、右主支气管，下方由奇静脉，上方由头臂动脉干所围绕。此间隙包含气管右外侧下的几个淋巴结（4R，ATS），其中包括隆突前淋巴结。

（2）主肺动脉窗间隙：在横轴位与冠状位上显示较佳。其前、上、后以主动脉弓为界，内侧以气管和左主支气管为界，下方则以左支气管和左肺动脉为界。其外侧为胸膜，边缘是直的或轻微凹陷；在冠状位上呈三角形或矩形，矢状面上见于跨越主动脉弓的切面上。此窗的内侧部分包含左前纵隔组的下部淋巴结。

（3）隆突下间隙：于横轴位与冠状位上显示最佳。其上方与外侧以主支气管为界，前方为肺动脉，下方是左心房，后方以奇静脉食管隐窝为界。其脂肪成分因人而异，绝大多数人在两侧主支气管之下方可见到脂肪，以右侧向下扩展较深，通常能见到一个或数个淋巴结。

（九）血流信号

在胸部 MRI 检查中，血流或表现为低信号，或表现为高信号。

（1）主动脉循环：主动脉的血流与心律一致，呈搏动性。在收缩期，降主动脉血流速度为 100 ~ 150 cm/s，舒张末期为零。在舒张早期和收缩早期，血流呈层流，在收缩中期高峰成为涡流，心电门控多层面扫描下，收缩中期和收缩末期主动脉内总是无信号，此时循环速度最大；于舒张末期可见信号，并于第二回波时增强。收缩早期血流信号不恒定。中等血流速度时（舒张中期、舒张早期和收缩早期），血流信号是变化的。血流信号不一定充满主动脉腔，它可见于血管的外围，沿着血管壁或在血管腔中央。中心型血流信号有时见于升主动脉和降主动脉横轴位图像上。

不用心电门控，主动脉内一般无信号，除非所选择的 TR 非常相似于心电图 R-R 期间，此时因舒张期效应，血流信号可见于降主动脉的某些切面上。

（2）肺动脉循环：也与心律一致，呈搏动性。较慢的舒张末期血流使肺动脉腔内产生信号。这种信号在第一回波上可见，但其强度和范围在第二回波增大。在收缩期，肺动脉腔内多无信号。

（3）体静脉血流信号：不管是否采用门控，有时体静脉腔内可见到信号，这些信号主要出现在垂直于血管长轴的切面上，与入口层面上的血流方向有关，在第一回波的影像上能见到，于第二回波增强。横轴位上，颈内静脉和头臂静脉可见，偶尔上腔静脉也能见到信号。在冠状位图像上，奇静脉弓腔内可出现高信号。

在快速成像序列上，不管动静脉内血流速度如何，均呈现为高信号。

二、肺门

肺血管和支气管在肺门行程中呈现管状的无信号结构，在 MRI 上表现相似，仅能凭借它们的解剖学关系加以鉴别；在横轴位上，心电门控时显示较清晰，较易识别。肺叶动脉和主肺静脉几乎都能见到，但肺段动脉和肺段内静脉不一定都能显示。总之，MRI 的空间分辨率影响了节段支气管和血管的显示。

正常软组织影可见于诸平面的血管与支气管之间。它们由融合在一起的脂肪、结缔组织和淋巴结所组成，呈现高信号，且通常较小，直径为 3～5 mm，但有某些特殊部位可较大，对于没经验的医生来说，易将其误认为异常的肿块。有 3 个部位可出现这种情况：①右侧，发生在叶间动脉走出肺门后的上外侧部和下肺动脉的外侧部；②中叶支气管的前外侧；③左侧，于上叶支气管和后降支气管节段肺动脉之间。第一部位软组织的大小为 3～15 mm，其他两个部位软组织的大小为 3～10 mm。

三、肺实质

因肺泡内的质子密度很低，故肺实质产生的信号非常弱，仅能在肺门周围看到少数分支状影像，这些可能代表支气管和血管壁。在肺实质的后部，胸膜下区信号强度稍高，表明靠近检查床的肺组织活动度较弱，肺实质充气不佳，或因水压作用，肺的后部区域肺血流灌注较多。舒张期肺血管腔内可见缓慢流动的血流信号。

四、胸膜

MRI 难以显示正常胸膜。胸膜只是一个在肺实质与纵隔、胸壁以及横膈的胸膜外间隙之间的界面。

在胸骨后区域，4 层胸膜形成前纵隔联合线，由于左、右胸膜层之间存在少量脂肪，因此呈现比较高的线状结构。

因为呼吸运动伪影与 MRI 空间分辨率低，故不能直接见到叶间裂，给磁共振研究肺叶解剖造成了困难，仅在矢状位图像上叶间裂可间接识别。在心脏处于舒张期时，相当于叶间裂的部位往往呈低信号或无信号带。尽管如此，MRI 仍不能对其精确定位，而且显示重复性差。

五、胸壁

胸壁肌肉在 T1WI 上因脂肪的衬托而显示清晰。肋骨、胸骨和脊椎的周围骨皮质因质子密度很低，故显示为低信号。其中心因存在海绵骨髓内脂肪而呈现高信号。肋软骨能与软组织、肌肉和脂肪界面相鉴别，锁骨下动脉水平段跨越肺尖，通常能见到。在前胸壁的冠状切面上，乳内动脉容易定位。

六、横膈

横膈，特别是止于四周的肌腱与膈顶之大部产生较低的信号。在肺和横膈相接触的区域，不能直接见到横膈，它在不与肺实质相接触的区域显示较清晰。其前方附着部在矢状位与横轴位上呈现为一低信号的细线，厚 2 ～ 3 mm，一侧为前胸壁和剑突后的脂肪，另一侧为肝实质前上方的脂肪。

后膈肌脚在后下纵隔与肾旁腹膜后脂肪间隙内的脂肪组织衬托下显示清楚，表现为一纤细的曲线，向后凹陷，前方跨越主动脉，止于第 1 腰椎椎体之外侧面。

横膈中央部与心下部分由于信号强度几乎与心包相等，以及总处于运动状态之中，因此通常不可见。

第六节 胸部血管解剖

一、主动脉

主动脉从左心室发出，分为升主动脉、主动脉弓和降主动脉。降主动脉以膈肌的主动脉裂孔为界又分为胸主动脉和腹主动脉。升主动脉自左心室主动脉口发出，向前上右方斜行，至右第2胸肋关节上缘处移行为主动脉弓，正常升主动脉直径为27～37 mm，全长约为5 cm。在升主动脉的根部主动脉左窦和右窦分别发出左冠状动脉和右冠状动脉。升主动脉位于 肺动脉主干的右后方，右侧为右心房和上腔静脉，其后方与左心房和肺动脉右支相邻。

主动脉弓自右侧第2胸肋关节上缘处起始，向上经气管前方转向左侧，下行至第4胸椎体下缘移行为胸主动脉。主动脉弓上缘发出3个分支，自右向左依次为头臂干、左颈总动脉和左锁骨下动脉（图3-6-1～图3-6-6）。主动脉弓的右后方与上腔静脉、气管、食管相邻。

胸主动脉是降主动脉的第一段，在第4胸椎下缘由主动脉弓延续而来，下至第12胸椎下缘穿膈肌食管裂孔移行为腹主动脉，长约20 cm。胸主动脉的前方与左肺根、左心房等毗邻，其后方毗邻脊柱、半奇静脉和副半奇静脉，左侧有左纵隔胸膜，右侧为奇静脉、胸导管和右纵隔胸膜。食管与胸主动脉关系密切，在左肺根后方，食管居主动脉右侧，然后食管经主动脉前至其左侧。主动脉的管径在升主动脉起始部较粗，向远端管径逐渐变细，降主动脉的管径为21～29 mm。

心血管造影或CTA三维成像可见左心室在前后位呈斜置椭圆形，侧位略呈三角形。正位片可见主动脉起自左心室流出道上端，两者之间有主动脉瓣相隔，瓣叶相对的主动脉根部有3个半球状膨大，即主动脉窦。主动脉起始部向右上形成升主动脉，沿胸椎右缘上升，至胸骨角处弯向左后方形成主动脉弓，再向下行为降主动脉。主动脉的起端常被左心房内残留的造影剂和脊柱所重叠，故显影不太清晰，但升主动脉的大部分、主动脉弓和降主动脉都能很好地显影。升主动脉的右侧轮廓常向右凸出一弧形，沿主动脉弓的前方分出头臂干、左颈总动脉及锁骨下动脉，分出后常重叠在一起，偶尔才能显示。头臂干上行后分为右颈总动脉和右锁骨下动脉，主干长约3 cm。降主动脉从弓部向下向内行，大部分与脊柱的左侧重叠。升主动脉在正位片上和降主动脉部分重叠，侧位或右后斜位可观察到胸主动脉全长。

在侧位或左前斜位片，左心室舒张期主动脉窦能清楚显示，为局部突出阴影。半月瓣尖和冠状动脉有时也能显示。升主动脉显示为垂直或稍向前弯曲的管状阴影，其前壁约位于胸部前后径的前1/3处。在头臂干的起始部下方，主动脉向后弯曲，形成主动脉弓及其三大分支，在侧位片上均能清晰显影。

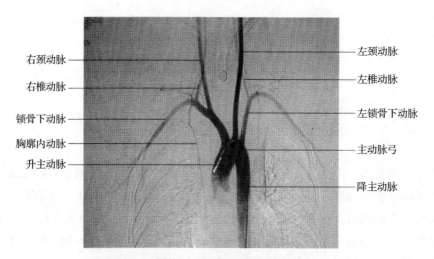

右颈动脉 —— 左颈动脉
右椎动脉 —— 左椎动脉
锁骨下动脉 —— 左锁骨下动脉
胸廓内动脉 —— 主动脉弓
升主动脉 —— 降主动脉

图3-6-1　胸主动脉弓造影

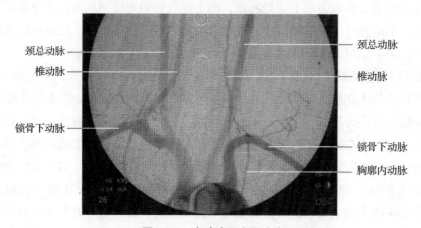

颈总动脉 —— 颈总动脉
椎动脉 —— 椎动脉
锁骨下动脉 —— 锁骨下动脉
—— 胸廓内动脉

图3-6-2　主动脉弓主要分支

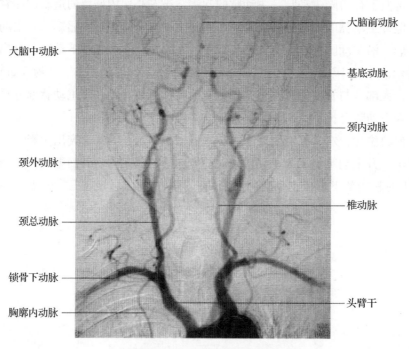

大脑中动脉 —— 大脑前动脉
—— 基底动脉
颈外动脉 —— 颈内动脉
颈总动脉 —— 椎动脉
锁骨下动脉 —— 头臂干
胸廓内动脉

图3-6-3　主动脉弓和脑血管造影

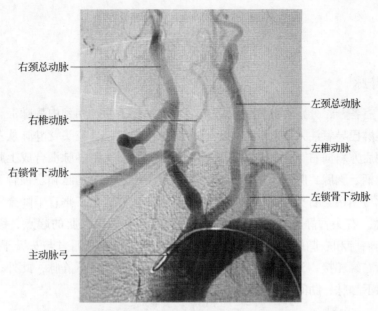

右颈总动脉 ——
右椎动脉 ——
右锁骨下动脉 ——
主动脉弓 ——
—— 左颈总动脉
—— 左椎动脉
—— 左锁骨下动脉

图3-6-4　主动脉弓及其主要分支

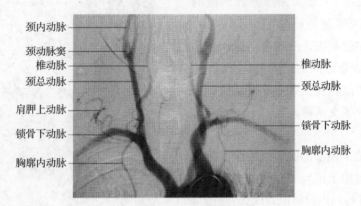

颈内动脉 ——
颈动脉窦 ——
椎动脉 ——
颈总动脉 ——
肩胛上动脉 ——
锁骨下动脉 ——
胸廓内动脉 ——
—— 椎动脉
—— 颈总动脉
—— 锁骨下动脉
—— 胸廓内动脉

图3-6-5　主动脉弓造影

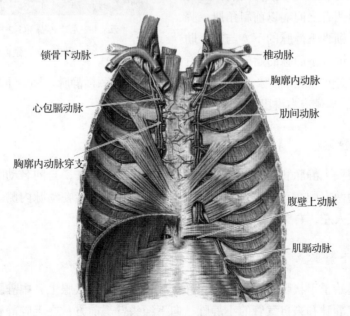

锁骨下动脉 ——
心包膈动脉 ——
胸廓内动脉穿支 ——
—— 椎动脉
—— 胸廓内动脉
—— 肋间动脉
—— 腹壁上动脉
—— 肌膈动脉

图3-6-6　胸廓内动脉

二、胸部静脉

（一）头臂静脉

头臂静脉左、右各一，分别在同侧胸锁关节后方由锁骨下静脉和颈内静脉汇合而成。汇合处的夹角称静脉角，是淋巴导管注入静脉的部位。头臂静脉内无瓣膜。左头臂静脉从左锁骨胸骨端的后方起始，经胸骨柄后方斜向右下至右侧第1胸肋关节处，与右头臂静脉汇合成上腔静脉。左头臂静脉的前方邻接胸骨柄、胸腺、胸锁关节等；后方与头臂干、左颈总动脉和左锁骨下动脉的起始部邻接；下方与主动脉弓相接。右头臂静脉从右锁骨胸骨端的后方起始，垂直下降至右侧第1胸肋关节处，汇入上腔静脉。右头臂静脉的前方紧接胸骨舌骨肌和胸骨甲状肌的起点、锁骨和胸腺的一部分；后面和右侧与右肺和右胸膜相接，其间有右膈神经通过；其左后方与头臂干、右锁骨下动脉、右迷走神经和气管右缘相接。头臂静脉主要属支有颈内静脉和锁骨下静脉，此外，还有椎静脉、胸廓内静脉、甲状腺下静脉、肋间上静脉等。

1. 颈内静脉

颈内静脉（图3-6-7）是头颈部静脉回流的主干，上端起自颅底的颈静脉孔，与乙状窦相续，然后行走于颈动脉鞘内，沿颈内动脉和颈总动脉外侧下行，至胸锁关节后方与锁骨下静脉汇合成头臂静脉。颈内静脉属支繁多，按其部位可分为颅内属支及颅外属支两种。

2. 锁骨下静脉

锁骨下静脉是位于颈根部的短静脉干，为腋静脉向上的延续，起始于第一肋骨的外侧缘，向内行于胸锁关节后方与颈内静脉汇合成头臂静脉。锁骨下静脉前面有锁骨和锁骨下肌，其后上方与锁骨下动脉相接，但两者之间隔以前斜角肌，膈神经自其后方通过；锁骨下静脉的下方与第1肋骨上面的浅沟接触。锁骨下静脉的始末两端都有瓣膜。锁骨下静脉属支仅有颈外静脉，偶尔接受肩胛上静脉和颈横静脉。锁骨下静脉与颈内静脉交会处，左侧接受胸导管，右侧有右淋巴导管注入。

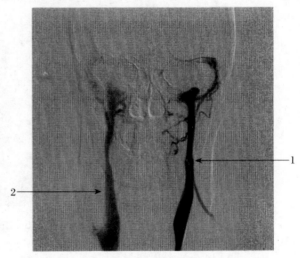

注：1—左颈内静脉；2—右颈内静脉。

图3-6-7 颈内静脉

（二）胸廓内静脉

胸廓内静脉由腹壁上静脉和肌膈静脉汇合而成，有1支或2支，与同名动脉伴行，若为1支则行于动脉内侧，若为两支则在动脉内外侧伴行一段后合为一干，走在动脉内侧。左胸廓内静脉注入左头臂静脉，右侧汇入左、右头臂静脉交会处。

（三）甲状腺下静脉

甲状腺下静脉起始于甲状腺表面的甲状腺静脉丛，该丛与甲状腺上、中静脉相连，右侧的甲状腺下静脉尚接受喉下静脉和来自气管的小静脉；向下经头臂干前方，在上腔静脉的稍上方注入右头臂静脉或与左侧的同名静脉合并形成甲状腺最下静脉。左侧的甲状腺下静脉斜过气管的前方、胸骨甲状肌的后方，向下单独或与右侧同名静脉汇合成甲状腺最下静脉，注入左头臂静脉。

（四）肋间上静脉

肋间上静脉是一条垂直的短干静脉。左侧肋间上静脉略长，接受上位3条或4条肋间静脉。其横过主动脉弓前方、左侧迷走神经和膈神经之间，汇入左头臂静脉，下端与副半奇静脉相接。右侧肋间上静脉接受上位2条或3条肋间静脉，向上注入右头臂静脉，下端与奇静脉相连。

（五）上腔静脉

上腔静脉是一粗大的静脉干，在右侧第1胸肋结合处后方由左、右两侧的头臂静脉汇合而成，沿升主动脉右侧垂直下行，至第3胸肋关节下缘处注入右心房前（图3-6-8和图3-6-9）。奇静脉自后方弓形向前跨过右肺根注入上腔静脉。上腔静脉的后内侧与气管和右迷走神经相邻；上段的后外侧与右肺和右纵隔胸膜相邻；下段的后方为右肺根；右侧与右膈神经和右胸膜相接；左侧与升主动脉和头臂干的起始部邻接。

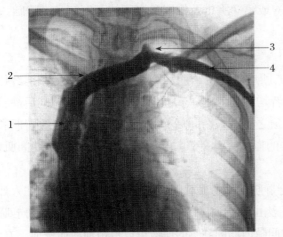

注：1—上腔静脉；2—左头臂静脉；3—左颈内静脉；
4—左锁骨下静脉。

图3-6-8 上腔静脉及属支（一）

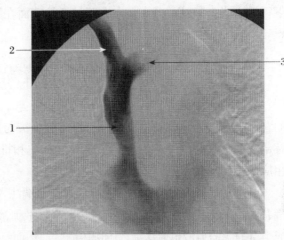

注：1—上腔静脉；2—右头臂静脉；3—左头臂静脉。

图3-6-9 上腔静脉及属支（二）

（六）心包膈静脉

心包膈静脉与同名动脉伴行，汇入胸廓内静脉、奇静脉或半奇静脉。

（七）胸腺静脉

胸腺静脉收集胸腺的静脉血，与动脉伴行，汇入头臂静脉或胸廓内静脉。

（八）奇静脉

大部分在腰大肌深侧，由右腰升静脉和右肋下静脉在第12肋头的下方互相结合而成，也可在第2腰静脉水平处自下腔静脉的背侧起始，在第12胸椎体的腹侧延续于奇静脉。奇静脉有时起于静脉丛，该丛紧贴腰椎体的腹侧、主动脉和腰动脉的背侧，并与下腔静脉和上位2支或3支静脉相交通。经膈的右内侧脚与中间脚之间进入胸腔后纵隔，在食管后方沿胸椎体右前方上行，至第4或第 5 胸椎高度。奇静脉弓向前方构成奇静脉弓，跨过右肺根的上方，注入上腔静脉。奇静脉亦可向上注入右头臂静脉或右胸廓内静脉。奇静脉沿途收集右侧肋间后静脉、食管静脉、支气管静脉及半奇静脉的血液。同时，奇静脉还是沟通上、下腔静脉系的重要途径之一。奇静脉弓和奇静脉注入上腔静脉处可出现瓣膜，其中以奇静脉弓的中 1/3 段较多。

（九）半奇静脉

半奇静脉起自左腰升静脉，多数由左肋下静脉和左腰升静脉在第 12 肋头处汇合而成，也可从左肾静脉的背侧起始，向上穿过膈左侧中间脚和内侧脚之间进入胸腔，沿脊柱左侧上行，达第 9 或第 10 胸椎高度向右横过脊柱前面注入奇静脉。半奇静脉位于胸主动脉左侧和左侧内脏大神经的右侧、食管的背侧、左侧肋间后动脉的腹侧。半奇静脉全长与左侧纵隔胸膜相接。半奇静脉收集左下部肋间后静脉、食管静脉和副半奇静脉的血液。半奇静脉可缺如。

（十）副半奇静脉

副半奇静脉是一支纵行的静脉，位于后纵隔内，汇集左侧中、上部的肋间后静脉，沿脊柱左缘下行注入半奇静脉，或直接向右跨过脊柱前面在第 6 或第 7 胸椎及椎间盘之间的高度注入奇静脉。

（十一）肋间后静脉

肋间后静脉有 12 对，最下一对称为肋下静脉。肋后静脉位于肋间隙中，与同名动脉和神经伴行，静脉位于动脉上方，神经位于动脉的下方，三者均经肋间内肌和肋间最内肌之间。肋间后静脉的背侧支与同名动脉的后支伴行，经椎骨横突与肋颈之间汇入肋间后静脉。背侧支主要接收背肌和背部皮肤的血液，并借脊支引流椎骨静脉丛和椎体的血液。此外，肋间后静脉还沿途收纳肋间肌、相应部位的皮肤、膈以及胸膜壁层的血液。

肋间后静脉前端与胸廓内静脉交通，后端注入奇静脉、半奇静脉或副半奇静脉，于前、后注入处都有瓣膜。上部肋间静脉的瓣膜较为明显，故血液无法由胸廓内静脉流入奇静脉或半奇静脉，奇静脉或半奇静脉的血液也无法流入胸廓内静脉。然而，肋间隙内肋间静脉的血液可以自由地流向任何一方。

（十二）食管静脉

食管壁内静脉丰富，在黏膜下层和食管周围吻合成丛，称为食管静脉丛。由丛汇成数条食管静脉，注入奇静脉、半奇静脉或副半奇静脉。食管静脉丛向下与胃左静脉属支有丰富吻合，当门静脉高压时，可经此途径建立门腔静脉间的侧支循环，因而食管静脉丛血流量加大，可导致食管静脉曲张，甚至破裂出血。

（十三）脊柱静脉

围绕脊柱周围有丰富的静脉，按其所在部位分为椎外和椎内静脉丛。

椎外静脉丛是在椎管外围绕脊柱形成的静脉丛，包括椎外前静脉丛和椎外后静脉丛。椎外前静脉丛呈网状位于椎体的前面，在颈部此丛较发达，接收椎体周围的血液，与椎体静脉相交通。此丛的血液不仅分别流入肋间后静脉和腰静脉的背侧支，还有一部分血液注入奇静脉和半奇静脉。椎外后静脉丛围绕横突、关节突、棘突、椎弓以及这些部位韧带的外面，接收来自椎骨及背深肌的血液，经黄韧带附近的静脉丛与椎内静脉丛相通。

位于椎管内的静脉丛叫作椎内静脉丛，包括椎内前静脉丛和椎内后静脉丛。椎内前静脉丛沿椎管全长分布，位于椎体后面的两侧，椎弓和后纵韧带之间，因纵贯椎管全长，亦称椎纵窦。椎内后静脉丛位于椎管内的后外侧，上自枕骨大孔向下延伸到骶管内。该丛与椎外后静脉丛借黄韧带间的静脉互相交通，与椎内前静脉丛借外侧支相连。在枕骨大孔处可与枕窦吻合。

椎内、椎外静脉丛互相吻合连通，最后分别注入邻近的椎静脉、肋间后静脉、腰静脉、骶外侧静脉等。脊柱的静脉丛上部可经枕骨大孔与硬脑膜窦相连通，下部可与盆腔静脉丛相交通，同时与颈、胸、腹、盆腔静脉的属支之间存在丰富而广泛的吻合。因此，脊柱静脉丛是沟通上、下腔静脉系统及颅腔内、外静脉的重要途径之一，在静脉回流中具有一定的调节作用。

三、肺动脉

肺动脉干由右心室发出，起自肺动脉瓣行向后上方，主干长 4～5 cm，直径为 2.5～3 cm。在主动脉弓下方分成左、右肺动脉。右肺动脉较长而低，向右经升主动脉和上腔静脉后方、奇静脉下方进入右肺；左肺动脉短而高，向左经胸主动脉前方进入左肺。

（一）右肺动脉

右肺动脉进入肺门后立即分出上叶动脉，本干继续下行称为叶间动脉；叶间动脉在斜裂处分为中叶动脉和下叶动脉。右肺动脉的分支伴支气管分支分布于相应肺段。

（1）右肺上叶动脉：沿上叶支气管内侧上行，与上叶尖、后、前段支气管相对应，亦分为 3 支肺段动脉（A1～A3）。

（2）右肺中叶动脉：为叶间动脉发出的终末支，其起点一般位于中间支气管发出中叶支气管起点的前外上方。外侧段动脉（A4）伴行于外侧段支气管的外侧或内侧，而内侧段动脉（A5）向前延伸，且向下斜行。

（3）右肺下叶动脉：首先发出上段动脉（A6），本干继续下行并转向同名支气管的外后方，形成基底动脉干。由基底动脉干呈辐射状依次分出内侧底段动脉（A7）、前底段动脉（A8）、外侧底段动脉（A9）和后底段动脉（A10），与相应的肺段支气管伴行，分布于同名肺段。

（二）左肺动脉

左肺动脉主干粗短，进入肺门后即呈弓形（左肺动脉弓），从左主支气管的前上方绕至上叶支气管的后下方，易名为左肺下叶动脉。

（1）左肺上叶动脉：左肺动脉在绕上叶支气管前发出前段动脉（A3），行于前段支气管起始段的内侧；尖后段动脉（A1＋A2）于左肺动脉绕上叶支气管处发出，向上或向后上走行。左肺动脉在上叶支气管后外侧发出舌段动脉干，后者再分为上舌段动脉（A4）和下舌段动脉（A5），行于上、下舌段支气管的外侧。

（2）左肺下叶动脉：在舌段动脉干起点稍上方发出上段动脉（A6）；左肺下叶动脉入下叶立即分为内侧前底段动脉（A7＋A8）和外后底段动脉（A9＋A10），于相应支气管的外侧进入同名肺段。

四、肺静脉

肺静脉由肺泡周围毛细血管逐级汇集形成，流入左心房。有段内部和段间部两种属支，前者位于肺段内，常行于亚段间或更细的支气管间，不能作为分段标志。后者位于肺段之间，引流相邻两肺段的静脉血，可作为分段的标志。两肺的静脉最后汇集成 4 条肺静脉，左右各两支，分别为上肺静脉和下肺静脉。肺静脉的走行与肺动脉、支气管的走行有很大的不同，上肺静脉在主支气管和肺动脉下方行向内下，平第 3 肋软骨高度穿心包进入左心房；下肺静脉近乎水平向前，平第 4 肋软骨进入左心房。出肺门后均位于肺根的前下部，从两侧穿过心包汇入左心房。

（一）右上肺静脉

右上肺静脉从上腔静脉与右心房连接处的后方经过，收集右肺上叶和中叶的静脉血。上叶的静脉分别汇合形成尖段静脉（V1）、后段静脉（V2）和前段静脉（V3）。尖段静脉有上、下支，上支为段内部；下支为段间部，分隔尖段和前段。后段静脉有段间部、段内部和叶间支 3 种属支，其中段间部有 2 支，一支分隔尖段和后段，另一支分隔后段和前段。前段静脉有上、下支，上支为段内部，下支收集上叶底面水平裂附近的静脉血。中叶的静脉汇成外侧段静脉（V4）和内侧段静脉（V5），外侧段静脉偶有段间部。内、外侧段静脉汇合成中叶静脉注入右上肺静脉。

（二）右下肺静脉

右下肺静脉走行于右房后部，由上段静脉（V6）和底段总静脉汇合而成：上段静脉一般有 3 条属支，即上支和内、外侧支，其中内、外侧支为上段与基底段之间的段间部，底段总静脉由底段上静脉和底段下静脉汇合而成。底段上静脉由前底段静脉（V8）和外侧底段静脉（V9）汇合而成；底段下静脉由后底段静脉（V10）形成（或由前底段静脉形成底段上静脉，外侧底段静脉和后底段静脉汇合成底段下静脉）。内侧底段静脉（V7）为细小的底段静脉，注入处无规律。

（三）左上肺静脉

左上肺静脉走行于左心耳后方，由尖后段静脉（V1 + V2）、前段静脉（V3）和舌段静脉干共同汇合而成。尖后段静脉有位于尖后段和前段之间的段间部，其他均为段内部；前段静脉有上、下支，上支为段内部，下支为段间部，分隔前段和上舌段。舌段静脉干由上舌段静脉（V4）和下舌段静脉（V5）汇合而成，上舌段静脉居于上、下舌段之间，为段间部；下舌段静脉位于下舌段的下部，为段内部。

（四）左下肺静脉

左下肺静脉走行于左房后外侧面，由上段静脉与底段总静脉汇合而成。底段总静脉由底段上静脉和底段下静脉汇合而成。上段静脉（V6）有 3 条属支，即上支和内、外侧支。其中内、外侧支为上段与基底段之间的段间部。内侧前底段静脉（V7 + V8）形成底段上静脉，有上支和基底支，基底支是重要的段间部，分隔内侧前底段与外侧底段。外侧底段静脉（V9）为段间部，多汇入底段上静脉。后底段静脉（V10）有内、外侧支，均为段内部，多汇入底段下静脉。

心血管造影检查可见两侧肺静脉分支于肺门汇成上、下肺静脉，同左心房相连。在正位片，肺静脉多为肺动脉遮盖，肺静脉数目也常发生变异，最常见的类型是右肺静脉为包含上、中、下肺静脉的三分支型，分别引流右肺上、中、下叶静脉血，最终汇入左心房；其次是一侧肺静脉共干，以左侧多见，共干部分明显较其他肺静脉粗大。肺静脉在左侧位时常可显影，短而粗的管状阴影向左心房集中，左心房可同时显影。左心房在前后位呈横置椭圆形，居中偏左；在侧位呈纵置椭圆形，前下方与左心室相续。

五、冠状动脉

（一）左冠状动脉

1. 左主干

左主干自左后窦发出，走行于肺动脉干与左心耳之间的房肺沟内，包埋于心外膜深面脂肪中，向左行走于肺动脉与左心房之间；总干的长度不一，成人为 0.1 ~ 2.8 cm。左主干到达左冠状沟部时，分成前降支和回旋支（图 3-6-10）。无左主干的左冠状动脉很少见，其前降支和左回旋支常并列开口于左冠状窦。

2. 前降支

前降支或称为前室间支，沿前室间沟下行到心尖部，经心尖切迹转向心脏膈面，终止于后室间沟的下 1/3 部。沿途发出的分支分布到前室间沟及两旁的左、右心室前壁，心尖部，心脏膈面下 1/3 及室间隔的前 2/3 区域。主要分支有：

（1）左室前支：又称对角支或斜角支，由前降支近中段发出，分布到左心室前壁；如自前降支与回旋支中间发出，则称为中间动脉或中间支。临床放射学对对角支的定义与解剖学不同，在临床放射学方面，对角支是指从前降支发出分布到左心室前壁的分支，一般有 1 ~ 3 支；而解剖学所称的对角支通常只有 1 支或缺如。

（2）右室前支：分布到右心室前壁，第 1 分支约在肺动脉瓣水平分出，分布于肺动脉漏斗部，称左漏斗支或圆锥支。此支大部分比右冠状动脉发出的右圆锥支细短，左右圆锥支相互吻合形成动脉环，称为 Vieussens 环，是常见的侧支循环。

（3）前室间隔支：简称为间隔支，是前降支分布于室间隔前 2/3 区域的动脉，其分支的多少及供应范围常视前降支的长短及供应的范围而异。有时前降支向左或向右发出一支与前降支相伴行的副前降支，并发出小分支为左、右心室，室间隔以及心肌深层供给血液。

3. 回旋支

回旋支一般从左冠状动脉主干发出后即走行于左侧冠状沟内，在心室的左缘转向心室膈面，终于心左缘和房室交界的室间隔面及左心室后壁（图 3-6-11）。回旋支沿途发出分支分布到左心房、左心室前壁心底部、左心室左缘及左心室后壁近侧缘部。一般左回旋支的长短不一，它的分布区域与右冠状动脉在膈面的分布区域相配合，大约有 10% 的左回旋支下行至后室间沟形成后降支，有如下分支。

（1）左室前支：从左旋支始段发出，一般为 1 ~ 7 支，以 2 支和 3 支较为常见，细而短，分布于左心室前上部。

（2）钝缘支：又称左缘支，多从近左缘处由回旋支发出，也有从左缘始段发出者，较粗大，沿心脏左缘下行至心尖部。

（3）左室后支：该分支数视左回旋支的长短而异，冠状动脉为右优势型者，其分支较少，仅分布于左室膈面。约 10% 的左回旋支可接近或越过房室交界点并形成后降支，此为鉴别冠状动脉是均衡型或左优势型的关键。

（4）左房支：左回旋支向上至左心房的分支，还可分出左房前支、左房中间动脉和左房后支。左房前支较恒定，也有自左回旋支发出分支到窦房结者，称为窦房结动脉，其向后行经主动脉后方与左、右心房的前部达上腔静脉根部进入窦房结。

（5）Kugel 动脉：此支由左冠状动脉发出，亦可由右冠状动脉发出，由回旋支发出者经房间隔基部向后走行到达房室结，与房室结动脉吻合，为冠状动脉侧支循环之一。

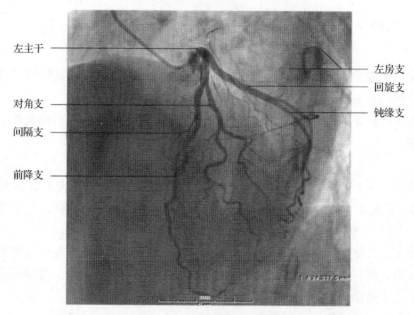

图3-6-10　左冠状动脉造影左前斜位图像

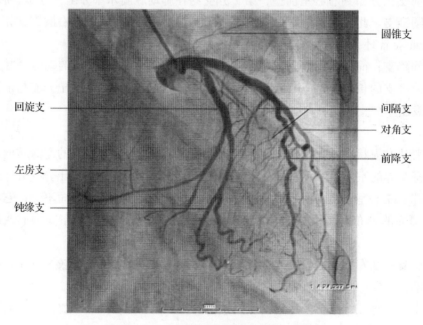

图3-6-11　左冠状动脉造影右前斜位图像

（二）右冠状动脉

右冠状动脉自右主动脉窦发出后，沿右侧冠状沟内走行，至房室交界区附近发出后降支。多数心脏的右冠状动脉自主干发出后降支前仍然在冠状沟内行走，并向左心室膈面发出左室后支，该段右冠状动脉主干称为右旋支。右冠状动脉的主要分支如下（图3-6-12）。

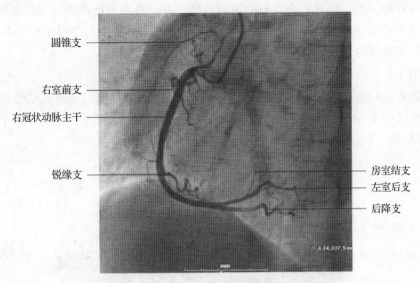

图3-6-12　右冠状动脉造影左前斜位图像

（1）右圆锥支：为右冠状动脉发出的第1分支，分布到动脉圆锥。该支可直接起源于主动脉右窦，称为副冠状动脉或第三冠状动脉。分布在动脉圆锥的上方，相当于肺动脉瓣的高度，可见左、右冠状动脉圆锥支相互吻合形成动脉环（Vieussens环），为左、右冠状动脉重要的侧支循环途径。

（2）右室前支：分布于右室前壁，多数有3～7个分支。第1分支常分布于肺动脉漏斗部，也称右漏斗支。分布于心脏右缘者称右缘支，此支多粗大，其他至右室前壁的分支统一称为右室前支。

（3）右室后支：多数细小、不易找到；自右主干、右缘支、后降支以及绕过心尖的前降支等分支供应右室后壁。

（4）左室后支：供应左心室后壁的一部分或全部血运，多数有2个或3个分支，与后降支平行走行。

（5）后降支：多数为右冠状动脉发出，为右冠状动脉走行于后室间沟内的部分；少数为左冠状动脉的分支，走行于后室间沟内，终止于室间沟的中、下1/3处。后降支向左、右心室后壁发出许多小分支，供应后纵沟附近的右、左室间隔心室壁血运，并向心室中间后部发出6～10支后间隔支。变异型后降支可发出室间隔后动脉，供应室间隔后下部1/3～1/4的心室壁血运，其约占后降支的48%。

（6）窦房结动脉：即窦房结支，有研究显示约48.1%的窦房结动脉起自右冠状动脉，42.5%起自左冠状动脉回旋支，6.6%起自回旋支外后段，而各有0.9%来自左室后支、右冠状窦口、左冠状动脉主干等。有少数同时来自左、右冠状动脉，其主干大多从左回旋支或右冠状动脉起始部的1～2 cm内发出。窦房结动脉为窦房结的供血动脉，一旦病变受累可导致窦房结供血不足，从而引起窦性心动过缓、停搏、窦房传导阻滞等心律失常。

（7）右缘支：又称锐缘支，为一长而粗大的分支，沿后缘向心尖走行，分布于右室膈面。

（8）房室结动脉：常发自右冠状动脉，在房室结交界处呈U形弯曲，穿过房间隔，分布于房室结。该动脉供血不足可导致房室传导阻滞。若从主动脉的前窦发出，则向右前方走行于肺动脉干根部和右心耳之间，然后沿右冠状沟右行，在心脏右缘转向心脏膈面；行至房室交界区，再沿后室间沟下行，终止于后室间沟的下2/3处。

（9）右旋支：右冠状动脉走行于冠状沟内部分为右冠状动脉主干。

（三）冠状动脉分布类型

左、右冠状动脉的分支与终末支在心脏的胸肋面变异较小，在膈面的变异较大。由于心脏膈面冠状动脉的分布存在变异，因此，左、右心房的后壁，左、右心室的膈面，室间隔的后 1/3 部，房室结等的血供来源亦存在相应的变异。根据前、后降支和左、右旋支分布于整个右心室膈面的差异，将冠状动脉在膈面的分布分为以下 3 种类型。

1. 右优势型

右冠状动脉达左心室后壁，后降支由右冠状动脉延续而来，而它的左冠状动脉仅达左心室左侧缘旁的左心室后壁（图 3-6-13）。右冠状动脉膈面除发出后降支外，还发出分支分布于整个右心室膈面和左心室膈面的部分或全部。右优势型占 64% ～ 69%。

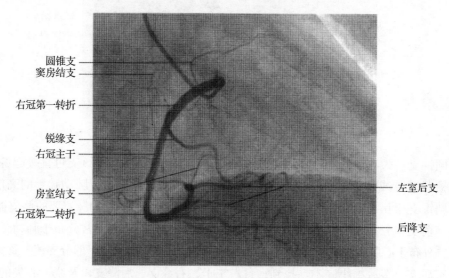

图3-6-13　右优势型右冠状动脉造影右前斜位图像

2. 左优势型

后降支由左回旋支延续而来，左回旋支达右心室后壁，而右冠状动脉仅达右心室右缘近旁的右心室后壁（图 3-6-14 和图 3-6-15）。左冠状动脉除发出分支分布于左心室膈面外，还发出后降支至右心室膈面的一部分。左优势型占 5.6% ～ 6.0%。

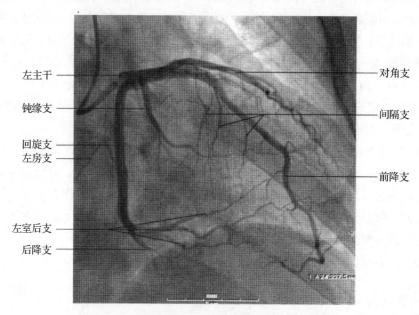

图3-6-14　左优势型左冠状动脉造影右前斜位图像

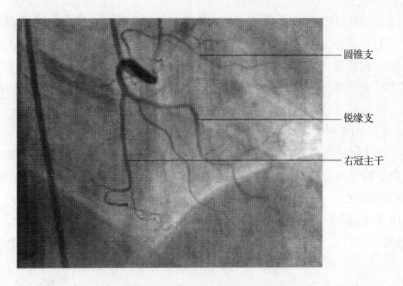

图3-6-15　左优势型右冠状动脉造影右前斜位图像

圆锥支

锐缘支

右冠主干

3. 均衡型

左心室后壁由左回旋支供应，右心室后壁由右冠状动脉供应。两侧心室的膈面各由本侧冠状动脉供血，互不越过房室交界处，后降支为左、右冠状动脉发出，或同时来自左、右冠状动脉（图3-6-16）。均衡型占25%～30%。

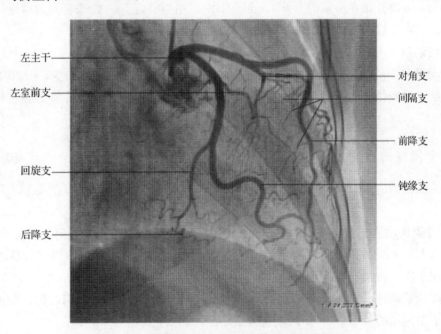

左主干

左室前支

回旋支

后降支

对角支

间隔支

前降支

钝缘支

图3-6-16　均衡型左冠状动脉造影右前斜位图像

（四）心脏传导系统的血液供应

1. 左、右心房前支

左、右心房前支由左、右冠状动脉发出，分布于左、右心房前壁及心耳。右心房前支起自距右冠状动脉开口 0.1～4.05 cm 处，左心房前支起点除个别起自左主干外，其余均起自右旋支 0.1～3.5 cm 处，重要的分支有窦房结动脉和 Kugel 动脉。

（1）窦房结动脉：48%～65% 起自右冠状动脉，35%～42% 起自左冠状动脉，偶尔亦可起自双侧冠状动脉，其口径为 1.1～2.2 mm。右窦房结动脉自主干发出后，被右心耳所掩盖，在心外膜下心肌下行走，朝心房前壁走行，向内达前房间沟，在沟内继续上升，终止于上腔静脉的根部。左窦房结动脉从起始点出发沿左房前壁右行，潜入心房肌内，斜向穿过前房间沟到达上腔静脉根部，以同样方式绕上腔静脉而终止，窦房结动脉除供应窦房结血运外，在行程中还发出很多分支至左、右心房壁，并与其他分支吻合。

（2）Kugel 动脉：通常由右冠状动脉后方发出，或从左回旋支近端发出，亦可为窦房结动脉的分支。该支在主动脉根部的后方沿心房前壁达前房间沟的下部，穿入房间隔内，在卵圆窝及冠状窦口的下方向后行至房室交界区，为侧支循环的重要途径之一。

2. 左心房旋支

左心房旋支起自左回旋支，一部分起自左回旋支的分支或左窦房结动脉，口径为 1.2～2.3 mm，走向与左回旋支平行，位于左房基底部；沿途发出分支至左心房壁，终止于左心房后壁，偶尔有分支到达左心室后壁，供给左心室后壁的上部血运，与心房其他动脉相互吻合。

3. 左、右心房中间支

心房中间支较恒定，直径为 0.4～1.5 mm，发出后垂直向右行，沿途发出分支至右心房外侧壁的后壁。

4. 左、右心房后支

右心房后支绝大多数来自右冠状动脉（95%），少数来自左冠状动脉（5%），较细小，口径为0.4～1.8 mm，多数分布在房室沟上方 1 cm 范围内。左心房后支 51% 来自左冠状动脉，49% 来自右冠状动脉，较右心房后支粗大。

5. 房室结动脉

房室结动脉位于心脏膈面交界区附近，80%～97% 起自右冠状动脉，3%～20% 起自左冠状动脉。房室结动脉较细小，直径 0.1～0.15 mm，行走于房室交界的深面，多数在左后房室口中间走行。

（五）室间隔的血液供应

室间隔的血液供应来自前、后室间隔支，前、后降支，房室结动脉等，偶见后上间隔动脉和降间隔动脉。

（1）室间隔前动脉：发自左前降支动脉，偶发自左主干，走行自前向后，分布于室中隔前2/3～3/4。传导组织的左束支前半部和右束支的大部分位于室中隔前部，当左冠状动脉发生堵塞时，可发生左束支、右束支的传导阻滞。

（2）室间隔后动脉：沿后纵沟自后降支和前降支由后向前行，轻度斜向心尖，贴近室间隔的右室面，分布于室间隔的后 1/4～1/3 区域及房室结区。

（3）房室结动脉：发出后沿室间隔上缘向前，分支达三尖瓣附着缘以上的房室结区。

（4）后上间隔动脉：常在房室交界区附近发自右冠状动脉或右旋支，少数来自左室后支或右室后支，走行斜向前下或与后降支平行，分布于室间隔的后上 1/4～1/3。

（5）降间隔动脉：又称室上嵴支或上间隔动脉，常发自右冠状动脉起始段（52%）或直接发自主动脉窦（40%），少数发自右副冠状动脉（8%）；走向沿主动脉根部下降，在室间隔上缘前、中1/3 交界区继续下降，达室间隔中间区，分布于室间隔的上 1/4～1/2 区。室间隔是左右冠状动脉互相吻合的常见部位。

（六）室壁及乳头肌的血液供应

心室壁内的动脉分支常以直角方向从心外膜下动脉干发出后进入心肌内，其走行和分布有两种形式。

1. 分支型动脉

冠状动脉主干及其分支常以直角方向穿过整个心肌层直至心内膜层：从主干分出后，很快分出许多瀑布状的分支，直径在 400 ～ 1500 mm；沿途直径逐渐变小，不断有分支向周围分出，直至内膜下形成吻合网，不直接进入肉柱和乳头肌。

2. 直引型动脉

直引型动脉分支很少，最大直径为 500 mm。在其到达心内膜下层时，与分支型动脉的分支共同构成心内膜下血管丛，与乳头肌动脉构成吻合。在心外膜下心肌内，上述动脉在主要分支发出前，有分支走向心外膜层，并与外膜下动脉交通，其终末分支沿主动脉方向走行，但在毛细血管前的细动脉以各种方向穿过心肌至心肌壁的中部，分支方向多呈直角，并发出少数分支。

3. 乳头肌的血液供应

乳头肌的血液供应常依其表面分布的动脉支而异，乳头肌内部动脉支的分布又因乳头肌的类型而异，一般呈轴状型、节段型和混合型 3 类。研究表明，乳头肌动脉为直引型动脉的一种特殊类型，这些血管在乳头肌内部和外部形成丰富的血管网。乳头肌是心内膜下心肌的一部分，是冠状动脉供应的最远端，极易受冠状动脉灌注压下降的影响而出现缺血性损伤。乳头肌损伤严重者可引起二尖瓣关闭不全。

（七）漏斗部供血和副冠状动脉

（1）漏斗部或右室流出道（圆锥部）的血液供应来自右冠状动脉的右室前支，包括漏斗动脉支。漏斗动脉支可以成为独立的动脉，直接发自主动脉窦，左、右漏斗动脉可以相互吻合。在冠状动脉发生堵塞时，漏斗动脉支具有重要的代偿作用。

（2）副冠状动脉，即右圆锥动脉直接发自主动脉窦者，又称第 3 冠状动脉，其分支细小，相当于冠状动脉的第 3 级分支。副冠状动脉起源于右主动脉窦者占绝大多数，其检出率为43.5% ～ 56.5%。当右冠状动脉的起始段发生堵塞时，右心室游离壁包括漏斗部的血液供应与右优势型房室结及部分左心室后壁的血液供应同时受限。出于右心室漏斗部组织结构的特殊性和右心室的重要性，若其遭到损伤和破坏，则右心输出量将下降，右房压将升高，最终引起右心衰竭。

六、冠状动脉的吻合与侧支循环

（一）冠状动脉侧支循环形成机制

过去认为，冠状动脉侧支循环是先天就存在的，仅在需要时开放、延伸及塑形，其被动开放的机制及其促进因素一直是多年来人们研究的焦点。自从 20 世纪 80 年代中期"血管生成"理论出现后，冠心病发展过程中冠状动脉侧支血管生长机制的研究有了质的飞跃。目前，许多研究结果表明，血管生成及血管重塑是冠状动脉侧支血管生长的两种直接形式，而后者起主要作用。

血管生成是指微血管通过发芽的形式形成新生的毛细血管，进而形成毛细血管网。在血管造影影像学上，血管生成引起毛细血管密度增加，因此常用造影剂密度增加程度加以评估。

血管重塑是指原有的微动脉血管壁细胞分裂、增殖，管腔增粗，变成较大的动脉并形成名副其实的侧支血管。在发生急性或慢性血管阻塞后，这些绕过闭塞部位的血管具有增殖能力，内腔显著扩大以增加濒危缺血部位的血液灌注。目前一个重要的发现就是侧支血管的增生不是被动扩张，而是一个主动增生并血管重塑的过程。

（二）冠状动脉的吻合与侧支循环

1. 冠状动脉间侧支吻合

冠状动脉之间的吻合是形成冠状动脉侧支循环的基础，其中以左、右冠状动脉间的吻合最为重要，包括左、右冠状动脉圆锥支间的吻合。房间隔底部连接心脏前后动脉的吻合即前房间隔动脉（kugel 动脉）；左房后支与房室结动脉的吻合；窦房结动脉和心房支的吻合；左、右冠状动脉和室间隔支间的吻合。动脉的吻合在房室间隔、心尖、房室交界点、右室前面、窦房结动脉与其他心房支之间较多。两个心室的心内膜下亦有相互吻合。研究证明，急性冠状动脉闭塞者侧支循环之间相互并不一定起作用，能否建立有效的侧支循环往往与冠状动脉闭塞的速度有关。具有侧支循环功能的动脉吻合血管显著弯曲呈螺旋状，慢性冠状动脉供血不足的人，在长期的病程中其心功能的恢复和改善可能与其侧支循环的建立有关。左室前支、右室前支、左回旋支、对角支及室间隔动脉是左、右冠状动脉间相互吻合与侧支形成的常见部位。

2. 冠状动脉内侧支吻合

冠状动脉内侧支吻合是指同一个冠状动脉分支间的吻合。一般来说，在活体中进行冠状动脉造影显示的此类侧支的发生率低于冠状动脉间侧支吻合。左冠状动脉的冠状动脉内侧支较右冠状动脉更常见，这可能是其解剖学上的分离特点所致，即分成前降支及回旋支两大分支。每一支都可能出现近段高度狭窄或闭塞。在大多数病例中，这些侧支的确起到了沟通两大分支的作用。潜在的冠状动脉内侧支吻合如下所示。

（1）位于左心室游离侧壁，心外膜上的侧支连接回旋支的钝缘支和前降支的对角支；如果中间支存在，也可替代成为供者或受者。

（2）局限于左前降支分布范围内，可见于左前降支与单只或多只对角支之间，或见于室间隔，连接近段与远段间隔支，为闭塞段较短的前降支提供相应的侧支旁路。

（3）局限于回旋支分布范围内，可见于左心室后壁，连接第一与第二钝缘支。同样的回旋支的闭塞也可由左房旋动脉提供吻合。

（4）位于阻塞部位的直接旁路吻合。

（5）右心室的游离壁上，右冠状动脉近段和远段分支的侧支连接：此类的代表为右冠状动脉基底部闭塞时圆锥支与锐缘支之间的沟通。

（6）右冠状动脉远段分支通过共存的间隔侧支或房室结动脉相沟通。

3. 冠状动脉和心外动脉的吻合

冠状动脉在心房和大血管根部的血管网通过心包反折处的心包动脉网与支气管动脉、食管动脉、胸廓内动脉相互吻合。

4. 冠状动脉与心腔之间的吻合

冠状动脉造影证实，有的小动脉直接和心腔相通，称为"动脉心腔血管"，具有静脉结构特征。有的小动脉通过心肌窦样管与心腔相通，有的则通过毛细血管经心最小静脉与心腔相通。

七、心脏的静脉

（一）冠状窦及其分支

冠状窦为心大静脉的延续膨大部分，以左房斜静脉注入处为区分标志，位于心脏膈面左冠状沟内，经房室交界点注入右心房，注入处在下腔静脉瓣与房间隔之间。冠状窦瓣以半月形最多，遮盖窦口面积多为 70% 左右，有如下属支。

（1）心大静脉：起源于心尖部室间沟内，伴左冠状动脉前降支沿前室间沟上行，斜向左上，再沿左冠状沟到膈面向后注入冠状窦左端，再延续为冠状静脉窦。心大静脉沿途接收左心室、左心房前壁与侧壁、右心室前壁的小部分及室中隔前壁的静脉血。

（2）心中静脉：起于心尖，伴随后降支沿后室间沟上升注入冠状窦，主要接收左、右心室后壁，心尖和部分心室前壁的静脉血。

（3）心小静脉：行于右冠状沟的后壁，自右向左注入冠状窦右端，接收右心房、右心室的静脉血。

（4）左室后静脉：起源于左心室膈面，接收左心室后壁及部分侧壁的静脉血，上行注入冠状窦左侧，或开口于心大静脉。

（5）左房斜静脉：起源于左心房后面的小静脉，斜向下止于冠状窦左端。

（二）心前静脉

心前静脉起源于右心室前面（包括右室前静脉、右缘静脉、圆锥静脉），接收右心室前壁及心右缘静脉血，较大静脉有 1～3 支，斜向上越过冠状沟前方，分别注入右心房或汇合成一条总干，开口于右房。

（三）心壁内静脉

由毛细血管开始，毛细血管后静脉集合静脉、微静脉及心内较大静脉干，从心内膜走向外膜，相伴动脉走行，在左心室壁内每隔一段距离有一分支较大的静脉，呈放射状排列，最终汇入心外膜下冠状窦的分支内，包括乳头肌静脉。

（四）心最小静脉

心最小静脉亦称 Thebesian 静脉，起自毛细血管，向心外膜走行，直接开口于心腔，在右心房最多，其次为左心房，也散在分布于心内膜下，与心壁内其他静脉有吻合支相通，无瓣膜。当冠状动脉血流受阻时，心最小静脉是侧支循环有效的代偿途径之一。

第七节　三维图像系列展示

一、支气管三维图片

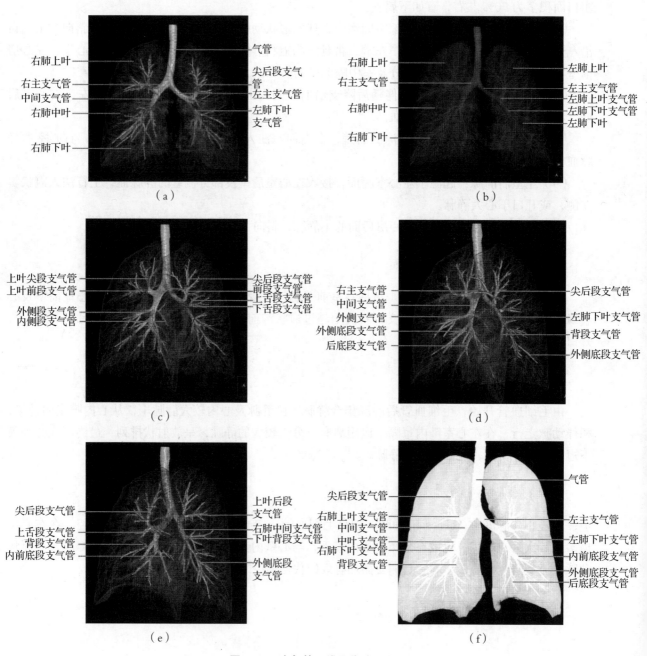

（a）

（b）

（c）

（d）

（e）

（f）

图3-7-1　支气管三维图像（一）

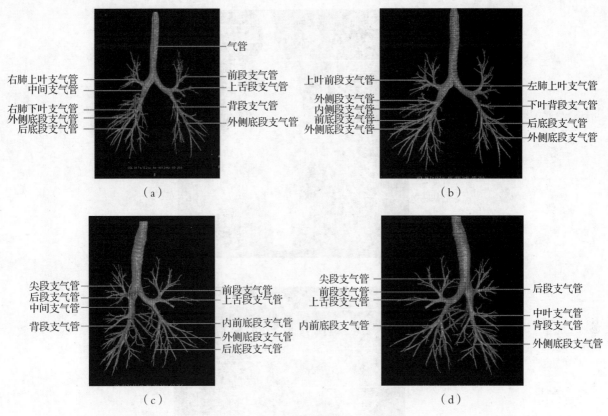

气管

右肺上叶支气管
中间支气管
右肺下叶支气管
外侧底段支气管
后底段支气管

前段支气管
上舌段支气管
背段支气管
外侧底段支气管

（a）

上叶前段支气管
外侧段支气管
内侧段支气管
前底段支气管
外侧底段支气管

左肺上叶支气管
下叶背段支气管
后底段支气管
外侧底段支气管

（b）

尖段支气管
后段支气管
中间支气管
背段支气管

前段支气管
上舌段支气管
内前底段支气管
外侧底段支气管
后底段支气管

（c）

尖段支气管
前段支气管
上舌段支气管
内前底段支气管

后段支气管
中叶支气管
背段支气管
外侧底段支气管

（d）

图3-7-2　支气管三维图像（二）

二、胸肺血管三维图片

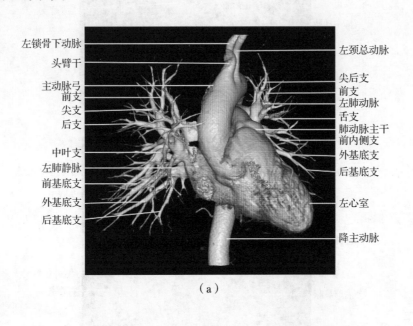

左锁骨下动脉
头臂干
主动脉弓
前支
尖支
后支
中叶支
左肺静脉
前基底支
外基底支
后基底支

左颈总动脉
尖后支
前支
左肺动脉
舌支
肺动脉主干
前内侧支
外基底支
后基底支
左心室
降主动脉

（a）

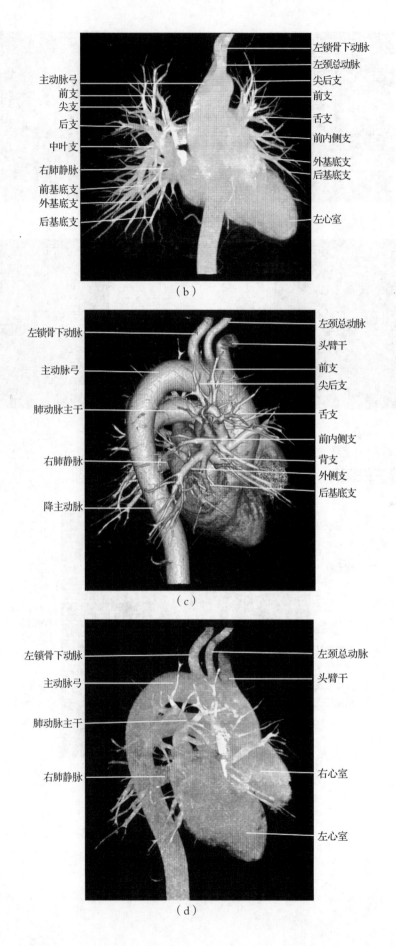

左锁骨下动脉
左颈总动脉
主动脉弓
前支
尖支
后支
中叶支
右肺静脉
前基底支
外基底支
后基底支
尖后支
前支
舌支
前内侧支
外基底支
后基底支
左心室

（b）

左锁骨下动脉
左颈总动脉
头臂干
主动脉弓
前支
尖后支
肺动脉主干
舌支
右肺静脉
前内侧支
背支
外侧支
降主动脉
后基底支

（c）

左锁骨下动脉
左颈总动脉
主动脉弓
头臂干
肺动脉主干
右肺静脉
右心室
左心室

（d）

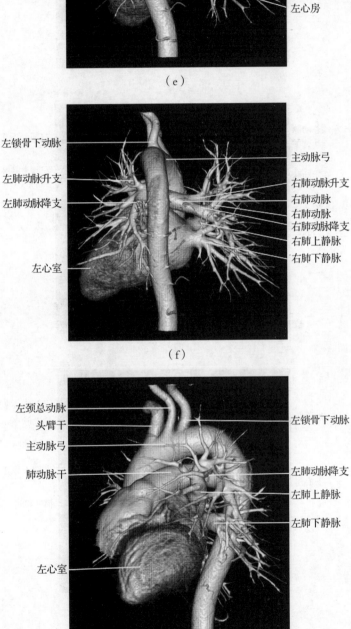

左锁骨下动脉　　　　　　　　　　　　　　　头臂干
主动脉弓
左肺动脉升支　　　　　　　　　　　　　　　右肺动脉升支
左肺动脉降支　　　　　　　　　　　　　　　右肺动脉
左肺上静脉　　　　　　　　　　　　　　　　右肺动脉降支
左肺下静脉　　　　　　　　　　　　　　　　右肺上静脉
　　　　　　　　　　　　　　　　　　　　　右肺下静脉
　　　　　　　　　　　　　　　　　　　　　左心房

（e）

左锁骨下动脉　　　　　　　　　　　　　　　主动脉弓
左肺动脉升支　　　　　　　　　　　　　　　右肺动脉升支
左肺动脉降支　　　　　　　　　　　　　　　右肺动脉
　　　　　　　　　　　　　　　　　　　　　右肺动脉
　　　　　　　　　　　　　　　　　　　　　右肺动脉降支
　　　　　　　　　　　　　　　　　　　　　右肺上静脉
左心室　　　　　　　　　　　　　　　　　　右肺下静脉

（f）

左颈总动脉
头臂干　　　　　　　　　　　　　　　　　　左锁骨下动脉
主动脉弓
肺动脉干　　　　　　　　　　　　　　　　　左肺动脉降支
　　　　　　　　　　　　　　　　　　　　　左肺上静脉
　　　　　　　　　　　　　　　　　　　　　左肺下静脉
左心室

（g）

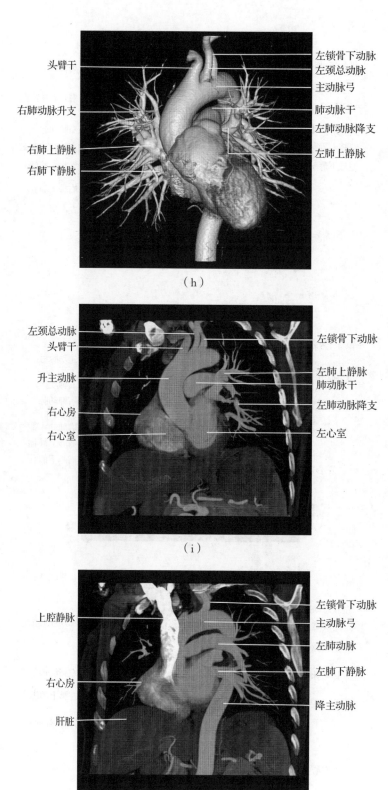

（h）

左颈总动脉
头臂干
升主动脉
右心房
右心室

左锁骨下动脉
左肺上静脉
肺动脉干
左肺动脉降支
左心室

（i）

上腔静脉

右心房

肝脏

左锁骨下动脉
主动脉弓
左肺动脉
左肺下静脉

降主动脉

（j）

图3-7-3　胸肺血管三维图像

三、冠状动脉 CTA 图片

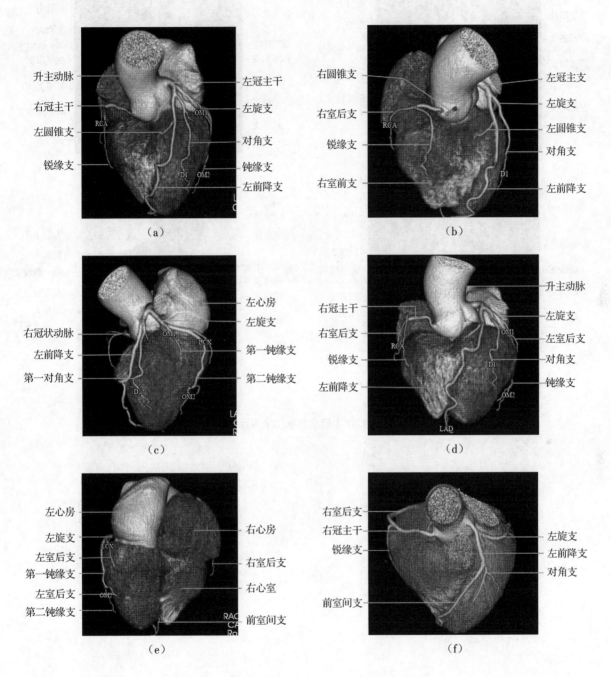

升主动脉　　　左冠主干
右冠主干　　　左旋支
左圆锥支　　　对角支
锐缘支　　　　钝缘支
　　　　　　　左前降支
（a）

右圆锥支　　　左冠主支
右室后支　　　左旋支
锐缘支　　　　左圆锥支
右室前支　　　对角支
　　　　　　　左前降支
（b）

右冠状动脉　　左心房
左前降支　　　左旋支
第一对角支　　第一钝缘支
　　　　　　　第二钝缘支
（c）

右冠主干　　　升主动脉
右室后支　　　左旋支
锐缘支　　　　左室后支
左前降支　　　对角支
　　　　　　　钝缘支
（d）

左心房　　　　右心房
左旋支
左室后支　　　右室后支
第一钝缘支
左室后支　　　右心室
第二钝缘支　　前室间支
（e）

右室后支　　　左旋支
右冠主干　　　左前降支
锐缘支　　　　对角支
前室间支
（f）

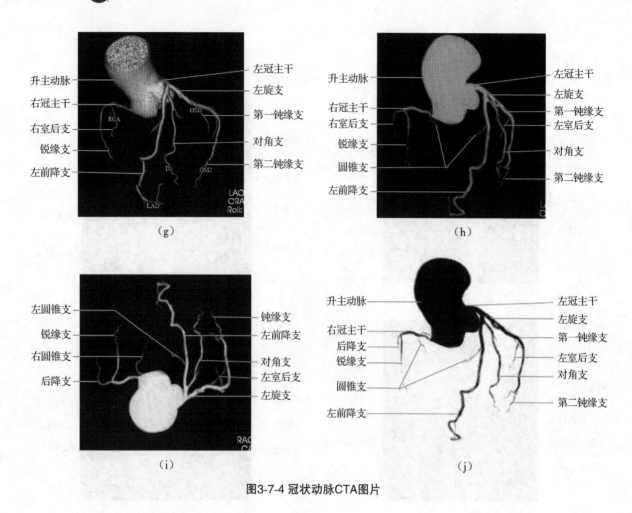

图3-7-4 冠状动脉CTA图片

第四章

腹　部

第一节　腹部应用解剖

一、肝

（一）肝的外形及毗邻

1. 肝的外形

肝近似楔形，右端粗厚而钝圆，左端扁薄。肝右叶外形较为整齐，而肝左叶变化较大，可呈波形弯曲，有明显切迹，极度向后上卷翘。肝的尾状叶以其尾状突连于右叶，尾状叶变化大，影像诊断时易将其误认作异常肿块。肝的大小个体差异很大，一般肝的最高径位于腋中线深面的肝右侧边缘，肝的最宽径位于第二肝门稍下方的水平面上，肝的最厚径相当于右锁骨中线的上 1/4 与下 3/4 交界处的前后径。

（1）肝的脏面：前部有矢状位双层腹膜形成的镰状韧带附着，将肝分为厚而大的肝右叶和小而薄的肝左叶（图 4-1-1）。镰状韧带游离缘内有肝圆韧带，是脐静脉闭锁后的遗迹，一端连于脐，另一端嵌入肝的脐切迹。在高位扫描时，可见镰状韧带在肝表面形成三角形的突起阴影，易将其误认作肿块。肝圆韧带中有附脐静脉，门静脉高压患者可出现附脐静脉曲张。B 超扫描探头下端对准脐，上端稍偏身体正中线的右侧约 2 cm，可显示曲张的附脐静脉，以证实门静脉高压。

膈面后部有呈冠状位的冠状韧带，由膈下面反折至肝膈面的前、后两层腹膜组成，向两侧延续为左、右三角韧带，向前连于镰状韧带。冠状韧带前、后层之间没有腹膜覆盖的部分为肝裸区。

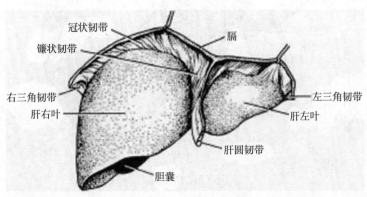

图4-1-1　肝的膈面

（2）肝的脏面：有一"H"形沟，右纵沟前部为胆囊窝，容纳胆囊，其前缘为胆囊切迹；后部为腔静脉沟，容纳下腔静脉，其上部有肝左静脉、肝中间静脉、肝右静脉出肝，汇入下腔静脉，该处称为第二肝门。左纵沟前部为肝圆韧带裂，内有肝圆韧带，其前端为肝圆韧带切迹（又名脐切迹）；后部为静脉韧带裂，内有静脉韧带。横沟为第一肝门，有肝左、右管，肝左、右动脉，肝门静脉，内脏神经，淋巴管等出入。出入肝门的各结构被结缔组织包绕形成肝蒂。H形沟前部围成方叶，其脏面基本朝向下方；后部围成尾状叶，呈上宽下窄，由于下腔静脉肝内段和静脉韧带裂近似上、下位，因此其脏面一般朝向后下方。尾状叶位于肝门横沟的后上方，而肝圆韧带裂和胆囊窝位于其前下方；尾状叶前下部向左侧的突起为乳头突，向右侧的突起为尾状突，伸向肝右叶。有时尾状突较长，且离开肝下面，影像诊断时易将其误认作肿块（图4-1-2）。

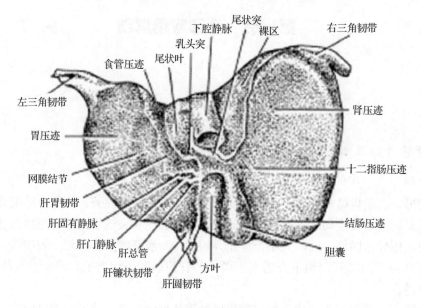

（a）肝的下面观

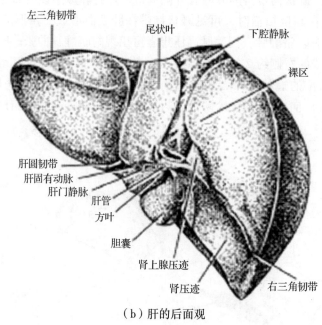

（b）肝的后面观

图4-1-2　肝的脏面

2. 肝的毗邻

（1）肝的膈面：与膈相邻，并以冠状韧带、镰状韧带与其相连。

（2）肝的脏面：因与腹腔内部器官相接触而形成许多压迹。在肝左叶脏面的右后方、静脉韧带裂后端左侧有食管压迹；左叶脏面的大部分与胃前壁和贲门相接触，有胃压迹；方叶靠近肝门的部分与胃幽门相接触，有幽门压迹；肝右叶脏面的中部、肝门右侧与十二指肠上部相接触，有十二指肠压迹；右叶脏面最前端与结肠右曲及横结肠右端相接触，有结肠压迹；右叶脏面的后部毗邻右肾，有肾压迹（图4-1-3）。

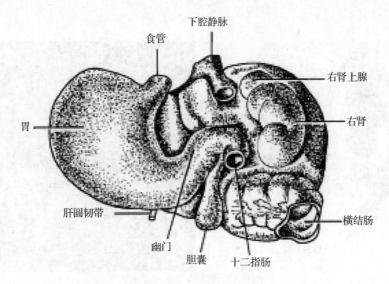

图4-1-3　肝脏面的毗邻

（二）肝裂及肝叶、肝段

肝的分叶、分段方法较多，本章仅介绍两种常用的分段方法。

1. 国内常用的肝段划分法

肝依据其外形标志分为左叶、右叶、方叶和尾状叶；而依据影像诊断和外科手术的需要，按 Glisson 系统和肝静脉的走行，将肝由正中裂分为几乎大小相等的左半肝和右半肝；随着肝门静脉的分支与分布，又将肝分为 5 叶 6 段（图4-1-4）。

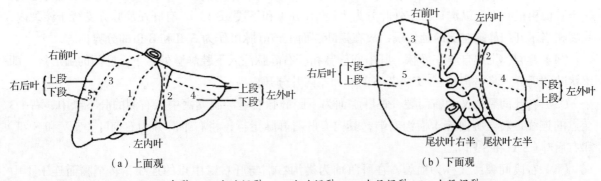

注：1—正中裂；2—左叶间裂；3—右叶间裂；4—左段间裂；5—右段间裂。

图4-1-4　肝的分叶、分段

左半肝由左叶间裂分为左内叶和左外叶；左外叶由左段间裂分为左外叶上段和左外叶下段。右半肝由右叶间裂分为右前叶和右后叶；右后叶由右段间裂分为右后叶上段和右后叶下段。尾状叶由正中裂分为左、右段。在断面标本上，通常以下腔静脉左缘作为尾状叶左、右段的分界线，而下腔静脉的右缘可作为尾状叶与右后叶的分界线。

2. Couinaud 肝段划分法

I954 年，Couinaud 根据 Glisson 系统的分布和肝静脉的走行，提出了以肝静脉三个主要分支为界，将肝脏划分为左外、右外、左旁正中、右旁正中 4 个扇区，而后每个扇区又被门静脉左、右支的水平切面分成上、下两段，由于尾状叶的特殊性，最初 Couinaud 将其定义为单独的 I 段。将肝分为两半肝、5 叶、8 段，并将此 8 段自尾状叶开始用罗马数字顺时针命名。此肝段划分法在国际上被广泛采用（图 4-1-5）。

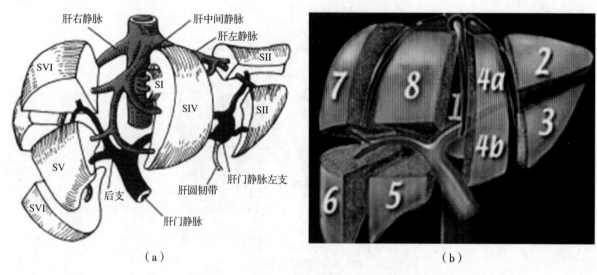

图4-1-5　Couinaud肝段划分法（示意图）

（1）正中裂：又称为主门裂或 Cantlie 线，在肝膈面为下腔静脉左壁至胆囊切迹中点的连线，脏面由胆囊切迹经胆囊窝中份越横沟入腔静脉沟；其内有肝中静脉走行，将肝分为左、右半肝，直接分开相邻的右前叶（S V 和 S Ⅶ）和左内叶（S Ⅳ）。

（2）左叶间裂：又称为脐裂，在肝膈面为镰状韧带左侧 1 cm 处与下腔静脉左壁的连线，脏面则为肝圆韧带裂；其内有肝左静脉主干或分支走行，将左半肝分为左内叶（S Ⅳ）和左外叶（S Ⅱ 和 S Ⅲ）。

（3）左段间裂：又称为左门裂，在肝膈面为下腔静脉左壁与肝左缘中、上 1/3 交界处的连线，转至脏面再横行至左纵沟；将左外叶分为上段（S Ⅱ）和下段（S Ⅲ）。有肝左静脉分支行于该裂内，此裂相当于肝门静脉左支的延长线，故在横断层面上该静脉可作为 S Ⅱ 和 S Ⅲ 的分界标志。

（4）背裂：上起自肝左静脉、肝中间静脉和肝右静脉注入下腔静脉处，下至肝门的弧形线，即尾状叶的周界，将尾状叶（S I）与右前叶和左内叶分开。

（5）右叶间裂：又为右门裂，在肝膈面为下腔静脉右壁与胆囊窝中点右侧的肝下缘中、右 1/3 交点的连线，转至脏面连于横沟右端，其内有肝右静脉走行；将右半肝分为右前叶（S V 和 S Ⅶ）和右后叶（S Ⅵ 和 S Ⅶ）。

（6）右段间裂：又称为横裂，在肝脏面为横沟右端与肝右缘中点的连线，转至膈面连于正中裂。此裂相当于肝门静脉右支的延长线，同时分开右前叶的下段（S V）与上段（S Ⅵ）和右后叶的下段（S Ⅵ）与上段（S Ⅶ）。

肝除尾状叶以外的部分，借助肝正中裂、左叶间裂和右叶间裂，以第二肝门为中心，被放射状地分成 4 个部分，即左外叶、左内叶、右前叶和右后叶。以此为基础，再以左、右段间裂为界将其分为 7 个部分，加之背裂围成的尾状叶，肝可分为 8 个部分，Couinaud 将此称为 8 段，并按顺时针方向依次命名：尾状叶为 S I ，左外叶上段为 S II ，左外叶下段为 S III ，左内叶为 S IV（肝门静脉左支横部上方为 S IV a，下方为 S IV b），右前叶下段为 S V ，右后叶下段为 S VI ，右后叶上段为 S VII ，右前叶上段为 S VIII 。

（三）肝门静脉及其分支

1. 肝门静脉

肝门静脉在第 2 腰椎椎体的右侧、胰颈的后方，由肠系膜上静脉和脾静脉汇合而成，或由肠系膜上、下静脉和脾静脉三者汇合而成；经胰颈和十二指肠上部的后面与下腔静脉前面之间上行进入肝十二指肠韧带，在肝固有动脉和胆总管的后方上行至肝门。肝门静脉长约 6 cm，管径约为 1.3 cm，本干与正中线成 45°。

2. 肝门静脉的分支

肝门静脉一般分为左、右支入肝，在分支前其管径稍膨大，称为肝门静脉窦。肝门静脉本干与右支的夹角约 120°，与左支横部的夹角约 90°。在肝门静脉分叉点右侧的矢状断面上，一般仅能切到右支；在分叉点左侧的矢状断面上，能切到横沟内的左支横部和位于肝门下方斜行的肝门静脉本干（图 4-1-6）。

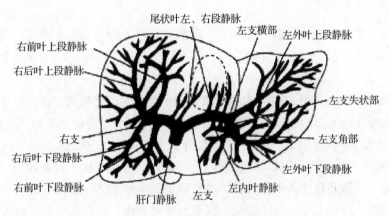

图4-1-6 肝门静脉的分支

（1）肝门静脉左支及分支：左支较右支细长，自肝门静脉主干分出后向左横行于肝横沟内，至左矢状沟转向前行于肝圆韧带裂内，末端成盲端，与肝圆韧带相连。左支依据行程分为 4 个部分，即横部、角部、矢状部（又称为脐部）和囊部，分布于左半肝和尾状叶左段。

肝门静脉左支横部自肝门静脉分出后向左前行并稍向上，与右支形成向前开放的 150°，其长度约为 22 mm，管径约为 9 mm。左支横部在角部以 90°～120° 向前转弯移行为矢状部，后者长度约为 21.5 mm，管径约为 9 mm，其方位多数为向下约 15°。矢状部基本呈矢状位，少数偏左，多数偏右，主要与肝在体位上的位置有关，如在横断层面上肝向右后转，会导致矢状部向右偏，同时亦使肝门静脉右支向右后延伸。由于左支横部向左上而矢状部向前下，因此肝门静脉左支以角部为最高。在横断层面标本上，稍高横断层面可切到角部，而低位横断层面可切到横部的起始部和矢状部的前端囊部，在肝门平面上可同时切到横部、角部和矢状部。左支的主要分支如下所示。

①左外叶上段静脉：为一粗大分支，从左支角部凸侧发出，向左上行至左外叶的后上方，分布于左外叶上段（S II ）。

②左外叶下段静脉：为一粗大分支，起自囊部的左侧，向左下行至左外叶下段（S III ）。

③左内叶静脉：起自矢状部的右侧壁，又分为左内叶上段静脉和左内叶下段静脉，分布于左内叶（SⅣa和SⅣb）。

④尾状叶左段静脉：一般发自肝门静脉分叉处或左支横部，可有1～3支，分布于尾状叶左段。当尾状叶右段静脉细小且仅供应尾状突时，尾状叶左段静脉则分布于尾状叶全部。

（2）肝门静脉右支及分支：右支较左支粗短，分布于右半肝和尾状叶右段。自肝门静脉主干分出后向右行于肝横沟内，沿肝门右切迹右行并进入肝实质，其末端一般分为两支，即前叶静脉和后叶静脉。两支形成向右并稍向前开放的75°～90°夹角。右支的主要分支有如下所示。

①右前叶静脉：为一短干，长度约为13 mm，管径约为8 mm；起始后行向前下，随即向前、上、下、内侧和外侧分出数支，分布于右前叶的上段（SⅣ）和下段（SⅤ）。

②右后叶静脉：长度约12.6 mm，管径约7 mm。此静脉自肝门静脉右支发出后向右横行，为肝门静脉右支的延续，随即再分为较粗的右后叶上段静脉和较细的右后叶下段静脉，分布于右后叶的上段（SⅤB）和下段（SⅥ）。

③尾状叶右段静脉：发自肝门静脉右支的上壁或肝门静脉分叉处，分布于尾状叶右段，有1支或2支。此静脉若较细小则仅供应尾状突。

肝门静脉右支有时缺如（21%），由肝门静脉本干分出右前支、右后支和左支，呈三叉形。

（四）肝静脉及其属支

肝静脉分为肝大静脉和肝小静脉，均注入下腔静脉。肝大静脉有肝左静脉、肝中间静脉和肝右静脉，肝小静脉有肝右后静脉、尾状叶静脉等。肝大静脉的属支（图4-1-7）及收集范围如下所示

1. 肝左静脉

肝左静脉收集左外叶和部分左内叶的静脉血。主干位于左段间裂内，由上、下根合成。下根较上根粗大，收纳左外叶前下部的静脉血，相当于外下段的范围。肝左静脉开口于下腔静脉的左前壁，管径约8 mm。肝左静脉有时（56.5%）与肝中间静脉共干，长度在10 mm之内。属支如下所示。

（1）左后缘静脉：位于左叶后缘，位置表浅，有的人此静脉仅居于肝被膜下，多数注入肝左静脉接近下腔静脉处，少数直接注入下腔静脉。此静脉出现率为65.5%。

（2）左叶间静脉：亦称左叶间肝小静脉，位于左叶间裂内，接收左叶间裂附近的静脉血。

（3）内侧支：平行于左叶间裂，位于裂左侧10～15 mm处，可与左叶间静脉联合成一干注入肝左静脉。断面上易将其误认作肝左静脉主支。

2. 肝中间静脉

肝中间静脉收集左内叶大部分静脉血与右前叶左半的静脉血；主干较长，位于正中裂的上半部，由左、右根合成，汇合点多数（66.6%）在肝门静脉分叉点的下方1～2 cm处，61%在肝门静脉分叉点的左侧1 cm处。右根较左根略粗，似为肝中间静脉的延续，故肝中间静脉呈凸向右的弧形弯曲。肝中间静脉的前壁及左、右侧壁均有数条属支注入，主干开口于下腔静脉的左前壁或前壁，管径约9.6 mm。

3. 肝右静脉

肝右静脉收集右前叶右半和右后叶的大部分静脉血。以主干型多见，主干位于右叶间裂内，呈向右凸出的弧形弯曲。肝右静脉属支的分型、粗细和收集范围与肝中间静脉的大小以及有无肝右后静脉有关。当肝中间静脉粗大，且主干显著偏右而收纳右后叶下段的静脉血，或肝右后静脉特别粗大时，肝右静脉则较细小，分散型增加，主干型减少。肝右静脉属支越接近肝右静脉的近侧段，属支管径越粗大。因回流血量迅速增加，肝右静脉的管径也迅速增粗，其邻近下腔静脉右壁的汇入处

管径较大，约 10.5 mm。肝右静脉最高位的属支为右后缘静脉，其平行于右肝上缘，处于右后缘最突出处，较左后缘静脉稍粗，开口于肝右静脉汇入下腔静脉处，出现率约 55%。

4. 肝右后静脉

肝右后静脉收集右后叶上段下部和下段的静脉血；位置常较表浅，出现率为 100%。肝右后静脉可有 1～5 支，大多数细小，约 60% 其中 1 支的管径可达 2 mm，注入下腔静脉右后壁，汇入点较三大肝静脉低，即在下腔静脉肝内段的下部，但较肝门横沟平面稍高。在肝右静脉呈分散型或甚细小的主干型，只收集一部分右后叶上段静脉血的情况下，常有粗大的肝右后静脉出现。

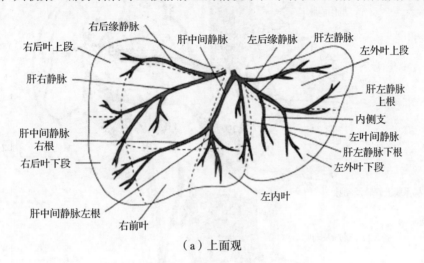

（a）上面观

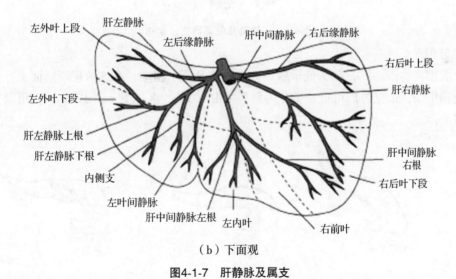

（b）下面观

图4-1-7　肝静脉及属支

二、胰和肝外胆道

（一）胰

1. 胰的位置、形态及毗邻

胰在第 1 至第 2 腰椎水平横位于腹腔后上部，分为胰头、颈、体、尾 4 个部分。胰头较宽大，位于第 2 腰椎的右侧，为十二指肠的 C 形凹槽所包绕，其下份向左侧凸出为钩突。胰头后方与十二指肠降部之间有胆总管下行，有时可能部分或全部为胰实质所包埋。胰头与胰体交界处为胰颈，其后方为肠系膜上静脉与脾静脉汇合成肝门静脉处，肝门静脉向右上行于胰头后方。胰体占胰中份的大部分，约位于第1腰椎平面。前面隔网膜囊邻胃后壁，后面由右向左横过下腔静脉、腹主动脉、左肾上腺和左肾的前方。胰尾钝圆缩细，伸向左上，末端达脾门后下方（图4-1-8）。

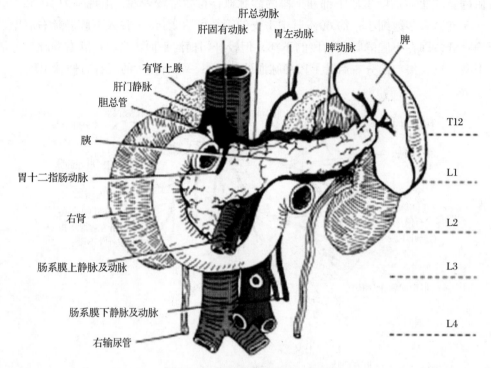

图4-1-8　胰及其毗邻器官、结构

2. 胰的分型

（1）一般型：约占74%，胰头低于胰体，而胰体又低于胰尾；在连续横断层面上，每个断面只能切到一块胰组织；依据外形可进一步分为斜型（占49%）、水平型（占12%）、直角型（占13%），如图4-1-9所示。

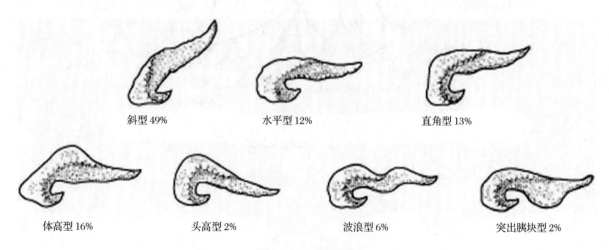

图4-1-9　胰的分型

（2）特殊型：约占26%，胰头、体、尾部在冠状位上的高低顺序反常或胰外形上存在畸形；在连续横断层面上，有可能在一个断面中切到两块胰组织。其中，体高型占16%，头高型占2%，波浪型占6%，突出胰块型占2%，应注意勿将此型误认认作肿块。

3. 胰的测量

（1）胰上缘与腰椎椎体及其他器官的关系：胰上缘位于 T12 椎间盘水平者占 19%；位于 L1 椎体上部水平者占 59%；位于 L1 椎体中部水平者占 11%；位于椎体下部水平者占 7%；位于 L1 ～ L2 椎间盘水平者占 2%；位于 L2 椎体上部者占 2%。脐到胰上缘的距离为 10.6 cm；耻骨联合到胰上缘的距离为 25.9 cm；剑胸结合到胰上缘的距离为 8.3 cm。胰尾与胰体在同一水平面上者占 12%；胰尾高于胰体者占 70%（胰尾可高于胰体 4.5 cm）；胰尾低于胰体者约占 18%（胰尾可低于胰体 2.8 cm）。

（2）胰各部的高度和厚度：胰头的高度为 50.4 mm，厚度为 21.7 mm；胰颈中部的高度为 24.8 mm，厚度为 9.6 mm；颈、体交界处的高度为 27.0 mm，厚度为 12.1 mm；腹主动脉前方的胰体高度为 26.1 mm，厚度为 13.2 mm；距正中线左侧 40 mm 处的胰体高度为 27.5 mm，厚度为 13.9 mm；距正中线左侧 70 mm 处的胰尾高度为 21.8 mm，厚度为 13.1 mm。

（3）主胰管的管径及位置：主胰管接近于胆总管汇合处的管径为 2.7 mm，接近胰颈中部的管径为 2.5 mm，接近正中线左侧 40 mm 处的管径为 2.2 mm。通常情况下，从胰尾到胰头，主胰管的管径逐渐变粗。主胰管末端管径大于胰颈处管径者占 64%，等于胰颈处管径者占 16%，小于胰颈处管径者占 20%。

（二）肝外胆道

肝外胆道包括肝左管、肝右管、肝总管、胆囊和胆总管。

1. 肝总管

肝总管由肝左、右管汇合而成，位于肝十二指肠韧带内，其下端与胆囊管汇合成胆总管。

2. 胆囊

胆囊呈长梨形，位于胆囊窝内，借疏松结缔组织与肝相连；分为胆囊底、体、颈、管 4 个部分。胆囊底突向前下方，体表投影相当于右腹直肌外侧缘与右侧肋弓相交处。胆囊体位于胆囊底与胆囊颈之间，三者间无明显分界。胆囊颈是胆囊体向后的延续部分，细而弯曲，与胆囊管相续。胆囊管为靠近胆囊颈的一段，其黏膜形成螺旋状的皱襞，称为螺旋襞，胆结石常嵌顿于此处。

3. 胆总管

胆总管由肝总管与胆囊管汇合而成，长 4 ～ 8 cm，管径 6 ～ 8 mm，向下与胰管汇合。胆总管起始段位于肝十二指肠韧带内，然后经十二指肠上部后方向下经胰头与十二指肠降部之间，或经胰头后方，或被胰实质所包埋，最后斜穿十二指肠降部后内侧壁与胰管汇合，形成略膨大的肝胰壶腹（又称"Vater 壶腹"），开口于十二指肠大乳头。在肝胰壶腹周围有肝胰壶腹括约肌（又称"Oddi 括约肌"）包绕。

三、腹膜后腔

腹膜后腔位于腹后壁的壁腹膜内筋膜之间，上起自膈，下至骶骨岬，续于盆壁腹膜后隙，两侧连于腹膜下筋膜，并经腰肋三角向上与后纵隔相通。

腹膜后腔内除大量疏松结缔组织外，尚有肾、肾上腺、输尿管、腹部大血管、神经、淋巴等（图 4-1-10）。由于腹膜后隙内有大量的疏松结缔组织，手术中壁腹膜易于剥离，因此进行间隙内各器官的手术多于腹膜外采用腰腹部的斜切口。

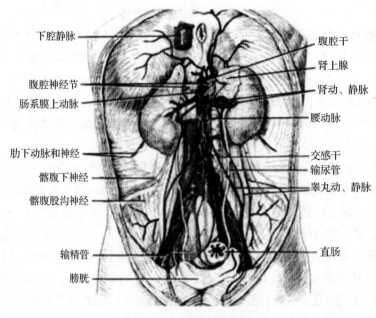

图4-1-10　腹膜后腔内结构

（一）腰部外侧肌肉

腰部有 3 层前外侧肌，从外向内依次为腹外斜肌、腹内斜肌、腹横肌。这些肌肉组成腹膜后腔。

（二）腰大肌和髂肌

腹膜后腔的背侧面为前有纵行棘突韧带覆盖的腰椎体，两侧为腰大肌，上有一层白色筋膜覆盖，紧邻腹横筋膜，即所谓的腰大肌鞘。腰方肌上有腰背筋膜（胸腰筋膜）的前层覆盖，并从腰大肌的侧缘向两侧延伸，逐渐移行为腹横肌的腱膜；再向外侧就是腹横肌。向上，腹膜后腔后壁是由膈肌沿着下肋骨从后面插入而形成；向下，在髂嵴下方，髂腰肌形成腹膜后腔的后缘。

（三）下肋骨

下肋骨主要指第 11 肋和第 12 肋，一些人中还有第 10 肋，横过膈肌、肾上腺和两肾的上极。因此，肋骨不仅对胸部器官有保护作用，对上腹部和腹膜后腔内器官也有保护作用。对于任何引起下肋骨骨折的创伤，特别是背部的，应该评估肾的潜在性伤害。腰背韧带位于肾的背后，连接第 12 肋下缘和第 1、第 2 腰椎，切开后可以很好地暴露腹膜后腔的上部。

（四）大血管

腹主动脉和下腔静脉向下穿过腹膜后腔中部。

（1）腹主动脉及其分支：膈肌后面、左右两个膈角与脊柱之间有主动脉裂孔，有腹主动脉通过，膈角约位于第 2 或第 3 腰椎椎体水平。腹主动脉沿脊柱左前方下行至第 4 腰椎前下缘，分为左、右髂总动脉。腹主动脉的第一个分支是成对的膈下动脉，是主动脉穿主动脉裂孔后从其前壁向两侧发出的，分布于膈的下面，还发出许多分支营养肾上腺上部。第二个分支是腹腔干，为一粗短动脉干，起自腹主动脉前壁，分为3条分支：肝总动脉、胃左动脉、脾动脉。这3条分支主要供应上腹部脏器，包括肝、脾、胃和胰。第三个分支是细小成对的肾上腺动脉，起自腹主动脉两侧。同一水平起自腹主动脉前壁的是肠系膜上动脉，主要营养整个小肠和大部分大肠。胰十二指肠动脉则营养十二指肠和胰的一部分。所有的这些分支都约于第1腰椎平面起自腹主动脉。肾动脉成对，约在第2腰椎水平由腹主动脉发出，横向外行。睾丸动脉或卵巢动脉成对，细小，在肾动脉稍下方由腹主动脉前壁发出，偶尔也在肾动脉水平或稍上方发出。在男性名为精索内动脉或睾丸动脉，从起始点行向外下，跨输尿管前面经腹股沟深环，参与精索组成，分布于同侧睾丸。有时，此动脉在下行过程中也成一定角度或弓形跨过肾静脉或其分支，在跨过输尿管时发出小的分支营养输尿管。在大多数人中，右侧睾丸动脉跨过下腔静脉，少数人通过腹膜后腔。在女性则名为卵巢动脉，在腹膜后腔的下行和男性相似，跨过输尿管后，约在相当于腹股沟管深环水平向中间进入骨盆，走行于髂总血管分叉和输尿管的稍下方，经卵巢悬韧带入盆腔，分布于卵巢和输卵管。睾丸动脉或卵巢动脉在腹膜后的结扎不会产生副作用，因为男性的输精管动脉、精囊动脉或女性的子宫动脉能提供丰富的侧支循环，营养睾丸或卵巢。再向下的分支是肠系膜下动脉，起自腹主动脉前壁，大约在腹主动脉分叉上方3～5cm处，斜向左下，分布于直肠壁上部、乙状结肠、降结肠和横结肠左部。在年轻个体中，特别是无动脉粥样硬化闭塞时，肠系膜下动脉可以在无任何并发症的情况下闭塞，而由中下方的直肠动脉和上方的肠系膜上动脉发出的侧支循环来替代。腹主动脉的终末分支是左、右髂总动脉，左、右髂总动脉又分为髂内、外动脉。髂外动脉穿过股管出腹膜后腔后续为股动脉供应下肢。髂内动脉发出许多分支分布于盆腔脏器。其次，腹主动脉终末分叉处，在第5腰椎和骶骨相交水平还发出骶中动脉，尽管此动脉在正常情况下有可能闭塞，但是在解剖和分离时也可能出血。腹主动脉后壁还发出4对腰动脉，分布于腹后壁、腰大肌及脊柱。尽管脊椎的侧支循环很丰富，但在少数情况下结扎全部腰动脉可引起脊柱局部缺血而瘫痪。骶中动脉或髂动脉后方有可能发出细小的第5对腰动脉。

（2）下腔静脉及其分支：下腔静脉由左、右髂总静脉汇成，沿腹主动脉右侧上行，在左、右髂总静脉汇合点上横跨右髂总动脉。前外侧有其相应的动脉伴行，同时收集后壁与动脉相伴行的腰静脉。腰升静脉垂直走行于腰大肌后面、腰椎横突前面，下端与腰静脉相续，上端穿过膈进入胸腔，延续为半奇静脉和奇静脉。胃肠道的静脉回流不同于其动脉循环，因为肠系膜下静脉、肠系膜上静脉和脾静脉注入门静脉，经肝静脉注入下腔静脉而不是直接注入下腔静脉。睾丸（卵巢）静脉与其动脉相伴行，并与输尿管相邻，由蔓状静脉丛汇合而成。左侧睾丸静脉以直角注入左肾静脉，右侧以锐角注入下腔静脉，有时也注入右肾静脉。睾丸（卵巢）静脉内有瓣膜。上诉因素为精索静脉曲张及左侧的睾丸精索静脉曲张多于右侧提供了解剖形态学基础。肾静脉较大，行于肾动脉前方，向内横向注入下腔静脉。右肾静脉较短，一般无分支，有时有腰静脉、睾丸静脉汇入。左肾静脉比右肾静脉长，跨过腹主动脉的前面，经过肠系膜上动脉的下方，后面接受第2腰椎静脉，下面接受左睾丸静脉，上面接受左肾上腺静脉。在右侧，右肾上腺静脉和右膈下静脉注入下腔静脉，而左侧，膈下静脉和肾上腺静脉通常注入左肾静脉。罕见情况下，左肾上腺静脉也直接注入下腔静脉。肝静脉以肝左、中、右3条静脉在膈的下方注入下腔静脉。下腔静脉经肝后面的腔静脉沟，穿膈的腔静脉裂孔进入胸腔，注入右心房。尽管腹膜后腔的大部分大血管都已描述，但这些血管的异常形态及其分支也是常有的。某些异常变化是非常复杂的，不在本章的讨论范围内。

（五）淋巴系统

下肢、会阴、外生殖器和盆腔脏器的淋巴回流都经过腹膜后腔，最终都汇入髂总淋巴管（结），向上再汇入腹主动脉和下腔静脉周围的腰淋巴结，其输出淋巴管汇合成互不相通的左、右腰干。肠系膜上、肠系膜下和腹腔动脉周围的胃肠道淋巴回流汇入腰干，左、右腰干向上回流形成胸导管，其起始部膨大，称为乳糜池，约位于第1和第2腰椎体前面。腰淋巴管（结）主要收纳肾和睾丸的输出淋巴管。不难想象，肾淋巴管（结）位于肾的血管周围，回流入下腔静脉和腹主动脉旁淋巴结。睾丸最初在腹膜后腔肾脏附近形成，不仅由腹主动脉分出的睾丸动脉供应，还有腹膜后腔腰部淋巴结的回流，除非重病，否则腰部淋巴一般不回流入髂总淋巴结。虽然解剖学部位不是绝对的，但是以下3种腰部淋巴结的描述对外科应用有一定意义：①腹主动脉旁左侧淋巴结，从腹主动脉正中线到左侧输尿管；②下腔静脉旁右侧淋巴结，从下腔静脉正中线到右侧输尿管；③腹主动脉与下腔静脉之间的淋巴结，从下腔静脉正中线到腹主动脉正中线。详细研究睾丸肿瘤早期转移发现，左侧睾丸淋巴回流先到腹主动脉旁左侧淋巴结，包括左肾门上淋巴结，然后到腹主动脉与下腔静脉之间的淋巴结，一般不到下腔静脉旁右侧淋巴结。相反，右侧睾丸淋巴回流到腹主动脉与下腔静脉之间的淋巴结、下腔静脉旁右肾门下淋巴结，一小部分还回流到腹主动脉旁左侧淋巴结，这也体现出腰部淋巴回流一般从右向左。然而，双侧睾丸恶性肿瘤广泛转移时由于大量淋巴回流，且可能从左向右回流或逆行回流，因此会发现所有的腰部淋巴和髂总淋巴都有转移。

（六）神经

1. 自主神经

成对的脊柱胸腰段的交感干由T1～L2或（L3）脊神经节前纤维汇合而成，合成的交感干垂直走行于脊柱前外侧，腹膜后腔内在腰大肌内侧缘与腰椎体前外侧之间，有的被腰大肌所遮掩。腰部的交感干和血管相伴行，由许多大小、位置不定的神经节组成。许多交感干的节前纤维和节后交感神经元分布于体表和下肢。腹腔内脏的节前纤维由腰部交感干通过腰内脏神经发出行走于腹主动脉前面，形成伴随腹主动脉丛的自主神经丛，它们在神经中枢及神经总丛与节后神经元形成突触联系。此外，一些肾上腺节前神经纤维，不经突触联系直接作用于肾上腺髓质细胞。腹部血管丛也受到来自第5～12胸神经更广泛、更少、更末，的内脏神经的支配，它们起于胸腔向下传至膈，有来自副交感神经的迷走神经加入。

腹部最重要、最大的自主神经丛是腹腔丛。它位于腹主动脉周围。通常其分支沿着腹主动脉分支分布。通过血管丛这些神经中枢分布于肾上腺、肾脏、肾床及输尿管，一些交感神经纤维也沿着双侧血管分布。另外，个别主动脉肾神经节通常作为腹神经节的低级中枢存在，参与组成肾自主神经丛的一部分。后面的神经丛包绕在肾动脉周围，其分支邻近腹血管丛。腹部血管的下级有许多交感神经分布于盆腔泌尿器和生殖道，经过下腹部上级动脉丛，分布于各级动脉分支的前面及第5腰椎的前面。神经丛两侧与下级下腹部血管丛伴行分布于盆腔。交感神经纤维分支沿着这些血管丛分布。在进行腹膜后解剖时可以导致射精量减少和（或）膀胱颈关闭障碍，最终导致射精功能减退。

2. 躯体神经

躯体感觉和运动神经分布于下腹部和四肢末端，也出现在腹膜后腔。腰骶丛是由全部腰骶神经分支组成，部分也包括第12胸神经。此神经丛发出的神经穿经腰肌深面，并发出更多分支到达肌肉和骨盆。第12肋下神经发自第12胸神经，沿双侧第12肋下缘走行。髂腹下神经和髂腹股沟神经共同发自第 1 腰神经。这 3 对躯体神经穿经腰方肌的前面或内面，后行于腹横肌与腹内斜肌之间，其运动支到腹壁肌肉，感觉支到下腹部皮肤和生殖器。股外侧皮神经和生殖股神经发自第 1 至第 3 腰神经，是重要的感觉神经，分布于大腿上部和生殖器。此外，生殖股神经的生殖支分布于提睾肌和阴囊。生殖股神经穿经腰大肌前面途经腹膜后腔，在这些部位很容易辨别。股神经是腰丛最大分支，发自第 2 至第 4 腰神经，经腰大肌外缘传出，伴股动脉外侧下行。此神经分布于髂腰肌以及大腿前面大多数肌肉，其感觉支分布于大腿及膝关节前面的皮肤。需要注意的是，进行下腹部剖腹手术时，其可能被牵引器向下外侧牵拉压迫腹股沟韧带，导致膝跳反射消失。腰丛发出重要的运动支和感觉支分布于下肢。闭孔神经是分布于盆腔的最重要的分支，发自第 2 至第 4 腰神经，经腰大肌内侧缘穿出，主要分布于大腿内收肌。坐骨神经发自第 4 腰神经至第 3 骶神经，是全身最粗大的神经，其运动支和感觉支分布于双侧小腿及足。

（七）内脏

1. 十二指肠

十二指肠整体上呈 C 形，大部分固定于腹后壁。十二指肠的上部起自胃的幽门，位于腹膜内。十二指肠降部垂直走行于右肾门的前面、右肾内侧缘的后部、肾盂和肾盂输尿管的移行部紧密相连。胆总管也位于其后部，其分泌的物质排到十二指肠。十二指肠降部的中间和胰头紧密相连。十二指肠的降部中后部是下腔静脉。十二指肠的水平部在腹膜后腔从左到右交叉。肠系膜上动脉越过十二指肠水平部前面进入肠系膜根部。

2. 胰腺

胰腺是一个实质脏器，它具有分泌功能，既可分泌胰岛素（内分泌功能），又可以分泌多种消化酶（外分泌功能），它们通过胰管排到降十二指肠。胰头被十二指肠包绕，胰体和下腔静脉、主动脉交叉。位于左侧的胰尾穿过左肾上腺和左肾的上部。脾静脉平行穿过胰腺的后方，脾动脉正好走在其静脉的上面。脾动脉和脾静脉也都穿过左肾的上部。胰尾损伤伴有消化酶的释放，是一种严重的潜在并发症。同样，右肾手术致使十二指肠损伤时也会引起胰酶的释放，导致相同的后果。

3. 结肠

结肠是一个腹膜内器官，其可变部分也可位于腹膜后。结肠中的升结肠、肝曲、脾曲和降结肠 4 个结构固定在腹膜后腔的前部，相对固定。肝曲覆盖在右肾下部，脾曲覆盖在左肾下部，升结肠位于右输尿管的前面，降结肠和乙状结肠与左输尿管相邻。升、降结肠可能在手术时被不经意地损伤，导致视野被排泄物污染。通常，升结肠或降结肠的恶性肿瘤和炎症，包括盲肠后阑尾炎可能波及同侧输尿管。通过肝结肠韧带与肝相连的结肠肝曲是不固定的，而通过脾结肠韧带与脾相连的结肠脾曲是固定不变的。术中过度牵拉这些韧带易引起肝或脾的损伤和出血。当需要充分暴露肾的术野时，应识别并切开无血管的筋膜附件而避免过度牵拉结肠。

四、肾上腺

（一）肾上腺解剖学结构

（1）大体描述：肾上腺是人体重要的内分泌腺，左、右各一个，橙黄色，分别位于左、右肾的上内方，与肾共同被包裹在肾筋膜内；但其纤维囊和脂肪囊单独包裹，因此不会随肾下降而移位，同样的，万一肾发育不全或畸形，也不会影响肾上腺。正常成人肾上腺重约 5 g，宽 3 ~ 5 mm。

新生儿的肾上腺相对较大，约为出生时肾脏的 1/3。双侧肾上腺在矢状轴上是扁平的，左侧更明显。右侧肾上腺呈三角形，左侧为新月形。这和右肾低于左肾刚好相反，在进行肾上腺外科手术切口时应考虑这一点。两肾上腺后面与膈肌相邻，左肾上腺的上面紧邻胃，下面与胰尾、脾血管相邻，右肾上腺前面与没有腹膜覆盖的肝裸区相接触，内侧缘邻接十二指肠并紧贴下腔静脉的后外侧。

（2）显微结构：肾上腺可分为周边的皮质和中央的髓质，中央的髓质含嗜铬细胞，直接受交感神经节前纤维支配，可分泌肾上腺素和去甲肾上腺素，使心跳加快，心排血量增大并升高血压。肾上腺皮质来自中胚层，包绕着髓质，占肾上腺体积的 80% ～ 90%，由外向内分别由球状带、束状带和网状带细胞索构成，球状带细胞分泌的醛固酮受肾素 - 血管紧张素的影响。束状带和网状带分别产生糖皮质激素和性激素，不同于球状带，后两者的细胞受腺垂体细胞分泌的促肾上腺皮质激素的调控。肾上腺表面包以结缔组织被膜，但其内部结构非常脆弱，在手术中应注意避免对其造成损伤。

（二）肾上腺血管和神经

肾上腺的血管分布具有对称性，血运丰富，有上、中、下 3 条动脉供应：①上动脉来自膈下动脉；②中动脉直接来自腹主动脉；③下动脉来自同侧的肾动脉。与分支复杂的动脉相反，肾上腺静脉只有一条，出自肾上腺前内侧的肾上腺门。右侧肾上腺静脉较短，从其后外侧进入下腔静脉，而左侧稍长，与膈下静脉一起从上而下汇入左肾静脉。一般而言，肾上腺淋巴回流随静脉回流注入腹主动脉旁淋巴结。

体内器官中，肾上腺髓质接受最多的是自主神经的支配，复杂的节前交感纤维随肾上腺静脉一起进入肾上腺，支配髓质内嗜铬细胞。而这些丰富的交感神经是通过内脏神经和腹腔神经节到达肾上腺髓质的，相反，肾上腺皮质没有神经支配。

五、肾脏

（一）肾脏解剖学结构

（1）大体描述：肾脏是实质性器官，左右各一，红褐色，紧贴腹后壁。作为泌尿系统器官，肾不仅在维持体内水分、电解质和酸碱平衡方面起到非常重要的作用，同时还具有分泌功能，能产生红细胞生成素、肾素以及能调节维生素 D 衍生物代谢的羟胆钙化醇。其血运丰富，正常情况下约占心排血量的 1/5。脆弱的肾实质表面由一层薄而坚韧的纤维囊包裹，正常情况下，纤维囊与肾实质连接疏松，易于剥离或易于被血肿鼓起。正常成年男性肾约重 150 g，女性略轻，约重 135 g。肾长 10 ～ 12 cm，宽 5 ～ 7 cm，厚约 3 cm。女性略小，但是肾的大小主要与整个身体的大小有关，身体较小的个体肾也较小，身体较大的个体肾也较大。左、右肾大小也不一样，右肾宽而短，左肾窄而长，这是由右侧肝脏导致的。和肾上腺一样，儿童的肾较大，刚出生时因为存在胎叶故肾轮廓不规则，1 岁后这些胎叶消失。成年后肾两侧为光滑凸面并形成上下两极，也有人一直到成年后肾还是胎叶状，或者任一肾的外侧部上有局部隆起，称单驼峰，这也可能是脾或肝引起的，通常左肾比右肾明显。

（2）显微结构：从肾的冠状切面看，肾实质分为表层的皮质和深层的髓质，皮质呈红褐色，髓质色淡红。髓质内可见许多呈圆锥形、底朝皮质、尖向肾窦的肾锥体，肾锥体尖端突入肾小盏，称为肾乳头。肾小盏呈漏斗形包绕肾乳头，承接其排出的尿液。伸入肾锥体之间的皮质称为肾柱。每个肾锥体及其周围的皮质组成一个肾叶。显微镜下观察，肾实质主要由毛细血管组成的肾小体和许多弯曲的肾小管组成，正常情况下，这些小管与尿液形成有关，小管之间为结缔组织。

（二）肾脏位置与毗邻

（1）位置：肾位于脊柱的两侧，贴附于腹后壁。两肾的纵轴不互相平行，上端多向内侧倾斜，下端则稍向外展开。受肝的影响，右肾稍低于左肾，以椎骨为标志，右肾上端平第12胸椎，下端平第3腰椎；左肾上端平第11胸椎，下端平第2腰椎。肾与肋骨的关系，左侧第12肋斜过左肾后面的中部，第11肋斜过后面的上部；右侧第12肋斜过右肾后面的上部。两肾门的体表投影在腹前壁位于第9肋前端，在腹后壁位于第12肋下缘和竖脊肌外缘的交角处，此角称为肾角或脊肋角。肾有病变时，在此角处常有压痛或叩击痛。肾可随呼吸而上下移动，其下移的范围正常不超过一个椎体，当深吸气时，肾的位置下移，此时做腰腹双合诊可触及肾的下端。

（2）体表投影：在后正中线两侧2.5 cm和7.5～8.5 cm处各作两条垂线，通过第11胸椎和第3腰椎棘突，再作两条水平线，在上述纵横标线所组成的两个四边形范围内，即相当于两肾的体表投影。此范围内若有疼痛等异常表现，多提示存在肾脏病变。

肾的位置可有变异，在盆腔或髂窝者为低位肾；若横过中线移至对侧，则为交叉异位肾。肾的位置异常比较少见，但在腹部肿块的诊断中，应注意与肿瘤相鉴别。

（3）毗邻：肾的上方附有肾上腺，共同由肾筋膜所包绕，邻属关系密切，但在两者之间隔以疏松结缔组织。当肾下垂时，肾上腺并不随其下降。

两肾的内下方为肾盂和输尿管腹部的上端，左肾的内侧有腹主动脉，右肾的内侧有下腔静脉，两肾的内后方分别有左、右腰交感干。由于右肾与下腔静脉的距离很近，右肾的肿瘤或炎症性病变常侵及下腔静脉，因此在进行右肾切除术时，须注意保护下腔静脉，避免损伤，以免造成难以控制的大出血。

肾前方的左、右侧毗邻不同。左肾前上部有胃后壁，前下部有结肠左曲，中部有胰腺横过肾门前方；右肾前上部为肝右叶，前下部为结肠右曲，内侧为十二指肠降部。进行左肾手术时应注意勿伤及胰体、尾部；进行右肾手术时要注意保护十二指肠降部，因为其比较固定，易被撕裂。

在两肾后面第12肋以上部分，仅借膈与胸膜相邻。肾手术需切除第12肋时，要注意保护胸膜，以免损伤造成气胸；而第12肋以下部分，除了肋下血管、神经外，自内向外还有腰大肌、腰方肌和腹横肌。在腰方肌前面有髂腹下神经和髂腹股沟神经向外下方走行，腰大肌前面有生殖股神经下行。发生肾周围炎或脓肿时，腰大肌受刺激可发生痉挛，引起患侧下肢屈曲。

（三）被膜

肾的被膜有3层，由内向外依次为纤维囊、脂肪囊以及肾筋膜。

（1）纤维囊：又称纤维膜，为肾的固有膜，由致密结缔组织所构成，薄而坚韧，被覆于肾表面，与肾容易分离，有保护肾的作用。进行肾部分切除或发生肾外伤须保留肾时，应缝合纤维膜以防肾实质的撕裂。

（2）脂肪囊：又称肾床，为脂肪组织层，在成人其厚度可达2 cm，尤其在肾的边缘、后面和下端的脂肪组织更为发达。脂肪囊有支持和保护肾的作用。经腹膜外进行肾手术时，在脂肪囊内易于游离肾脏。肾囊封闭时，药液即注入此囊内。脂肪组织容易透过X线，在X线片上可见肾的轮廓，对肾疾病的诊断有一定的意义。

（3）肾筋膜：肾和肾上腺及其周围的脂肪被一层疏松结缔组织覆盖，称为肾筋膜。其前、后两层分别位于肾的前、后两面，且从肾上方、肾内侧、肾外侧三面固定肾，肾筋膜上方在膈肌下面愈合，在肾的内侧，肾前筋膜被覆肾血管的表面，并与腹主动脉和下腔静脉表面的结缔组织及对侧的肾前筋膜相移行。肾筋膜在肾的下方则相互分离，其间有输尿管和睾丸血管（卵巢血管）通过。肾筋膜周围是腹膜后脂肪，这不同于肾脂肪囊，肾脂肪囊紧邻肾且包裹在肾筋膜内。

肾筋膜在肾周围形成一个屏障，这一屏障对肾起到保护支持的作用，对恶性肿瘤的扩散也起到限制作用。而且，肾的全切术也可完全切除肿瘤。肾筋膜前面与腹膜和结肠相邻，后面与腹横筋膜紧邻。肾筋膜对肾及肾周的炎症，如脓肿、囊肿、血肿也起到限制作用，由于肾筋膜与腹主动脉和下腔静脉表面的结缔组织相移行，因此，一侧肾及肾周的炎症不会扩散到对侧，但可沿肾筋膜向下蔓延，达髂窝或大腿根部。随着炎症或肿瘤的进一步发展，病变可以突破肾筋膜侵袭其周围器官和后腹壁肌肉。

肾筋膜发出许多结缔组织小梁穿过脂肪囊与纤维囊相连，尤其是肾下端的结缔组织小梁较为坚韧，对肾有固定作用。当肾周围脂肪减少，结缔组织小梁松弛时，肾的移动性增大，可形成肾下垂或游走肾。

肾前筋膜的前方有腹膜覆盖，肾后筋膜的后面有大量脂肪组织，称为肾旁脂体，为腹膜外脂肪的一部分，在肾下端和外侧较多，对肾有一定的支持和保护作用。

（四）肾门、肾窦及肾蒂（图 4-1-11）

（1）肾门：位于肾内缘中部凹陷处，是肾血管、肾盂、神经和淋巴管出入的部位，肾门多为四边形，它的边缘为肾唇，其中，前、后唇有一定的弹性。若手术需分离肾门，则可牵开前唇或后唇，扩大肾门，显露肾窦。

（2）肾窦：肾实质所围成的腔隙，开口为肾门，内有肾动脉和肾静脉的分支，以及肾盂，肾大、小盏，神经，淋巴管和脂肪组织。

（3）肾蒂：由出入肾门的肾血管、肾盂、神经和淋巴管共同组成。肾蒂主要结构的排列关系有一定的规律：由前向后依次为肾静脉、肾动脉和肾盂；由上向下依次为肾动脉、肾静脉和肾盂。有的肾动脉在肾静脉平面以下起自腹主动

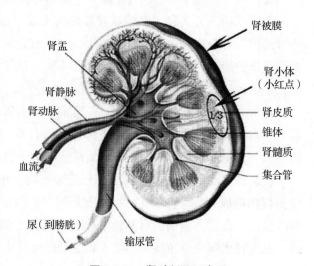

图4-1-11　肾脏剖面示意图

脉，肾静脉血流受阻，静脉压增高，动脉血供亦相对减少，尤其在直立位时，动脉压迫肾静脉则更为明显，这可能是直立性高血压的病因之一。

（五）管腔系统

从人体解剖学和器官发生学来看，肾脏分为两个部分，即分泌部和导管部。分泌部是指肾实质的皮质，包括分泌结构的肾小球、近曲小管、Henle 袢、远曲小管。导管部是指肾实质的髓质，包括排泄结构的集合管、肾乳头、肾小盏、肾大盏和肾盂。肾内一般有 4～18 个肾乳头，其中以 7～9 个最为常见。肾小盏呈漏斗状，其边缘包绕肾乳头，承接由集合管排出的终尿。大体观，肾的管腔由肾小盏、肾大盏、肾盂组成。肾锥体和前后肾小盏构成典型的二维结构，由于肾的自然旋转，前面的肾小盏向外侧延伸形成冠状平面，而后面的肾小盏向后方延伸形成矢状面。在解释 X 线

片和穿刺肾管腔时识别这个解剖学结构是非常重要的。通常肾锥体尖端合并成肾乳头，在肾的上下极常见，其他部位也可见。2个或3个肾小盏合并成一个肾大盏，2个或3个肾大盏合并成一个肾盂，肾盂走行于肾窦出肾门后与输尿管相移行，事实上，肾的管腔部分如肾小盏、肾大盏、肾盂是一个连续的结构，只是在临床上运用这种命名法来进行描述和讨论。

　　在进行经皮肾穿刺取石术时，详细了解肾盂、肾盏的结构排列，对经皮肾穿刺位置的选择、皮肾通道的设计是十分重要的。

　　肾盂为一漏斗状结构，位于肾动脉后，分肾内型肾盂和肾外型肾盂，容量一般为 8 ～ 15 mL，超过 15 mL 为积水。而积水较多的肾盂，对穿刺、金属导丝置入和扩张皮肾通道是有利的。较大的肾外型肾盂，穿刺针易直接进入肾盂而不通过肾实质，但肾盂壁薄，容易发生尿漏、造瘘管脱落。

　　肾小盏通常集合成肾上、中、下3个大盏，肾大盏再汇集成肾盂，出肾门后移行为输尿管。上、下盏通常呈单个向上、下极投射，其余肾盏分为前、后两排（前组肾盏和后组肾盏），从静脉尿路造影术（intravenous urography，IVU）和CT扫描断层片上可见前排肾盏靠外，呈杯口状，后排肾盏靠内，呈环形断面观。根据 Kaye、Reinke 和 Hod-son 的研究报告，肾盏的排列分为两种类型：一种为多见和典型的 Brodel 型肾，后排肾盏结构拉长，向外与肾冠状切面成20°，前排肾盏较短，与肾冠状切面成70°；另一种为少见的 Hodson 型，其前后盏排列与 Brodel 型肾相反。

　　前后肾盏并不直接相对，经皮穿刺不易从前排肾盏进入后排肾盏，穿刺最好选择在后排肾盏，尤以中、下后肾盏较安全，但术前弄清楚前后肾盏有困难，需做 IVU、CT 片对比，在手术前逆行插管，术中（俯卧位）沿导管注入空气和造影剂，有空气者为后组肾盏，有造影剂者为前组肾盏。

　　（六）肾脏血管与肾段

　　（1）肾动脉和肾段：肾动脉平第1至第2腰椎间盘高度起自主动脉腹部，横行向外，行于肾静脉的后上方，经肾门入肾。由于主动脉腹部位置偏左，因此，右侧的肾动脉比左侧的稍长，并经下腔静脉的后面向右行进入肾。据统计，肾动脉的支数多为1支（85.8%），2支（12.57%）或3～5支（1.63%）者均属少见。

　　肾动脉（一级支）进入肾门之前，多分为前、后两干（二级支），干又分出段动脉（三级支）。前干走行在肾盂的前方，分出上段动脉、上前段动脉、下前段动脉和下段动脉。后干较细，走行在肾盂的后方，延续为后段动脉。上段动脉分布至肾上端，上前段动脉至肾前面中上部及后面外缘，下前段动脉至肾前面中下部及后面外缘，下段动脉至肾下端，后段动脉至肾后面的中间部分。每一段动脉分布的肾实质区域称为肾段。肾段有5个：上段、上前段、下前段、下段和后段。各肾段动脉之间彼此没有吻合，若某一段动脉发生阻塞，由它供血的肾实质将发生缺血坏死。肾段的划分为肾局限性病变的定位及肾段或肾部分切除术提供了解剖学基础。

　　肾动脉的变异比较常见。将不经肾门而在肾上端或下端的动脉分别称为上极动脉或下极动脉。据统计，左右上、下极动脉的出现率约为 28.7%，其中，上极动脉比下极动脉多见，上极或下极动脉可直接起自肾动脉（63%）、腹主动脉（30.6%）或腹主动脉与肾动脉起点的交角处（6%）。上、下极动脉与上、下段动脉相比较，两者在肾内的供血区域一致，只是起点、走行和入肾部位不同。在进行肾手术时，对上极或下极动脉应予以足够重视，否则易致其损伤，不仅可引起出血，还可能导致肾上端或下端的缺血坏死。

　　（2）肾静脉：在肾窦内汇成2支或3支，出肾门后则合为1干，走行于肾动脉的前方，以直角汇入下腔静脉。据统计，肾静脉多为1支（87.84%），少数有2支（10.99%）或3支（1.06%），并多见于右侧。由于下腔静脉的位置偏右，因此右肾静脉短，左肾静脉长，左侧比右侧长 2～3 倍。

两侧肾静脉的属支不同。右肾静脉通常无属支汇入；左肾静脉收纳左肾上腺静脉和左睾丸（卵巢）静脉，其属支还与周围的静脉有吻合。发生门静脉高压症时，利用此点行大网膜包肾术，可建立门腔静脉间的侧支循环，从而降低门静脉压力。左肾静脉有半数以上还与左侧腰升静脉相连，经过腰静脉与椎内静脉丛及颅内静脉窦相通。因此，左侧肾和睾丸的恶性肿瘤可经此途径向颅内转移。

肾内静脉与肾内动脉不同，肾内静脉无节段性，具有广泛的吻合，故结扎肾外静脉的一个小属支可不影响肾内静脉血的回流。

（3）肾血管畸形：肾动静脉主干的畸形占 25%～40%，最常见的是肾动脉个数的增加。增加的肾动脉由腹主动脉向两侧发出入肾门或直接入肾的上、下极，上极比下极常见，右肾下极动脉跨过下腔静脉的前面。左、右肾下极动脉都走行于泌尿收集系统的前面，这可能是肾盂输尿管移行部阻塞的外部因素。肾动脉个数增加在异位肾中更常见，且少数由腹腔动脉、肠系膜上动脉或髂动脉发出。多条肾静脉不常见，一般以两个分支离开肾门。左肾静脉以前后分支离开肾门，走行于腹主动脉前面，汇入下腔静脉，罕见情况下有腹主动脉后分支。

（4）外科手术注意事项：丰富的静脉回流和少量的终末动脉分布是手术时应该考虑的，肾被膜下静脉丛和肾周静脉有丰富的吻合支，这样，肾就不会因为肾静脉的阻塞而发生病变。左侧肾静脉和肾上腺静脉、腰静脉、睾丸（卵巢）静脉之间也有侧支循环，所以，当进行急诊外科结扎手术时，左肾内的血液可通过侧支循环回流。而肾动脉的损伤可导致其供应的肾实质梗死，切除肾实质时应考虑其动脉分布，肾后外侧位于肾动脉前后支之间的纵行断面无血管分布，进行泌尿系统手术可以考虑做此纵行切口。同样的，也可以考虑做后段动脉与前支发出的上、下段动脉之间的横行切口。横切口向前延伸可进行肾部分切除，可切除肿瘤。不同个体肾段动脉走行变化较大，应通过术前血管造影或术中动脉注射亚甲蓝进行血管定位。

（七）肾脏淋巴系统

肾淋巴回流丰富，从肾实质、肾柱到肾窦淋巴干，出肾门后汇入肾被膜和肾周淋巴干。除此之外，肾盂和上输尿管淋巴也汇入肾淋巴干。肾门通常有两三个淋巴结，紧靠肾静脉，形成背肿瘤转移的第一站。

左肾淋巴干最先汇入腹主动脉旁淋巴结，包括腹主动脉前后方淋巴结，位于肠系膜下动脉上方和膈肌之间。一些左肾淋巴结回流入腰淋巴结或直接汇入胸导管。除非重病，否则左肾淋巴一般不回流入腹主动脉与下腔静脉之间的淋巴结。右肾淋巴干最先汇入下腔静脉右侧淋巴结和腹主动脉与下腔静脉之间的淋巴结，包括下腔静脉前后淋巴结，位于右髂血管与膈肌之间。同样的，右肾淋巴回流入腰淋巴结或直接汇入胸导管。右肾淋巴一般不汇入腹主动脉左外侧淋巴结。

乳糜池以上的淋巴管梗阻时，肾蒂周围的淋巴管可增粗、曲张，甚至破入肾盂，产生乳糜尿。

（八）肾脏神经支配

肾接受交感神经和副交感神经双重支配，即 T8 至 L1 脊髓节段发出的交感神经节前纤维和迷走神经发出的副交感神经，两者形成肾的自主神经丛，并伴随血管分布，使血管舒缩。交感神经收缩血管，副交感神经舒张血管。手术切除神经后对肾功能没有太大影响。

第二节　腹部断面解剖对比

一、轴位断层解剖

（一）肝静脉与肝门静脉的识别

由于肝静脉及其属支逐渐向肝的膈面汇聚，故越接近肝的膈面，肝左静脉、肝中间静脉和肝右静脉则管径越粗。而肝门静脉自第一肝门处进入肝内，其分支越分越细，故越接近第一肝门处，肝门静脉管径越粗，越接近肝的上部，分支越细。肝静脉走行于相邻肝叶或肝段之间，肝门静脉分支则出现于肝叶和肝段内。肝静脉及其属支与肝门静脉的分支在肝内呈十字交叉走行。在靠近第一肝门横断层面上，肝静脉断面呈圆形，肝门静脉断面呈椭圆形；而靠近第二肝门横断层面上，肝静脉断面呈椭圆形或柳叶状，肝门静脉呈圆形。肝静脉及其属支较直，在横断层面上多呈"爪形"或椭圆形；而肝门静脉及其分支多呈弯曲状，故断面也常呈不规则形。肝静脉管壁薄，超声回声弱，而肝门静脉的管壁较厚，超声回声强。

（二）肝裂在横断层面上的识别

1. 正中裂

正中裂在肝的上部横断层面上，相当于肝中间静脉与下腔静脉左前壁的连线，该线分开左内叶（SⅣ）与右前叶上段（SⅧ）；在肝的下部横断层面上，则相当于下腔静脉左前壁与胆囊窝中点的连线，该线分开左内叶（SⅣ）与右前叶下段（SⅤ）。

2. 左叶间裂

左叶间裂在肝的上部横断层面上，相当于肝左静脉主干中点或左叶间静脉与下腔静脉左前壁的连线，或镰状韧带附着缘左侧约 1 cm 处，分开左内叶（SⅣ）与左外叶上段（SⅡ）；在肝的中部横断层面上，相当于肝门静脉左支矢状部长轴的延长线，分开左内叶（SⅣ）与左外叶上段（SⅡ）、左外叶下段（SⅢ）；在肝的下部横断层面上，则相当于肝圆韧带裂，分开左内叶（SⅣ）与左外叶。

3. 左段间裂

左段间裂仅在肝的上部横断层面内出现，相当于肝左静脉长轴的延长线，分开左外叶上段（SⅡ）与左外叶下段（SⅢ）。

4. 右叶间裂

右叶间裂在肝的横断层面上，相当于下腔静脉左前壁与肝右静脉的连线，该线分开上部层面的右后叶上段（SⅦ）与右前叶上段（SⅧ）和下部层面的右前叶下段（SⅤ）与右后叶下段（SⅥ）。

5. 右段间裂

右段间裂以肝门静脉右支为标志，在肝门静脉右支及其以上的横断层面上，右半肝被分为右后叶上段（SⅦ）与右前叶上段（SⅧ）；而在此以下的横断层面上，则分开右前叶下段（SⅤ）与右后叶下段（SⅥ）。

6. 背裂

背裂在肝的上部横断层面上，相当于肝左静脉、肝中间静脉注入下腔静脉处与静脉韧带裂右端的连线；中部层面上相当于下腔静脉右前壁与静脉韧带裂右端所作的弧形线；下部层面上相当于下腔静脉右壁与肝门静脉中点的连线，分开尾状叶（S I）与其他相邻肝段。

（三）重要轴位断层层面

1. 经第二肝门横断层面（经第 10 胸椎椎体）

该断面为胸腹联合断面，膈从脊柱两侧向外、向前延伸，膈包被之内为腹腔，膈之外为胸腔。腹腔内右侧、中间部分被肝所占据，胃位于左侧部，显示的为胃底。肝在此层面面积较大，左、右径较长。下腔静脉位于左、右半肝分界处的后缘，其直径约 20 mm。肝左静脉、肝中间静脉和肝右静脉腔大，壁薄，呈卵圆形、放射状排列，并汇入下腔静脉（多数情况见两支型），有时可见较细的右后缘支汇入。多数国人的肝左静脉先与肝中间静脉合并，再汇入下腔静脉。此层面肝门静脉分支细小，难以辨认。下腔静脉左缘有肝的尾状叶，其左侧有静脉韧带裂，肝与膈间的间隙为肝上间隙，下腔静脉所在区域为肝裸区，肝左侧面与胃之间的间隙为左肝下前间隙。在肝左叶前方有心尖及心包的断面。在肝左叶后方，有膈的食管裂孔及食管。在食管后方、第 10 胸椎体左前方有胸主动脉，直径约 15 mm。在该动脉右侧、后方分别有奇静脉、半奇静脉。该层面周围部分有右肺中叶、下叶，以及左肺舌叶、下叶的断面。肋骨之间有肋间肌。断面前外侧壁为胸壁，依次为第 5 至第 9 肋骨的断面。在第 7 肋软骨后内侧有胸骨体下端的断面（图 4-2-1）。

肝段的划分：在该断面上，可依据肝静脉走行进行肝段的划分。

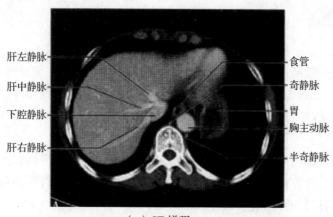

（a）CT 增强

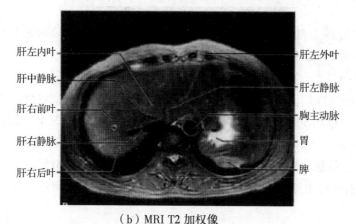

（b）MRI T2 加权像

图4-2-1　第二肝门层面

2. 经贲门横断层面（经第 10、第 11 胸椎椎间盘）

该层面膈仍分隔胸腔和腹腔。腹腔内右侧、中部及左侧大部分被肝所占据，左侧后部被胃体及贲门部充满，胃的外后方可出现半月形脾断面。下腔静脉位于肝下腔静脉沟中，其左为静脉韧带沟，肝镰状韧带连于肝前面与膈之间，小网膜从静脉韧带沟连于胃小弯侧。肝左静脉、肝中间静脉和肝右静脉及其属支断面呈"爪"形，以下腔静脉为中心呈放射状排列。肝门静脉断面位于几条肝静脉之间，呈类圆形，壁厚。该断面是肝面积最大的断面，其左右径、前后径均最长。胃的断面位于左半部，在肝尾状叶左侧，胃断面向右突出的部分为贲门的断面，胃的前外侧出现的膜性结构为胃脾韧带。由于镰状韧带的出现，肝上间隙被分为右肝上间隙和左肝上间隙。肝脏面与胃之间的间隙为左肝下前间隙，小网膜后为左肝下后间隙（此处为网膜囊上隐窝），尾状突暴露在此间隙内。膈周边为肋膈隐窝及残留左、右肺下缘。胸壁仍然由第 5 至第 10 肋骨断面、肋间肌、第 5 至第 7 肋软骨、胸骨体下端断面所构成。胸主动脉位于椎间盘左前方。在胸主动脉右侧，椎间盘右前方的是奇静脉。胸主动脉与奇静脉之间有胸导管（图 4-2-2）。

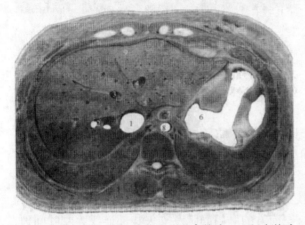

注：1—门静脉；2—肝右静脉；3—肝中静脉；4—肝左静脉；
5—静脉韧带沟；6—胃；7—食管（接贲门处）；8—主动脉；
9—镰状韧带。

（a）标本

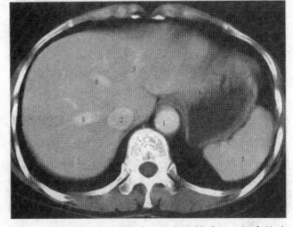

注：1—主动脉；2—下腔静脉；3—肝右静脉；4—肝中静脉；
5—肝左静脉；6—胃；7—脾。

（b）CT 增强

图4-2-2　经贲门层面标本和CT增强

该断面肝段的划分：下腔静脉左缘与肝中间静脉连线为肝正中裂的位置，将肝分为左、右半肝。下腔静脉左侧与静脉韧带裂之间的部分为尾状叶（S Ⅰ）。静脉韧带裂与肝镰状韧带的连线为肝左叶间裂，将左半肝分为左内叶（S Ⅵ）和左外叶。在右半肝内有肝右静脉，下腔静脉右缘与肝右静脉连线为右叶间裂，其右后部分为右后叶上段（S Ⅶ），其前部为右前叶上段（S Ⅷ）。

3. 经门静脉左支矢状部横断层面（经第 11 胸椎椎体）

此层面膈消失，仅存后部的膈脚。层面的右侧半为肝的断面，呈楔形；左侧半为胃的断面。脾可出现在胃后壁与左膈脚之间，呈半月形实质团块，凸面朝膈。下腔静脉仍位于肝下腔静脉沟内，静脉韧带裂位于下腔静脉左侧。从静脉韧带裂内连于胃小弯的膜性结构为小网膜；肝右后叶与膈脚之间有一白色条状断面，为右肾上腺上部断面。在下腔静脉正前方，与静脉韧带沟相续的沟走向腹前壁，为肝圆韧带沟，其中可见肝门静脉左支矢状部及囊部，管径较粗，约 12 mm，壁厚。肝断面的中部及右部有肝中间静脉、肝右静脉主干的断面，呈类圆形，基底部朝向下腔静脉。在两者之间及肝右静脉后方，尚可见门静脉右支分出的右前叶支、右后叶支断面，管腔不规则，壁较厚。胃的面积较大，与肝左叶、尾状叶相邻，胃贲门消失。由于小网膜的出现，左肝下间隙被分为左肝下前间隙（左半肝与胃前壁之间）和左肝下后间隙（小网膜及胃后壁后，即网膜囊）。双肺下缘的断面已消失。胸主动脉、奇静脉和胸导管断面位置同上一层面（图4-2-3）。胸廓由第6至第11肋骨及第6和第7肋软骨围成。在两侧第7肋软骨之间为剑突与胸骨体下端连结处。

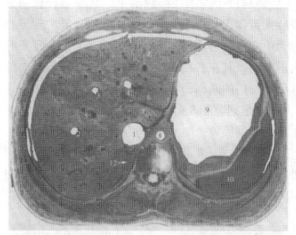

注：1—门静脉；2—肝右静脉；3—肝中静脉；4—门静脉矢状部；5—门静脉右前右支；6—静脉韧带沟及小网膜；7—尾状叶；8—主动脉；9—胃；10—脾；11—镰状韧带；12—右肾上腺。

（a）标本

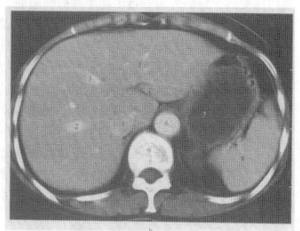

注：1—下腔静脉；2—肝右静脉；3—肝中静脉；4—门静脉矢状部；5—静脉韧带沟及小网膜；6—主动脉；7—胃；8—脾；9—第11胸椎椎体。

（b）CT增强

图4-2-3　经门静脉左支矢状部层面标本和CT增强

此层面肝段的划分：下腔静脉的左缘与肝中间静脉的连线为肝正中裂。在下腔静脉的右侧有肝右静脉的主干断面，直径为 4～9 mm。下腔静脉右缘与肝右静脉连线为右叶间裂，该裂将右半肝分为右前叶上段（S Ⅷ，位于肝正中裂与右叶间裂之间）和右后叶上段（S Ⅷ）。下腔静脉左前方与静脉韧带裂之间的部分为肝的尾状叶。静脉韧带与左前方的肝门静脉左支矢状部连线为左叶间裂，将左半肝分为左内叶和左外叶。

4. 经肝门静脉左、右支的横断层面（经第12胸椎椎体）

肝的断面占该层面的右侧半，胃和脾占层面的左侧半。在肝右后叶与膈脚之间有一长的窄条状断面，为右肾上腺，面积较上一平面增大。下腔静脉位于第12胸椎椎体与肝的尾状叶之间。肝的断面内出现肝门横沟、胆囊颈，肝圆韧带沟、静脉韧带沟仍存在。肝门横沟位于尾状叶之前。沟内有肝门静脉主干及左支和右支。左支走向肝圆韧带裂内，右支向右进入肝右叶。有时可见肝门静脉左、右支构成向前外侧开放的"U"形结构。位于肝圆韧带沟内的门静脉为左支矢状部。在第一肝门前方有肝中间静脉的断面，其管径约为 6 mm。在右半肝内，肝门静脉右支后方有肝右静脉的断面，管径约为 8 mm。下腔静脉右缘与肝右静脉的连线为右叶间裂，该裂将右半肝分为右前叶上段（S Ⅷ）和右后叶上段（S Ⅶ）。左外叶与胃壁相邻，胃呈弯月形；小网膜仍存在。脾断面位于膈和胃后壁之间，较上一层面的面积增大，呈半月形，可见脾切迹。在左膈脚外侧，脾后缘的前面可见脂肪组织内有左肾上腺剖面，呈"Y"形或"V"形，开口向后。由于镰状韧带和小网膜仍然存在，因此肝周间隙分布基本同上一层面。胸主动脉、奇静脉位置与上一层面类同，胸主动脉前方为左、右膈脚。胸廓由肋骨、肋软骨及肋间肌构成，在胸廓前部有第7和第8肋软骨断面。在两侧第8肋软骨之间有腹直肌及白线（图4-2-4）。

此断面肝段的划分：下腔静脉左缘与肝中间静脉连线构成了肝的正中裂，把肝分为左、右半肝。在左半肝内，下腔静脉和静脉韧带裂之间有箭头状的肝组织，为尾状叶左侧段。静脉韧带裂和肝门静脉左支矢状部连线为左叶间裂，将左半肝分为左内叶和左外叶。

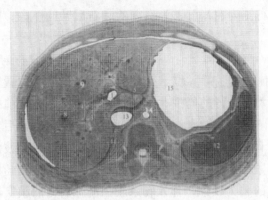

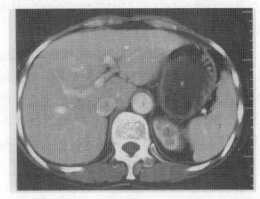

注：1—门静脉主干；2—门静脉右支；3—门静脉左后叶支；
4—门静脉右后叶支；5—静脉韧带沟及小网膜；
6—门静脉矢状部；7—门静脉左外叶支；8—肝右静脉；
9—肝中静脉；10—左肾上腺；11—右肾上腺；12—脾；
13—下腔静脉；14—主动脉；15—胃。

（a）标本

注：1—主动脉；2—下腔静脉；3—门静脉左支横部；
4—门静脉右支；5—左肾上部；6—静脉韧带沟及小网膜；
7—脾；8—胃。

（b）CT增强

图4-2-4 经门静脉左右支层面标本和CT增强

5. 经幽门层面（经第 1 腰椎椎体）

该断面同时出现胃窦、幽门、十二指肠降部、胰、胆囊底、双肾上部。在第 1 腰椎椎体与横突之间有腰大肌，其断面呈类圆形，横突外侧有腰方肌，其断面扁阔。双肾上部分别位于脊柱两侧（有时出现左肾肾门上部），双肾上腺消失。下腔静脉位于脊柱右前方，腹主动脉位于脊柱左前方。肝的断面位于层面的右侧、右肾前方。胆囊底的断面位于肝脏面，呈类圆形，接近右肋弓，左邻幽门或十二指肠球部。幽门为胃窦部向右变窄的部分，从左往右扩大的消化管为十二指肠球部。十二指肠降部紧贴右肾肾门前面（在尾状突不过长的情况下），十二指肠左侧实质团块为胰，通常横过下腔静脉、腹主动脉及左肾前面，指向脾门。在下腔静脉前方，可寻找到肝门静脉，直径约 8 mm，紧贴胰头后面。在腹主动脉前面，可寻找到肠系膜上动脉。在十二指肠降部左壁和肝门静脉之间可寻找到胆总管，直径不足 3 mm。在胰体后缘，可见多个圆形或梭形血管断面，为脾动脉切面，有时可见较粗、较长的脾静脉切面。胃后壁后的间隙为网膜囊（左肝下后间隙），肝右叶与右肾间的间隙为右肝下间隙（图 4-2-5）。

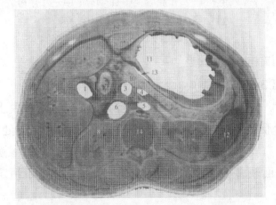

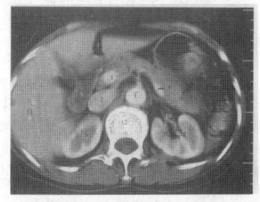

注：1—胆囊；2—十二指肠上部；3—门静脉主干；
4—脾静脉；5—左肾静脉；6—下腔静脉；7—主动脉；
8—右肾上部；9—幽门；10—胰体；11—胃；12—脾；
13—网膜囊；14—第 1 腰椎椎体。

（a）标本

注：1—主动脉；2—下腔静脉；3—门静脉；4—胆囊；
5—十二指肠上部；6—右肾上部；7—腹腔干；8—胰；
9—脾静脉；10—左肾静脉；11—肝右叶；
12—第 1 腰椎椎体。

（b）CT增强

图4-2-5 经幽门层面标本和CT增强

层面肝段的划分：胆囊底中份左侧为左半肝，右侧为右半肝，为右前叶和右后叶的下段，即S Ⅴ和S Ⅵ。

6. 经胰头钩突层面（经第 1 腰椎椎体下份）

椎体与横突之间有增厚的腰大肌断面。腹主动脉和下腔静脉位于脊柱前方。双肾上部位置较固定，位于脊柱和腰大肌两侧，右肾中央空腔为肾大盏，肾的周围有肾筋膜和脂肪囊。右肾前外侧仍可见肝右叶下部，胆囊消失。右肾前方肠管为十二指肠降部（有时两者间隔肝尾状突），后者左侧的实质团块为胰头。紧贴左肾前内侧的肠管为十二指肠升部，有时胰尾和胰头不连续（波浪胰）。脾下部断面位于左肾外侧，呈新月形，其外侧紧贴腹壁。在腹主动脉和胰之间可寻找到肠系膜上动脉（左）和肠系膜上静脉（右），两者所对应的胰为胰颈，伸入肠系膜上动脉后方的胰实质为钩突，正常钩突不应向左越过肠系膜上动脉。此断面或稍向上，可见脾静脉与肠系膜上静脉汇合的影像。该层面肝右叶内有肝右静脉，肝右静脉与下腔静脉右缘之间的连线将肝分为右前叶下段（S Ⅴ）和右后叶下段（S Ⅵ）。腹前部有白线、腹直肌、腹外斜肌、腹内斜肌与腹横肌的断面（图 4-2-6）。

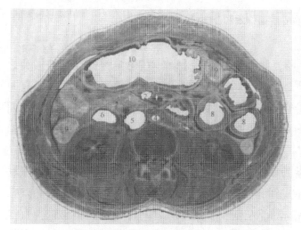

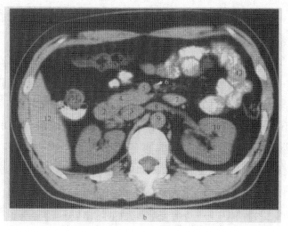

注：1—胰头及钩突；2—肠系膜上静脉；3—肠系膜上动脉；
4—主动脉；5—下腔静脉；6—十二指肠降部；
7—左输尿管；8—结肠左曲；9—回肠；10—胃。

注：1—右肾肾门处；2—十二指肠降部；3—下腔静脉；
4—胰头钩突；5—肠系膜上静脉；6—肠系膜上动脉；
7—胰体；8—左肾静脉；9—主动脉；10—左肾；
11—升结肠；12—肝；13—空肠。

（a）标本　　　　　　　　　　　　　　（b）CT 增强

图 4-2-6　经胰头钩突层面标本和 CT 增强

7. 经十二指肠水平部上份横断层面（经第 2 和第 3 腰椎间盘）

该层面经过双肾下部，肾门基本消失，胰消失。十二指肠水平部位于腹部大血管与肠系膜上动脉、静脉之间横过。肝实质变小，位于右肾前外侧。在腰大肌中部外缘与肾的前内缘相近处，有输尿管断面。升、降结肠均出现，升结肠定位于右肾前面，降结肠紧贴左侧腹外侧壁。胃、横结肠断面同时可见，靠近腹前壁，腔面大。空肠断面较多，位于左肾和横结肠断面之间，不恒定（图 4-2-7）。

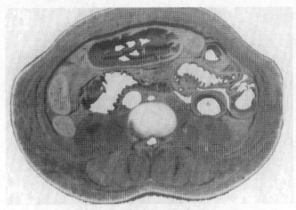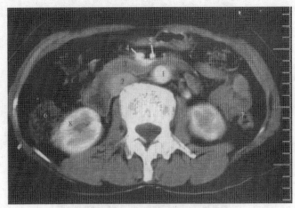

注：1—十二指肠水平部；2—肠系膜上动脉；
3—肠系膜上静脉；4—胃；5—空肠；6—降结肠；
7—回肠；8—腰方肌；9—腰大肌。

（a）标本

注：1—主动脉；2—下腔静脉；3—十二指肠水平部；
4—肠系膜上静脉；5—肠系膜上动脉；6—降结肠；
7—升结肠；8—右肾。

（b）CT增强

图4-2-7　经十二指肠水平部层面标本和CT增强

8. 经肠系膜下动脉起始处横断层面（经第3腰椎下部）

椎间盘前方有腹主动脉和下腔静脉。在腹主动脉的左侧有肠系膜下动脉断面。在下腔静脉的右后方有腰淋巴结，在下腔静脉和腹主动脉的前方有肠系膜，其内有空肠动脉、静脉，肠系膜淋巴结等。空肠、回肠和结肠各部的排列关系类同上一平面。椎间盘两侧有腰大肌，该肌后内侧有第3腰神经。腰大肌前外侧有输尿管的断面。两侧腹壁由腹外斜肌、腹内斜肌及腹横肌构成，腹前壁由腹直肌和腹白线构成（图4-2-8）。

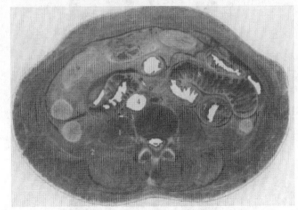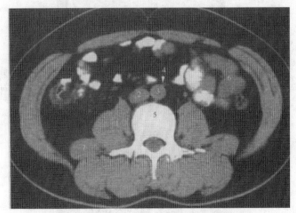

注：1—腰大肌；2—腰方肌；3—右输尿管腹部；
4—下腔静脉；5—主动脉；6—小肠系膜；7—降结肠；
8—横结肠；9—回肠。

（a）标本

注：1—腰大肌；2—下腔静脉；3—主动脉；
4—肠系膜下动脉根部；5—第3腰椎椎体下部；
6—小肠；7—腰方肌。

（b）CT增强

图4-2-8　经肠系膜下动脉根部层面标本和CT增强

（四）肝脏CT横断面连续层面

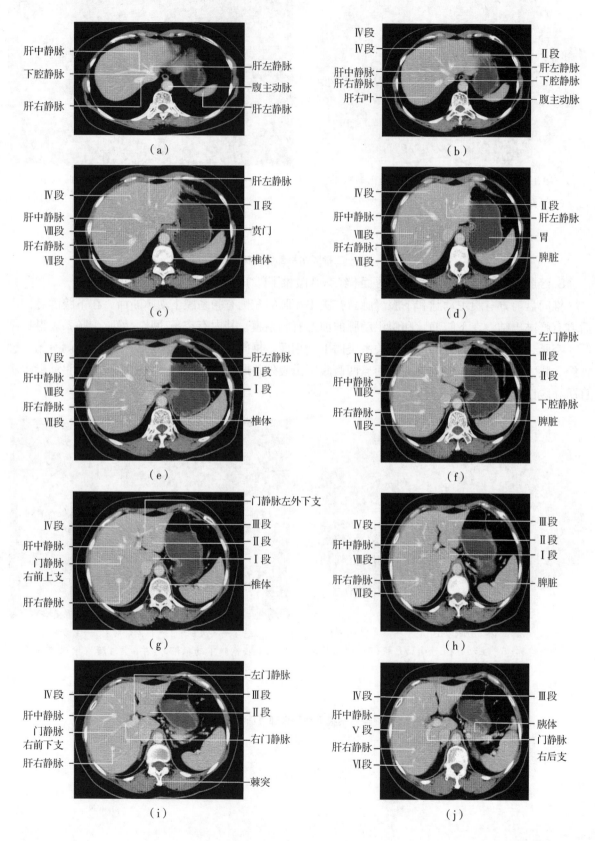

(a) 肝中静脉　下腔静脉　肝右静脉　肝左静脉　腹主动脉　肝左静脉

(b) Ⅳ段　Ⅳ段　肝中静脉　肝右静脉　肝右叶　Ⅱ段　肝左静脉　下腔静脉　腹主动脉

(c) Ⅳ段　肝中静脉　Ⅷ段　肝右静脉　Ⅶ段　肝左静脉　Ⅱ段　贲门　椎体

(d) Ⅳ段　肝中静脉　Ⅷ段　肝右静脉　Ⅶ段　Ⅱ段　肝左静脉　胃　脾脏

(e) Ⅳ段　肝中静脉　Ⅷ段　肝右静脉　Ⅶ段　肝左静脉　Ⅱ段　Ⅰ段　椎体

(f) Ⅳ段　肝中静脉　Ⅷ段　肝右静脉　Ⅶ段　左门静脉　Ⅲ段　Ⅱ段　下腔静脉　脾脏

(g) Ⅳ段　肝中静脉　门静脉右前上支　肝右静脉　门静脉左外下支　Ⅲ段　Ⅱ段　Ⅰ段　椎体

(h) Ⅳ段　肝中静脉　Ⅷ段　肝右静脉　Ⅶ段　Ⅲ段　Ⅱ段　Ⅰ段　脾脏

(i) Ⅳ段　肝中静脉　门静脉右前下支　肝右静脉　左门静脉　Ⅲ段　Ⅱ段　右门静脉　棘突

(j) Ⅳ段　肝中静脉　Ⅴ段　肝右静脉　Ⅵ段　Ⅲ段　胰体　门静脉右后支

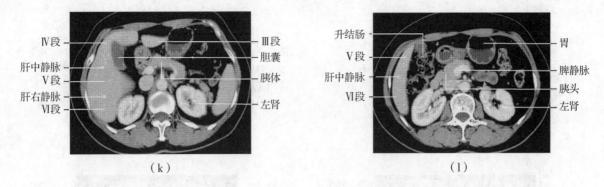

（k）　　　　　　　　　　　　　　　　　　　　　（l）

图4-2-9　肝脏CT横断面图像

（五）肝脏MRI横断面

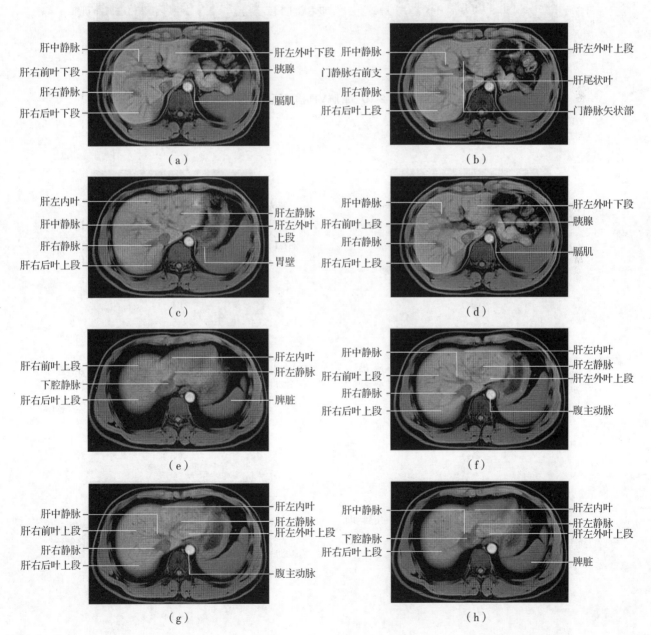

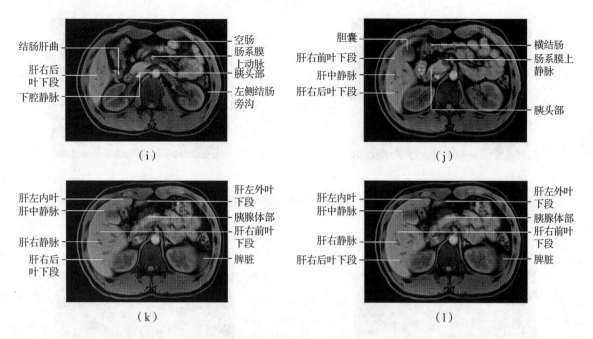

图4-2-10　肝脏MRI横断面图像

（六）双肾CT横断面

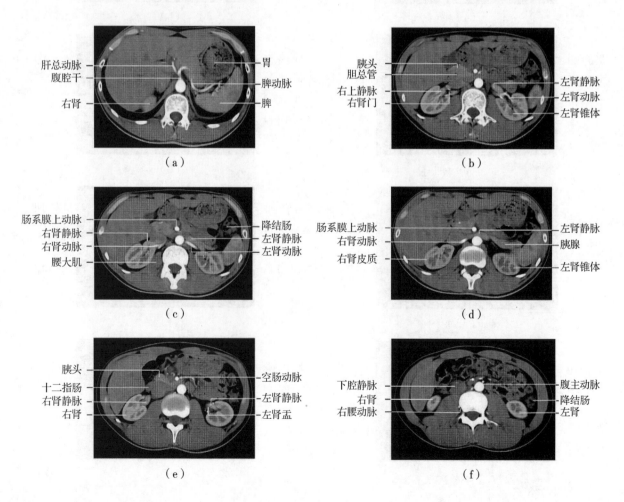

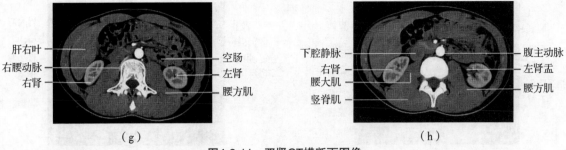

图4-2-11 双肾CT横断面图像

（七）胃肠CT横断面

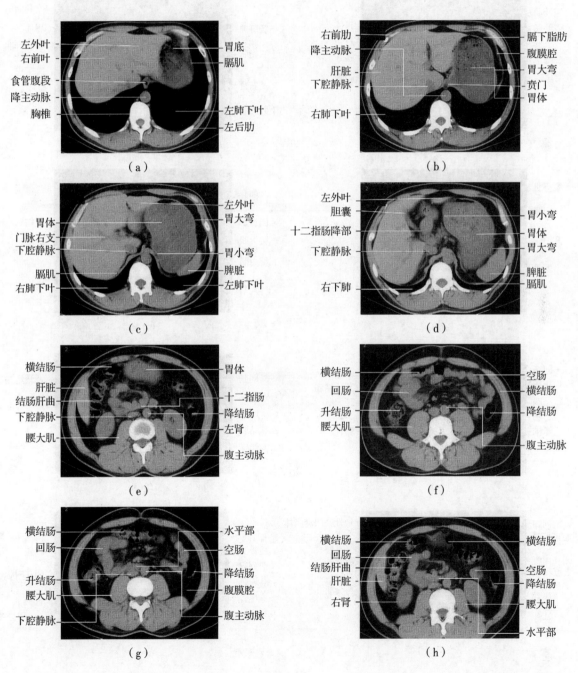

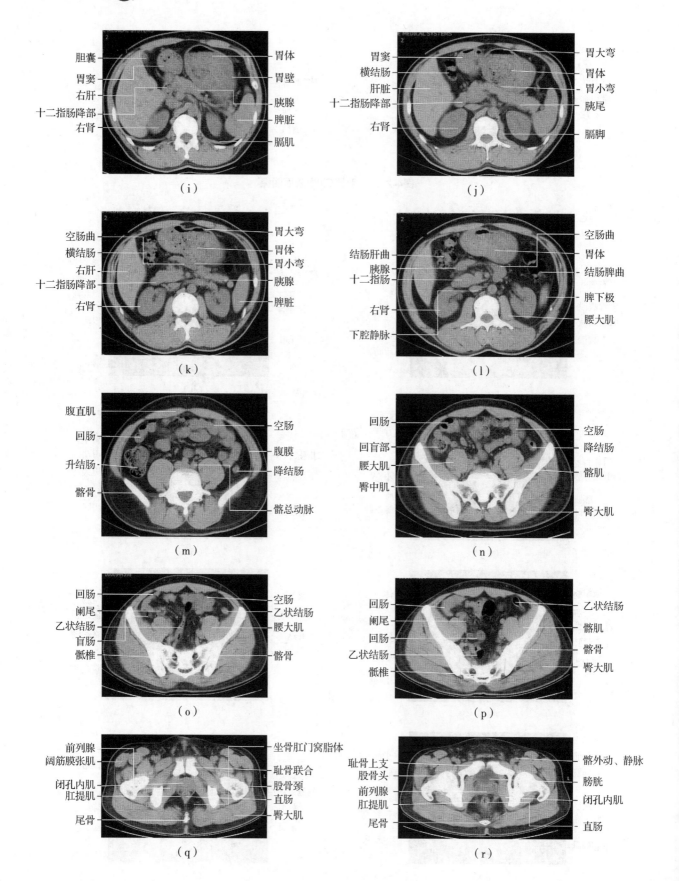

（i）

胆囊
胃窦
右肝
十二指肠降部
右肾
胃体
胃壁
胰腺
脾脏
膈肌

（j）

胃窦
横结肠
肝脏
十二指肠降部
右肾
胃大弯
胃体
胃小弯
胰尾
膈脚

（k）

空肠曲
横结肠
右肝
十二指肠降部
右肾
胃大弯
胃体
胃小弯
胰腺
脾脏

（l）

结肠肝曲
胰腺
十二指肠
右肾
下腔静脉
空肠曲
胃体
结肠脾曲
脾下极
腰大肌

（m）

腹直肌
回肠
升结肠
髂骨
空肠
腹膜
降结肠
髂总动脉

（n）

回肠
回盲部
腰大肌
臀中肌
空肠
降结肠
髂肌
臀大肌

（o）

回肠
阑尾
乙状结肠
盲肠
骶椎
空肠
乙状结肠
腰大肌
髂骨

（p）

回肠
阑尾
回肠
乙状结肠
骶椎
乙状结肠
髂肌
髂骨
臀大肌

（q）

前列腺
阔筋膜张肌
闭孔内肌
肛提肌
尾骨
坐骨肛门窝脂体
耻骨联合
股骨颈
直肠
臀大肌

（r）

耻骨上支
股骨头
前列腺
肛提肌
尾骨
髂外动、静脉
膀胱
闭孔内肌
直肠

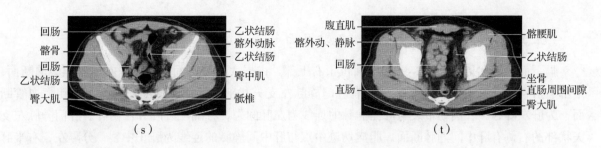

左图标注：
- 回肠
- 髂骨
- 回肠
- 乙状结肠
- 臀大肌
- 乙状结肠
- 髂外动脉
- 乙状结肠
- 臀中肌
- 骶椎

（s）

右图标注：
- 腹直肌
- 髂外动、静脉
- 回肠
- 直肠
- 髂腰肌
- 乙状结肠
- 坐骨
- 直肠周围间隙
- 臀大肌

（t）

图4-2-12　胃肠CT横断面图像

二、冠状断面解剖

腹部冠状层面：以腋中线为标准平面，以 20 mm 层厚为间距，向前、后画线，切割成冠状面的标本。冠状层面由前向后共选 8 个层面，均为前面观。

（一）经肝前部的冠状层面

该冠状层面仅切及肝、胃、腹直肌等。

（二）经胃角切迹的冠状层面

膈断面呈弧形，两侧为肌质，中间为膈中心腱，是胸、腹部的分界线。在膈的断面下方大部分为肝的断面。肝下部有肝圆韧带裂，该裂及延长线将肝分为左内叶和左外叶。左外叶上部有肝左静脉断面。

肝的下面及左侧有胃的断面。胃小弯有角切迹，该处将胃分成两部分，左侧部较大，包括胃底和胃体，占胃断面左侧的 3/4，右侧 1/4 为幽门窦的断面。胃由左向右下斜行，胃的下方为横行的横结肠断面。该断面两侧有大网膜的断面，其余均为空肠和回肠。

两侧腹壁的断面，上部可见第 8 至第 10 肋骨的断面，下面可见腹外斜肌、腹内斜肌和腹横肌的断面（图 4-2-13）。

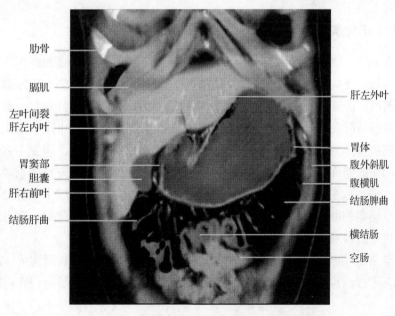

左侧标注：
- 肋骨
- 膈肌
- 左叶间裂
- 肝左内叶
- 胃窦部
- 胆囊
- 肝右前叶
- 结肠肝曲

右侧标注：
- 肝左外叶
- 胃体
- 腹外斜肌
- 腹横肌
- 结肠脾曲
- 横结肠
- 空肠

图4-2-13　经胃角切迹冠状层面CT（增强）图

（三）经肝门静脉左支矢状部的冠状层面

膈下面为肝和胃的断面。肝的断面位于右上部，占据大部分空间。肝下缘右侧有胆囊的断面，中部有肝圆韧带裂。肝圆韧带裂上端有肝门静脉左支矢状部的断面，该断面上方有一粗大血管断面，为肝左静脉。肝圆韧带裂与肝左静脉的连线为左叶间裂，分隔左外叶和左内叶。肝门静脉左支矢状部的右侧有肝中间静脉断面。胆囊切迹中点与肝中间静脉的连线为肝正中裂，分隔左、右半肝及左内叶和右前叶。

肝下方是胃断面，自左至右横行于腹上部。左侧为胃底、胃体，右侧是幽门部，其下方为横结肠。左、右髂窝处分别有乙状结肠和升结肠。该断面中部均为空肠和回肠的断面。腹壁有第8至第10肋骨的断面及腹外斜肌、腹内斜肌和腹横肌（图4-2-14）。

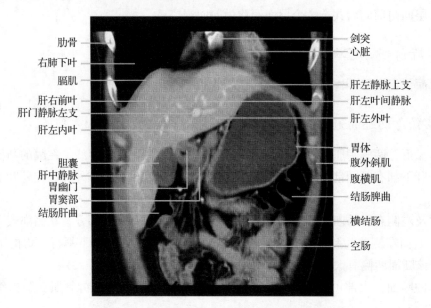

图4-2-14 经肝门静脉左支矢状部冠状层面CT（增强）图

（四）经胰的冠状层面

该层面最上方为膈，膈下右侧大部分为肝的断面。肝下缘右侧有胆囊的断面。胆囊的左侧有肝圆韧带裂及肝门静脉左支矢状部的断面，在肝门静脉左支矢状部上方左侧有肝左静脉的断面，右侧有肝中间静脉的断面。胆囊切迹中点与肝中间静脉的连线为肝正中裂，分隔左、右半肝及右前叶和左内叶。肝圆韧带裂与肝左静脉的连线为左叶间裂，将左半肝分为左内叶和左外叶。

膈下方的左侧被胃体的断面所占据，胃黏膜向腔内突出呈灰白绿色。胆囊下方为幽门窦，黏膜平滑。胃体与幽门窦的断面之间有胰体、胰颈和胰头的断面，在胰颈下方有肠系膜上静脉及其左侧的肠系膜上动脉，该动脉左下方可见粗大的腹主动脉。腹主动脉与肠系膜上动脉之间有十二指肠水平部及十二指肠空肠曲的断面。幽门窦及胃体下方有横结肠的断面。右髂窝内有升结肠断面，左侧部有降结肠和乙状结肠的断面，其余均为小肠的断面。

腹壁由第8至第10肋骨的断面及腹外斜肌、腹内斜肌及腹横肌的断面构成。腰大肌外侧为髂肌，自外上向内下走行，与腰大肌汇合构成髂腰肌。髂肌外侧为髂嵴的断面（图4-2-15）。

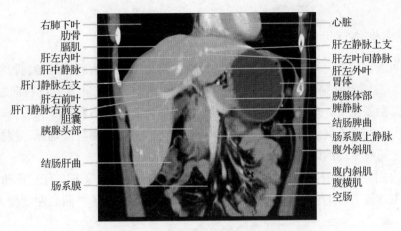

图4-2-15　经胰的冠状层面及CT（增强）图

左侧标注（自上而下）：右肺下叶、肋骨、膈肌、肝左内叶、肝中静脉、肝门静脉左支、肝右前叶、肝门静脉右前支、胆囊、胰腺头部、结肠肝曲、肠系膜

右侧标注（自上而下）：心脏、肝左静脉上支、肝左叶间静脉、肝左外叶、胃体、胰腺体部、脾静脉、结肠脾曲、肠系膜上静脉、腹外斜肌、腹内斜肌、腹横肌、空肠

（五）经腹主动脉和下腔静脉的冠状层面

上方两侧为膈，中间有向下突入的膈脚，膈脚上方有食管的断面，下方有腹主动脉和下腔静脉的断面。

膈脚右侧为肝的断面。肝左侧缘有腔静脉窝，内有下腔静脉穿行，位于腹主动脉的右侧，直径约20 mm，上端右侧有肝右静脉汇入。肝的中央近下缘处有肝门静脉右支的断面，其下方有胆囊的断面。

肝下方右侧有一大的圆形空腔，周围环绕厚层平滑肌，为幽门管的断面，其内侧与胆囊之间有一不规则的肠管断面，为十二指肠球部。其内下方与下腔静脉之间有胰头的断面。幽门管下方有横结肠及回肠。右髂窝有盲肠的断面，内下方有髂腰肌。

膈脚的左侧有胰体、胃底和脾的断面。胰体紧邻膈脚，略呈三角形，近三角形的右边处，自上而下有腹腔干和肠系膜上动脉。膈脚下方、腹主动脉断面上端右侧有右肾动脉，经下腔静脉后方达右肾。与右肾动脉同一水平，腹主动脉左侧与胰体之间有左肾静脉，该静脉的上方、胰的断面内，肠系膜上动脉下方有一圆形的血管断面，为脾动脉，其下方有脾静脉与其伴行。

胰体与脾之间有胃底的断面，其左下方为脾的断面。脾下方有结肠左曲及降结肠的断面。脾与腹主动脉之间有空肠的断面。腹主动脉下方有第4腰椎椎体及其上、下方的椎间盘。腰椎两侧有腰大肌。第4和第5腰椎之间的椎间盘下方的两侧有左、右髂总动脉（位于前方）和髂总静脉（位于后方）的断面（图4-2-16）。

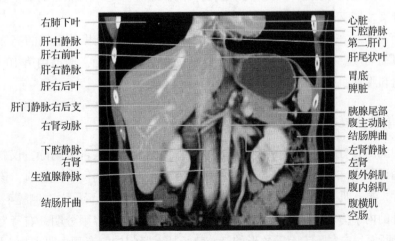

左侧标注（自上而下）：右肺下叶、肝中静脉、肝右前叶、肝右静脉、肝右后叶、肝门静脉右后支、右肾动脉、下腔静脉、右肾、生殖腺静脉、结肠肝曲

右侧标注（自上而下）：心脏、下腔静脉、第二肝门、肝尾状叶、胃底、脾脏、胰腺尾部、腹主动脉、结肠脾曲、左肾静脉、左肾、腹外斜肌、腹内斜肌、腹横肌、空肠

图4-2-16　经腹主动脉和下腔静脉冠状层面CT（增强）图

（六）经腰椎椎体前份的冠状层面

腰椎及腰椎间盘已剖开，可见第2至第5腰椎椎体及第1至第5腰椎间盘。腰椎椎体将断面分为左、右两部分，右侧上部膈下为肝的断面，其内有肝右静脉口。肝下方自右向左依次为结肠右曲、幽门管及十二指肠上部。十二指肠上部与第1腰椎椎体之间有右肾静脉和右肾动脉。在肾动脉上方，肝与膈右脚之间有右肾上腺断面。在第2至第4腰椎椎体两侧有腰动脉、腰静脉的断面。右侧髂肌和腰大肌之间有盲肠的断面。

左侧膈下自内侧向外侧有左肾上腺、胰尾及脾的断面。左肾上腺下方有左肾动脉和静脉。左、右膈脚之间有腹主动脉。脾的前方有胰尾及横结肠，脾的下方有结肠左曲。左侧腰大肌外侧有空肠的断面（图4-2-17）。

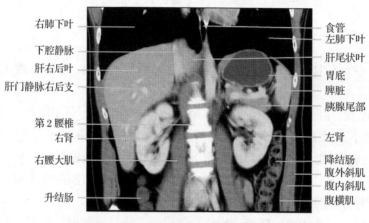

图4-2-17　经腰椎椎体前份冠状层面CT（增强）图

（七）经双肾前份的冠状层面

该层面由中间的脊柱及两侧的肝、肾断面组成。

中间部由第1腰椎至第1骶椎及其椎间盘组成。腰椎间盘厚约10 mm，纤维环宽约10 mm，髓核横径约23 mm。腰椎椎体两侧有腰大肌，与椎体之间有腰动、静脉（第5腰椎除外）。第4、5腰椎椎体两侧可见第4、5腰神经。

右侧部膈下有肝的断面，其下方有右肾的断面，内侧与膈脚之间有纵行的肾上腺断面。肾窦内有肾动、静脉的分支、属支。肾与肝下方有升结肠断面。

左侧部膈下有左肾、左肾上腺的断面。左肾上缘约平第12胸椎椎体上缘的高度，左肾下缘平第1腰椎椎体下缘的高度。左肾下方为横结肠、降结肠和空肠的断面。腹壁由第10～12肋骨及腹外斜肌、腹内斜肌和腹横肌构成（图4-2-18）。

（八）经双肾门的冠状层面

该层面分为中间的脊柱区和两侧的肾区。脊柱区：腰椎椎体已大部分切除，仅剩第1腰椎椎体上部，椎管和脊髓已显露。中线上有腰椎棘突和骶骨的断面，棘突两侧有竖脊肌，该肌外侧有腰方肌，向外下方斜行。腰方肌上方与第1腰椎椎体之间有腰大肌断面。肾区：右侧膈下有肝的右后叶，仅剩一小部分。肝的内下方为右肾的冠状断面，肾皮质和肾髓质的界限分明。右肾上方及内上方有三角形的右肾上腺断面，右肾下方有三角形的脂肪垫承托，肾门内侧有腰大肌和腰方肌向外下斜行。

左肾紧贴膈下，呈卵圆形，肾皮质和肾髓质界线明显。肾窦内有肾血管、肾盂及脂肪。肾门朝向内下方，与腰大肌和腰方肌相近。左肾上端紧邻膈，下端邻小肠断面，外侧邻膈和腹壁，内侧上部邻长条形的左肾上腺断面。

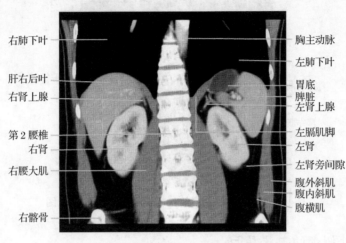

图4-2-18　经双肾前份的冠状层面及CT（增强）图

三、矢状断面解剖

　　腹部以正中矢状层面为标准平面，以层厚20 mm向左、右做断面，将腹部分为11层矢状层面，下面自左向右介绍每一个层面的结构，均为左侧面观。

（一）经脾的矢状层面

　　该层面上方为膈，下方为髂肌；前方有第7至第10肋骨、肋间肌、腹外斜肌、腹内斜肌及腹横肌的断面；后方为第11至第12肋骨、背阔肌、腹内斜肌及腹横肌的断面。

　　膈下方后部有长方形脾的断面，其前方有胃壁的断面，胃下方有大网膜和结肠左曲的断面。脾断面下方至髂肌之间有空肠的断面及乙状结肠断面的一小部分。

（二）经结肠左曲的矢状层面

　　上为膈，下为髂肌，前为第7至第10肋软骨、腹外斜肌、腹内斜肌及腹横肌，后方为第11和第12肋骨及背阔肌、腹内斜肌和腹横肌的断面。

　　该层面上部后方为脾的断面，其前下方有脾血管和胰尾的断面。在胰尾断面前上部与胃断面之间有脾动脉和脾静脉的断面，胰尾周围有许多脂肪组织。脾和胰尾前方有胃的断面，显示胃壁的平滑肌和凹凸不平的胃黏膜。胃的前方有肝左叶的断面，近似长方形。肝断面上部有左外叶上段静脉，下部有左外叶下段静脉，中部后缘有肝左静脉。该静脉将肝断面分为左外叶下段（SⅢ）和左外叶上段（SⅡ）。肝断面的后上端与膈之间有冠状韧带相连。

　　在脾、胰和胃下方有结肠左曲和横结肠的断面。在腹前壁后方、胃大弯与横结肠下方有大网膜的断面。在横结肠下方与髂肌之间多为空肠的断面，肠腔内有高而密的环状黏膜皱襞，呈黄绿色。在髂肌的前上方有两个乙状结肠的断面，肠腔内皱襞很低，呈黄色（图4-2-19）。

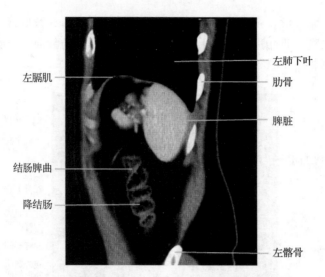

图4-2-19　经结肠左曲的矢状层面及CT（增强）图

左肺下叶
肋骨
脾脏
左膈肌
结肠脾曲
降结肠
左髂骨

（三）经左肾外侧部的矢状层面

上方为膈；下方为腰大肌和髂血管；前方为第6肋软骨、腹外斜肌、腹内斜肌和腹横肌；后方为第11、第12肋骨及腰方肌和竖脊肌。

膈下方后部有脾的断面，颜色较深，面积较小。脾下方为左肾的纵断面，周围为肾皮质，光滑色浅，其中央部有肾锥体断面，形状各异，色深。肾断面周围有脂肪囊。

膈下前部有肝左叶断面，肝断面中部后缘有肝左静脉的断面。其上、下方有左外叶上段静脉和左外叶下段静脉。肝左静脉是左外叶上段（SⅡ）、下段（SⅢ）的分界标志。

肝与脾之间是胃的断面，由后上向前下方斜行，面积较大。胃和肾之间有三角形的胰体断面，在胰后上部有脾动脉断面。脾静脉断面位于脾动脉的前下方，管径较粗大。脾的前下方与胃壁之间有脾静脉和胃短动脉的断面。左肾下方有降结肠断面，其后方为腰方肌，前下方为腰大肌。在胃大弯下方有大网膜的断面。胰下方为空肠的断面。肠腔内有高而密的环形黏膜皱襞，呈黄绿色。在该层面中部前方，大网膜后方有一小而圆的肠管断面，为横结肠断面，上方有系膜，下方有大网膜相连。

腰大肌断面的前下方有髂外动脉和髂外静脉及乙状结肠的断面（图4-2-20）。

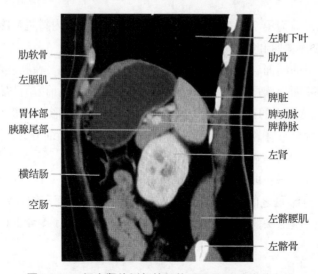

图4-2-20　经左肾外侧部的矢状层面及CT（增强）图

左肺下叶
肋骨
脾脏
脾动脉
脾静脉
左肾
左髂腰肌
左髂骨
肋软骨
左膈肌
胃体部
胰腺尾部
横结肠
空肠

（四）经左肾门的矢状层面

膈下后部有脾的断面，其面积变得很小。脾断面的下方有左肾和左肾上腺的断面。断面前缘有肾门，内有肾动脉和肾静脉通过。肾门向后凹陷为肾窦，内有脂肪组织和血管。肾周围有脂肪囊。肾的后方紧贴腰方肌，下方有腰大肌。肾门上方与胃后壁之间有左肾上腺的断面，呈长条状。

肾门前方与胃后壁之间有胰体的断面，略呈三角形，底在下方，尖向后上。在胰断面的后上部有脾动脉和脾静脉的横切面，脾动脉直径较小，脾静脉位于脾动脉的前下方，管径较粗大。胰体的下方有空肠和腰大肌的断面，肠腔内有高而密的黏膜皱襞，呈黄绿色。

肝左叶位于最前方，紧贴膈下面，有冠状韧带与膈中心腱相连。肝的断面中央有肝左静脉，该静脉将肝分为左外叶上段和左外叶下段。

胃的断面位于肝与脾、胰断面之间，呈长方形。胃大弯下方有横结肠和大网膜的断面，横结肠下方有空肠断面，后方有肠系膜的断面，内有肠系膜血管和淋巴结断面。大网膜断面紧贴腹前壁后面，覆盖肠管前方。

腰大肌断面较宽，其下缘有髂血管的断面，髂外动脉断面位于前方，管径较大。髂内动脉位于髂外动脉的后方，管径较小。髂总静脉位于前两者的后方，管径较粗大，直径约 15 mm。髂总静脉与骶骨之间有腰骶干下行。

腰大肌后方有第 1 至第 5 腰椎横突的断面，其后方为竖脊肌。左肾断面后方有第 11 和第 12 肋骨的断面。腹前壁上部有第 7 和第 8 肋软骨断面，下部有左侧腹直肌的断面。

（五）经食管腹段的矢状层面

膈下前部有肝左叶的矢状断面，面积较大。肝断面中部有肝左静脉，为肝段的分界线。其上方为左外叶上段，内有左外叶上段静脉；下方为左外叶下段，内有左外叶下段静脉。肝断面前方有第 7 肋软骨及腹直肌；后上方有食管腹段的断面；后下方有胰体的断面，略呈圆形。胰体断面的后上部有脾动脉和脾静脉的断面。脾动脉位于脾静脉的上方，脾静脉管径较大。脾静脉后方有左肾动脉和左肾静脉的断面。肾动脉位于肾静脉上方偏后，直径较小；肾静脉位于肾动脉下方，直径较大。肾静脉后方有粗大的第 2 腰静脉，由前向后经过第 2 腰椎椎体的两个断面之间。

食管腹段后方有膈脚及腹主动脉的断面。第 3 腰椎椎体前方也有一段腹主动脉的断面。腹主动脉前方、胰体下方有十二指肠水平部的横断面。肝断面下方、十二指肠水平部前方有幽门窦的横断面。十二指肠水平部下方、腹主动脉断面前方，有肠系膜及血管的断面。在肠系膜前方、幽门窦的下方、腹前壁后方有横结肠及大网膜断面。横结肠下方有空肠的断面。

层面后部有第 1 至第 5 腰椎椎体及腰椎间盘的断面。在腰椎椎体前方可见腰动脉。在第 5 腰椎椎体前方有髂总动脉和髂总静脉的断面。在腰椎椎体后方有腰椎横突的断面，最后方有宽厚的竖脊肌。

（六）经腹部正中的矢状层面

膈下方的空间大部分被肝的断面所占据，肝的断面呈楔形，上宽下窄，静脉韧带裂将肝的断面分为前、后两部分，前部较大为左外叶。肝断面上部有粗大的肝左静脉的断面，管径为 8 mm，该静脉后上方有左后缘静脉；后方有左外叶上段静脉；下方有左外叶下段静脉。静脉韧带裂后方为肝尾状叶（S I ）。尾状叶后上方有膈的食管裂孔，内有食管。尾状叶后方有腹主动脉。尾状叶下方和肝左外叶后方有胰的断面，在胰断面上方有肝总动脉的断面，胰断面中部后方有肝门静脉的断面。

肝下方有幽门管的断面。幽门管的下方有胃网膜右动脉、胃网膜右静脉和横结肠的断面。横结肠和幽门管的后方有肠系膜的断面，内有肠系膜上动脉和肠系膜上静脉的断面，静脉比较粗大。肠系膜上动脉在胰的后方起自腹主动脉，越过十二指肠水平部的前方，在肠系膜上静脉的后方下行，在髂血管与横结肠之间该动脉被剖开。

第 3 腰椎椎体前方有十二指肠水平部的断面，其前方有肠系膜上动脉、肠系膜上静脉和幽门管，第 4 腰椎椎体前方有左髂总动脉的断面，其前方有横结肠的断面。第 5 腰椎椎体前方有左髂总静脉的断面，其前方有空肠及回肠的断面。

腹前壁由腹白线构成，腹后壁由第 12 胸椎椎体至第 1 骶椎椎体上部及其间的椎间盘组成。腰椎间的椎间盘上下厚度约 10 mm，前后宽约 35 mm。椎体前方有腹主动脉下行，后方为椎管，内有脊髓圆锥，位于第 2 腰椎椎体上部的后方，第 2 腰椎椎体以下，椎管内有马尾。椎管后方有胸、腰棘突的断面。

（七）经下腔静脉和肝门静脉左支矢状部的矢状层面

膈下大部分为肝的断面，肝断面后方有下腔静脉断面，管径约 15 mm，在第 4 腰椎椎体下缘，由左、右髂总静脉汇合而成，沿第 1～5 腰椎椎体右前方上升，呈弧形注入右心房6肝断面后上部有肝中间静脉汇入下腔静脉，其管径约 10 mm。中部有肝门静脉左支矢状部，其后上端有左外叶上段静脉发出；前下端有左外叶下段静脉发出。肝中间静脉起始部与肝门静脉左支矢部连线并延长，该线为左叶间裂，其前方为左内叶，后上部为尾状叶的左侧段，前下部为左外叶下段。

第 2 腰椎椎体前缘，下腔静脉后方有右肾动脉的断面。在第 1 腰椎椎体前方、肝门下方有肝门静脉主干的断面，管径约 10 mm，其前方上部有肝总管的断面，下部有肝固有动脉的断面。中部和上部有肝淋巴结的断面。

第 2 腰椎椎体前方、肝门静脉面下方有胰头的断面。胰头下部与幽门管之间有胰十二指肠下动脉、胰十二指肠下静脉的横断面。幽门管位于肝断面前下方，幽门管下方有胃网膜右动脉、胃网膜右静脉和大网膜的断面。第 3 腰椎椎体及下腔静脉前方、胰头下方有十二指肠水平部的断面。在第 4 腰椎椎体及下腔静脉的前方有横结肠的断面。第 5 腰椎椎体前方有右髂总动脉和右髂总静脉的断面。在十二指肠水平部的下方、下腔静脉的前方、横结肠的后方有肠系膜的断面，内有肠系膜上血管。腹前壁有腹直肌断面。腹后壁为第 1 至第 5 腰椎及椎间盘的断面，其后方有横突、棘突及关节突关节的断面，再后方有宽厚的竖脊肌的断面。

（八）经胰头和右肾上端内侧份的矢状层面

膈下空间全部被肝的断面所占据，肝断面上缘偏右有肝右静脉，管径约 8 mm，其右后方有右后缘支。在肝门处有肝门静脉主干的断面，管径约 15 mm。肝门静脉下方有肝固有动脉和胆总管的断面。肝门静脉主干后方、肝实质内有肝右后静脉断面，管径较粗。该静脉收集右后叶下部的静脉血，直接注入下腔静脉，注入点位于下腔静脉窝的下部，距第二肝门约 50 mm，该静脉出现说明肝右静脉为分散型。

肝门静脉主干前上方有肝中间静脉的断面，管径较粗，直径约 8 mm。肝中间静脉是肝正中裂的主要标志，其前方为左内叶，后方为右前叶。肝右静脉的断面是右叶间裂的主要标志。该裂与正中裂之间为右前叶；该裂后方为右后叶。

肝门下方及肝左内叶下方有十二指肠上部断面，与其相连的为十二指肠降部的断面，黏膜向腔内凸出，呈浅绿色。十二指肠上部与降部断面呈反 C 形，中间夹有胰头。胰头前方、十二指肠下方有胰十二指肠上动脉和胰十二指肠上静脉的断面。

肝右后叶下方有右肾和右肾上腺的断面。右肾上腺断面位于右肾与右肝断面之间，呈长条形。右肾的前下方有相互伴行的右肾动脉和右肾静脉。部分人存在副肾动脉和副肾静脉，此种情况下，肾动、静脉通常位于上方，副肾动、静脉则位于下方，肾静脉和副肾静脉分别汇入下腔静脉。右肾的上、下极有脂肪囊，右肾下方有腰大肌的断面，面积较大，其前方有十二指肠降部、横结肠及肠系膜的断面。在横结肠与腹前壁之间有自幽门下垂的大网膜断面。

在腰大肌下方，骶翼前方有右髂总动、静脉的断面。髂总动脉位于髂总静脉的前方，直径约 8 mm。髂总静脉位于第 5 腰椎横突与骶翼前方，管径约 14 mm。右髂总动脉的前上方、腰大肌的前下方有阑尾的断面（盆位阑尾）。

腹前壁由腹直肌构成，腹后壁有第 1 至第 5 腰椎横突及竖脊肌的断面。

（九）经胆囊和右肾中份的矢状层面

膈下空间全部被肝断面所占据。肝门处有肝门静脉右支，斜行向后上方，管径约 8 mm。血管腔不规则，腔外有被膜。右支前方有肝门静脉的左支横部，管径规则，呈圆形，外有被膜。肝门静脉右支下方有呈圆形、内腔规则光滑、外无被膜的肝右后静脉，直径约 7 mm。肝门静脉左支横部的前方有肝中间静脉的断面，内腔光滑规则，外无被膜，直径约 5 mm。肝中间静脉与胆囊中点的连线为肝的正中裂，其前方为左内叶，后方为右前叶。

肝门静脉右支上方有两个大的血管断面，均为肝右静脉的属支，管径较粗，直径约 7 mm。

肝门的前下方有胆囊的断面。胆囊的后方、右肾前方有十二指肠降部断面。右肾断面位于肝断面的后下方、腰方肌前方。肾断面上、下端脂肪组织较多。肾上端与肝之间有右肾上腺断面。

在肾下方有腰大肌断面，在后者中部前方有阑尾的断面，直径约 4 mm，为小而圆、壁较厚的管状断面。腰大肌前方与腹前壁之间有横结肠、回肠及肠系膜的断面。横结肠位于十二指肠降部前下方、胆囊的后下方。

腹前壁由第 6 至第 9 肋软骨、腹直肌等构成。腹后壁由第 12 肋骨、腰方肌等构成。腰方肌后方有宽厚的竖脊肌。腰大肌后下方有骶骨和髂嵴等。

（十）经右肾下端外侧份的矢状层面

此层面上界为膈，下界为髂肌，前界有第 7 至第 10 肋软骨断面，下部为腹外斜肌、腹内斜肌和腹横肌，后界上部有第 11 和第 12 肋骨和背阔肌断面。下部为腹内斜肌及腹横肌断面。

膈下方为肝的断面所占据。肝断面中上部有肝右静脉，中下部有右后肝静脉，肝断面后部中央的血管贫乏区为右后叶的段间裂，其上方为右后叶上段，下为右后叶下段。

肝下方前部有胆囊的断面，呈尖朝下的三角形；下方后部有肾的断面，呈卵圆形。肾周围有脂肪囊，右肾上极与肝之间有右肾上腺断面。胆囊和右肾断面之间有结肠右曲断面。右肾下方有升结肠断面。腹前壁后方有肠系膜及回肠的断面。

（十一）经盲肠和肝右叶外侧部的矢状层面

此层面上界为膈，下界为髂肌；前界上部为第 7 至第 10 肋骨及肋软骨的断面，下部为腹外斜肌、腹内斜肌和腹横肌的断面；后界上部有第11、12肋骨的断面，下部为腹外斜肌、腹内斜肌和腹横肌的断面。

膈下空间全为肝的断面所占据。肝断面上部有肝右静脉的属支，断面中央有肝右后静脉，其后方的血管贫乏区为右后叶的段间裂，其上部为右后叶上段，下部为右后叶下段。

肝断面下方有横行的结肠断面，为结肠右曲及横结肠，其下方为升结肠、盲肠及回肠的断面（图4-2-21）。

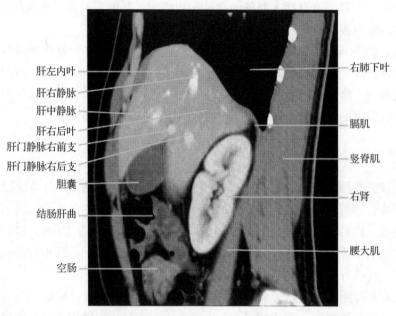

图4-2-21　经盲肠和肝右叶外侧部的矢状层面及CT（增强）图

四、冠状及矢状面连续层面

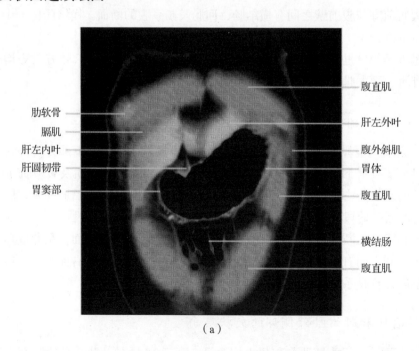

（a）

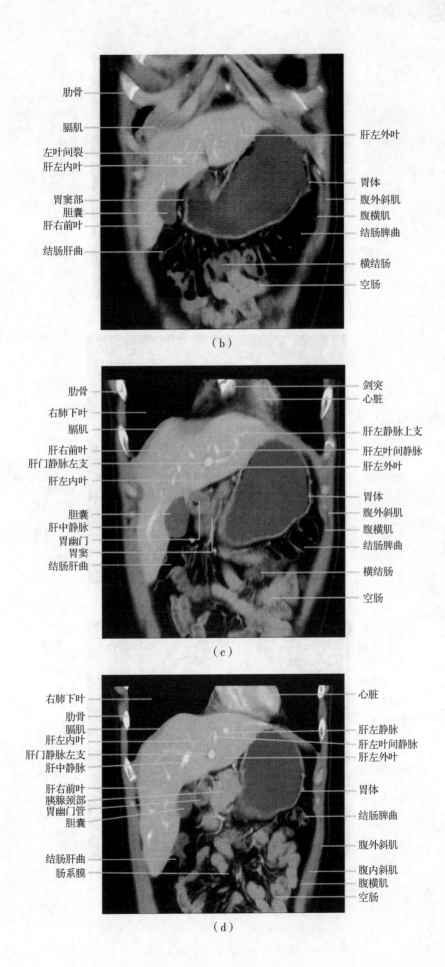

肋骨

膈肌

左叶间裂
肝左内叶

胃窦部
胆囊
肝右前叶

结肠肝曲

肝左外叶

胃体
腹外斜肌
腹横肌
结肠脾曲

横结肠

空肠

（b）

肋骨

右肺下叶

膈肌

肝右前叶
肝门静脉左支

肝左内叶

胆囊
肝中静脉
胃幽门
胃窦
结肠肝曲

剑突
心脏

肝左静脉上支
肝左叶间静脉
肝左外叶

胃体
腹外斜肌
腹横肌
结肠脾曲

横结肠

空肠

（c）

右肺下叶

肋骨
膈肌
肝左内叶
肝门静脉左支
肝中静脉

肝右前叶
胰腺颈部
胃幽门管
胆囊

结肠肝曲
肠系膜

心脏

肝左静脉
肝左叶间静脉
肝左外叶

胃体

结肠脾曲

腹外斜肌

腹内斜肌
腹横肌
空肠

（d）

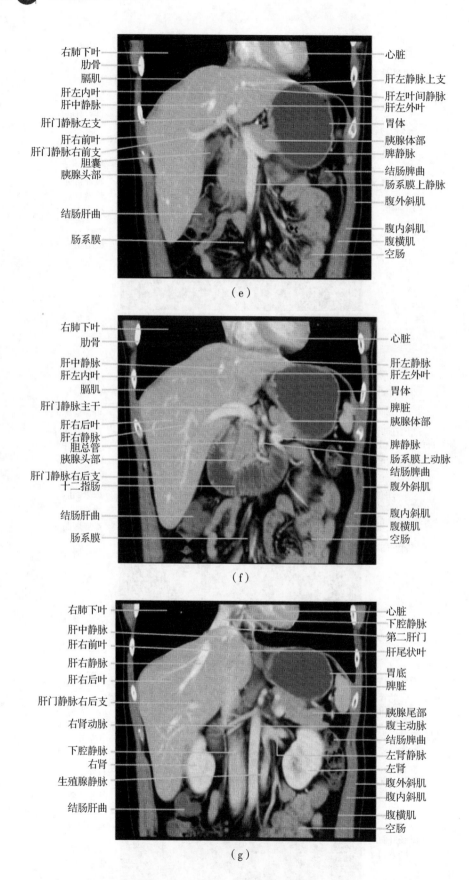

右肺下叶
肋骨
膈肌
肝左内叶
肝中静脉
肝门静脉左支
肝右前叶
肝门静脉右前支
胆囊
胰腺头部
结肠肝曲
肠系膜

心脏
肝左静脉上支
肝左叶间静脉
肝左外叶
胃体
胰腺体部
脾静脉
结肠脾曲
肠系膜上静脉
腹外斜肌
腹内斜肌
腹横肌
空肠

（e）

右肺下叶
肋骨
肝中静脉
肝左内叶
膈肌
肝门静脉主干
肝右后叶
肝右静脉
胆总管
胰腺头部
肝门静脉右后支
十二指肠
结肠肝曲
肠系膜

心脏
肝左静脉
肝左外叶
胃体
脾脏
胰腺体部
脾静脉
肠系膜上动脉
结肠脾曲
腹外斜肌
腹内斜肌
腹横肌
空肠

（f）

右肺下叶
肝中静脉
肝右前叶
肝右静脉
肝右后叶
肝门静脉右后支
右肾动脉
下腔静脉
右肾
生殖腺静脉
结肠肝曲

心脏
下腔静脉
第二肝门
肝尾状叶
胃底
脾脏
胰腺尾部
腹主动脉
结肠脾曲
左肾静脉
左肾
腹外斜肌
腹内斜肌
腹横肌
空肠

（g）

230

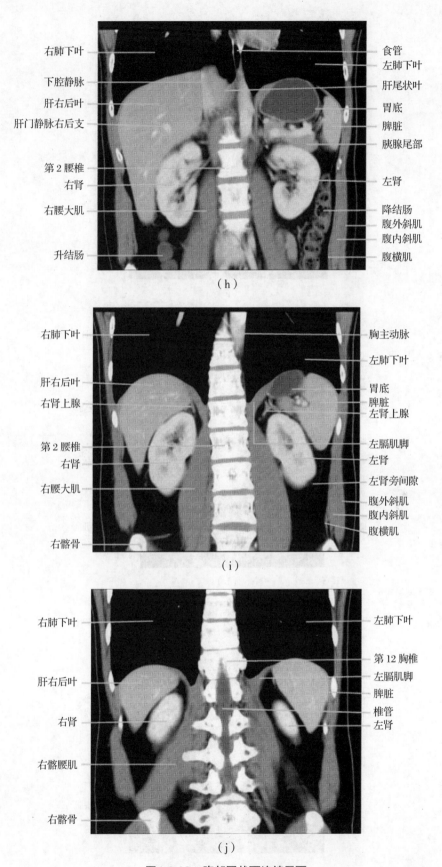

右肺下叶　　食管
下腔静脉　　左肺下叶
肝右后叶　　肝尾状叶
肝门静脉右后支　　胃底
　　脾脏
　　胰腺尾部
第2腰椎
右肾　　左肾
右腰大肌　　降结肠
　　腹外斜肌
　　腹内斜肌
升结肠　　腹横肌

（h）

右肺下叶　　胸主动脉
　　左肺下叶
肝右后叶　　胃底
右肾上腺　　脾脏
　　左肾上腺
第2腰椎
右肾　　左膈肌脚
右腰大肌　　左肾
　　左肾旁间隙
　　腹外斜肌
　　腹内斜肌
右髂骨　　腹横肌

（i）

右肺下叶　　左肺下叶
　　第12胸椎
肝右后叶　　左膈肌脚
　　脾脏
右肾　　椎管
　　左肾
右髂腰肌
右髂骨

（j）

图4-2-22　腹部冠状面连续层面

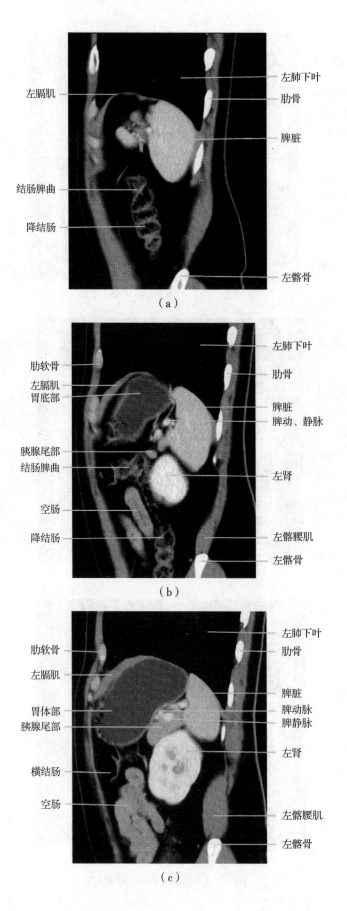

左膈肌　左肺下叶　肋骨　脾脏　结肠脾曲　降结肠　左髂骨

（a）

肋软骨　左肺下叶　左膈肌　胃底部　肋骨　脾脏　脾动、静脉　胰腺尾部　结肠脾曲　左肾　空肠　降结肠　左髂腰肌　左髂骨

（b）

肋软骨　左肺下叶　左膈肌　肋骨　脾脏　胃体部　脾动脉　胰腺尾部　脾静脉　左肾　横结肠　空肠　左髂腰肌　左髂骨

（c）

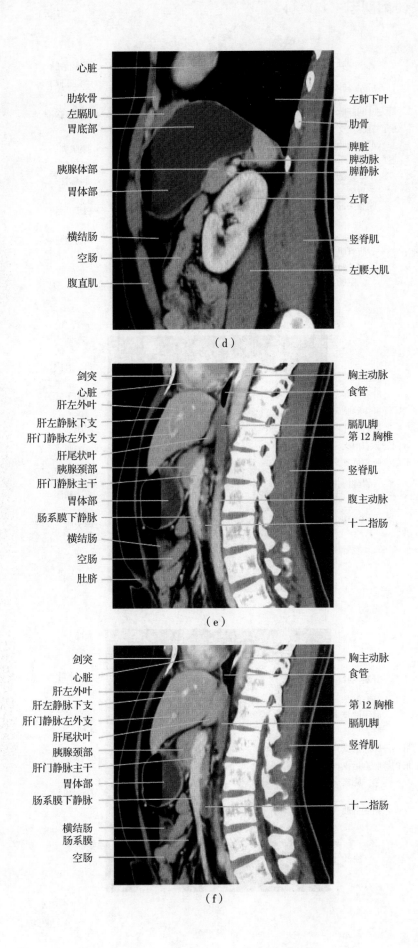

心脏
肋软骨
左膈肌
胃底部
胰腺体部
胃体部
横结肠
空肠
腹直肌

左肺下叶
肋骨
脾脏
脾动脉
脾静脉
左肾
竖脊肌
左腰大肌

（d）

剑突
心脏
肝左外叶
肝左静脉下支
肝门静脉左外支
肝尾状叶
胰腺颈部
肝门静脉主干
胃体部
肠系膜下静脉
横结肠
空肠
肚脐

胸主动脉
食管
膈肌脚
第12胸椎
竖脊肌
腹主动脉
十二指肠

（e）

剑突
心脏
肝左外叶
肝左静脉下支
肝门静脉左外支
肝尾状叶
胰腺颈部
肝门静脉主干
胃体部
肠系膜下静脉
横结肠
肠系膜
空肠

胸主动脉
食管
第12胸椎
膈肌脚
竖脊肌
十二指肠

（f）

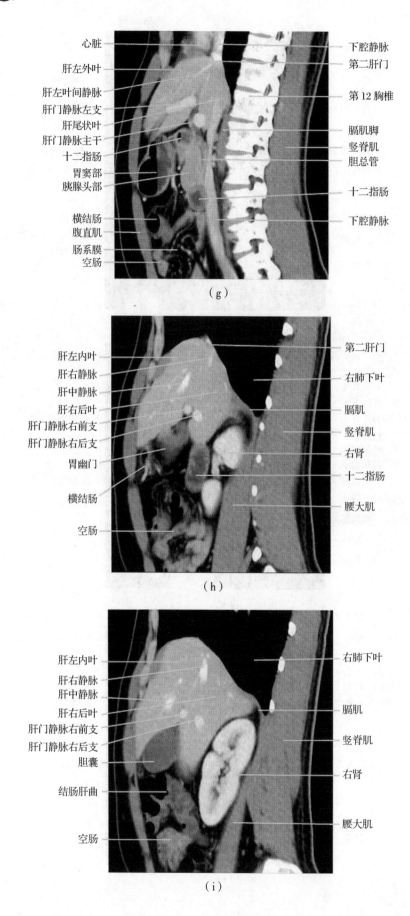

（g）

（h）

（i）

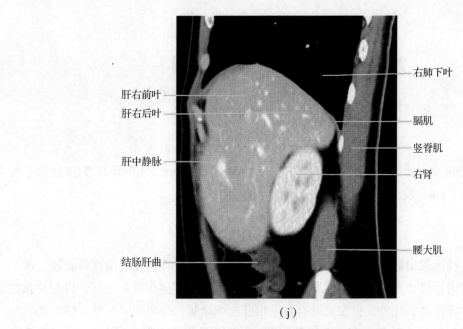

肝右前叶
肝右后叶

肝中静脉

结肠肝曲

右肺下叶

膈肌

竖脊肌

右肾

腰大肌

（j）

图4-2-23 腹部冠状及矢状面连续层面

第三节　腹部血管及三维解剖

一、腹腔干

腹腔干是腹主动脉发出的第一个无对（奇数）支，在膈肌稍下方，约平第 12 胸椎处起于腹主动脉的前壁，长 2～3 cm，发出胃左动脉、肝总动脉和脾动脉。

（一）胃左动脉

胃左动脉从腹主动脉发出后，行向左上方，至胃贲门处向上发出食管支供给食管腹段，本干急转向右，在肝胃韧带内沿胃小弯右行，陆续发出五六条胃支，供给胃体小弯左半部。胃左动脉在胃小弯中部常与胃右动脉吻合。此外，胃左动脉有时发出肝左副动脉，分布于肝左叶。肝左副动脉一般取代肝左叶外侧段动脉，有时甚至完全取代肝固有动脉左支（肝左动脉），因此，进行胃手术结扎胃左动脉时应予注意，以确保肝的血液供应。

（二）肝总动脉

肝总动脉较短，自腹腔干发出后在腹膜后沿胰头上缘行向右前方，至十二指肠上部分为肝固有动脉和胃十二指肠动脉。

1. 肝固有动脉

肝固有动脉从肝总动脉发出后，在小网膜游离缘（肝十二指肠韧带）内走行，位于胆总管和肝管的左侧、门静脉的左前方，上升至肝门附近分为肝右动脉和肝左动脉，有时尚有肝中动脉；此外，在靠近起始部发出胃右动脉。

（1）胃右动脉：起自肝固有动脉，在小网膜内沿胃小弯左行，与胃左动脉吻合；发出胃支分布于小弯右半的前、后壁，还发出小支分布于十二指肠上部。胃右动脉有时起自肝总动脉或胃十二指肠动脉。

（2）肝右动脉：分出后，开始居于胆总管的后方，有时也可见位于胆总管或胆囊管的前方，行向右上方，经胆囊三角自肝门入肝，供给肝右叶；在胆囊三角处发出胆囊动脉，经胆囊管上方至胆囊颈，分为深、浅两支。浅支分布于胆囊下面，深支至胆囊上面，常有小支至与胆囊相邻的肝组织。胆囊动脉常见两支者，发出部位也时有变异。胆囊三角为肝下面与胆囊管和肝总管围成的尖向下的三角形，又称 Calot 三角。

（3）肝左动脉：自肝总动脉分出后行经左肝管和门静脉左支之间入肝左叶，常有小支至肝方叶。

（4）肝中动脉：不恒定，起自肝总动脉或肝左、右动脉，主要分布于肝方叶。

2. 胃十二指肠动脉

胃十二指肠动脉自肝总动脉发出后，行经十二指肠上部的后面，至幽门下缘处分为胃网膜右动脉和胰十二指肠上前、上后动脉。

（1）胃网膜右动脉：自胃十二指肠动脉处发出后，在大网膜前两层之间（即胃结肠韧带内）沿胃大弯左行，与胃网膜左动脉吻合；在起始部发出幽门支，分布于幽门；沿途向上发出胃支，分布于胃大弯右半部的前、后面，与胃右动脉的胃动脉吻合；向下发出网膜支，分布于大网膜。网膜支中有几条比较粗大，称为大网膜左、中、右动脉。大网膜中动脉一般发出两三支，分别与大网膜左、右动脉吻合成弓。弓的位置主要位于大网膜的远侧部，亦有少数位于大网膜中间部或近侧部。

（2）胰十二指肠上前、上后动脉：胰十二指肠上前动脉为胃十二指肠动脉的终支之一，沿胰头前面和十二指肠降部之间的沟内下行，与胰十二指肠下动脉的前支吻合；沿途发出小支至胰头和十二指肠。胰十二指肠上后动脉在胰头后面与胰十二指肠下动脉后支吻合。

（3）十二指肠上动脉：胃十二指肠动脉的小分支，分布于十二指肠上部。此支发出部位不恒定，有时缺如。

（4）十二指肠后动脉：为两三个细小支，分布于十二指肠上部的后面。

（三）脾动脉

脾动脉是腹腔干最大的分支，发出后在腹膜（网膜囊后壁）后方沿胰腺上缘迂曲左行，经脾肾韧带抵达脾门，发出两三支入脾，沿途分出下列分支。

1. 胰支

胰支为多数小支，分布于胰，其中有两条较粗。胰背动脉发自脾动脉的起始部，分为左、右两支。右支至胰头，与胰十二指肠上前动脉吻合；左支进入胰腺内，与胰腺管平行向左，叫作胰横动脉。胰大动脉约在胰腺左、中 1/3 交界处起自脾动脉，进入胰腺实质内分为左、右两支，右支与胰背动脉左支吻合，左支与其他胰支吻合。

2. 胃短动脉

胃短动脉一般为 3 支或 4 支，为脾动脉末端的分支，有时起于脾支，在胃脾韧带内行向右上方，分布于胃底的前、后壁。

3. 胃网膜左动脉

在脾门附近发自脾动脉，行经胃脾韧带向右下入于大网膜第一、二层之间；沿胃大弯右行，与胃网膜右动脉吻合；沿途向右下方发出胃支，分布于胃体的前、后壁，向下发出网膜支。胃短动脉斜向右上，而胃网膜左动脉发出的胃支斜向右下，因此，在此两种胃支间有明显的少血管区，可作为临床胃大部手术切除时确定部位的标志。此外，胃网膜左、右动脉吻合处胃支小而稀疏，也可作为胃适量切除的依据。

二、肠系膜上动脉

肠系膜上动脉约在第 1 腰椎高度起自腹主动脉前壁，在脾静脉和胰头的后方下行，跨过胰腺钩突的前方，在胰腺下缘和十二指肠水平部之间进入小肠系膜根部，斜行向右下，至右髂窝处其末端与回结肠动脉的回肠支吻合。肠系膜上动脉的主干呈向左侧稍凸的弓状，从弓的凸侧依次发出胰十二指肠动脉和十余支空肠动脉和回肠动脉，从弓的凹侧依次发出中结肠动脉、右结肠动脉和回结肠动脉（图 4-3-1）。

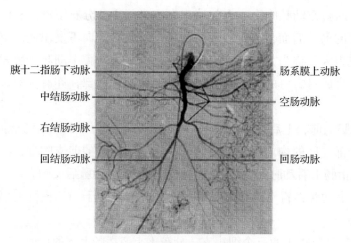

图4-3-1　肠系膜上动脉造影

（一）胰十二指肠下动脉

胰十二指肠下动脉细小，经肠系膜上静脉的后方行向右上，分为前、后两支，分别与胰十二指肠上前、上后动脉吻合。此动脉有时起自第一空肠动脉。

（二）空肠动脉和回肠动脉

空肠动脉和回肠动脉发自肠系膜上动脉的凸侧，有12～16支，行于肠系膜内。上位的分布于空肠，叫作空肠动脉；下位的分布于回肠，叫作回肠动脉。每条动脉都分为升、降两支，与相邻的肠动脉的升、降支吻合，形成第一级动脉弓。动脉弓的分支再吻合成二级弓，依次可形成三、四、五级弓。最末一级动脉弓发出许多细小的直（管）动脉，自小肠系膜缘进入小肠壁，但这些动脉间的吻合甚少，尤其小肠系膜缘血运较差。空肠近侧段一般仅有一级动脉弓，以后动脉弓级数渐增多，至空肠末段和回肠近侧段可多达4级或5级，但到回肠末段又减少至1级或2级。直（管）动脉空肠者长而粗大，回肠者短而细小。

（三）中结肠动脉

中结肠动脉在胰头下缘起于肠系膜上动脉的凹侧，随即进入横结肠系膜，行向右前方；分为左、右两支。右支行向右上，至结肠右曲处与右结肠动脉的升支吻合；左支向左行，与左结肠动脉的升支吻合，称为Riolan动脉弓。左、右支在行程中发出小支分布于横结肠。

（四）右结肠动脉

右结肠动脉在中结肠动脉起点下方起自肠系膜上动脉，或与中结肠动脉共干起始，经腹后壁腹膜深面右行，在靠近升结肠左缘处分为升、降两支。升支上行与中结肠动脉右支吻合；降支下行与回结肠动脉的上干吻合。该动脉发出小支分布于升结肠上2/3部和结肠右曲。

（五）回结肠动脉

回结肠动脉为肠系膜上动脉凹侧最下方的分支，在腹后壁腹膜深面斜向右下行，一般分为上、下两干。上干与右结肠动脉降支吻合；下干下行，与肠系膜上动脉的末端吻合成弓。沿途分支如下所示。

（1）结肠支：又称升支，斜向右上行，分布于升结肠下 1/3 部。

（2）盲肠前、后动脉：发出后向右下行，分别行经盲肠前、后方，分布于肠壁。

（3）回肠支：为下干的延续，向下至回肠末端附近，与肠系膜上动脉的终支吻合，但吻合不甚充分。在进行右半结肠切除术结扎回结肠动脉时，需同时将回肠末段一并切除，以免血流供应不足引起不良后果。

（4）阑尾动脉：多起自下干或回肠支，向下经回肠末端的后方进入阑尾系膜，沿系膜游离缘行至阑尾尖，沿途发出小支至阑尾。

三、肠系膜下动脉

肠系膜下动脉在平第 3 腰椎高度起自腹主动脉前壁，在腹后壁腹膜深面行向左下方，在左髂窝从髂总动脉和髂总静脉前方越过，经左输尿管内侧入乙状结肠系膜，末端下降移行为直肠上动脉，沿途发出左结肠动脉和乙状结肠动脉（图 4-3-2）。

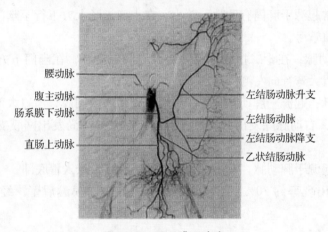

图4-3-2　肠系膜下动脉

（一）左结肠动脉

左结肠动脉为肠系膜下动脉最上方的分支，在腹后壁腹膜深面左行，从前方跨过左睾丸（或卵巢）血管、左输尿管和左腰大肌，至降结肠的右缘附近分为升、降支。升支在左肾前面行向左上方，至结肠左曲与中结肠动脉左支吻合；降支与乙状结肠动脉的升支吻合。

（二）乙状结肠动脉

乙状结肠动脉常有两三支，发出后入乙状结肠系膜，至乙状结肠附近，每条动脉分为升、降两支，互相吻合成动脉弓。最上一支的升支与左结肠动脉的降支吻合，最下一支的降支与直肠上动脉多无吻合。分支分布于降结肠下部及乙状结肠。

（三）直肠上动脉

直肠上动脉为肠系膜下动脉的末支，在乙状结肠系膜内下行，经髂总动脉前方入盆腔，在第 3 骶椎高度直肠后方分为左、右两支，沿直肠两侧下行，分布于直肠上部。在直肠壁内与髂内动脉的分支直肠下动脉吻合。

四、下腔静脉

下腔静脉由左右髂总静脉汇合而成，汇合处多在第 5 腰椎水平，即低于腹主动脉分叉水平。下腔静脉行于脊柱右侧前方，腹主动脉右侧。经肝静脉沟在第二肝门处收集肝静脉后穿膈入胸腔，此处高度为第 8 胸椎。下腔静脉前面从上往下分别为肝、胰头、十二指肠水平部小肠系膜根部所覆盖；后面为右膈脚、第 1 至第 4 腰椎、右交感干、右肾动脉和腹主动脉右侧壁支。下腔静脉行程、属支个体差异较大。

五、胃的动脉

胃的动脉来自腹腔干的分支，先在胃大、小弯形成两个动脉弓，动脉弓再发出许多小分支进入胃前、后壁。

（1）胃左动脉：腹腔干的最小分支，自腹腔干前壁发出，急转向左至贲门，沿胃小弯行向右，有分支至食管下段。

（2）胃右动脉：常起源于肝固有动脉，较小，在十二指肠上方下行至幽门转向左，与胃右动脉吻合，在胃小弯形成血管弓。

（3）胃十二指肠动脉：在十二指肠上缘处起源于肝总动脉，在幽门下方发出胰十一指肠上动脉，胃网膜右动脉沿胃大弯行向左侧。

（4）胃网膜左动脉：起源于脾动脉末端，经胃脾韧带入大网膜，沿胃大弯向右行，与胃网膜右动脉吻合。胃网膜左、右动脉除发出分支进入胃前、后壁外，尚发出网膜支参与大网膜血管弓的形成。

（5）胃短动脉：起源于脾动脉，有 3 ～ 5 支，经胃脾韧带进入胃底部。

（6）胃后动脉：出现率约 70%，起源于脾动脉，行于网膜囊后壁，经胃膈韧带到达胃底部后壁。

六、胰、十二指肠的动脉

胰头与十二指肠的血供来源相同，共同来自胃十二指肠动脉分支的胰十二指肠上前动脉和胰十二指肠上后动脉，以及肠系膜上动脉分支的胰十二指肠下动脉，后者又分支为胰十二指肠下前动脉和胰十二指肠下后动脉，行走在胰钩突的前后。

此外，胰腺还有来源于脾动脉的胰背动脉、胰大动脉、胰尾动脉；来源于肠系膜上动脉的胰下（横）动脉和胰十二指肠下动脉。

胰十二指肠上前动脉、胰十二指肠上后动脉和胰十二指肠下动脉在胰头与十二指肠间形成血管弓，并发出大量分支供应胰头及十二指肠。

七、脾的动脉

脾动脉起自腹腔干，沿胰背侧面上部弯曲行向脾门，沿途发出胰背动脉、胰大动脉、胰颈动脉，远侧端入脾肾韧带，在脾门外发出多条分支。

八、肝的动脉

肝总动脉起自腹腔干，行于肝十二指肠韧带、门静脉左前方、胆总管左侧。在分出胃右动脉及胃十二指肠动脉后,改名为肝固有动脉;在入肝门前,分支为肝左动脉、肝右动脉、肝中动脉(60%),分别进入肝门。其分支部位较门静脉分支部位低,其中,肝右动脉在肝外发出胆囊动脉,肝固有动脉在肝内的行径及分支同门静脉。肝动脉变异较常见,包括起源变异,如肝左动脉直接起源于腹主动脉或胃左动脉者(15%),肝右动脉起源于肠系膜上动脉者(12%);行程变异包括分支过早、进入肝门位置改变、与肝外胆管毗邻关系改变等。迷走肝动脉指的是肝动脉的行径改变,但起源及主要分支数目未变化;迷走替代肝动脉指的是起源变异引起的行径改变。

九、肾和肾上腺动脉

(1)肾的动脉:主要来自肾动脉,多为一支,两支型占 12.5%,三支型极少。肾动脉在入肾门之前多分为前、后两干,由两干再发出肾段动脉。前干走在肾盂前方,其肾段支有上段动脉、上前段动脉、下前段动脉、下段动脉。后干入肾后行于肾盂后方并延续为后段动脉。肾动脉变异极多,不经肾门而在肾上极入肾者称为上极动脉,其来源复杂。

(2)肾上腺的动脉:有来自膈下动脉的肾上腺上动脉、来自腹主动脉的肾上腺中动脉和来自肾动脉的肾上腺下动脉。

十、肝门静脉

肝门静脉主干横径约 15 mm,长 5 ~ 6 cm,是由肠系膜上静脉和脾静脉在胰颈后方汇合而成,经胰颈和下腔静脉之间上行,进入肝十二指肠韧带,行走于胆总管和肝固有动脉后方、下腔静脉前面,至肝门处分为左、右两支进入左、右两半肝,并反复分支,最终流入肝血窦。肝门静脉的血流量占肝总血流量的 70%。肝血窦含有来自肝门静脉和肝动脉的血流,最终经肝静脉流入下腔静脉。

除肠系膜上静脉和脾静脉外,肝门静脉在进入肝之前还收纳胃左静脉、胃右静脉、胆囊静脉和附脐静脉。

脾静脉是肝门静脉最大属支,起自脾门处,经脾动脉下方、胰腺后方向右行进,与肠系膜上静脉汇合成肝门静脉,在汇合前收纳肠系膜下静脉。肠系膜上静脉收集的范围为肠系膜上动脉的供血区,在小肠系膜根部内行走于肠系膜上动脉的右侧,直径约为伴行动脉的 3 倍。胃左静脉在贲门处与奇静脉和半奇静脉的属支吻合。附脐静脉起自脐周静脉网,沿肝圆韧带进入肝圆韧带沟,注入肝门静脉的左支。

第四节　腹部三维图片展示

一、腹部动脉

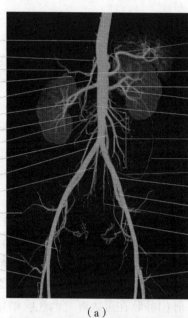

腹主动脉　　　　　　　　　胃左动脉
胃右动脉　　　　　　　　　脾动脉
肝右动脉　　　　　　　　　肝固有动脉
肝左动脉　　　　　　　　　肾动脉
胃十二指肠动脉　　　　　　中结肠动脉
胰十二直肠上动脉　　　　　胰十二指肠下动脉
胃网膜右动脉　　　　　　　空回肠动脉
右结肠动脉　　　　　　　　
肠系膜下动脉　　　　　　　边缘动脉
回结肠动脉　　　　　　　　乙状结肠动脉
肠系膜上动脉　　　　　　　髂总动脉
髂腰动脉　　　　　　　　　髂内动脉
阴部内动脉　　　　　　　　直肠上动脉
旋股外侧动脉　　　　　　　臀下动脉
股深动脉　　　　　　　　　髂外动脉
　　　　　　　　　　　　　股动脉

（a）

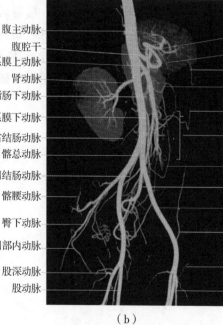

腹主动脉　　　　　　　　　脾动脉
腹腔干　　　　　　　　　　胃左动脉
肠系膜上动脉　　　　　　　胃网膜左动脉
肾动脉　　　　　　　　　　中结肠动脉
胰十二指肠下动脉　　　　　
肠系膜下动脉　　　　　　　胃网膜右动脉
右结肠动脉　　　　　　　　空回肠动脉
髂总动脉　　　　　　　　　
回结肠动脉　　　　　　　　边缘动脉
髂腰动脉　　　　　　　　　髂内动脉
臀下动脉　　　　　　　　　髂外动脉
阴部内动脉　　　　　　　　腹壁下动脉
股深动脉　　　　　　　　　旋股外侧动脉
股动脉　　　　　　　　　　旋股外降支动脉

（b）

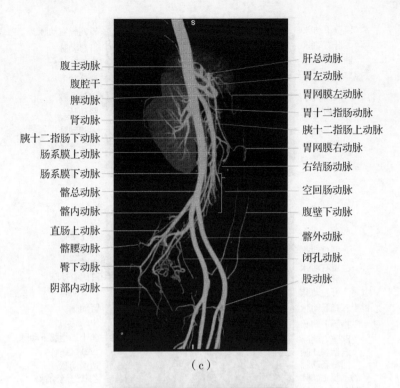

腹主动脉　　　　　　　　　　　　　肝总动脉
腹腔干　　　　　　　　　　　　　　胃左动脉
脾动脉　　　　　　　　　　　　　胃网膜左动脉
肾动脉　　　　　　　　　　　　　胃十二指肠动脉
胰十二指肠下动脉　　　　　　　　胰十二指肠上动脉
肠系膜上动脉　　　　　　　　　　胃网膜右动脉
肠系膜下动脉　　　　　　　　　　右结肠动脉
髂总动脉　　　　　　　　　　　　空回肠动脉
髂内动脉　　　　　　　　　　　　腹壁下动脉
直肠上动脉　　　　　　　　　　　髂外动脉
髂腰动脉　　　　　　　　　　　　闭孔动脉
臀下动脉　　　　　　　　　　　　股动脉
阴部内动脉

（c）

腹主动脉　　　　　　　　　　　　肝总动脉
腹腔干　　　　　　　　　　　　　胃右动脉
脾动脉　　　　　　　　　　　　　胃十二指肠动脉
肾动脉　　　　　　　　　　　　　胰十二指肠上动脉
胰十二指肠下动脉　　　　　　　　肠系膜上动脉
空回肠动脉　　　　　　　　　　　胃网膜右动脉
肠系膜下动脉　　　　　　　　　　右结肠动脉
髂总动脉　　　　　　　　　　　　空回肠动脉
髂内动脉　　　　　　　　　　　　髂外动脉
直肠上动脉　　　　　　　　　　　腹壁下动脉
髂腰动脉　　　　　　　　　　　　闭孔动脉
臀下动脉　　　　　　　　　　　　股动脉
阴部内动脉　　　　　　　　　　　股深动脉

（d）

腹壁下动脉　　　　　　　　　　　　　胃网膜右动脉
肝右动脉　　　　　　　　　　　　　　肝总动脉
回结肠动脉　　　　　　　　　　　　　脾动脉
肠系膜上动脉　　　　　　　　　　　　股动脉
股深动脉　　　　　　　　　　　　　　髂外动脉
髂内动脉　　　　　　　　　　　　　　肾动脉
阴部内动脉　　　　　　　　　　　　　髂腰动脉
臀下动脉　　　　　　　　　　　　　　直肠上动脉

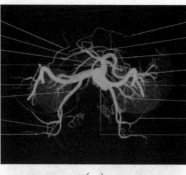

（e）

腹主动脉　　　　　　　　　　　　　　胃左动脉
肝总动脉　　　　　　　　　　　　　　脾动脉
胃右动脉　　　　　　　　　　　　　　腹腔干
肝右动脉　　　　　　　　　　　　　　肝固有动脉
肝左动脉　　　　　　　　　　　　　　胰背动脉
胃十二指肠动脉　　　　　　　　　　　肾动脉
胰十二指肠上动脉　　　　　　　　　　中结肠动脉
胃网膜右动脉　　　　　　　　　　　　胰十二指肠下动脉
右结肠动脉　　　　　　　　　　　　　空结肠动脉
回结肠动脉　　　　　　　　　　　　　边缘动脉
肠系膜上动脉　　　　　　　　　　　　乙状结肠动脉
肠系膜下动脉　　　　　　　　　　　　直肠上动脉
髂总动脉　　　　　　　　　　　　　　髂内动脉
髂腰动脉　　　　　　　　　　　　　　臀下动脉
阴部内动脉　　　　　　　　　　　　　髂外动脉
股深动脉　　　　　　　　　　　　　　股动脉

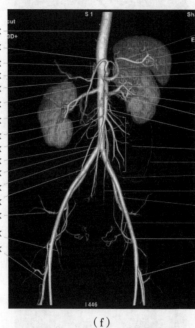

（f）

腹主动脉　　　　　　　　　　　　　　胃左动脉
肝总动脉　　　　　　　　　　　　　　腹腔干
肝固有动脉　　　　　　　　　　　　　脾动脉
肝右动脉　　　　　　　　　　　　　　胰背动脉
肝左动脉
胃十二指肠动脉　　　　　　　　　　　中结肠动脉
肾动脉　　　　　　　　　　　　　　　肠系膜上动脉
胰十二指肠上动脉　　　　　　　　　　胰十二指肠下动脉
胃网膜右动脉　　　　　　　　　　　　空回肠动脉
肠系膜下动脉　　　　　　　　　　　　边缘动脉
右结肠动脉　　　　　　　　　　　　　乙状结肠动脉
回结肠动脉　　　　　　　　　　　　　髂内动脉
髂总动脉　　　　　　　　　　　　　　髂外动脉
髂腰动脉　　　　　　　　　　　　　　腹壁下动脉
阴部内动脉　　　　　　　　　　　　　闭孔动脉
旋股外侧动脉　　　　　　　　　　　　臀下动脉
股深动脉　　　　　　　　　　　　　　股动脉

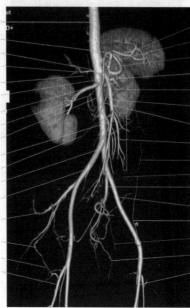

（g）

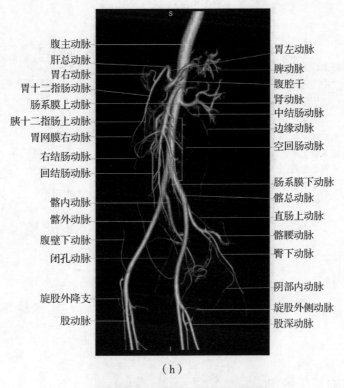

腹主动脉　　　　　　　　　　　　　胃左动脉
肝总动脉　　　　　　　　　　　　　脾动脉
胃右动脉　　　　　　　　　　　　　腹腔干
胃十二指肠动脉　　　　　　　　　　肾动脉
肠系膜上动脉　　　　　　　　　　　中结肠动脉
胰十二指肠上动脉　　　　　　　　　边缘动脉
胃网膜右动脉　　　　　　　　　　　空回肠动脉
右结肠动脉
回结肠动脉　　　　　　　　　　　　肠系膜下动脉
　　　　　　　　　　　　　　　　　髂总动脉
髂内动脉　　　　　　　　　　　　　直肠上动脉
髂外动脉　　　　　　　　　　　　　髂腰动脉
腹壁下动脉　　　　　　　　　　　　臀下动脉
闭孔动脉
　　　　　　　　　　　　　　　　　阴部内动脉
旋股外降支　　　　　　　　　　　　旋股外侧动脉
股动脉　　　　　　　　　　　　　　股深动脉

（h）

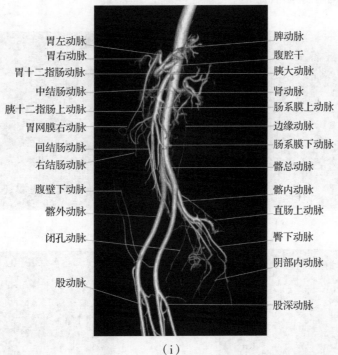

胃左动脉　　　　　　　　　　　　　脾动脉
胃右动脉　　　　　　　　　　　　　腹腔干
胃十二指肠动脉　　　　　　　　　　胰大动脉
中结肠动脉　　　　　　　　　　　　肾动脉
胰十二指肠上动脉　　　　　　　　　肠系膜上动脉
胃网膜右动脉　　　　　　　　　　　边缘动脉
回结肠动脉　　　　　　　　　　　　肠系膜下动脉
右结肠动脉　　　　　　　　　　　　髂总动脉
腹壁下动脉　　　　　　　　　　　　髂内动脉
髂外动脉　　　　　　　　　　　　　直肠上动脉
闭孔动脉　　　　　　　　　　　　　臀下动脉
　　　　　　　　　　　　　　　　　阴部内动脉
股动脉　　　　　　　　　　　　　　股深动脉

（i）

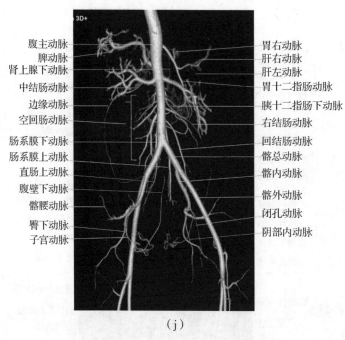

腹主动脉
脾动脉
肾上腺下动脉
中结肠动脉
边缘动脉
空回肠动脉
肠系膜下动脉
肠系膜上动脉
直肠上动脉
腹壁下动脉
髂腰动脉
臀下动脉
子宫动脉

胃右动脉
肝右动脉
肝左动脉
胃十二指肠动脉
胰十二指肠下动脉
右结肠动脉
回结肠动脉
髂总动脉
髂内动脉
髂外动脉
闭孔动脉
阴部内动脉

（j）

图4-4-1　腹部动脉三维图像

二、肾血管与肾结构三维解剖

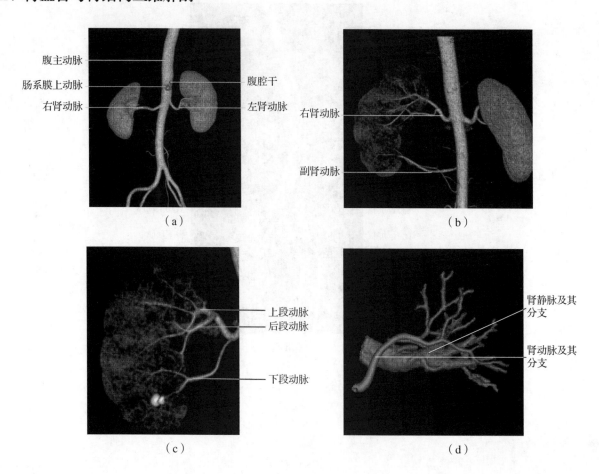

腹主动脉
肠系膜上动脉
右肾动脉

腹腔干
左肾动脉

（a）

右肾动脉

副肾动脉

（b）

上段动脉
后段动脉

下段动脉

（c）

肾静脉及其分支

肾动脉及其分支

（d）

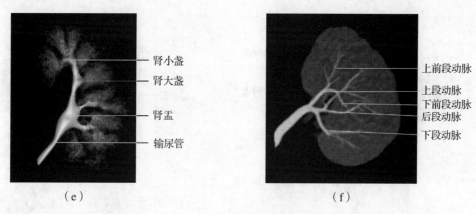

图4-4-2　肾血管与肾结构三维图像

三、肾、输尿管、膀胱三维解剖

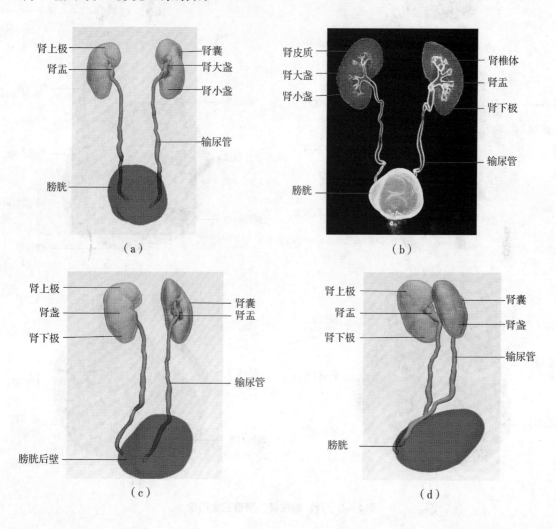

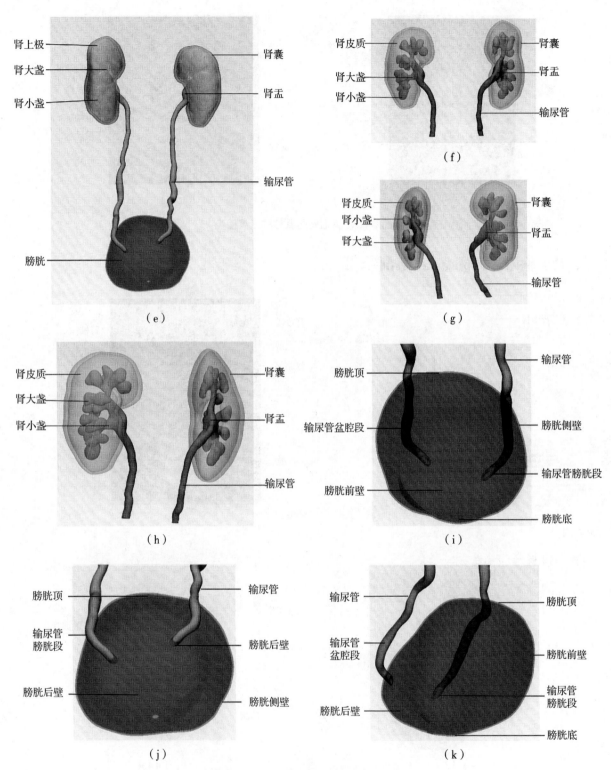

图4-4-3 肾、输尿管、膀胱三维图像

目　录

◉ 下 册

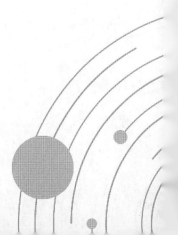

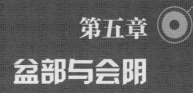

第五章

盆部与会阴

第一节　盆部与会阴应用解剖

一、概述

（一）境界与分区

盆部及会阴位于躯干的下部，盆部由盆壁、盆膈及盆腔脏器组成。会阴是指盆膈以下封闭骨盆下口的全部软组织。盆部的前面上缘以耻骨联合上缘、耻骨结节、腹股沟和髂嵴前份连线与腹部分界；后面以髂嵴后份和骶骨上缘的连线与腰区分界。盆腔向上与腹腔相通，下口由盆膈封闭。会阴的外侧与股部相连，其境界与骨盆下口一致，略成菱形。通过两侧坐骨结节的连线，可将会阴分为前方的尿生殖区或尿生殖三角和后方的肛区或肛三角。

（二）体表标志

（1）第 4 腰椎棘突：两侧髂嵴最高点连线中点的隆起。
（2）髂后上棘：位于髂嵴的后端，沿髂嵴的内侧向后可摸到。
（3）髂前上棘：位于髂嵴的前端，沿髂嵴外侧向前可触摸到。
（4）耻骨结节：位于腹股沟深处的腹股沟韧带前端附着处。
（5）耻骨联合上缘：腹前正中线的下端。
（6）坐骨结节：肛门两侧稍前方用力按压触摸到的骨性隆起。
（7）尾骨、尾骨尖：肛门稍后方中线处扪到的骨性结构。

（三）体表投影

髂总动脉及髂外动脉：自脐左下方 2 cm 处至髂前上棘与耻骨联合连线的中点间的连线，此线的上 1/3 段为髂总动脉的投影；下段 1/3 为髂外动脉的投影。上、中 1/3 交界处即髂内动脉的起点。

（四）盆部肌和盆筋膜

盆壁肌有闭孔内肌和梨状肌。盆底肌有肛提肌和尾骨肌。肛提肌由耻骨阴道肌、耻骨直肠肌、耻尾肌和髂尾肌共同组成。

盆筋膜是腹内筋膜的直接延续，可分为盆壁筋膜和盆脏筋膜两部分。盆筋膜在盆腔内构成许多间隙，主要有耻骨后间隙、盆直肠间隙和直肠后间隙。

（五）盆腔内的主要器官

盆腔内脏器包括泌尿系统、消化系统部分脏器及内生殖器。由于男女性的生殖器不同，因此其盆腔脏器安排亦不同，但仍有一定的规律性：前方为膀胱及尿道上部，后方为直肠，两者之间为内生殖器。此处的男性内生殖器有输精管、精囊和前列腺，女性有卵巢、输卵管、子宫及阴道。

（六）盆部的主要血管、神经和淋巴

1. 动脉

盆部动脉主干是髂总动脉，自腹主动脉分出后，向外下方斜行至骶髂关节的前方，分为髂内动脉和髂外动脉。

2. 静脉

髂总静脉是盆部的静脉主干，在骶髂关节的前方由同侧的髂内静脉和髂外静脉汇合而成。髂内静脉的属支与同名动脉的脏支和壁支相伴行，汇集从盆部和会阴等处回流的静脉血。髂外静脉本干与属支均与同名动脉伴行，主要汇集下肢及腹前外侧壁下部的静脉血。

3. 神经

盆部的神经一部分来自腰神经和骶神经，另一部分来自内脏神经。

4. 淋巴

盆部的淋巴结一般沿血管排列，主要的淋巴结群有髂总淋巴结、髂内外淋巴结和骶淋巴结。

二、盆部

（一）骨盆的整体观

骨盆由两侧的髋骨、后方的骶骨和尾骨以及骨连结构成，具有支持和保护盆腔脏器及承受、传导重力的作用。骨盆分为大骨盆和小骨盆。界线是从后方的骶骨岬向两侧经弓状线、耻骨梳、耻骨结节、耻骨嵴到前面的耻骨联合上缘围成的环状线。

（1）大骨盆：几乎无前壁和后壁，侧壁由髂骨翼构成。

（2）小骨盆：骨盆上口由界线围成，骨盆下口由耻骨联合下缘、耻骨下支、坐骨支、坐骨结节、骶结节韧带和尾骨尖围成。小骨盆内腔称骨盆腔，为前壁短、侧壁和后壁较长的弯曲骨性管道。在女性，小骨盆是胎儿娩出的骨性产道。

（3）骨盆倾斜角：骨盆上口平面与水平面形成向后开放的角，男性为 $50° \sim 55°$，女性为 $55° \sim 60°$。女性骨盆倾斜度过大会影响胎头衔接。人体站立时，两侧的髂前上棘和耻骨结节 4 点约位于同一冠状面上，耻骨联合上缘和尾骨尖大致位于同一水平面上；坐位时，骨盆倾斜度减小。

（二）盆壁肌

（1）闭孔内肌：位于盆侧壁，为三角形扁肌，穿坐骨小孔至臀部闭孔内肌和闭孔膜的上缘，与耻骨上支的闭孔沟围成闭膜管。闭膜管内口呈椭圆形，由后上方斜向前下方。腹膜外脂肪组织或小肠等可突入闭膜管，形成闭膜管疝，压迫闭孔神经。

（2）梨状肌：位于盆后壁，呈三角形，穿坐骨大孔至臀部，梨状肌上孔和梨状肌下孔是盆部和臀部的通道，有血管和神经通过（图 5-1-1）。

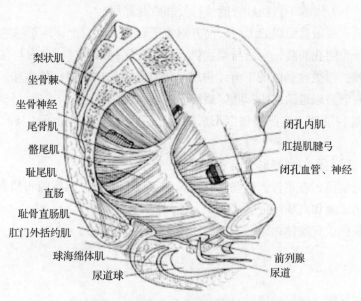

图5-1-1 盆壁肌

梨状肌
坐骨棘
坐骨神经
尾骨肌
髂尾肌
耻尾肌
直肠
耻骨直肠肌
肛门外括约肌
球海绵体肌
尿道球

闭孔内肌
肛提肌腱弓
闭孔血管、神经

前列腺
尿道

（三）盆底肌与盆膈

盆底肌由一对肛提肌和一对尾骨肌组成，呈漏斗形，收缩时上升。两块扁肌及覆盖其上、下表面的筋膜构成盆膈。其上表面的筋膜称为盆腔上筋膜，下表面的筋膜称为盆腔下筋膜。盆膈封闭骨盆下口的大部分，仅在其前方两侧肛提肌的前内侧缘之间留有一狭窄裂隙，称为盆膈裂孔，由下方尿生殖膈封闭。在盆膈裂孔处，男性有尿道通过，女性有尿道和阴道通过。盆膈后部有肛管通过。盆膈具有承托、支持和固定盆腔和腹腔脏器的作用，并对阴道和肛管有括约作用。盆膈肌、膈和腹肌共同收缩时腹压升高，这对用力呼气、咳嗽、呕吐、排便、分娩等有着重要的意义。盆膈肌的发育状况存在个体差异，发育不良者肌束稀疏，甚至出现裂隙。裂隙处仅有盆膈上、下筋膜，为盆膈薄弱处，可发生会阴疝（图 5-1-2）。

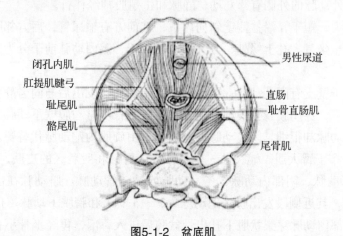

闭孔内肌
肛提肌腱弓
耻尾肌
髂尾肌

男性尿道

直肠
耻骨直肠肌

尾骨肌

图5-1-2 盆底肌

（四）盆筋膜

闭孔筋膜覆盖闭孔肌的内面，附着于闭孔周缘和弓状线后部，并与髂筋膜和梨状肌筋膜相续。梨状肌筋膜较薄，覆盖梨状肌的前面，并延伸至臀部。骶前筋膜较厚，位于骶骨的前面，上方附着于第 3 和第 4 骶椎，下方附着于直肠肛管的移行处和直肠筋膜。

（1）盆膈上筋膜：覆盖盆膈肌的上面，前方附着于耻骨上支后面，距下缘约 2 cm；外侧附着于肛提肌腱弓，并移行为闭孔筋膜；向后与梨状肌筋膜和肛尾韧带相续；向内与盆脏筋膜相连。

（2）盆膈下筋膜：覆盖盆膈肌的下面，构成坐骨直肠窝的内侧壁；外侧和后内侧分别与闭孔筋膜和臀筋膜相续；向下与尿道括约肌和肛门括约肌的筋膜交织。

盆脏筋膜包被盆腔脏器，在脏器周围形成筋膜鞘、筋膜隔、韧带等，具有支持和固定脏器的作用。

①筋膜鞘：盆筋膜包被前列腺形成前列腺鞘。

②筋膜隔：呈冠状位。在男性，直肠膀胱隔位于直肠与膀胱、前列腺和精囊之间；在女性，有膀胱阴道隔、尿道阴道隔和直肠阴道隔。

③韧带：盆筋膜形成直肠侧韧带、子宫主韧带和骶子宫韧带。

（五）盆筋膜间隙

盆壁筋膜和盆脏筋膜之间形成筋膜间隙。

（1）耻骨后间隙：又称膀胱前间隙，位于耻骨联合后面的盆壁筋膜与膀胱筋膜之间，上界为腹膜转折部，下界为尿生殖膈，间隙内含有疏松结缔组织、静脉丛等。

（2）直肠后间隙：位于直肠筋膜与骶前筋膜之间，两侧为直肠侧韧带，下界为盆膈。

（六）盆部的血管、淋巴结和神经

1. 动脉

（1）髂总动脉：平第 4 腰椎下缘的左前方，由腹主动脉分为左、右髂总动脉。髂总动脉沿腰大肌内侧斜向外下，至骶髂关节前方又分为髂内动脉和髂外动脉。

（2）髂外动脉：沿腰大肌内侧缘下行，穿血管腔隙至股部续接股动脉。髂外动脉起始部前方有输尿管跨过，女性除输尿管外还有卵巢血管越过；其末段前方男性有输精管越过，女性有子宫圆韧带斜向越过。男性髂外动脉的外侧有睾丸动、静脉和生殖股神经伴行。

（3）髂内动脉：为一短干，沿盆侧壁斜向内下，其前方有输尿管，后方邻腰骶干，髂内静脉伴行于其内侧，主干行至坐骨大孔上缘处，分为前、后两干，髂内动脉前干分为壁支和脏支，后干则全属壁支。

①前干分支：前干壁支有闭孔动脉、臀下动脉。闭孔动脉发出后与同名静脉、神经和淋巴管伴行，沿盆侧壁行向前下，穿闭膜管至股部。闭孔动脉的耻骨支常与腹壁下动脉的耻骨支吻合，有时吻合支很粗，而闭孔动脉却很细。闭孔动脉偶见缺如，由旋股内侧动脉代替臀下动脉经梨状肌下孔出骨盆腔至臀部，分布于臀大肌、髋关节、坐骨神经、臀部和股后区的皮肤。前干脏支有脐动脉、膀胱下动脉、直肠下动脉、阴部内动脉、子宫动脉或输精管动脉。脐动脉在出生后远侧端闭锁萎缩，形成脐内侧韧带，其近侧段发出膀胱上动脉（3～5 支）和膀胱下动脉（1 支或 2 支）。子宫动脉、直肠下动脉、阴部内动脉穿梨状肌下孔出骨盆腔后进入臀部，再经坐骨小孔至会阴。

②后干分支：髂腰动脉向外上方斜行，至腰大肌深面分支，分布于髂腰肌、腰方肌、髋骨、脊髓等。骶外侧动脉沿骶前孔内侧下行，分布于梨状肌、尾骨肌、肛提肌和骶管内的结构。臀上动脉经梨状肌上孔出盆腔至臀部，分布于臀肌和髋关节。

（4）盆腔内的其他动脉：盆腔内还有直肠上动脉，为肠系膜下动脉的终支；卵巢动脉为腹主动脉的分支；骶正中动脉发自腹主动脉分叉处，沿下位腰椎和骶骨、尾骨前面下降。

2. 静脉

（1）髂内静脉：骨盆腔内的静脉主干，伴行于同名动脉的内侧。髂内静脉属支亦可分为脏支和壁支，壁支的臀上静脉、臀下静脉和闭孔静脉均起自骨盆外。骶外侧静脉位于骶骨前面，与同名动脉伴行。脏支起自盆内脏器周围的静脉丛，包括膀胱静脉丛、直肠静脉丛、男性的前列腺静脉丛、女性的子宫静脉丛和阴道静脉丛。它们分别环绕在相应器官的周围，并各自汇合成干，注入髂内静脉。女性卵巢和输卵管附近的卵巢静脉丛汇集成卵巢静脉后，伴同名动脉上行注入左肾静脉和下腔静脉。

直肠静脉丛分为内、外两部分，位于直肠肛管周围。直肠内静脉丛主要汇入直肠上静脉，经肠系膜下静脉注入肝门静脉；直肠外静脉丛向下经直肠下静脉和肛静脉回流入髂内静脉；内、外静脉丛之间有广泛的吻合，有利于血液的回流。

（2）髂外静脉：股静脉的直接延续，左髂外静脉沿髂外动脉的内侧上行，右髂外静脉先沿髂外动脉的内侧，后经动脉的后方上行。髂外静脉接受腹壁下静脉和旋髂深静脉。

（3）髂总静脉：两侧髂总静脉伴髂总动脉上行至第5腰椎体右侧汇合成下腔静脉，并接受髂腰静脉和骶外侧静脉，左髂总静脉还接受骶正中静脉。

3. 淋巴结

（1）髂内淋巴结群：沿髂内动脉和髂内静脉排列，汇集盆内器官、会阴深部、髋部肌、股部内侧群肌等的淋巴，输出管至髂总淋巴结。

（2）闭孔淋巴结：属于髂内淋巴结群，沿闭孔动脉排列，还收纳子宫体下部及宫颈的淋巴，患宫颈癌时可受累，手术时应一并清除

（3）骶淋巴结：沿骶正中和骶外侧血管排列。盆后壁、直肠、前列腺等的淋巴均可汇入骶淋巴结，其输出淋巴管汇入髂内及左、右腰淋巴结。

（4）髂外淋巴结：位于盆腔上口处，沿髂外动脉排列，主要收纳腹股沟浅、深淋巴结的输出管，腹前壁下部的深淋巴管以及膀胱、前列腺或子宫颈、阴道上段的部分淋巴管。其输出淋巴管汇入髂总淋巴结。

（5）髂总淋巴结：沿髂总动脉排列，收纳上述各群淋巴结，其输出管汇入左、右腰淋巴结。盆腔一些癌肿根治术需一并清除髂外淋巴结和髂总淋巴结。

4. 神经

（1）闭孔神经：起自腰丛，与闭孔血管伴行，穿闭膜管至股部，支配闭孔外肌和大腿内侧肌群，分布于大腿内侧面的皮肤。行淋巴结清除或肿瘤压迫时可损伤闭孔神经，从而引起大腿内侧肌群瘫痪。

（2）骶丛：由腰骶干、骶神经和尾神经的前支组成，位于梨状肌的前面和髂内动脉与髂内静脉的后方。骶丛的分支经梨状肌上、下孔出盆部，分布于臀部、下肢和会阴。

（3）骶交感干：位于骶前筋膜的前面和骶前孔的内侧，向上与腰交感干相续，有三四对骶神经节至尾骨前方。两侧骶交感干联合形成奇神经节。

（4）盆内脏神经：节前纤维起自骶副交感核，随第2至第4骶神经前支出骶前孔，继而从骶神经分出，形成盆内脏神经。盆内脏神经参与构成盆丛。节后纤维分布于降结肠、乙状结肠、盆腔脏器和外阴。

（5）内脏神经丛：上腹下丛位于第5腰椎椎体前面和左、右髂总动脉之间，分别与腹主动脉丛和下腹下丛相续。下腹下丛又称盆丛，位于直肠两侧，发出的纤维随髂内动脉的分支形成膀胱丛、前列腺丛、子宫阴道丛和直肠丛，分布于盆腔脏器。进行直肠癌切除术时应注意保护盆丛，以免损伤后引起尿潴留和阳痿。

（七）输尿管盆部与壁内部

输尿管盆部是输尿管腹部的延续，两者间以骨盆入口为界。左输尿管跨左髂总动脉末端前面入盆；右输尿管跨右髂外动脉起始部前面入盆。两侧输尿管在腹膜外结缔组织内沿盆侧壁向下后行，从内侧越过髂内动脉的分支和闭孔神经，达坐骨棘高度折向前内。在男性，输尿管从输精管末端的外下方与之交叉，至膀胱底部后外侧斜穿膀胱壁，此前一段称输尿管盆部。输尿管最终开口于膀胱内面的输尿管口。穿膀胱壁的一段称输尿管壁内部，长约 1.5 cm，当膀胱充盈时，膀胱内压升高，将壁内段压扁，管腔闭合，可阻止膀胱内尿液向输尿管逆流；但因输尿管壁肌收缩、蠕动，故尿液仍能源源不断地流入膀胱。当壁内段过短或其周围的肌组织发育不良时，可发生尿液反流现象。输尿管壁内段、输尿管与肾盂移行处，以及输尿管跨髂血管处是输尿管 3 个狭窄部位，也是输尿管结石易滞留处。

女性输尿管盆部在腹膜外髂内动脉干前方行向下后，构成卵巢窝的后界，继向前下从内侧跨髂内动脉的分支和闭孔神经，达坐骨棘高度，折向前内，穿经子宫阔韧带底部的结缔组织（子宫主韧带），达子宫颈外侧 2 cm 处，输尿管走行于子宫动脉的后下方，并与动脉交叉，再经阴道侧穹的上方向前至膀胱底后外侧处穿入膀胱壁。女性输尿管盆部与卵巢、子宫颈、子宫动脉、阴道穹等结构的毗邻关系密切，在妇科手术中需注意，勿伤之。

（八）膀胱

膀胱是一肌性囊状的贮尿器官，其形态、大小、位置、壁的厚薄与年龄、性别及尿液充盈度有关，成人容量为 300 ~ 500 mL，极度充盈时可达 800 mL。

1. 膀胱的形态

膀胱空虚时呈三棱锥体形，顶端朝前上，称膀胱尖，有脐正中韧带相连；底部呈三角形，朝向后下，称膀胱底；尖与底之间称膀胱体；膀胱底前下部尿道起始处变细，称膀胱颈，与前列腺底相接触。

2. 膀胱的位置及毗邻

成人膀胱位于骨盆腔前部，膀胱前下壁邻耻骨联合。男性膀胱后方为精囊、输精管壶腹和直肠；女性后方为子宫和阴道。男性的膀胱底前下部直接与前列腺底邻接；女性则续接尿道，直接附于尿生殖膈上。膀胱上面及侧面在男性邻小肠袢；在女性有子宫附于其后上。壁腹膜自腹前壁转折覆于膀胱前上面，其转折点在膀胱充盈时升高，临床常用这种解剖关系在耻骨联合上缘之上进行膀胱穿刺或做盆部手术切口，可避免伤及腹膜。儿童的膀胱位置较高，位于腹腔内，6 岁左右才降至盆腔，老年人因盆底肌松弛，膀胱位置更低（图5-1-3）。

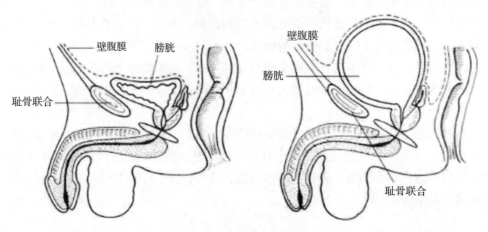

图5-1-3　膀胱的位置变化

3. 膀胱血供、淋巴回流和神经支配

（1）血管：膀胱主要由膀胱上、下动脉供血，闭孔动脉、臀下动脉及女性子宫动脉还有小支分布到膀胱。静脉在膀胱下部周围形成静脉丛，再形成数支膀胱静脉注入髂内静脉。

膀胱上动脉起自未闭锁的脐动脉，向下方走行，分布于膀胱的上、中部。膀胱下动脉起自髂内动脉前干，沿骨盆侧壁行向下，分布于膀胱下部、精囊、前列腺、输精管壶腹、输尿管、前列腺等器官。膀胱的静脉在其下部形成膀胱静脉丛，再汇集成同名静脉注入髂内静脉。

（2）淋巴回流：膀胱的输出淋巴管大致分为3组：①来自膀胱前上部，注入髂外淋巴结；②来自膀胱后部；③来自膀胱三角区。后两组的输出管至髂内和髂外淋巴结及髂总淋巴结。

（3）膀胱的交感神经来自胸11、胸12、腰1、腰2脊髓节段，经盆丛随血管分布至膀胱，使膀胱平滑肌松弛，尿道内括约肌收缩而尿潴留。副交感神经来自骶2至骶4脊髓节段，经盆内脏神经到达膀胱，支配膀胱逼尿肌，是与排尿有关的主要神经。膀胱排尿反射的传入纤维也通过盆内脏神经传入。

（九）前列腺

前列腺为男性生殖器附属腺中最大的实质性器官，仅有一个，由腺组织和肌性组织构成。尿道的前列腺部穿行其实质内。其分泌物是精液的一种主要成分，有营养和增加精子活动的作用。近年来的研究表明，其分泌物内含有前列腺素。

1. 前列腺的外形

前列腺的外形似栗子，质坚实，色淡红而稍带灰白色。其上端宽大，称为前列腺底，又称为膀胱面。此面最大，略凹陷，前部有膀胱颈与之相接，并有尿道穿入；后部有左右射精管贯穿其中。前列腺的下端尖细，称为前列腺尖，朝向前下方。尖与底之间为前列腺体，其前面隆凸，后面平坦，朝向后下方。沿正中线处有一浅纵沟，称为前列腺沟。此沟的上端与前列腺底的相交处稍凹陷，称为前列腺切迹。前列腺的下外侧面呈钝圆形。前列腺的前后径为 1.46～3.94 cm，底的横径为 2.94～5.30 cm，由底至尖的垂直径为 1.48～4.58 cm，其重量为 9.21～31.80 g。

2. 前列腺的分区解剖

目前，前列腺的分叶和分区方法有3种：Lowsley的五叶分法，Franks的内、外腺分法和McNeal的带区解剖。

（1）传统的前列腺分区方法：Lowsley依据对前列腺胚胎学的研究将前列腺分为五叶：前、中、后叶和左、右侧叶。前叶较小，位于左、右侧叶和尿道之间，尿道两侧为左、右侧叶，中叶位于两射精管和尿道之间，又称前列腺峡。老年人常发生中叶肥大，增生时向上发展，可突入膀胱，发生尿道梗阻，且梗阻症状与前列腺大小不成正比。后叶位于射精管后下方、腺体后部，此叶较少发生肥大。直肠指诊时摸到的即后叶。左、右侧叶紧贴尿道侧壁，位于后叶的前面、前叶和中叶的两侧。两侧叶若发生肥大，可从两侧压迫尿道而致尿潴留。

前列腺胚胎学的五叶分法广泛出现在解剖学教科书和外科学书籍中。由于前列腺从胚胎第9周开始出现5组腺体，到新生儿期乃至成人已不再可能用解剖学和显微镜的方法加以区分，因此Lowsley的五叶分法缺乏组织学依据。

（2）前列腺的内、外腺分区法：前列腺组织由30～50个复管泡状腺体组成，最后汇成15～30条导管，开口于两侧的前列腺窦。前列腺的周围黏膜腺有结缔组织和平滑肌构成的间隔。前列腺的组织切片并不呈分叶状，但可见两个明显的腺组，即外腺组和内腺组，两腺组由一层纤维肌组织隔开。外腺组也称真腺组或固有前列腺，范围较大，相当于侧叶和后叶，构成前列腺的主要部分，含有长而分支的主腺。内腺组也称尿道腺组，集中在尿道黏膜和黏膜下层，相当于中叶和前叶。此组由黏膜腺和黏膜下腺组成，黏膜腺是一些短的单管腺，环绕于尿道前列腺部周围；黏膜下腺位于黏膜腺与纤维组织之间。Franks 的内、外腺分区法简单实用，多年来被病理学家和临床工作者所接受。内腺是发生良性前列腺增生的唯一部位，外腺是前列腺癌和炎症的好发部位。

（3）前列腺分区解剖的现代概念：McNeal（1968 年）观察前列腺切片染色，提出了前列腺带区解剖概念：

①前列腺前区：相当于内腺，包括尿道周围组织和移行区，此腺区体积小，仅占前列腺腺性组织的 5%，是良性前列腺增生的好发部位。近段尿道周围组织内含尿道周围腺（直接开口于尿道）和平滑肌纤维（防止逆射精），在声像图上表现为低平回声。移行区位于精阜上方的近段尿道周围组织两侧，为两个独立的小叶，呈对称性分布。移行区回声水平较低，与尿道周围组织的低回声不易区分。

②中央区：呈圆锥形，位于前列腺基底部，为两个射精管与尿道内口至精阜之间的前列腺组织。中央区约占前列腺腺性组织的 25%，此区很少发生癌肿和良性增生病变。前列腺增生时中央区萎缩，声像图上呈强回声。

③周缘区：主要位于前列腺后方、左右两侧及尖部，呈蛋卷状包绕中央区、移行区和尿道前列腺部远段。周缘区占前列腺腺性组织的 70%，此区回声水平较移行区强，但不及中央区。周缘区为前列腺癌的多发部位。

④前纤维肌肉基质区：位于腺体之前、尿道的前面，呈薄盾形，占前列腺重量的 1/3。此区原发病变少见，声像图上回声较弱。临床上可利用此区进行前列腺增生摘除手术而保留尿道，提供临床手术入路的新途径。

3. 前列腺的组织结构

前列腺围绕尿道近段，为复管泡状腺，由 40～50 条腺体构成。腺的周围有结缔组织和平滑肌组成的被膜，被膜伸入腺内构成隔，其内含有大量平滑肌，收缩时可促进腺体分泌。腺末房呈管泡状。腺腔较大多皱襞，致使腔面不整。上皮高低不一，有立方状、扁平状、柱状或假复层柱状，这表示各种不同阶段的分泌活动。胞质嗜碱性，含有分泌粒、脂酶及酸性磷酸酶。在前列腺癌肿时，酸性磷酸酶含量增高，可在血中测定其含量，作为鉴别的指标。电镜下，上皮表面有稀疏微绒毛。胞质内有丰富的粗面内质网和线粒体，基部有发达的质膜内褶，这与细胞的排出和吸收营养有关。相邻细胞间有桥粒相连。

前列腺分泌物是黏稠蛋白液，每日排出 0.2～2 mL 至尿中。分泌物呈碱性，具有特殊臭味，含有核酸、柠檬酸、卵磷脂、蛋白分解酶、微量元素锌、前列腺素等。分泌物经过凝固钙化后形成圆形或卵圆形结石，在切片上呈同心圆的板层结构，此种物质多见于老年人。

导管为单层立方或柱状上皮，开口部转为变移上皮。腺泡与导管周围具有薄层纤维性结缔组织。

男性激素睾酮可促进前列腺和精囊腺的生长发育。注入的睾酮与相应受体结合后，精囊腺上皮细胞内游离核蛋白粒增多，高尔基复合体发达。睾丸摘除后，精囊腺立即萎缩，上皮由高柱状变成立方状。胞质内分泌粒消失；粗面内质网明显减少；上皮最后角化；基膜增厚。前列腺亦有相应改变，腺细胞变化，分泌物消失，高尔基复合体缩小。女性激素对这两种腺体具有抑制作用，注入雌二醇可引起精囊腺和前列腺上皮变低，分泌消失，但管壁的平滑肌和结缔组织反而增生。因此，前列腺癌时可注入女性激素抑制其生长；或摘除睾丸，可获得同样效果。老年人前列腺萎缩，上皮出现脂肪化，结缔组织过度增生，引起前列腺肥大，导致排尿困难，可能是男性激素减少之故。

4. 前列腺的位置关系

前列腺位于盆腔内。前列腺底与膀胱颈、精囊腺及输精管壶腹相接；前列腺尖向前下方与尿生殖膈上筋膜相接；前面距耻骨联合后面约 2 cm，两者间有阴部静脉丛、脂肪及疏松结缔组织，前列腺尖的稍前方有尿道穿出；后面借疏松结缔组织及直肠膀胱筋膜与直肠连接，后面距肛门约 4 cm。在活体做肛门指诊可触及前列腺，正常可触及前列腺后面的前列腺沟。若前列腺峡（中叶）稍有肥大，此沟即变平消失。前列腺下外侧面与肛提肌前部接触，并有前列腺静脉丛围绕。

5. 前列腺的固定

前列腺的表面有结缔组织和平滑肌构成的被膜，为前列腺固有囊。在前列腺固有囊的外面还包有盆内筋膜脏层，称为前列腺囊。在前列腺囊和固有囊之间有前列腺静脉丛。前列腺囊向前借耻骨前列腺韧带与耻骨联合相连接，对前列腺有固定作用；前列腺囊的下方与尿生殖膈上筋膜交织；囊的后壁又称直肠膀胱筋膜，为额状位的纤维结缔组织隔；囊的两侧与膀胱后韧带相邻接。肛提肌的前部肌束由耻骨向后连接于前列腺囊的两侧，称为前列腺提肌，对前列腺也有固定作用。

6. 前列腺的年龄特点

前列腺的生物发育与性腺激素密切相关。当性腺发育不良时，前列腺也发育不佳，如去势后，前列腺即出现萎缩。幼儿时，由于性腺不发育，故前列腺甚小，腺组织不显著，主要由肌纤维和结缔组织构成。前列腺随性腺的发育而增长，至性成熟期（16 岁以后），腺组织受性激素的作用迅速增大。老年人的腺组织萎缩，前列腺往往缩小。如果其结缔组织极度增殖，引起前列腺肥大，则为病理现象。

7. 前列腺的血管、淋巴管及神经

前列腺的动脉供应主要来自膀胱下动脉，膀胱下动脉的分支分别供应精囊的下后方、膀胱底及前列腺。供应前列腺的动脉可分为两组，即前列腺尿道组和包膜组，尿道组血管于膀胱前列腺结合部后外侧进入前列腺，主要供应膀胱颈及前列腺的尿道周围腺体；包膜组血管于盆侧筋膜沿盆腔下行，经前列腺的后方壁发出分支至前列腺的腹侧及背侧，主要供应前列腺的外周部分。从组织学上看，前列腺包膜组血管被神经网包裹，称为血管神经束，可作为识别由盆腔神经丛发出的至阴茎海绵体的分支的标志。此外，供应前列腺的动脉还有直肠中动脉和阴部内动脉的分支，它们供应前列腺下部。有时，直肠中动脉也负责供应大部分的前列腺。

前列腺的静脉流入前列腺静脉丛。前列腺静脉丛经内浅表支及左、右侧静脉丛回流入阴茎背深静脉，最后汇入髂内静脉。前列腺的静脉丛与阴部静脉、闭孔静脉及膀胱静脉丛有广泛交通，故任何分支静脉破裂均可造成严重出血。

前列腺的淋巴管于前列腺周围形成前列腺淋巴网，其淋巴管可分 3 组引流：第一组淋巴管离开前列腺沿髂内动脉走行而加入髂外淋巴结组，其中位于闭孔神经周围的闭孔神经淋巴结是前列腺癌转移的第一组；第二组淋巴管从前列腺背侧离开前列腺，进入骶侧淋巴结，最终进入髂总动脉周围淋巴结；第三组淋巴管通过膀胱淋巴结引流至髂内周围淋巴结。

前列腺的神经主要来自盆腔神经丛的自主神经。盆腔神经丛位于腹膜后直肠两侧，距肛门 5～11 cm，位于精囊顶部水平。此神经丛由来自 S2 至 S4 的副交感神经节前纤维及来自 T11 至 L2 的交感神经纤维组成。其分支在前列腺周围组成前列腺神经丛，支配前列腺的神经与血管组成神经血管束，走行于前列腺的后外侧，呈扇形以多角度进入前列腺包膜。在前列腺癌根治手术中，如果损伤了双侧血管神经束，可导致勃起功能障碍。在前列腺实质内，一些小的神经分支位于腺导管及腺泡附近，刺激腺泡分泌。而其他神经纤维则在基质内平滑肌之间形成神经丛，可促使精液排入尿道内。此外，前列腺包膜基质平滑肌及某些腺泡由胆碱能纤维支配。目前各层次的研究均证实，交感神经对前列腺平滑肌的控制有重要意义，这也是临床应用 α 受体阻滞剂治疗前列腺良性增生（benign prostate hyperplasia，BPH）所致下尿路症状的理论基础。尽管有研究发现前列腺包膜有副交感神经分布，但并未发现副交感神经兴奋有明显收缩包膜的作用。

在前列腺内还发现了许多神经多肽的神经元，如血管活性肠多肽（VIP）、Y 型神经肽（NPY）、P 物质（SP）、降钙素基因相关肽（CGRP）、生长激素抑制因子（SOM）、M- 内啡肽（M-ENK）和 L- 内啡肽（L-ENK）。这些肽类物质共存于胆碱能和去甲肾上腺能神经纤维中，起到神经调节、神经介质或营养因子的作用，并对平滑肌的收缩产生影响。最近研究发现，前列腺内有内在的自主神经节细胞，推测这些神经节细胞包括去甲肾上腺素能神经和胆碱能神经，在前列腺内可能起着神经调节作用。

（十）前列腺邻近器官

1. 精囊

精囊，又称精囊腺，分泌淡黄黏稠的液体，参与精液的组成。

（1）精囊的形态：精囊为一对长椭圆形的囊状器官，上宽下窄，前后稍扁，主要由迂曲的小管构成，因而表面不平，似由多数结节聚集而成。上端游离，较膨大，为精囊腺底；下端细直，为排泄管，与输精管末端汇合成射精管。中部为精囊腺体。精囊腺长 2.11 ~ 6.16 cm，最大宽径 0.56 ~ 2.20 cm，厚 0.25 ~ 2.51 cm，除去周围组织，将其拉直，长达 10 ~ 15 cm，直径为 0.3 ~ 0.4 cm。其大小因人而异，即使是同一个体，其左右两腺也多不相同。此外，由于年龄及充盈度不同，其大小也有差异。新生儿的精囊腺较小，呈短棒状，表面光滑，结节不明显。在性成熟期，精囊腺迅速增大，形成囊状。老年人的精囊腺则随性功能减退而逐渐缩小，囊壁也变薄。在额状断面上，精囊腺布满不规则的小腔隙。新鲜标本的腔内有淡黄色的胶性蛋白液。

（2）精囊的位置关系：精囊位于输精管壶腹的外侧、前列腺底的后上方、膀胱底与直肠之间；前面接膀胱底；后面朝向直肠，其间隔以直肠膀胱筋膜（由含脂肪的结缔组织构成）；外侧有前列腺静脉丛。精囊底伸向外上方，与输尿管下端接近。精囊排泄管向内下方，与输精管壶腹的末端合成射精管。

精囊的形状及位置多随直肠和膀胱的充盈程度不同而改变。精囊被腹膜遮盖的面积亦随其大小和充盈程度不同而改变。一般精囊底和体的后面上部盖有腹膜。

（3）精囊的血管、淋巴管及神经：精囊的动脉包括输精管动脉、膀胱下动脉、直肠下（中）动脉，它们彼此间有吻合。精囊的静脉构成精囊静脉丛，汇入膀胱丛，再经膀胱静脉入髂内静脉。精囊的淋巴管很丰富，与血管伴行，入髂内淋巴结。精囊的神经由输精管神经丛发出分支至精囊，并构成精囊神经丛。

2. 前列腺部尿道

前列腺部尿道为通过前列腺内的一段，上接壁内部，自前列腺底进入，向前下方斜贯前列腺，由前列腺尖穿出后移行于膜部。尿道前列腺部长约 2.5 cm，与前列腺长径一致。其口径以中部最大，是尿道最宽阔处；下端最狭窄，与膜部相接。从横断面上观察，此段尿道为凸向前方的蹄形间隙。其后壁有一狭窄的纵嵴，叫作尿道嵴。尿道嵴的中部有一纺锤形的隆起，叫作精阜，长约 1.5 cm，高及宽度为 0.3 ~ 0.5 cm。在精阜的中央有一较大的孔，自此通入一小盲囊，叫作前列腺小囊，位于前列腺中叶的后外侧部，长约 0.6 cm。在黏膜面上，有多数小黏液腺的开口。其壁由黏膜、纤维组织和肌纤维构成。前列腺小囊是副中肾管远侧部退化的残留物，无生理功能，与女性的阴道和子宫相当，是前两者的同源器官，故又称为男性子宫或男性阴道。前列腺小囊的发育情况因人而异，有时没有或不明显。在前列腺小囊开口的两侧各有一个小孔，为射精管开口。尿道嵴两侧的凹陷称为前列腺窦。精阜及窦底的黏膜面上有多个小口，为前列腺排泄管的开口。

3. 射精管

射精管在前列腺底的后上方，由输精管壶腹的末端与精囊腺排泄管汇合而成；由后外上斜向前内下，斜穿前列腺实质，开口于尿道前列腺部的精阜上、前列腺小囊的两侧。

根据射精管开口于尿道前列腺部的情况，可将射精管分为共同开口型和分别开口型两类。共同开口型又分为 A 型、B 型和 C 型 3 个亚型；分别开口型的左、右射精管的长度近乎等长，为 1.49 ～ 2.33 cm，其中，点横径为 0.08 ～ 0.43 cm。

三、会阴

（一）肛区

1. 肛管

（1）肛管的形态结构：成人肛管长约 4 cm，上接直肠，向下开口于肛门。肛管内面有 6 ～ 10 条纵向的黏膜皱襞，称为肛柱，连接相邻的肛柱下端之间的半月形黏膜皱襞称为肛瓣。肛瓣和相邻两个肛柱下端围成的小隐窝称肛窦。相邻的肛柱下端和肛瓣的边缘连线称为齿状线，又称肛皮线，是皮肤和黏膜的移行交界处。肛管黏膜及皮下的静脉可因血流不畅、淤滞而曲张成痔。发生在齿状线以上者称为内痔，发生在齿状线以下者称为外痔，恰在齿状线上者称为混合痔。

（2）肛门括约肌：位于肛管周围，包括内括约肌和外括约肌。肛门内括约肌为肠管环行平滑肌层在肛管处增厚而形成，因其具不随意性，故无括约肛门的功能，仅有协助排便的作用。肛门外括约肌为环绕肛门内括约肌周围的横纹肌，按所在位置可分为皮下部、浅部及深部。皮下部位于肛管下端皮下，前方附着于会阴中心腱，后方附着于肛门下端皮下及肛尾韧带，其上缘邻肛门内括约肌下缘。浅部为椭圆形肌束，位于皮下部深面，围绕肛管下部的肛门内括约肌，前方纤维止于会阴中心腱，后方纤维连于尾骨尖。深部为环行肌束，在浅部的上方，其深部的纤维与耻骨直肠肌融合。

肛门外括约肌的浅部、深部，耻骨直肠肌，肛门内括约肌以及直肠壁纵行肌层的下部等，在肛管与直肠移行处的外围共同构成强大的肌环，称为肛直肠环。肛直肠环对肛门的功能有重要作用，若手术时不慎将其切断，可引起大便失禁。

（3）血管：见坐骨直肠窝。

（4）神经：齿状线以上神经来自肠系膜下丛随直肠上动脉行走的分支，及盆丛随直肠下动脉行走的分支；齿状线以下来自躯体性阴部神经的分支。因此，齿状线以上的直肠黏膜疼痛不敏感，患有内痔、肿瘤等疾患时不感疼痛，因而早期不易发觉；而齿状线以下的部分则感觉敏锐，其病变如肛裂，可引起剧烈疼痛。

2. 坐骨直肠窝

（1）位置和组成：坐骨直肠窝位于肛提肌的下方肛管两侧，为尖朝上底朝下的左右成对的锥形间隙。窝尖为盆膈下筋膜与闭孔内肌筋膜汇合而成；窝底为肛区的皮肤及浅筋膜；内侧壁为肛提肌、盆膈下筋膜和肛门外括约肌；外侧壁为坐骨结节、闭孔内肌及其筋膜；前壁为尿生殖膈；后壁为臀大肌和骶结节韧带。窝内充满大量脂肪，有利于排便时肛管的充分扩张；但脂肪组织血供较少，又邻直肠和肛管，是易感染的部位，感染坏死后可形成较大的脓肿。如未能及时切开引流，一侧的脓肿可通过肛管后方或前方的深间隙蔓延至对侧，形成马蹄形脓肿，脓肿易向内破入肛管，若同时向下穿过皮肤，则可形成肛瘘；向上可穿过肛提肌蔓延至盆腔腹膜外间隙，形成盆腔脓肿。

（2）阴部管：又称 Alcock 管，位于坐骨直肠窝的外侧壁，坐骨结节上方 3～4 cm 处，为闭孔筋膜围成的管状裂隙。此管起于坐骨小孔附近，向下前行至尿生殖膈的后缘，其中通过阴部内血管和阴部神经。

（3）血管、淋巴和神经：

①血管：阴部内动脉起自髂内动脉，沿梨状肌前方下行，经梨状肌下方出盆后至臀区，绕过坐骨棘后面经坐骨小孔入坐骨直肠窝，分支分布至会阴部。进行肛门手术时，注意勿伤及此动脉。主干沿此窝的外侧壁前行，进入阴部管。阴部内动脉在管内分出 2 支或 3 支肛动脉，向内分布于肛管和肛门周围的肌肉和皮肤。阴部内动脉行至阴部管前端时，即分为会阴动脉和阴茎（阴蒂）动脉两支进入尿生殖区。阴部内静脉及其属支均与同名动脉伴行，肛静脉与直肠上、下静脉之间有广泛吻合，阴部内静脉汇入髂内静脉。

②淋巴：坐骨直肠窝的淋巴结收纳肛管齿状线以上的部分淋巴，其输出管随肛动脉或肛静脉注入髂内淋巴结；部分淋巴管注入腹股沟浅淋巴结。

③神经：阴部神经由骶丛发出，与阴部内血管伴行，在阴部管内发出肛神经，分布于肛提肌、肛门外括约肌、肛管下部、肛周皮肤等。主干行至阴部管前端时，即分为会阴神经及阴茎（阴蒂）背神经，向前进入尿生殖区，其分支分布与动脉相同。由于阴部神经在行程中绕坐骨棘，因此进行会阴手术时，常在坐骨结节与肛门连线的中点处经皮刺向坐骨棘下方，进行阴部神经阻滞。

（二）尿生殖区

1. 层次结构

（1）皮肤：被有阴毛，富含汗腺及皮脂腺。

（2）会阴浅筋膜：浅层虽为脂肪层，但脂肪较少，深层即膜样层，称为会阴浅筋膜（Colles 筋膜），覆盖于会阴肌浅层及各海绵体表面。前接阴囊肉膜、阴茎浅筋膜及腹前壁的浅筋膜深层（Scarpa 筋膜）；两侧附着于耻骨弓和坐骨结节，并终于坐骨结节的连线上，在此与尿生殖膈下、上筋膜互相附着；在中线上还与会阴中心腱和男性的尿道球中隔相附着。

（3）会阴深筋膜：包裹会阴肌深层，分为浅层的尿生殖膈下筋膜及深层的尿生殖膈上筋膜。尿生殖膈上、下筋膜两侧都附着于耻骨下支和坐骨支。尿生殖膈下筋膜后方与会阴浅筋膜融合，尿生殖膈上筋膜前后缘均与尿生殖膈上筋膜融合。

（4）会阴肌：

①会阴肌浅层：包括会阴浅横肌、坐骨海绵体肌及球海绵体肌 3 对。会阴浅横肌位于尿生殖区后缘，参与固定会阴中心腱。坐骨海绵体肌覆盖两侧阴茎脚（阴蒂脚），使阴茎或阴蒂勃起。球海绵体肌（阴道括约肌）覆盖尿道球（前庭球），缩小缩短尿道，助阴茎或阴蒂勃起、排尿及射精。

②会阴肌深层：包括会阴深横肌、尿道括约肌（女性为尿道阴道括约肌）。会阴深横肌位于两侧坐骨支、耻骨下支之间，能加强会阴中心腱的稳固性，对尿道和女性的阴道有固定作用。尿道括约肌在男性围绕尿道膜部，是随意的尿道外括约肌；在女性又称尿道阴道括约肌，有收缩尿道和阴道的作用。会阴肌深层及覆盖于它们的尿生殖膈上、下筋膜共同构成尿生殖膈，有封闭盆膈裂孔、加固盆底的作用。

2. 血管和神经

（1）血管：会阴动脉供应阴部肌肉及皮肤，并分支供给阴囊或大阴唇的后部。阴茎（蒂）动脉分布于尿道、尿道球、尿道球腺或前庭球、前庭大腺，其终末支为阴茎（蒂）背动脉和阴茎（蒂）深动脉，分布于阴茎或阴蒂。

（2）神经：会阴神经分布于阴囊（或大阴唇）的皮肤及尿生殖膈的肌肉。阴茎背神经或阴蒂背神经与同名血管伴行，分布于阴茎或阴蒂背面的皮肤。

3. 筋膜间隙

（1）会阴浅隙：位于会阴浅筋膜与尿生殖膈下筋膜之间，又称会阴浅袋。此隙向前开放，其内除有会阴肌浅层、阴部神经、阴部内动脉的末支及其伴行静脉外，男性尚有尿道海绵体、阴茎脚、尿道球及尿道球腺导管，女性尚有尿道、阴道下部、阴蒂脚、前庭球以及前庭大腺。

（2）会阴深隙：位于尿生殖膈上、下筋膜之间，又称会阴深袋。此隙封闭，其内除会阴深层肌、阴部神经、阴部内动脉的末支及伴行的静脉外，男性尚有尿道膜部及尿道球腺，女性尚有尿道及阴道下部。

4. 会阴中心腱

会阴中心腱在男性位于肛管与阴茎根之间，在女性位于肛管与阴道前庭后端之间，是一个由肛门外括约肌、球海绵体肌、会阴浅横肌、尿道（阴道）括约肌、肛提肌等腱纤维组成的肌腱性组织结节，具有加固盆底、承托盆内脏器的作用。女性会阴中心腱较发达，其浅面为阴道与肛门之间的区域，称产科会阴，即狭义的会阴。在分娩时，应注意保护好会阴，以免引起撕裂。

5. 阴囊

阴囊位于阴茎的后下方，内藏睾丸、附睾和精索下部，由外向内可分7层：①皮肤，薄而柔软，富于弹性和伸展性；②肉膜，相当于腹壁的浅筋膜，但无脂肪，主要含平滑肌和弹性纤维，平滑肌随外界温度变化而舒张，可调节囊内温度，有利于精子的发育和生存；③精索外筋膜，是腹外斜肌腱膜的延续；④提睾肌，是腹内斜肌和腹横肌束的延续；⑤精索内筋膜，是腹横筋膜的延续；⑥脂肪组织，为腹膜下筋膜的延续；⑦睾丸鞘膜，来源于腹膜，分壁脏两层，在睾丸后缘相互移行，形成密闭的鞘膜腔。

6. 阴茎

（1）层次结构：由浅入深依次有如下4个层次。

①皮肤：薄而柔软，在阴茎头的腹侧中线上，包皮与尿道外口相连的皱襞称为包皮系带。施行包皮切除术时应注意勿伤及。

②阴茎浅筋膜：薄而无脂肪，易使皮肤滑动。该筋膜向周围分别与阴囊肉膜、会阴浅筋膜及腹前外侧壁的筋膜相移行，内有阴茎背浅动、静脉，淋巴管等穿行。

③阴茎深筋膜：包裹阴茎的3条海绵体。在阴茎背侧中线上，该筋膜的深面有一条阴茎背深静脉穿行，此静脉的两侧各有一条阴茎背动脉及阴茎背神经伴行，故进行阴茎手术或包皮环切除术时，可在阴茎根背面两侧深部施行阴茎背神经的阻滞麻醉。

④白膜：包裹和分隔3条阴茎的海绵体，阴茎海绵体中央各有一条阴茎深动脉穿行。

（2）血管：主要来自阴茎背动脉和阴茎深动脉，两者都是阴茎动脉在尿生殖膈内的分支。静脉主要是阴茎背浅静脉和阴茎背深静脉，前者收集包皮及皮下的小静脉，经阴部外静脉汇入大隐静脉；后者收集阴茎海绵体和阴茎头部的静脉血，向后入盆汇入前列腺静脉丛。

（3）淋巴：浅组淋巴与阴茎背浅静脉伴行汇入两侧的腹股沟浅淋巴结；深组与阴茎背深静脉伴行，注入腹股沟深淋巴结或直接注入髂内淋巴结。

（4）神经：阴茎的感觉神经主要是阴茎背神经；内脏神经来自盆丛，其中，副交感神经来自盆内脏神经，随血管分布于各海绵体的勃起组织，是阴茎勃起的主要神经，故称勃起神经。

第二节　盆部与会阴断层解剖特征

一、女性盆腔内器官 CT、MRI 正常表现

（一）膀胱和输尿管

膀胱位于盆腔的前下方、耻骨联合后方，可分为底、体、顶 3 部分。膀胱底部为输尿管入口及尿道内口组成的三角区，位置较固定。体部分前后及双侧壁。顶部及后壁上方覆有腹膜，其位置因膀胱充盈程度而异。膀胱大小形态因充盈程度而异，在 CT 图像上，正常状态下适度扩张的膀胱壁光滑且均匀一致，其厚度一般不超过 3 mm。增强后，膀胱黏膜见线状、波浪状强化。延迟扫描中，膀胱内充盈对比剂呈高密度，对进一步显示腔内占位性病变有帮助。输尿管进入盆腔后沿髂腰肌内后方下行，从后方与子宫动脉交叉，至膀胱水平位于膀胱外后方，于膀胱三角区两侧进入膀胱，平扫为两个软组织密度圆点，直径约 4 mm，无法与血管影相鉴别（图 5-2-1）；增强后则呈明显高密度，连续观察能与血管区分。在 MRI 图像上，膀胱内尿液在 T1WI 图像上为低信号，在 T2WI 图像上为明显高信号。在 T1WI 图像上，膀胱肌层呈稍低信号，在 T2WI 图像上则呈低信号，厚薄均匀，边缘规则。膀胱黏膜受腔内液体影响显示不清。盆腔内脂肪组织与膀胱之间分界清晰；增强扫描膀胱壁明显强化（图 5-2-2）。输尿管于非脂肪抑制序列呈低信号，于脂肪抑制序列呈中等信号。

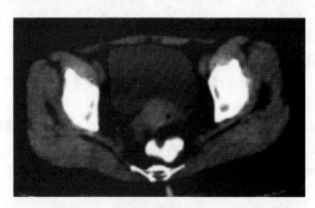

（a）横轴位

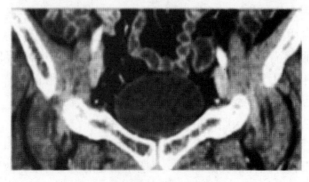

（b）冠状位MPR图像

注：膀胱呈中等度充盈，壁厚薄均匀，内充盈液体，周围脂肪密度清晰，膀胱后方两侧见输尿管影像。

图5-2-1　盆腔CT正常膀胱图像

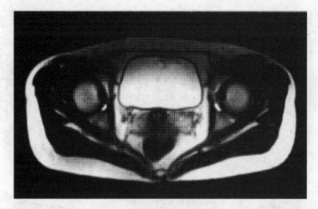

（a）T2WI图像，膀胱充盈好，其内液体呈均匀高信号

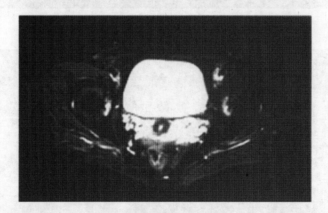

（b）膀胱T2WI–FS图像

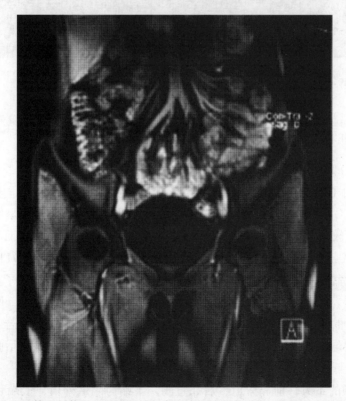

（c）T1WI图像，膀胱内液体呈低信号，非脂肪抑制序列膀胱壁厚薄均匀，呈线状，周围脂肪规则，信号均匀

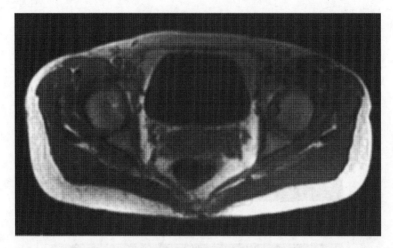

（d）增强膀胱壁中等度均匀强化

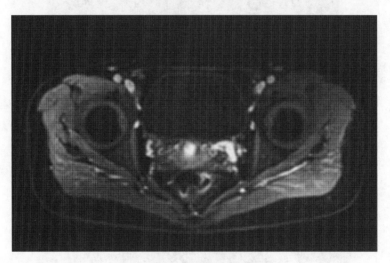

（e）膀胱后壁与子宫颈相邻

图5-2-2　女性膀胱MRI

（二）子宫与阴道

子宫位于盆腔中部、膀胱与直肠之间，分为子宫颈、子宫体、子宫底与子宫角4个部分。下端与阴道相连，两侧由子宫角与输卵管相连。子宫一般呈前倾、前屈位，位于膀胱后上方，也可后倾、偏左或偏右侧。CT平扫子宫底呈软组织密度，接近肌肉。轴位子宫底呈纺锤形，子宫体、子宫颈呈卵圆形，肌层较厚，子宫腔呈低密度。增强子宫肌层，由于血供丰富而明显强化。多排螺旋CT扫描做冠状位、矢状位重组能较整体地观察子宫形态（图5-2-3），在T1WI图像上，子宫肌层为稍低信号，信号接近盆壁肌肉，非脂肪抑制序列子宫周围脂肪能清楚衬托出子宫的边缘，子宫腔与子宫内膜呈更低信号。T2WI图像能显示子宫结构，子宫内膜呈规则高信号，厚薄随月经周期而变化。与子宫内膜结合的肌层呈均匀的低信号，成为结合带主要构成部分。结合带外周肌层较厚，呈略高信号，信号不均匀。矢状位T2WI图像观察子宫及子宫内膜最为清楚。增强扫描子宫肌层明显强化，结合带信号较低（图5-2-4）。

阴道位于子宫颈的下方，前邻尿道，后邻直肠。下端为阴道外口，上端包绕子宫颈，连接处形成阴道前、后、左、右穹隆。横断面CT平扫图像上阴道呈圆形，壁较薄，软组织密度；增强为轻度均匀强化。在 T1WI 图像上，阴道呈稍低信号，周围脂肪分界清晰，与尿道、直肠之间有脂肪信号相隔；T2WI 图像能清楚显示阴道壁，呈稍低信号，阴道黏膜呈高信号，矢状位呈线状高信号；增强为均匀轻度强化（图 5-2-3）。

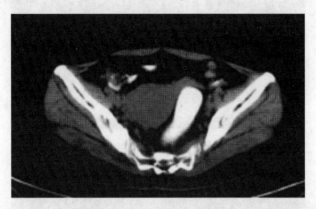

（a）子宫呈梭形，肌层较厚，密度均匀，中部为子宫腔，呈低密度，两侧为输卵管与阔韧带

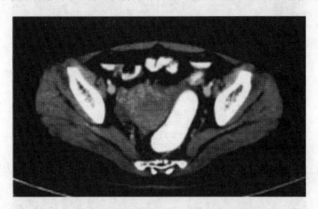

（b）增强扫描子宫肌层明显，均匀强化

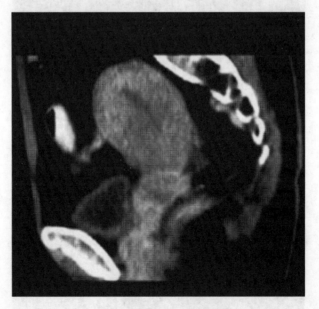

（c）矢状位MPR图像，子宫为纺锤状，中央子宫腔为低密度，下方为阴道

图5-2-3　子宫体CT图像

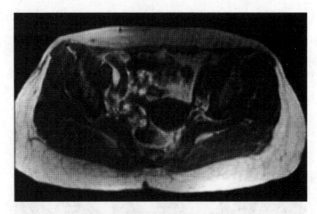

（a）T1WI图像子宫肌层为稍低信号

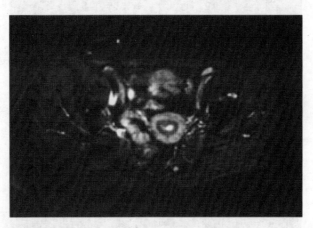

（b）T2WI图像能显示子宫结构，子宫内膜呈规则高信号，结合带为低信号

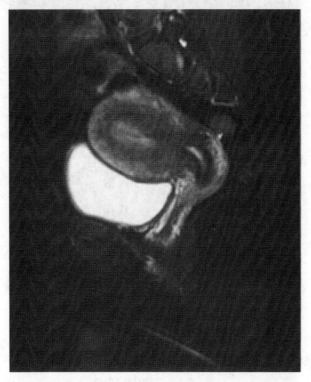

（c）矢状位T2WI图像观察子宫及子宫内膜最为清楚

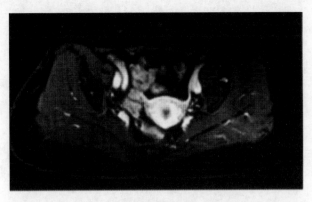

（d）增强扫描子宫肌层明显强化

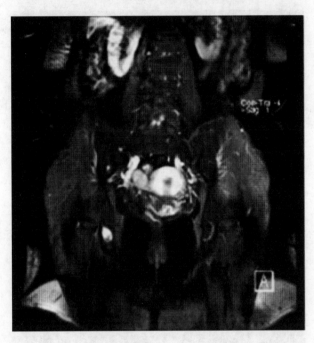

（e）阴道位于子宫颈的下方，前邻尿道，后邻直肠

图5-2-4　子宫MRI

（三）卵巢与输卵管

卵巢左右各一，呈扁卵圆形，位于子宫体两侧的真性盆腔侧壁的卵巢窝内（相当于髂内、外动脉夹角处），被子宫阔韧带所包裹。成年女子卵巢大小约 3 cm × 4 cm，幼儿卵巢较小，表面光滑。老年妇女卵巢萎缩，CT、MRI 图像上常显示不清楚。成年女子卵巢形态随月经周期不同而变化。卵巢内有多个大小不等的卵泡，排卵前期卵泡较大，位于卵巢的边缘。CT 平扫仅部分被检者卵巢能显示，呈结节状软组织密度（图 5-2-5），有时见较大的卵泡，为液性低密度，易误认作囊肿。增强卵巢中度强化，卵泡壁可线状强化。MRI 显示双侧卵巢具有优势。在 T1WI 图像上，在子宫体两侧可见卵圆形或结节形稍低信号，薄层扫描可见低信号囊性结构。T2WI 图像能显示卵巢结构，在育龄期女子，可见多个高信号囊状结构的卵泡（图 5-2-6 和图 5-2-7），排卵前期可见卵泡排列在卵巢的周边，优势卵泡较大，突出于卵巢外。卵巢间质呈低信号，位于卵泡之间。增强扫描见卵巢间质明显强化，位于卵泡的周围。输卵管连于子宫底与卵巢之间，位于子宫阔韧带上缘，正常情况下，CT、MRI 图像均不能显示；若发生积水、炎症，内含液体或壁增厚则能显示。

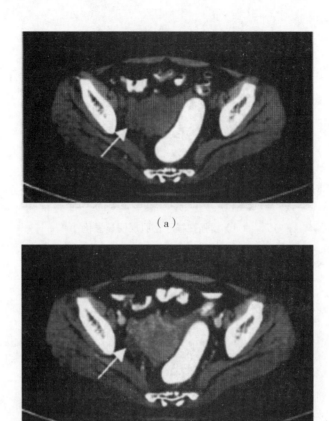

（a）

（b）

图5-2-5　CT图像显示双侧卵巢（箭头）为子宫两侧结节状软组织密度

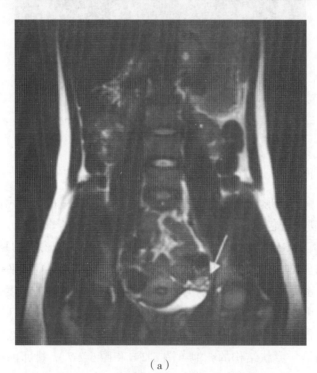

（a）

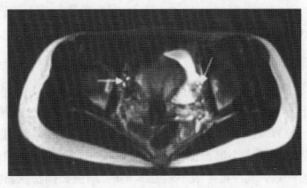

（b）

图5-2-6　T2WI图像能显示多个高信号囊状结构的卵泡位于卵巢周围，中间为间质（箭头）

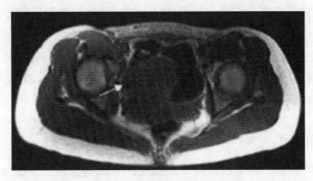

（a）T1WI图像上于子宫体两侧见卵圆形或结节形稍低信号（箭头），薄层扫描可见低信号囊性结构

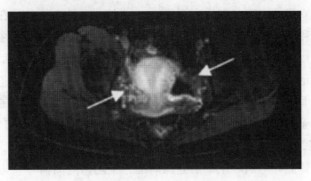

（b）增强扫描见卵巢间质明显强化，泡状结构不强化（箭头）

图5-2-7　卵巢

（四）直肠

直肠是消化道位于盆腔下部的一段，下连肛门，上于第3骶骨延续为乙状结肠。位于子宫颈、阴道与骶骨之间的直肠腔粗细不均，下段膨大，称为直肠壶腹；上段与乙状结肠连接的地方肠腔较小。直肠壁厚薄均匀，内黏膜呈纵、横状。在CT平扫图像上，直肠壁呈软组织密度，厚薄均匀，周围衬以低密度脂肪，与阴道子宫颈分界清楚。直肠黏膜呈低密度，具有一定形状的皱褶。增强扫描黏膜线清晰，明显强化，直肠肌层轻中度强化。在T1WI图像上，直肠壁为稍低信号，直肠黏膜呈线状低信号，肠腔内气体为极低信号，若肠内容物蛋白成分丰富，则为高信号。非脂肪抑制序列，直肠由周围高信号脂肪衬托，边缘清晰规则，与子宫颈、阴道与骶骨分界清楚。在T2WI图像上，直肠肌层呈低信号，其内黏膜为线状高信号，矢状位观察较全面。增强扫描直肠黏膜明显强化，直肠壁其余部分中度强化。

二、男性盆腔内器官 CT、MRI 正常表现

（一）膀胱和输尿管

膀胱位于盆腔的前下方、耻骨联合后方，可分为底、体、顶三部分。膀胱底部为输尿管入口及尿道内口组成的三角区，位置较固定。体部分前、后及双侧壁。顶部及后壁上方覆有腹膜，其位置因膀胱充盈程度不同而异，膀胱大小形态也因充盈程度不同而异。在 CT 图像上，正常状态下适度扩张的膀胱壁光滑且均匀一致，其厚度一般不超过 3 mm。增强扫描膀胱黏膜呈线状、波浪状强化。延迟扫描中，膀胱内充盈对比剂呈高密度，对进一步显示腔内占位性病变有帮助。输尿管进入盆腔后沿髂腰肌内后方下行，从后方与之交叉至膀胱水平，位于膀胱外后方，于膀胱三角区两侧进入膀胱，平扫图像上为两个软组织密度圆点，直径约 4 mm，无法与血管影相鉴别；增强扫描则呈明显高密度，连续观察能与血管区分。在 T1WI 图像上，膀胱内尿液为低信号，在 T2WI 图像上为明显高信号。在 T1WI 图像上，膀胱肌层呈稍低信号，在 T2WI 图像上呈低信号，厚薄均匀，边缘规则。膀胱黏膜受腔内液体影响显示不清。盆腔内脂肪组织与膀胱之间分界清晰。增强扫描膀胱壁明显强化。输尿管于非脂肪抑制序列呈低信号，于脂肪抑制序列呈中等信号。

（二）前列腺与精囊腺

前列腺呈栗子形或倒锥形，位于耻骨后、直肠前；上邻膀胱颈，下部为骨盆底的三角韧带，中有尿道及射精管通过。正常 30 岁以下的男性，其上下径平均为 30 mm，前后径为 23 mm，左右径为 31 mm；而 60 ~ 70 岁男性，可分别增大至 50 mm、43 mm 及 48 mm。在解剖上，前列腺分 5 个叶：前叶、中叶、后叶和两外侧叶。中叶位于尿道前列腺部与两侧射精管之间。在耻骨联合下缘以上层面的 CT 平扫图像上，前列腺呈圆形或椭圆形密度均匀的软组织影，CT 值 30 ~ 75 HU，增强扫描有强化。周围尚有足量的脂肪衬托，前列腺外形轮廓清晰。无论平扫还是增强，均分不出不同的组织学区域。在 MRI 图像上，组织分辨率强，能显示前列腺各叶结构。在 T1WI 图像上，前列腺呈稍低信号，各叶信号无差别，由于脂肪衬托，边缘显示清晰。T1WI 平扫主要用于观察有无出血、钙化、边缘与增强对照。T2WI 图像能显示前列腺各叶的结构，于横断面，前列腺中叶位于中央，呈略不均匀低信号；双外侧叶与后叶位于前列腺周围，呈均匀的高信号，边缘规则；外侧叶与后叶称为周围带；前叶位于中叶前方，年轻者显示清楚，为信号较低的肌质结构，老年人因组织器官退化，故显示不清。T2WI 矢状位与冠状位图像可从不同方位显示前列腺结构，前列腺中叶呈上宽下窄的栗子形，并见尿道经过。增强扫描见前列腺中叶血供丰富，明显强化，周围带强化不明显，包膜呈线状强化。DWI 对显示前列腺病变特别是显示前列腺癌很重要。在大于 500 s/mm^2 序列，前列腺外侧叶为均匀略高信号，中叶呈偏低信号，无结节状明显高信号，ADC 图像信号较均匀。

精囊腺左右各一，由迂曲的管道组成长椭圆形的囊性器官，位于前列腺后上方、膀胱底部的后方。CT 平扫图像上双侧精囊腺表现为长梭形，倒"八"字排列，密度低于软组织，边缘清楚呈波浪状；增强扫描轻度强化；薄层扫描可见线状强化之分隔。在 T1WI 图像上，精囊腺呈低信号，边缘与周围脂肪分界清楚；在 T2WI 图像上呈迂曲管状高信号，管状高信号粗细均匀，管壁为线状低信号。增强扫描精囊腺内管壁结构呈轻度线状强化（图 5-2-8）。

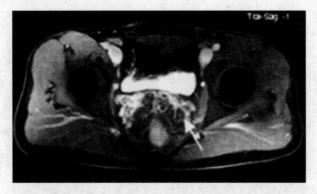

（a）横断面

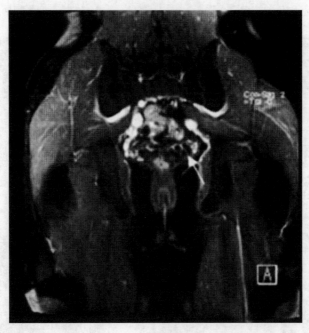

（b）矢状位

图5-2-8　增强扫描精囊腺内管壁结构呈轻度线状强化（箭头）

（三）男性尿道与生殖器官

男性尿道起自膀胱尿道内口，止于阴茎头的尿道外口。尿道分为3个部分：前列腺部、膜部和海绵体部。前列腺部为穿过前列腺部分，是尿道中最宽的部分。膜部为穿过尿生殖膈的部分，周围有尿道膜部括约肌，膜部位置最固定。海绵体部为穿过尿道海绵体部分，是尿道最长的一段，其背侧相邻两个阴茎海绵体。CT平扫图像上尿道呈软组织密度，圆形，内部结构无法分辨；增强扫描有轻度强化；多排螺旋CT矢状位和冠状位重建可以较全面地显示（图5-2-9）。MRI图像能显示尿道周围海绵体、皮下脂肪等结构，在T1WI图像上，尿道海绵体及双侧阴茎海绵体呈稍高信号，但低于周围的皮下脂肪。周围的尿道海绵体与其背侧的阴茎海绵体呈"品"字形排列，双侧阴茎海绵体分别附着于耻骨下支，各海绵体之间分隔呈线状低信号。在T2WI图像上，海绵体呈高信号，海绵体之间分隔呈低信号，脂肪抑制序列显示更为清楚，尿道本身在T1WI、T2WI图像上不能显示。MRI冠状位、矢状位成像具有全面显示尿道周围结构的优势。增强扫描海绵体强化不明显（图5-2-10）。

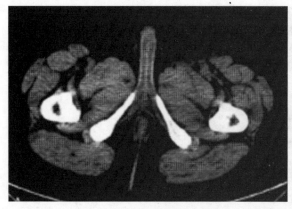

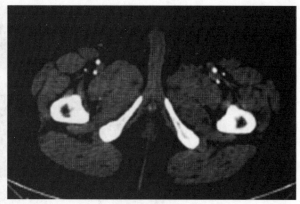

（a）阴茎（海绵体）轮廓　　　　　　　　　　　（b）增强扫描见轻度强化

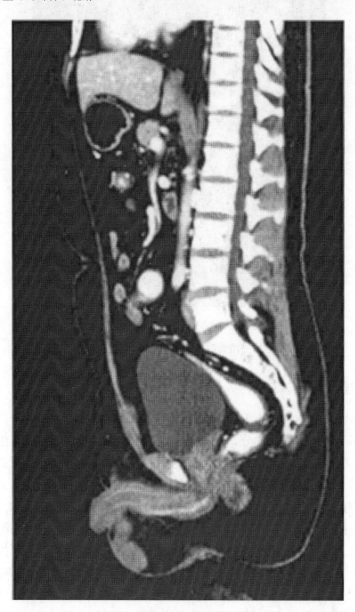

（c）MPR重建能显示全貌

图5-2-9　阴茎CT扫描

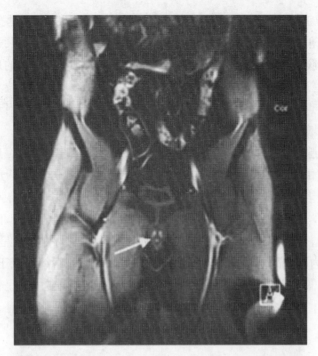

（a）冠状位见阴茎内海绵体呈"品"字形排列（箭头）

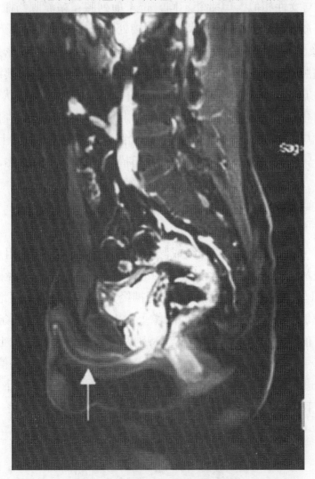

（b）矢状位增强扫描清楚显示阴茎与海绵体结构（箭头）

图5-2-10　阴茎MRI和T1WI-FS

精索为柔软的圆索状结构，从腹股沟管腹环经腹股沟管，出皮下环延至睾丸上缘。精索主要由输精管、血管和腹膜鞘突形成的韧带组成。CT轴位平扫显示精索呈沿腹股沟管走行的索状结构，软组织密度，波浪状；腹股沟以下呈数个小圆形点状，位于海绵体和阴囊的后方；有周围脂肪组织衬托，显示清楚；增强扫描见其内血管明显强化。在T1WI图像上，精索位于腹股沟区、阴茎后方的脂肪内，呈条索状、点状低信号；在T2WI图像上呈等信号。精索下端附着于睾丸的一侧，增强扫描明显强化。冠状位增强扫描能显示精索与伴随血管。

睾丸为男性的生殖腺，位于阴囊内，左右各一，呈卵圆形，表面光滑。后缘与附睾和输精管相接触，附睾为新月形，由盘曲的管状结构构成。CT平扫图像上睾丸呈卵圆形，密度均匀，低于软组织；附睾显示不清，若其鞘膜内液体较多，可见周围带状低密度区。增强扫描睾丸轻中度均匀强化，其一端附睾呈不均匀较明显强化。在T1WI图像上，睾丸为低信号，信号均匀一致，边缘光滑，其一端见附睾附着，信号高于睾丸。睾丸附睾周围见阴囊壁与中隔，呈中等信号，厚薄均匀。在T2WI图像上，睾丸为明显高信号，均匀一致。其信号高于脂肪组织，低于水，具有一定特征性；附睾呈结节状高信号，低于睾丸，信号不均匀；两侧睾丸之间的阴囊中隔呈低信号。增强扫描睾丸轻中度强化，信号均匀；附睾呈结节状、不均匀明显强化。

（四）直肠

男性直肠形态信号与女性相似，但毗邻不同，位于前列腺、精囊腺与骶骨之间。直肠腔粗细不均，下段膨大，称为直肠壶腹；上段与乙状结肠连接处的肠腔较小。直肠壁厚薄均匀，内黏膜呈纵、横状。CT平扫图像上直肠壁呈软组织密度，厚薄均匀，周围衬以低密度脂肪，与前列腺、精囊腺分界清楚。直肠黏膜呈低密度，具有一定形状的皱褶。增强扫描黏膜线清晰，明显强化，直肠肌层轻中度强化。在T1WI图像上，直肠壁为稍低信号，直肠黏膜呈线状低信号，肠腔内气体为极低信号；若肠内容物蛋白成分丰富，则为高信号。非脂肪抑制序列上，直肠由周围高信号脂肪衬托，边缘清晰规则，与前列腺、精囊腺及骶骨分界清楚。在T2WI图像上，直肠肌层呈低信号，其内黏膜为线状高信号，矢状位观察较全面。增强扫描直肠黏膜明显强化，直肠壁其余部分中度强化。

（五）盆壁及盆腔神经

脊髓第12胸神经、第1至第4腰神经组成腰丛。第4和第5腰神经组成骶丛，其中最大的神经为腰骶干。上述神经丛于椎间孔处神经节发出，形成股神经和坐骨神经两个体内最大的周围神经。CT平扫和增强难以显示盆腔壁与盆腔内的周围神经分支。MRI能清楚地显示神经的节前部分、神经节与节后部分。在T1WI非脂肪抑制序列图像上，上述神经表现为线条状低信号，边缘规整，周围脂肪形成沿神经分布的"双轨状"。在T2WI特别是脂肪抑制序列图像上，神经节呈稍高信号，神经分支为中等偏高信号，其神经鞘膜含水较丰富，呈明显"双轨状"高信号。盆腔内周围神经，如股神经沿腰大肌侧缘进入盆腔，行走在腰大肌和髂肌间，在腹股沟韧带下出盆腔，位于股动脉外侧，坐骨神经沿梨状肌下缘通过坐骨大孔出盆腔，根据其MRI表现和走行容易识别。

第三节　盆部与会阴断层解剖对比

一、横断面解剖

（一）女性

1. 经骶骨岬的横断层面

腹前外侧壁由位于中线两侧的腹直肌及其外侧的腹外斜肌、腹内斜肌和腹横肌构成。腹腔的右侧有盲肠，其内侧可见阑尾断面；左侧为乙状结肠，两者之间有回肠及肠系膜。腰大肌位于骶椎体前外侧，两者之间的结构由前向后依次为髂外动脉、髂内动脉和髂总静脉。左、右输尿管位于髂血管的前方。腰大肌和髂肌之间有股神经，其内侧有闭孔神经和腰骶干。第1骶椎椎体的上份位于盆后壁中央，其前缘向前突为骶骨岬，椎体后方为呈三角形的骶管，其内可见第1至第3骶神经。骶椎的外侧为髂骨翼，其前方为髂肌，后方为臀中肌和臀大肌。骶骨和髂骨的耳状面形成骶髂关节。骶正中嵴两侧有竖脊肌（图5-3-1）。

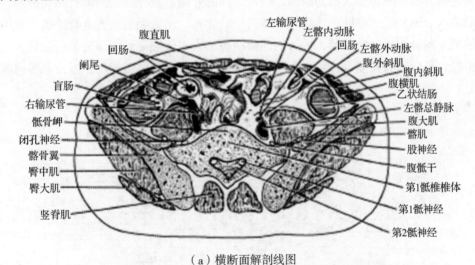

（a）横断面解剖线图

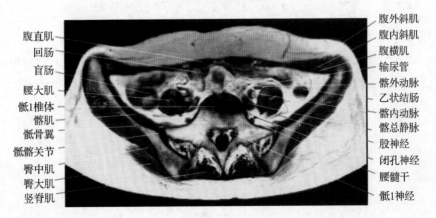

（b）MRI（T1WI）图像

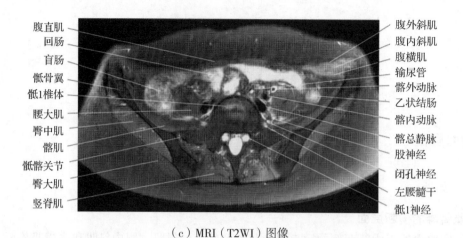

腹直肌
回肠
盲肠
骶骨翼
骶1椎体
腰大肌
臀中肌
髂肌
骶髂关节
臀大肌
竖脊肌

腹外斜肌
腹内斜肌
腹横肌
输尿管
髂外动脉
乙状结肠
髂内动脉
髂总静脉
股神经
闭孔神经
左腰骶干
骶1神经

（c）MRI（T2WI）图像

图5-3-1　女性经骶骨岬的横断层面及MRI图像

2. 经骶髂关节中份的横断层面

腹前外侧壁仍由腹直肌及其外侧的腹外斜肌、腹内斜肌和腹横肌构成。腹腔内右髂窝处为盲肠，左髂窝处为乙状结肠，其余为回肠断面。在盲肠内侧可见右卵巢断面，在左髂内、外动脉之间有左侧卵巢断面。

髂骨翼的前方有髂肌和腰大肌的断面，两肌之间的外侧有股神经，内侧有闭孔神经。腰大肌内侧从前到后依次有髂外动、静脉，输尿管和髂内动、静脉。髂骨翼的后方有臀小肌、臀中肌和臀大肌。骶骨两侧与髂骨构成骶髂关节，关节的断面明显增大，该层面的骶髂关节断面最大。第2骶椎椎体前方第经，其外侧有腰骶干，后方为骶管，内可见第2和第3骶神经。骶正中嵴两侧为竖脊肌（图5-3-2）。

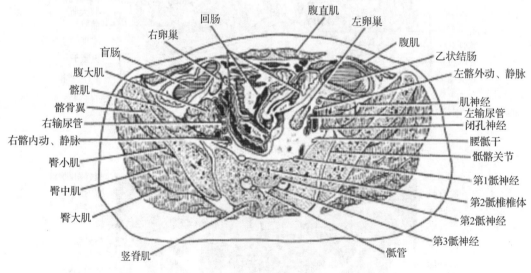

回肠
右卵巢
盲肠
腹大肌
髂肌
髂骨翼
右输尿管
右髂内动、静脉
臀小肌
臀中肌
臀大肌
竖脊肌

腹直肌
左卵巢
腹肌
乙状结肠
左髂外动、静脉
肌神经
左输尿管
闭孔神经
腰骶干
骶髂关节
第1骶神经
第2骶椎椎体
第2骶神经
第3骶神经
骶管

（a）横断面解剖线图

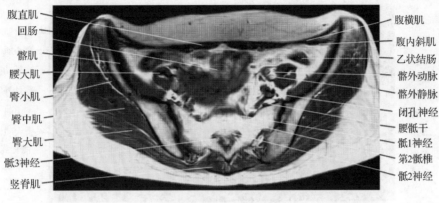

腹直肌
回肠
髂肌
腰大肌
臀小肌
臀中肌
臀大肌
骶3神经
竖脊肌

腹横肌
腹内斜肌
乙状结肠
髂外动脉
髂外静脉
闭孔神经
腰骶干
骶1神经
第2骶椎
骶2神经

（b）MRI（T1WI）图像

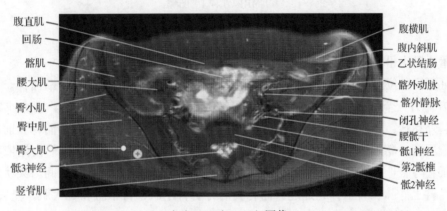

腹直肌
回肠
髂肌
腰大肌
臀小肌
臀中肌
臀大肌
骶3神经
竖脊肌

腹横肌
腹内斜肌
乙状结肠
髂外动脉
髂外静脉
闭孔神经
腰骶干
骶1神经
第2骶椎
骶2神经

（c）MRI（T2WI）图像

图5-3-2　女性经骶髂关节中份的横断层面及 MRI图像

3. 经骶髂关节下份的横断层面

此断面经骶髂关节下份，相当于乙状结肠 S 形弯曲的部位，故被切为两个断面，一个呈椭圆形位于左髂窝处，另一个位于骶骨前方。盲肠位于右髂窝处，其余肠管为回肠。

髂骨翼前方为髂肌和腰大肌，两肌已部分融合，其交界的外侧有神经。髂肌的后内侧可见闭孔神经。腰大肌的内侧有髂外动、静脉，两侧髂外静脉的内侧有左、右卵巢的断面。输尿管位于髂内、外静脉之间。第 3 骶椎前外侧可见梨状肌。此层面的骶髂关节断面较中份层面明显变小，其前方的结构从前外侧向后内侧依次有髂内动、静脉，腰骶干，第 1 和第 2 骶神经及交感干，髂骨翼后方有臀小肌、臀中肌和臀大肌。椎体后方可见骶管及骶正中嵴两侧的竖脊肌（图 5-3-3 ）。

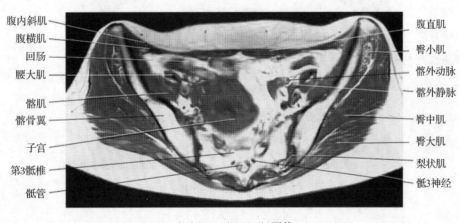

腹内斜肌
腹横肌
回肠
腰大肌
髂肌
髂骨翼
子宫
第3骶椎
骶管

腹直肌
臀小肌
髂外动脉
髂外静脉
臀中肌
臀大肌
梨状肌
骶3神经

（a）MRI（T1WI）图像

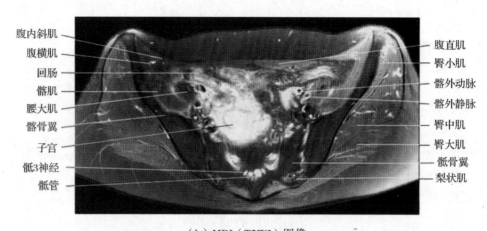

（b）MRI（T2WI）图像

图5-3-3　女性经骶髂关节下份的横断MRI图像

4. 经坐骨大孔上份的横断层面

盆腔内可见盲肠位于右侧髂腰肌前方，乙状结肠在此层面被切成前后两个断面：一个位于左髂腰肌的内前方；另一个位于骶骨前方，并与直肠相延续，其他的肠管为回肠。腰大肌外侧有股神经，内侧有髂外动脉、髂外静脉和闭孔神经。腰大肌与髂肌合为髂腰肌，位于髂骨翼前方。髂骨翼后端内侧有输尿管、髂内血管和腰骶干。第1、第2和第3骶神经由前外侧向后内侧依次位于梨状肌的前缘。骶骨与髂骨翼之间为坐骨大孔，内有梨状肌穿过。梨状肌与髂骨之间为梨状肌上孔，内有臀上动脉、臀上静脉和臀上神经通过。髂骨翼后方有臀小肌、臀中肌和臀大肌。骶管呈扁管状，其后壁已开放，为骶管裂孔。

5. 经髂骨体的横断层面

腹直肌内侧的前方有锥状肌断面，盆腔内脏器前为膀胱尖、回肠、乙状结肠，中为子宫底，后为直肠。子宫底两侧与输卵管相连，后方与直肠之间可见由腹膜形成的直肠子宫陷凹的断面。髂骨体呈宽厚的三角形，其内侧有闭孔内肌，该肌内侧有闭孔血管、闭孔神经和输尿管。髂骨体前方有髂腰肌，该肌的内前方由外侧至内侧有股神经和髂外动、静脉。髂腰肌外侧有缝匠肌，该肌后外侧有阔筋膜张肌。髂骨体后外侧有臀小肌、臀中肌和臀大肌。骶椎体与髂骨体之间为坐骨大孔，梨状肌已穿出坐骨大孔，位于髂骨体与臀大肌之间。梨状肌的前方有臀下动、静脉和骶丛各分支的断面（图5-3-4）。

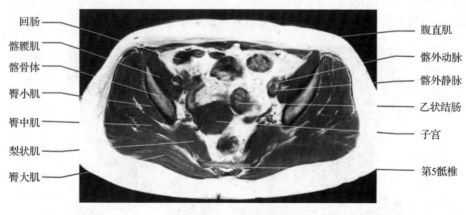

（a）MRI（T1WI）图像

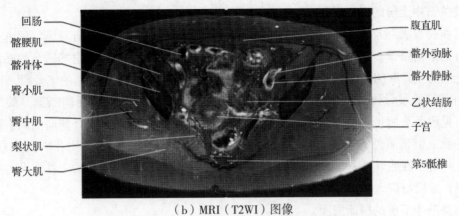

左侧标注（从上到下）：回肠、髂腰肌、髂骨体、臀小肌、臀中肌、梨状肌、臀大肌

右侧标注（从上到下）：腹直肌、髂外动脉、髂外静脉、乙状结肠、子宫、第5骶椎

（b）MRI（T2WI）图像

图5-3-4　女性经髂骨体的MRI图

6. 经髋关节上份的横断层面

锥状肌和腹直肌后方有膀胱。子宫体位于盆腔中央，其内可见子宫腔，子宫两侧为输尿管断面，膀胱与子宫体之间有膨大的乙状结肠。骶尾联合前方有直肠。直肠与子宫体之间隔以直肠子宫陷凹，膀胱与子宫之间有膀胱子宫陷凹。

髂骨体前方有髂腰肌，该肌前方可见股神经，髂外动、静脉和腹壁下动、静脉，外侧有缝匠肌和阔筋膜张肌。髋臼的内侧有闭孔内肌，该肌前端的内侧有闭孔动、静脉和闭孔神经。髋臼与其内的股骨头构成髋关节，该层面显示髋关节上份的断面，关节的断面较小。坐骨体的后外侧有臀小肌、臀中肌和臀大肌。坐骨体与臀大肌之间有坐骨神经和梨状肌断面，坐骨神经内侧有阴部内动、静脉和阴部神经。在尾骨两侧可见细条状的尾骨肌，向前外侧伸至臀大肌前方，两肌之间有臀下动、静脉（图5-3-5）。

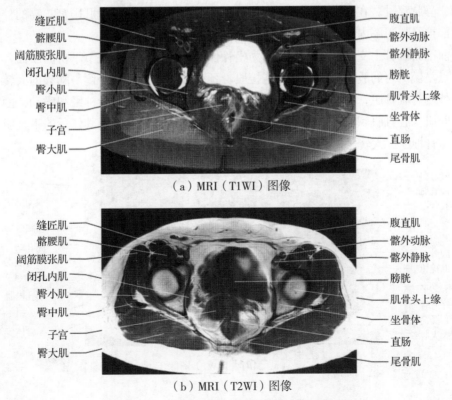

左侧标注（从上到下）：缝匠肌、髂腰肌、阔筋膜张肌、闭孔内肌、臀小肌、臀中肌、子宫、臀大肌

右侧标注（从上到下）：腹直肌、髂外动脉、髂外静脉、膀胱、肌骨头上缘、坐骨体、直肠、尾骨肌

（a）MRI（T1WI）图像

左侧标注（从上到下）：缝匠肌、髂腰肌、阔筋膜张肌、闭孔内肌、臀小肌、臀中肌、子宫、臀大肌

右侧标注（从上到下）：腹直肌、髂外动脉、髂外静脉、膀胱、肌骨头上缘、坐骨体、直肠、尾骨肌

（b）MRI（T2WI）图像

图5-3-5　女性经髋关节上份的横断层面及MRI图

7. 经髋关节中上份的横断层面

锥状肌和腹直肌后方有膀胱体，其后方仍可见乙状结肠。尾骨的前方有直肠，后者前方为子宫颈，其内可见子宫颈管。子宫颈的两侧与闭孔内肌之间有输尿管和子宫阴道静脉丛的断面。直肠与闭孔内肌之间为坐骨肛门窝，其间充满脂肪组织。在尾椎两侧有向外侧行走的尾骨肌。

髋臼由前部的耻骨体和后部的坐骨体构成，该层面显示髋关节中上份的断面，关节的断面较大，其内可见股骨头韧带。耻骨体前方有髂腰肌和耻骨肌，髂腰肌前方由外侧向内侧有股神经、股动脉和股静脉。髂腰肌外侧有缝匠肌、股直肌和阔筋膜张肌。坐骨内侧的闭孔内肌前方有闭孔动、静脉和闭孔神经。在股骨头与坐骨体的外后方有臀小肌、臀中肌和臀大肌。坐骨体后方有一横行的肌为上孖肌，该肌与臀大肌之间有坐骨神经和臀下动、静脉。

8. 经髋关节中下份的横断层面

盆腔内的器官由前向后依次为膀胱、阴道和直肠的断面。阴道内有子宫颈阴道部。在阴道两侧有阴道静脉丛。直肠后方为尾骨，直肠两侧可见条带状的肛提肌。肛提肌与闭孔内肌之间的三角形间隙为坐骨肛门窝，窝内有阴部神经、阴部内血管和脂肪组织。髋骨内侧有闭孔内肌，其前方紧贴髋骨的内侧面有闭孔神经和闭孔动、静脉，该肌的后端移行为肌腱，绕过坐骨小切迹至臀区，止于转子窝。

此层面盆腔两侧为髋臼与股骨头构成的髋关节，为髋关节中下份的断面，关节的断面较大。髋臼的前部为耻骨体，后部为坐骨体。耻骨体的前方有缝匠肌、髂腰肌和耻骨肌，髂腰肌的内前方有股神经和股动、静脉。股骨头外侧有阔筋膜张肌和臀中肌，坐骨体的后方有闭孔内肌腱、下孖肌和臀大肌。臀大肌深面有坐骨神经和臀下动、静脉。

9. 经髋关节下份的横断层面

盆腔内主要结构从前到后依次为膀胱颈、阴道和直肠。膀胱位于两侧耻骨上支之间。直肠后方及两侧有肛提肌。耻骨和坐骨内侧有闭孔内肌，该肌前部外侧与闭孔沟之间为闭膜管，内有闭孔神经和闭孔动、静脉穿过。在臀大肌前方，肛提肌与闭孔内肌之间为坐骨肛门窝，窝的外侧壁有阴部管，内有阴部神经和阴部内动、静脉通过。

髋臼的前部为耻骨上支和耻骨体，后部为坐骨体。该层面显示髋关节下份的断面，关节的断面变小，其特点是髋臼内的股骨头的后外侧连接股骨颈，股骨颈伸向后外侧与膨大的大转子相连。在耻骨上支前外侧有耻骨肌，股骨头前方有髂腰肌，两肌之间的前方有股神经和股动、静脉。髂腰肌前外侧有缝匠肌、股直肌和阔筋膜张肌。在坐骨体后方有闭孔内肌腱及其伴行的下孖肌，该肌与臀大肌之间有坐骨神经。大转子后外侧有臀中肌和臀大肌（图 5-3-6）。

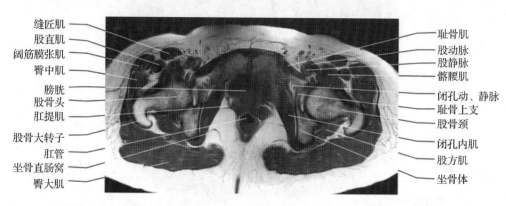

（a）MRI（T1WI）图像

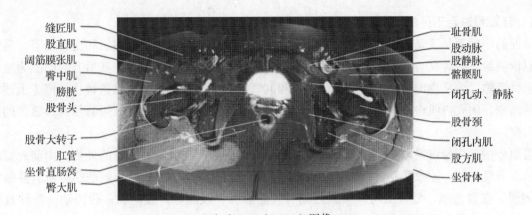

缝匠肌　　　　　　　　　　　　　　　　耻骨肌
股直肌　　　　　　　　　　　　　　　　股动脉
阔筋膜张肌　　　　　　　　　　　　　　股静脉
臀中肌　　　　　　　　　　　　　　　　髂腰肌
膀胱
股骨头　　　　　　　　　　　　　　　　闭孔动、静脉

股骨大转子　　　　　　　　　　　　　　股骨颈
肛管　　　　　　　　　　　　　　　　　闭孔内肌
坐骨直肠窝　　　　　　　　　　　　　　股方肌
臀大肌　　　　　　　　　　　　　　　　坐骨体

（b）MRI（T2WI）图像

图5-3-6　女性经髋关节下份的MRI图

10. 经耻骨联合上份的横断层面

层面的前部有耻骨联合及耻骨上支，后部两侧为臀大肌、闭孔内肌。耻骨联合后方有尿道、阴道和直肠。直肠后方及两侧呈 U 形的肛提肌越过阴道、尿道的两侧，向前止于耻骨。闭孔内肌、肛提肌与臀大肌之间为坐骨肛门窝。闭孔内肌的内侧有阴部内动、静脉和阴部神经。

耻骨上支与坐骨结节之间为闭孔，有闭孔膜封闭。膜的内、外侧分别有闭孔内、外肌。闭孔外肌的前方有耻骨肌，股骨颈前方有髂腰肌、缝匠肌、股直肌和阔筋膜张肌。耻骨肌和髂腰肌前方有股神经和股动、静脉。股骨大转子与坐骨结节之间有股方肌，该肌与后方的臀大肌之间可见坐骨神经，臀下动、静脉和臀下神经的分支（图 5-3-7）。

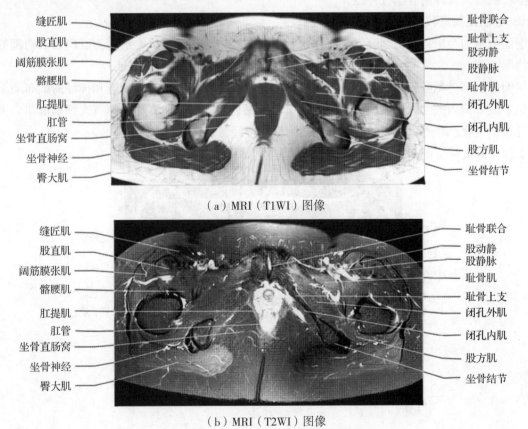

缝匠肌　　　　　　　　　　　　　　　　耻骨联合
股直肌　　　　　　　　　　　　　　　　耻骨上支
阔筋膜张肌　　　　　　　　　　　　　　股动静
髂腰肌　　　　　　　　　　　　　　　　股静脉
肛提肌　　　　　　　　　　　　　　　　耻骨肌
肛管　　　　　　　　　　　　　　　　　闭孔外肌
坐骨直肠窝　　　　　　　　　　　　　　闭孔内肌
坐骨神经　　　　　　　　　　　　　　　股方肌
臀大肌　　　　　　　　　　　　　　　　坐骨结节

（a）MRI（T1WI）图像

缝匠肌　　　　　　　　　　　　　　　　耻骨联合
股直肌　　　　　　　　　　　　　　　　股动静
　　　　　　　　　　　　　　　　　　　股静脉
阔筋膜张肌　　　　　　　　　　　　　　耻骨肌
髂腰肌　　　　　　　　　　　　　　　　耻骨上支
肛提肌　　　　　　　　　　　　　　　　闭孔外肌
肛管　　　　　　　　　　　　　　　　　闭孔内肌
坐骨直肠窝
坐骨神经　　　　　　　　　　　　　　　股方肌
臀大肌　　　　　　　　　　　　　　　　坐骨结节

（b）MRI（T2WI）图像

图5-3-7　女性经耻骨联合上份的MRI图

11. 经耻骨联合下份的横断层面

层面的中间部呈三角形，其前方为耻骨联合及耻骨下支，两侧有闭孔内肌和坐骨结节，后方为臀大肌内侧缘。耻骨联合前方为凸向前的阴阜。两侧耻骨下支伸向后外侧，其后方的间隙为耻骨后隙。耻骨后隙后方从前向后依次为尿道、阴道和肛管的断面。肛提肌断面呈条带状，位于上述 3 个脏器的两侧。闭孔内肌内侧缘有阴部内动、静脉和阴部神经。闭孔内肌、肛提肌与臀大肌之间为坐骨肛门窝。

层面外侧部中份可见股骨大转子及其前方的股骨颈断面。在耻骨和坐骨的外侧，由前外侧向后内侧依次有耻骨肌、短收肌和大收肌。在股骨断面前方有缝匠肌、股直肌、阔筋膜张肌、髂腰肌和股外侧肌。在耻骨肌、缝匠肌与髂腰肌之间有大隐静脉，股静脉，股动脉，股深动、静脉及股神经。大转子和坐骨结节之间有横行的股方肌，其后方有宽厚的臀大肌，两肌之间有坐骨神经及臀下动、静脉和臀下神经的分支。

12. 经坐骨下支的横断层面

前方为大阴唇和阴蒂，两侧为坐骨海绵体肌、坐骨下支及坐骨结节下份的断面。层面中央区为会阴，该区从前向后可见尿道、阴道和肛管。尿道和阴道周围有球海绵体肌及其深面的前庭球。肛管周围有肛门外括约肌，肛管两侧有三角形的坐骨肛门窝，窝内有分布于肛管的血管、神经。

层面外侧部以股骨大转子下部为中心，其内前方有长收肌、短收肌和大收肌。耻骨肌位于短收肌外侧。股骨体内前方可见髂腰肌腱与小转子。股骨体前方及外侧有缝匠肌、阔筋膜张肌和股四头肌。在长收肌、耻骨肌与缝匠肌之间有股动、静脉，股深动、静脉，股神经等。在股静脉前方有大隐静脉。坐骨结节与转子间嵴之间有横行的股方肌。股方肌与臀大肌之间有股二头肌长头腱、半腱肌和半膜肌腱，其外侧有坐骨神经。

13. 经阴道前庭和肛门的横断层面

层面中份为会阴，其前部有大阴唇和阴蒂。阴蒂后方为阴道前庭，最后为肛门及其周围的肛门外括约肌。

层面外侧部可见股骨体及其向内侧突起的小转子，该层面的肌肉、血管和神经的配布与上一层面相似。股骨前内侧为大腿内侧肌群，股薄肌位于最内侧。股骨前方和外侧有大腿前群肌，大腿后肌群分布在大收肌和臀大肌之间，肌群外侧为坐骨神经。

女性盆腔连续层面如图 5-3-8 所示。

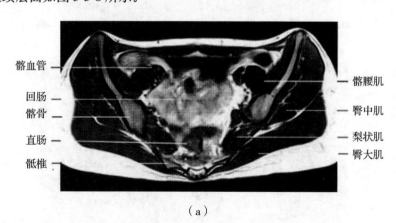

（a）

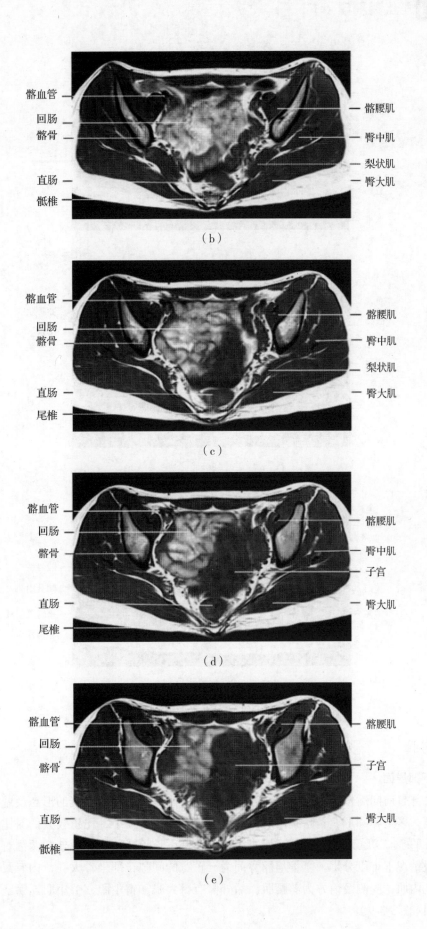

髂血管　　　　　　　　　　　　　髂腰肌

回肠

髂骨　　　　　　　　　　　　　　臀中肌

　　　　　　　　　　　　　　　　梨状肌

直肠　　　　　　　　　　　　　　臀大肌

骶椎

（b）

髂血管　　　　　　　　　　　　　髂腰肌

回肠

髂骨　　　　　　　　　　　　　　臀中肌

　　　　　　　　　　　　　　　　梨状肌

直肠　　　　　　　　　　　　　　臀大肌

尾椎

（c）

髂血管　　　　　　　　　　　　　髂腰肌

回肠

髂骨　　　　　　　　　　　　　　臀中肌

　　　　　　　　　　　　　　　　子宫

直肠　　　　　　　　　　　　　　臀大肌

尾椎

（d）

髂血管　　　　　　　　　　　　　髂腰肌

回肠

髂骨　　　　　　　　　　　　　　子宫

直肠　　　　　　　　　　　　　　臀大肌

骶椎

（e）

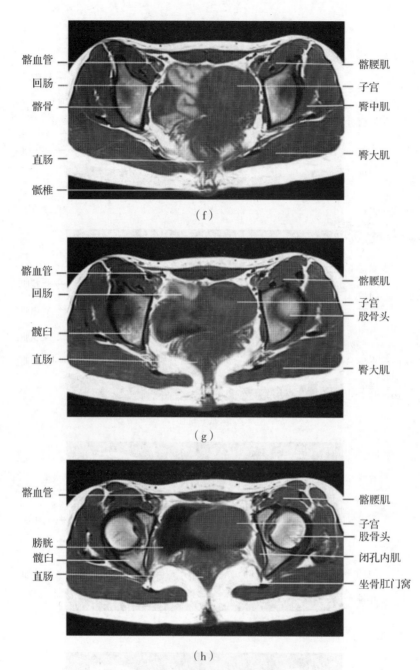

髂血管 —— 髂腰肌
回肠 —— 子宫
髂骨 —— 臀中肌
直肠 —— 臀大肌
骶椎

（f）

髂血管 —— 髂腰肌
回肠 —— 子宫
 —— 股骨头
髋臼
直肠 —— 臀大肌

（g）

髂血管 —— 髂腰肌
 —— 子宫
膀胱 —— 股骨头
髋臼 —— 闭孔内肌
直肠 —— 坐骨肛门窝

（h）

图5-3-8　女性盆腔各层面横断面图像

（二）男性

1. 髂骨下部层面

　　盆腔中央部自前向后依次为膀胱顶、直肠和骶骨，两侧为髂骨。膀胱的形态及壁厚薄取决于膀胱的充盈程度，多呈卵圆形。若膀胱内有对比剂排入，则尿液在上，比重较大的对比剂在下，形成尿液 - 对比剂平面。膀胱充盈较差时，其前部两侧可见小肠肠袢。膀胱后外方两侧有输尿管和输精管走行，一般情况下难以分辨。骶骨与髂骨间为一较宽的间隙，即坐骨大孔，内有梨状肌充填。髂骨内面为闭孔内肌，内侧及前方为髂腰肌。后外侧有臀大肌、臀中肌、臀小肌。膀胱与直肠之间为膀胱直肠陷凹（图 5-3-9 ）。

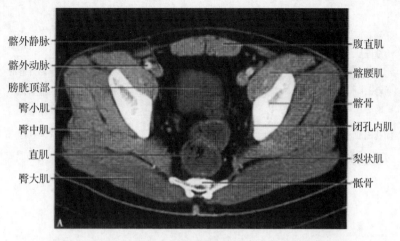

髂外静脉　　　　　　　　　　　腹直肌
髂外动脉　　　　　　　　　　　髂腰肌
膀胱顶部　　　　　　　　　　　髂骨
臀小肌　　　　　　　　　　　　闭孔内肌
臀中肌　　　　　　　　　　　　梨状肌
直肌　　　　　　　　　　　　　骶骨
臀大肌

（a）CT增强

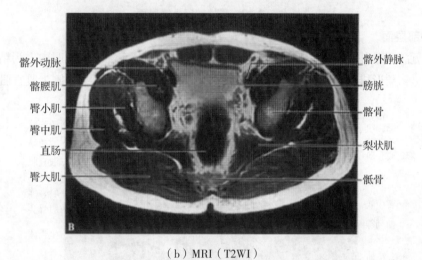

髂外动脉　　　　　　　　　　　髂外静脉
髂腰肌　　　　　　　　　　　　膀胱
臀小肌　　　　　　　　　　　　髂骨
臀中肌
直肠　　　　　　　　　　　　　梨状肌
臀大肌　　　　　　　　　　　　骶骨

（b）MRI（T2WI）

图5-3-9　男性髂骨下部层面

2. 髋臼上缘层面

此层面通过膀胱体部，膀胱仍呈卵圆形，后邻精囊，两者之间的夹角称为膀胱精囊角。髋臼呈半球形，前份为耻骨体，后份为坐骨体，容纳股骨头，髋臼与股骨头构成髋关节（图5-3-10）。

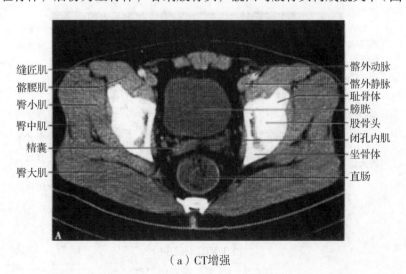

缝匠肌　　　　　　　　　　　　髂外动脉
髂腰肌　　　　　　　　　　　　髂外静脉
臀小肌　　　　　　　　　　　　耻骨体
臀中肌　　　　　　　　　　　　膀胱
　　　　　　　　　　　　　　　股骨头
精囊　　　　　　　　　　　　　闭孔内肌
臀大肌　　　　　　　　　　　　坐骨体
　　　　　　　　　　　　　　　直肠

（a）CT增强

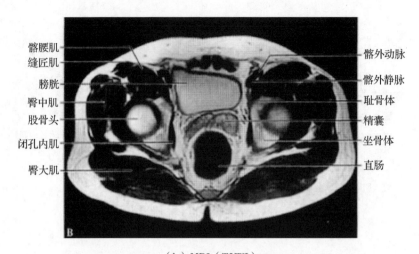

（b）MRI（T2WI）

图5-3-10　男性髋臼上缘层面

3. 髋臼中部层面

此层面接近膀胱颈部，膀胱呈三角形。膀胱后方为前列腺基底部。髂腰肌内方为精索、股动脉和股静脉，三者呈三角形排列，精索位于前部。髂腰肌的前外侧为缝匠肌，外侧为股直肌（图 5-3-11）。

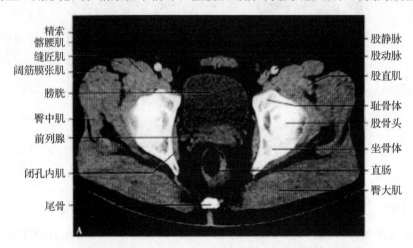

（a）CT增强

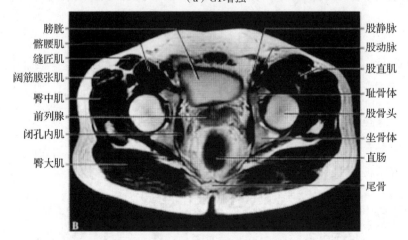

（b）MRI（T2WI）

图5-3-11　男性髋臼中部层面

4. 髋臼下部层面

此层面出现前列腺，其前方为膀胱颈部。前列腺位于耻骨联合和闭孔内肌间，尖朝下，呈栗子形，中央为尿道，其下外侧面与肛提肌前部接触。T2WI 图像可清晰地显示前列腺各区带：纤维基质带位于腺体前方，信号较低；外周带包被于前列腺的后外侧，尖部较厚，基底部最薄，表现为两侧对称的新月形均匀较高信号；中央带位于外周带前内侧，呈较低信号；移行带体积较小，位于尿道的前、外侧。成年人因发生不同程度的前列腺增生，其中央带与移行带无法区分，故常将两者统称为中央腺体。骨盆壁前方是耻骨上支，由髋臼前下部的耻骨体水平伸向前下方形成，两侧为闭孔内肌和坐骨体，再外侧为股骨颈和大转子。会阴横肌后方为直肠，直肠周围有肛提肌，纤维呈 "V" 形，向后达尾骨尖（图 5-3-12）。

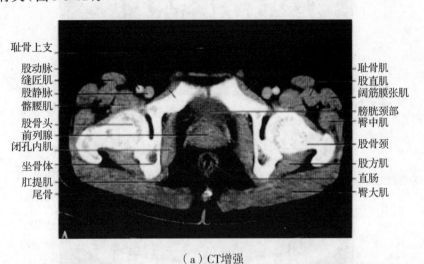

（a）CT增强

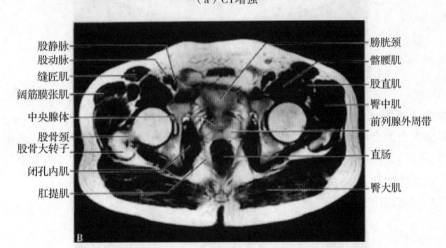

（b）MRI（T2WI）

图5-3-12　男性髋臼下部层面

5. 耻骨联合层面

两侧耻骨上下支内侧面借耻骨间盘相连构成耻骨联合。耻骨和坐骨结节由一间隙分开，此间隙为闭孔。闭孔有膜封闭，其内外侧分别有闭孔内肌和闭孔外肌附着。此层面显示前列腺尖部，中央为尿道，其下外侧面与肛提肌前部接触（图 5-3-13）。

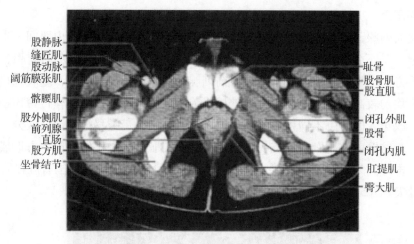

（a）CT增强

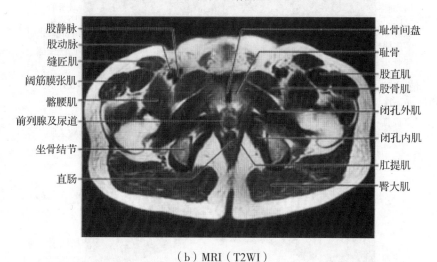

（b）MRI（T2WI）

图5-3-13　男性耻骨联合层面

6. 耻骨联合下层面

盆腔中央部主要为会阴结构。前方可见阴囊、阴茎和两侧精索，后方为肛管。两坐骨之间可见尿道球及尿道。肛门周围有肛门括约肌围绕，肛门括约肌两侧为坐骨肛门窝，内有血管及神经。股动、静脉前方见大隐静脉。

男性盆腔各层面如图 5-3-14 所示。

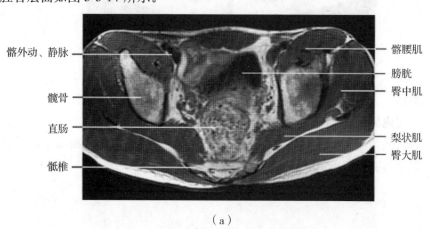

（a）

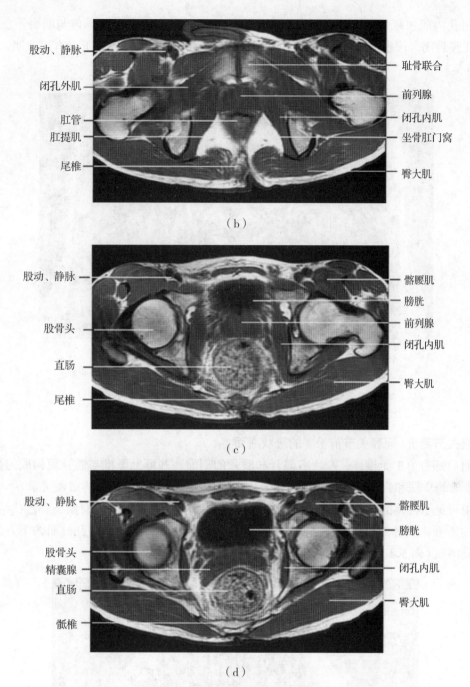

股动、静脉 —— 耻骨联合
闭孔外肌 —— 前列腺
肛管 —— 闭孔内肌
肛提肌 —— 坐骨肛门窝
尾椎 —— 臀大肌

（b）

股动、静脉 —— 髂腰肌
—— 膀胱
股骨头 —— 前列腺
直肠 —— 闭孔内肌
尾椎 —— 臀大肌

（c）

股动、静脉 —— 髂腰肌
—— 膀胱
股骨头 ——
精囊腺 —— 闭孔内肌
直肠 —— 臀大肌
骶椎

（d）

图5-3-14　男性盆腔各层面横断面图像

二、冠状断层解剖

（一）女性

1.经髋关节中份的冠状断面

该断面可见髂骨翼、髋臼、股骨头、股骨头韧带和耻骨下支的剖面。髂骨翼的外侧有臀中肌和臀小肌，内侧有髂肌和腰大肌，左侧两肌之间有乙状结肠，右侧两肌之间可见盲肠。腰大肌的内侧可见髂外动、静脉。盆腔内可见膀胱的剖面，其上方有子宫及输卵管，再上为回肠及肠系膜。膀胱外下方有闭孔内肌和耻骨下支。小阴唇和大阴唇位于耻骨下支下方。耻骨体与耻骨下支之间为闭孔，有闭孔膜封闭，该膜的内侧、外侧为闭孔内肌和闭孔外肌。闭孔外肌下方有短收肌、耻骨肌和长收肌（图5-3-15）。

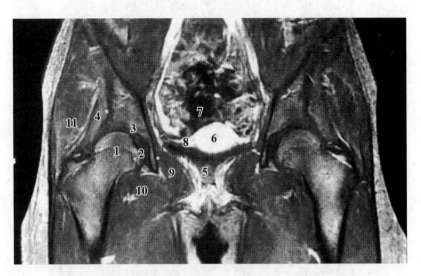

注：1—股骨头韧带；3—髂骨体；4—臀小肌；5—膀胱；6—子宫；
7—乙状结肠；8—输卵管；9—闭孔内肌；10—闭孔外肌；11—臀中肌。

图5-3-15　女性经髋关节中份的冠状断面MRI（T1WI）

2. 经髋关节后份（骶髂关节前份）的冠状断面

该断面后部有第1骶椎体，左、右髋骨和股骨的剖面，并可见骶椎与髂骨翼构成的骶髂关节。髂骨翼外侧有臀中肌和臀小肌，髂骨体和坐骨体形成髋臼，容纳股骨头而构成髋关节。

盆腔中可见子宫体的断面，子宫的外侧为输卵管及卵巢，子宫的上方有回肠和乙状结肠，下方可见膀胱的断面。坐骨体和坐骨支之间为闭孔，有闭孔内、外肌封闭。闭孔外肌的下方为短收肌、大收肌和股薄肌（图5-3-16）。

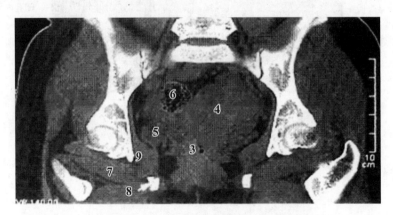

注：1—骶髂关节；2—股骨头；3—膀胱；4—子宫；5—回肠；
6—乙状结肠；7—闭孔外肌；8—耻骨；9—闭孔内肌。

图5-3-16　女性经骶髂关节前份（子宫）的冠状断面MRI（T1WI）

3. 经骶髂关节后份（坐骨大孔）的冠状断面

该断面上部可见椎管剖面。髂骨与骶骨间形成骶髂关节。髂骨翼的外侧有臀中肌及外下方的臀大肌。髂骨翼与坐骨剖面之间为坐骨大孔，梨状肌由该孔穿出。坐骨的内侧有闭孔内肌，外侧从上到下依次为上孖肌、闭孔内肌腱、下孖肌及股方肌。

在盆腔中有子宫体及其外上方的卵巢断面。子宫的上方为乙状结肠的断面。子宫的右下方可见直肠及肛管的剖面，其外侧为坐骨肛门窝（图5-3-17）。

女性盆腔各层面冠状断面如图5-3-18所示。

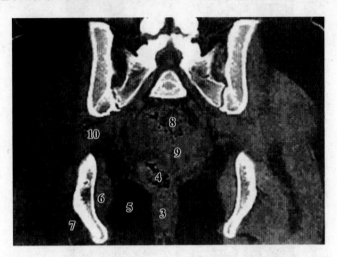

注：1—骶髂关节；2—坐骨；3—肛管；4—直肠；5—坐骨肛门窝；6—闭孔内肌；
7—股方肌；8—乙状结肠；9—子宫；10—梨状肌。

（a）CT图像

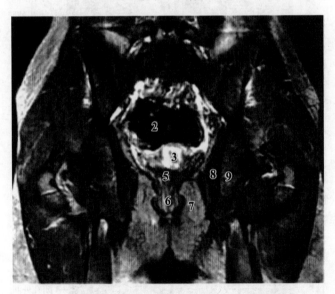

注：1—骶髂关节；2—乙状结肠；3—子宫；4—输卵管；5—直肠；
6—肛管；7—坐骨肛门窝；8—闭孔内肌；9—闭孔外肌。

（b）MRI（T1WI）

图5-3-17　女性经骶髂关节后份及坐骨结节（子宫体和直肠）的冠状断面

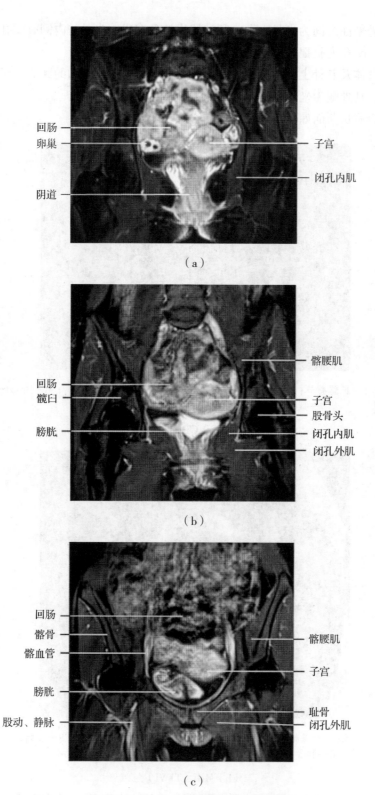

图5-3-18　女性盆腔各层面冠状断面图像

（二）男性

1. 经髂前上棘的冠状层面

盆腔内可见膀胱断面，左、右髂窝处分别有乙状结肠和盲肠，两者之间为回肠及肠系膜所占据。膀胱下方，有左、右耻骨上支及其中间的耻骨间盘。耻骨上支的外侧有耻骨肌。耻骨联合下方有阴茎海绵体、尿道海绵体、睾丸和阴囊。层面的外侧部可见髂前上棘的断面，其外下方为阔筋膜张肌和缝匠肌，内下方有髂腰肌和股动脉和股静脉。

2. 经耻骨联合的冠状层面

该层面可见髂骨翼、耻骨上支和耻骨间盘的断面。在耻骨上支和耻骨间盘上方有膀胱断面，膀胱的外后方可见髂外动、静脉，上方有多个回肠断面。耻骨联合下方有阴茎海绵体、尿道海绵体、睾丸及阴囊。髂骨翼内侧有髂肌和腰大肌，左侧髂肌上方有乙状结肠，右侧髂肌上方有升结肠。髂骨翼外侧有臀中肌，其内下方有髂腰肌。两肌的下方有阔筋膜张肌和股四头肌。在耻骨上支下方有大腿内收肌群、股血管、股深血管等。

3. 经前列腺前份的冠状层面

该层面有髂骨翼、髋关节和耻骨下支的断面。髂骨翼内侧有髂肌和腰大肌，左侧两肌之间有乙状结肠，右侧两肌之间有升结肠。腰大肌与第5腰椎体之间有髂总动、静脉。盆腔内较大的囊腔为膀胱，其上方有回肠和乙状结肠；膀胱的外上方有髂外动、静脉；下方有前列腺前份的断面，前列腺的两侧为闭孔内肌和耻骨下支。耻骨下支的下方有阴茎脚、尿道球及尿道。

髂骨翼外侧有臀小肌和臀中肌。髂骨翼下方的髋关节断面可见髋臼、股骨头和股骨头韧带。髋臼内侧部分为耻骨体，耻骨体与耻骨下支之间为闭孔，有闭孔膜封闭，该膜内侧为闭孔内肌，外侧为闭孔外肌。闭孔外肌下方有大腿内收肌群、股深血管等。

4. 经前列腺后份的冠状层面

该层面中间可见第5腰椎间盘，其两侧与腰大肌之间有髂内动、静脉，下方有乙状结肠和回肠，肠管下方有膀胱底，膀胱底的下方为前列腺后份。膀胱底显示其内面，该面可见输尿管间襞。在前列腺的下方、两侧耻骨下支之间为尿生殖膈，中间有尿道膜部通过，尿生殖膈的下方有尿道海绵体。前列腺的外侧有闭孔内肌、闭孔外肌，两肌之间为闭孔膜。闭孔外肌横行，向外侧止于转子窝。

该层面的外侧部可见髂骨翼、髋臼及股骨头的断面，髂骨翼内侧有髂肌，右髂肌的上方有盲肠和升结肠，外侧有臀小肌及臀中肌。其下方可见股骨颈、大转子及股骨干。

5. 经坐骨结节中份的冠状层面

该层面中间可见第5腰椎椎体及其椎间盘和第1骶椎椎体。骶骨的两侧与髂骨形成骶髂关节。盆腔中央可见直肠壶腹及向肠腔内突入的直肠横襞。直肠与骶髂关节之间有髂内动、静脉的分支。

该层面的外侧部可见髂骨翼、髂骨体和坐骨体。在髂骨翼内侧有髂肌，外侧有臀小肌、臀中肌和臀大肌。坐骨内侧为闭孔内肌和肛提肌，外侧有股方肌，其下方为收肌。

6. 经坐骨大孔的冠状层面

该层面中间可见第3骶椎椎体和骶管，第3骶椎椎体与骶骨外侧部之间有骶前孔直通骶管，孔内有骶神经前支及血管通过。骶骨外侧部与髂骨翼形成骶髂关节，在骶骨下方可见位于盆腔中央的直肠壶腹的冠状断面。直肠下端为肛管及肛门，其两侧有肛提肌和肛门外括约肌。肛提肌外侧与坐骨和闭孔内肌之间的三角形间隙为坐骨肛门窝，窝内充满脂肪组织，内有分布于肛管的血管、神经。

髂骨翼和坐骨断面之间为坐骨大孔，梨肌由该孔穿出，将该孔分为梨状肌上孔和梨状肌下孔。梨状肌上孔内有臀上动、静脉和臀上神经自盆腔穿出，梨状肌下孔内有臀下动、静脉，臀下神经和粗大的坐骨神经自盆腔穿出。

髂骨翼外侧有臀中肌及外下方的臀大肌。坐骨内侧有闭孔内肌，外侧有上孖肌、闭孔内肌腱、下孖肌及下行的坐骨神经。坐骨神经外侧有横行的股方肌断面。

男性盆腔各层面冠状断面如图 5-3-19 所示。

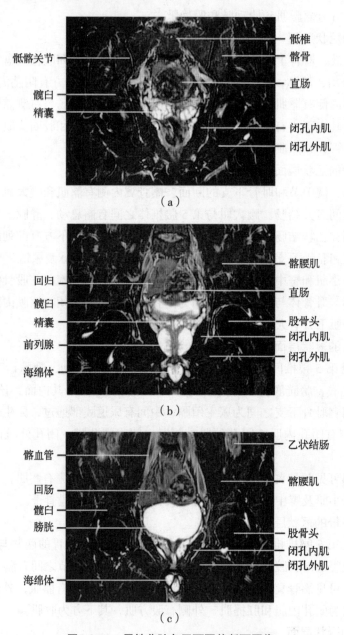

图5-3-19　男性盆腔各层面冠状断面图像

三、矢状面解剖

（一）正中层面

1. 男性

此断面前界为腹前壁及其下方的耻骨联合。耻骨联合后方有膀胱，膀胱后方有精囊，膀胱下方为前列腺，内有尿道通过。耻骨联合前下可见尿道海绵体、尿道、阴茎海绵体、阴囊和睾丸。骶尾椎前方为直肠及肛管。膀胱与直肠间为膀胱直肠陷凹。

2. 女性

耻骨联合后方有膀胱，尿道自膀胱颈部尿道内口向下开口于阴道前庭。子宫位于膀胱上方，呈前倾前屈位，子宫颈向下突入阴道。阴道上端包绕子宫颈阴道部，两者间形成阴道穹窿。直肠位于骶尾椎前方，直肠与子宫之间的隐窝为子宫直肠陷凹。

（二）旁正中层面

1. 男性

盆腔内脏器从前到后依次为膀胱、前列腺、精囊、乙状结肠和直肠。耻骨上支与前列腺之间可见肛提肌影。直肠只能见到与乙状结肠相连接的部分。盆壁前下仍可见阴囊和睾丸影。

2. 女性

断面下部盆腔内自前向后可见膀胱、子宫和直肠。腹膜在三者间的折返分别形成前方的膀胱子宫陷凹和后方的直肠子宫陷凹。子宫显示上端圆凸的子宫底和壁厚腔小的子宫体。卵巢断面呈圆钝三角形，位于子宫后上方，卵巢内卵泡呈小囊状高信号影（图 5-3-20）。

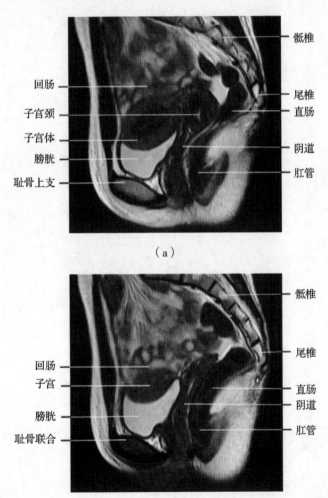

（a）

（b）

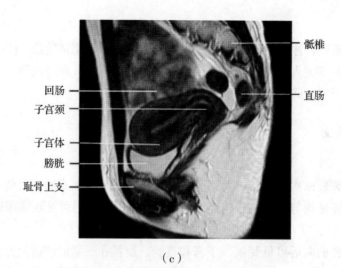

回肠

子宫颈

子宫体

膀胱

耻骨上支

骶椎

直肠

（c）

图5-3-20　女性盆腔各层面矢状断面图像

第四节　盆部与会阴血管三维解剖

一、髂总动脉

腹主动脉于第 4 腰椎中段至第 5 腰椎上段之间分为髂总动脉，左右各一，沿腰大肌内侧下行，于第 4 腰椎至第 1 骶椎之间分为髂内动脉和髂外动脉，髂外动脉于腹股沟韧带处延续为股动脉。两侧髂总动脉之间的夹角平均为 64°（图 5-4-1）。

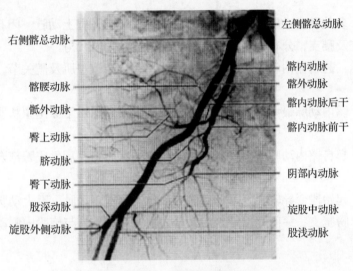

右侧髂总动脉　　　　　　　　　　　　　　左侧髂总动脉

　　　　　　　　　　　　　　　　　　　髂内动脉
髂腰动脉　　　　　　　　　　　　　　　　髂外动脉
骶外动脉　　　　　　　　　　　　　　　　髂内动脉后干
臀上动脉　　　　　　　　　　　　　　　　髂内动脉前干
脐动脉
臀下动脉　　　　　　　　　　　　　　　　阴部内动脉
股深动脉　　　　　　　　　　　　　　　　旋股中动脉
旋股外侧动脉　　　　　　　　　　　　　　股浅动脉

图5-4-1　髂总动脉造影

二、髂内动脉

髂内动脉为一短干，沿盆腔侧壁下行至坐骨大孔处分为前后两干，前干又称脏支，后干又称壁支（图 5-4-2）。

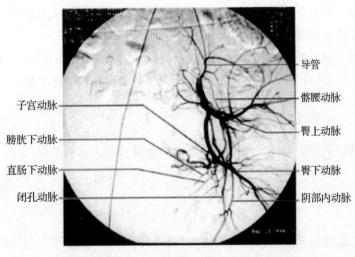

　　　　　　　　　　　　　　　　　　　导管
子宫动脉　　　　　　　　　　　　　　　　髂腰动脉
膀胱下动脉　　　　　　　　　　　　　　　臀上动脉
直肠下动脉　　　　　　　　　　　　　　　臀下动脉
闭孔动脉　　　　　　　　　　　　　　　　阴部内动脉

图5-4-2　髂内动脉造影（女性）

（一）髂内动脉脏支

（1）脐动脉：出生后其远端即闭锁，形成脐内侧韧带，近端与髂内动脉相连，发出膀胱上动脉分布于膀胱中上部，为膀胱的主要供血动脉。

（2）膀胱下动脉：可起自髂内动脉、阴部内动脉、臀下动脉、臀上动脉等，分布于膀胱底、精囊腺和前列腺；在女性即阴道动脉。

（3）阴部内动脉：常起自髂内动脉前干，在臀下动脉前方下行，进入阴部后分出肛动脉、会阴动脉、阴茎动脉等。

（二）髂内动脉壁支

（1）髂腰动脉：多从髂内动脉主干发出，亦可从髂总动脉、臀上动脉、闭孔动脉等发出，向后外方走行，分出髂支及腰支，分布于髂腰肌、盆腔后壁及骶管内结构。

（2）骶外侧动脉：起自髂内动脉后干，分上下两支，分布于臀肌及髋关节，供应骶骨前后组织的血液。

（3）臀上动脉：髂内动脉最大分支，多起自后干，起始后向后下穿出梨状肌上孔供应臀部和盆壁组织。

（4）臀下动脉：起自髂内动脉前干，变异较多，穿梨状肌下孔后供应臀部及膀胱底部、前列腺等组织。

（5）闭孔动脉：起始段变异较大，可起自髂内动脉、腹壁下动脉、臀上动脉等，沿骨盆侧壁行向前下，分出髂支、膀胱支，穿闭孔出骨盆后又分为前支和后支，与旋股内侧动脉、臀下动脉等相互吻合供血。

（三）膀胱的动脉

供应膀胱的动脉主要有膀胱上动脉、膀胱下动脉、输精管动脉、子宫动脉和阴道动脉的膀胱支等。

（1）膀胱上动脉：大部分起自脐动脉近端未闭锁的部分，也有少数起自闭孔动脉，一般为2支或3支，分布于膀胱顶部，是膀胱的主要供血动脉。

（2）膀胱下动脉：可起自髂内动脉、阴部内动脉、臀下动脉、臀上动脉等，分布于膀胱底、精囊腺和前列腺；在女性即阴道动脉。

（3）输精管动脉：同膀胱上动脉相同，可起自脐动脉近端未闭锁的部分，也可从膀胱下动脉发出，分布于输精管及邻近膀胱壁，与膀胱上动脉及膀胱下动脉有着丰富的吻合。

（四）前列腺、会阴及阴茎部的动脉

前列腺、会阴及阴茎部的动脉主要来自阴部内动脉及其分支，包括肛门支、会阴动脉、阴茎动脉等。

三、髂外动脉

髂外动脉为髂总动脉的延续，沿腰大肌内缘在腹股沟韧带中点的下方进入股部成为股动脉，有腹壁下动脉和旋髂深动脉两个主要分支（图5-4-3）。

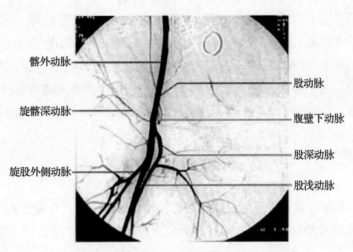

图5-4-3 髂外动脉造影

（1）腹壁下动脉：起自腹股沟韧带上方，走向内侧，先下弯，随后在腹直肌筋膜内侧上行，与脐上胸廓内动脉的分支腹壁上动脉形成吻合，发出分支营养邻近肌肉和筋膜。

（2）旋髂深动脉：起自腹壁下动脉对侧，向外并向上走向髂前上棘，呈光滑弧形与髂骨外缘平行，发出分支供应邻近肌肉。

四、侧支循环的方式

腹部和盆腔之间有大量的吻合支存在，当主干动脉发生阻塞时，通过开放侧支可起到代偿血液循环的作用。

（一）髂内动脉系侧支循环

同侧的脏支和壁支间以及与对侧脏支、壁支间都有广泛的交通吻合。臀上动脉、臀下动脉及闭孔动脉分别发出分支，与旋股内侧动脉、旋股外侧动脉及股深动脉的穿支都有丰富的吻合，对维持盆腔内外组织血供有着重要的意义。

（二）髂外动脉系侧支循环

同侧腹壁下动脉通过与腹壁上动脉及肋下动脉的吻合，建立了与主动脉之间的侧支循环。旋髂深动脉则通过与髂腰动脉及旋股外侧动脉的吻合构建了与髂内动脉在盆腔的侧支循环。

五、盆腔静脉

（一）盆腔静脉

盆腔静脉的主要属支为髂内静脉。

髂内静脉在坐骨大孔的稍上方由盆部静脉合成，于同名动脉后内侧上行，至骶髂关节前方与髂外静脉汇合成髂总静脉。髂内静脉的属支分为壁支和脏支。

（1）壁支：包括臀上静脉、臀下静脉、闭孔静脉、髁外侧静脉和髂腰静脉，收集同名动脉分布区的静脉血液。

（2）脏支：包括直肠上静脉、直肠下静脉、阴部内静脉、子宫静脉等。它们分别起自直肠丛、阴部丛、膀胱丛、子宫阴道丛等，各丛均位于相应脏器的周围，互相连接，且血流缓慢。直肠丛按其所在位置可分为直肠内丛和直肠外丛。前者位于直肠黏膜下组织中，后者在肌层外面，彼此通连。由直肠丛发起的直肠上静脉、直肠下静脉和肛静脉分别注入肠系膜下静脉（属门静脉系）、髂内静脉和阴部内静脉。

（二）腹部静脉

1 壁支

壁支有膈下静脉和腰静脉，皆与同名动脉伴行。腰静脉有 4 对，直接注入下腔静脉。各腰静脉之间有纵支相连，称腰升静脉。左、右腰升静脉向上分别注入半奇静脉和奇静脉，向下分别注入左、右髂总静脉。

2. 脏支

（1）睾丸静脉：（男性）数条，起自睾丸和附睾，呈蔓状缠绕睾丸动脉，组成蔓状静脉丛。此丛的静脉向上逐渐合并，最后合成一干，右侧的以锐角注入下腔静脉，左侧的以直角注入左肾静脉；在女性称为卵巢静脉，起自卵巢，亦组成蔓状静脉丛，经卵巢悬韧带向上逐渐合并成卵巢静脉，伴随卵巢动脉上行，其回流与男性相同。

（2）肾静脉：左、右各一，经肾动脉前方横行向内，注入下腔静脉。左肾静脉较长，还接受左睾丸静脉（或左卵巢静脉）和左肾上腺静脉。在下腔静脉肝后段发生阻塞时，左肾静脉成为连接下腔静脉与腰升静脉、半奇静脉和左膈静脉的重要通道，此时，左肾静脉明显增粗、扩张。在部分门静脉高压患者中，脾静脉或门脉分支与左肾静脉之间亦可以建立分流道，成为门静脉高压的分流支，熟悉左肾静脉在上述疾病中的病理生理状态有助于在上述疾病的介入治疗中利用此交通支。

（3）肾上腺静脉：左、右各一，左侧的注入左肾静脉，右侧的注入下腔静脉。

（4）髂总静脉：在骶髂关节前方由髂内静脉和髂外静脉合成，均向内上方斜行，至第 4 至第 5 腰椎右前方处汇合成下腔静脉。

（5）下腔静脉：左、右髂总静脉在第 5 腰椎右侧汇合形成下腔静脉，沿脊柱右侧上行，穿过膈肌裂孔止于右心房下开口处。下腔静脉为体内最粗大的静脉血管，沿途收集腰静脉、肾静脉、肾上腺静脉、肋间静脉、肝静脉和膈静脉的血液。下腔静脉在穿过膈肌裂孔时存在着向左和向前两个角度。

（三）肝静脉与门静脉系统

1. 肝静脉

肝静脉有 3 条大干，分别称为肝右静脉（来自肝右叶）、肝中静脉（来自肝尾叶和方叶）和肝左静脉（来自肝左叶），它们均包埋于肝实质内，在腔静脉窝处分别注入下腔静脉。肝静脉收集门静脉及肝固有动脉左、右支运到肝内的血液。另有一部分人群和肝静脉阻塞的病例存在着副肝静脉，特别是在肝静脉阻塞时，副肝静脉起到代偿肝静脉回流的作用，副肝静脉开口于第三肝门处。

2. 门静脉系

门静脉为一短而粗的静脉干（长 6～8 cm），由肠系膜上静脉和脾静脉在胰头后方汇合而成，斜向右上方行走，进入肝十二指肠韧带，经肝固有动脉和胆总管的后方继续上行至肝门，分两支入肝左、右叶，在肝内反复分支，最后汇入肝血窦（肝内毛细血管网）。门静脉收集食管腹段、胃、小肠、大肠（到直肠上部）、胰、胆囊和脾的静脉血。肝血窦同时接受门静脉分支和肝固有动脉分支的血液，后又经其引流入肝静脉。由此可见，门静脉不同于一般静脉。一般静脉由许多小静脉合成主干后不再分支。门静脉则是介于两种毛细血管之间的静脉干。门静脉及其属支的另一特点是无功能性静脉瓣，故当门静脉内压力升高时，血液易发生倒流。

门静脉及其属支共同组成门静脉系，其主要功能在于将肠道吸收的营养物质输送到肝，在肝内进行合成、解毒和储存（肝糖原），分泌胆汁，故门静脉可视为肝的功能血管。有关资料统计，门静脉合成形式可有3种类型：

Ⅰ型——由肠系膜上静脉和脾静脉合成，而肠系膜下静脉注入脾静脉，占51.2%。

Ⅱ型——由脾静脉、肠系膜上静脉和肠系膜下静脉共同合成，占15.3%。

Ⅲ型——由脾静脉和肠系膜上静脉合成，肠系膜下静脉注入肠系膜上静脉，占32.7%。

3. 门静脉的主要属支

（1）肠系膜上静脉：于同名动脉的右侧上行，除收集同名动脉分支分布区域的血液外，还收纳胃十二指肠动脉供应范围的血液。

（2）脾静脉：在脾门处由数支静脉集合而成，经胰的后方、脾动脉的下方横行向右，除收集同名动脉分支分布区域的静脉血外，还接受肠系膜下静脉血。

（3）肠系膜下静脉：与同名动脉伴行，至胰头后方注入脾静脉或肠系膜上静脉，或直接注入这两条静脉的汇合处。

（4）胃左静脉：又称胃冠状静脉，与胃左动脉伴行，注入门静脉。胃左静脉在贲门处与食管静脉吻合，后者注入奇静脉和半奇静脉。借此，门静脉可与上腔静脉系交通。在门静脉高压的患者中，门脉血流经胃左静脉反流至贲门和食管静脉，经食管静脉进入奇静脉和上腔静脉。门静脉高压之血流经胃底和食管静脉分流是形成胃底和食管静脉曲张的病理基础，也是进行胃冠状静脉栓塞治疗胃底与食管静脉破裂出血的解剖基础。

（5）胃右静脉：与胃右动脉伴行，注入门静脉，并与胃左静脉吻合。胃右静脉在注入门静脉前常接受幽门前静脉，后者在胃十二指肠手术中可作为区别胃与十二指肠的分界标志。

（6）胆囊静脉：收集胆囊壁的血流，注入门静脉或其右支。

（7）附脐静脉：为数条细小静脉，起自脐周静脉网，沿肝圆韧带走行，注入门静脉。

4. 门静脉系统与上、下腔静脉系统间的吻合及门静脉侧支循环

门静脉系统与上、下腔静脉系统之间存在丰富的吻合，主要有下列几处。

（1）通过食管静脉丛在食管下端及胃的贲门附近形成门静脉与上腔静脉间的吻合，具体交通途径：门静脉的胃左静脉—食管静脉丛—食管静脉—奇静脉—上腔静脉。

（2）通过直肠静脉丛形成门静脉与下腔静脉间的吻合，具体交通路径：门静脉—脾静脉—肠系膜下静脉—直肠上静脉—直肠静脉丛—直肠下静脉及肛静脉—髂内静脉—髂总静脉—下腔静脉。

（3）通过脐周静脉网形成的门静脉与上、下腔静脉间的吻合，具体路径：门静脉—脐周静脉网，再由此网通过下列途径与上、下腔静脉交通。

①腹壁浅静脉—大隐静脉—股静脉—髂外静脉—髂总静脉—下腔静脉。

②胸腹壁静脉—胸外侧静脉—腋静脉—锁骨下静脉—头臂静脉—上腔静脉。

③腹壁上静脉—胸廓内静脉—头臂静脉—上腔静脉。

④腹壁下静脉—髂外静脉—髂总静脉—下腔静脉。

（4）通过贴近腹后壁属于门静脉系统的肠系膜上、下静脉的小属支，与属于腔静脉系统的下位肋间后静脉、膈下静脉、肾静脉、睾丸（或卵巢）静脉等的小属支相吻合。

在正常情况下，门静脉和上、下腔静脉系统之间的吻合支细小，血流量较少，均按正常方向分别回流所属静脉系。如果门静脉循环发生障碍（如肝硬化门静脉高压），门静脉系统的血液可通过上述交通途径所形成的侧支循环，经上、下腔静脉系统回流入心脏，借此显示出静脉系所具有的潜在代偿能力。但是，此时吻合部位小静脉的血流量剧增，使其扩张、弯曲、变形，呈现静脉曲张现象。曲张静脉一旦破裂，常引起大出血。如果胃底和食管下端的静脉丛发生破裂，则会引起呕血；如果直肠静脉丛发生破裂，则会引起便血；如果脐周围静脉曲张，则会出现腹壁静脉曲张。门静脉循环障碍，血流受阻，也可引起脾大、胃肠淤血等。

六、盆腔血管三维图片

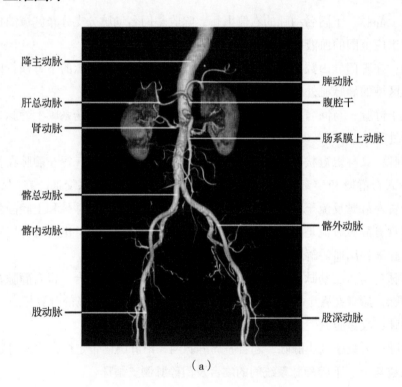

（a）

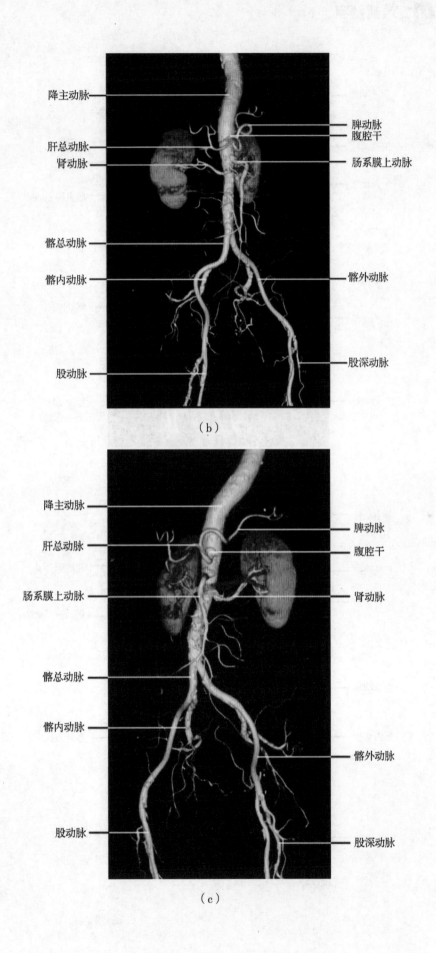

降主动脉
脾动脉
腹腔干
肝总动脉
肾动脉
肠系膜上动脉
髂总动脉
髂内动脉
髂外动脉
股动脉
股深动脉

（b）

降主动脉
脾动脉
肝总动脉
腹腔干
肠系膜上动脉
肾动脉
髂总动脉
髂内动脉
髂外动脉
股动脉
股深动脉

（c）

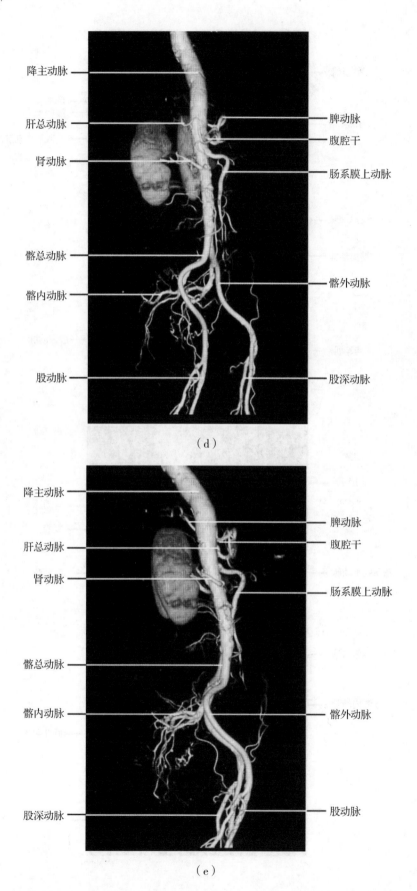

降主动脉

肝总动脉

肾动脉

髂总动脉

髂内动脉

股动脉

脾动脉

腹腔干

肠系膜上动脉

髂外动脉

股深动脉

（d）

降主动脉

肝总动脉

肾动脉

髂总动脉

髂内动脉

股深动脉

脾动脉

腹腔干

肠系膜上动脉

髂外动脉

股动脉

（e）

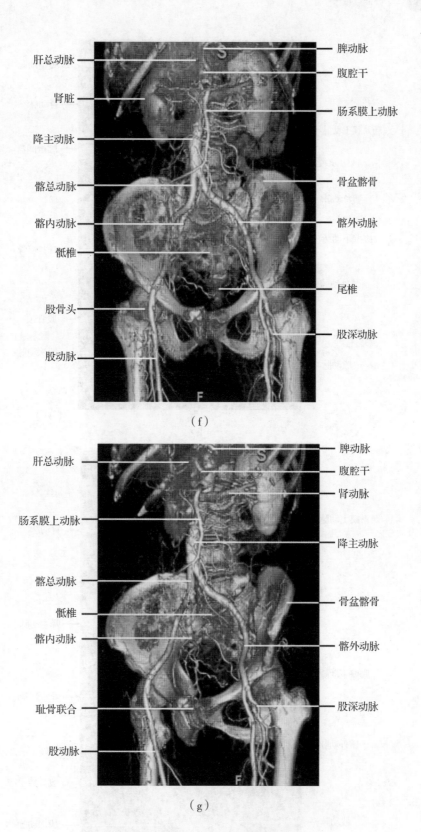

肝总动脉　　　　　　　　　　　　脾动脉

　　　　　　　　　　　　　　　腹腔干

肾脏　　　　　　　　　　　　肠系膜上动脉

降主动脉

髂总动脉　　　　　　　　　　　骨盆髂骨

髂内动脉　　　　　　　　　　　髂外动脉

骶椎

股骨头　　　　　　　　　　　　尾椎

股动脉　　　　　　　　　　　　股深动脉

（f）

肝总动脉　　　　　　　　　　　脾动脉

　　　　　　　　　　　　　　腹腔干

　　　　　　　　　　　　　　肾动脉

肠系膜上动脉

　　　　　　　　　　　　　　降主动脉

髂总动脉

骶椎　　　　　　　　　　　　骨盆髂骨

髂内动脉　　　　　　　　　　髂外动脉

耻骨联合　　　　　　　　　　股深动脉

股动脉

（g）

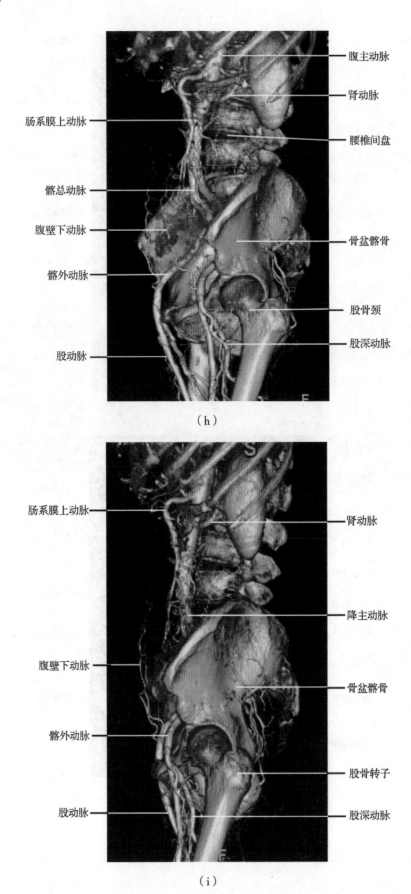

（h）

肠系膜上动脉

髂总动脉

腹壁下动脉

髂外动脉

股动脉

腹主动脉

肾动脉

腰椎间盘

骨盆髂骨

股骨颈

股深动脉

（i）

肠系膜上动脉

腹壁下动脉

髂外动脉

股动脉

肾动脉

降主动脉

骨盆髂骨

股骨转子

股深动脉

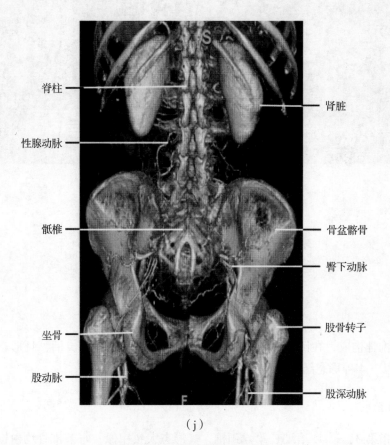

脊柱

性腺动脉

骶椎

坐骨

股动脉

肾脏

骨盆髂骨

臀下动脉

股骨转子

股深动脉

（j）

图5-4-4　盆腔血管三维图片

第六章

脊柱和脊髓

第一节　脊柱和脊髓应用解剖

一、颈椎

颈椎由 7 块椎骨构成，在诸椎节中，其体积最小，但活动却最为灵活，且形态各异，在仅有的 7 节椎骨中却有以下 4 种形态结构。

（一）普通颈椎

普通颈椎是指第 3、第 4、第 5、第 6 颈椎，其形态大致相似，每节椎骨均由椎体、椎弓和突起三部分组成（图 6-1-1）。

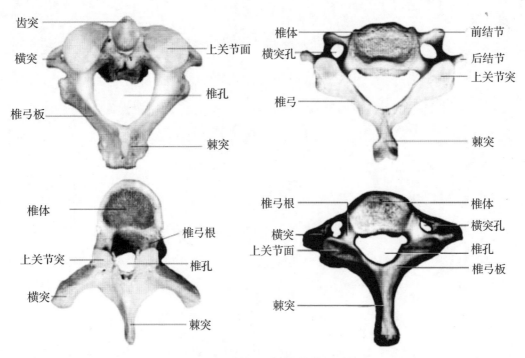

图6-1-1　普通颈第2、第4、第6、第7椎骨

1. 椎体

颈椎椎体的横径大于矢状径，在干燥骨上，矢状径平均为 16 mm，横径则可达 23 mm。男性略

大于女性，且下位椎骨较上节大。

（1）正面观：椎体上面中部微凹，两侧偏后呈隆起状，似元宝形，称为钩突。钩突起自椎体前外侧交界处，沿椎体侧方向后陡然突起，并延伸至椎体后缘中外 1/3 交界处变平，因其似钩状，故称为钩突。其与相对应的上一椎体下面的斜坡处相咬合而构成钩椎关节，因最早被德国解剖学家 Luschka 发现，故又称 Luschka 关节。

钩椎关节的内侧为致密的椎间盘纤维环及隆起的钩突，从而阻止或减小了髓核自椎体侧后方突起或脱出的风险。其前方偏内为较坚韧的前纵韧带，偏外为血管丰富的颈长肌，后内缘与坚厚的后纵韧带相延续，后外侧有冠状韧带（或称钩椎韧带）附着，以增强关节的稳定性。

钩椎关节属滑膜关节，其表层有软骨覆盖，周围有关节囊包绕，随着年龄的增长而出现退行性变。该关节参与颈椎的活动，并限制椎体向侧方移动而增强椎体间的稳定性。

（2）下方观：在椎体的下面，其前缘呈唇状突向前下方，因此，椎体前后径的下方大于上方，且椎间盘的平面前方略低。此与颈椎前路手术关系密切。

（3）侧方观：钩突的隆起使椎体形如山峰状，而正面观则形似元宝状。

（4）后方观：椎体的后方较为平坦，中央部有数个小孔，有静脉通过。这些静脉参与构成椎内静脉丛，在手术时涉及此处易引起难以控制的出血。

2. 椎弓

椎弓位于椎节后方，自椎体侧后方发出，呈弓状，故称为椎弓，由两侧一对椎弓根和一对椎板所组成。

（1）椎弓根：短而细，与椎体的外后缘呈 45° 相连接，上下缘各有一较狭窄的凹陷，分别称为颈椎椎骨上切迹和颈椎椎骨下切迹。相邻两个颈椎上、下切迹之间形成椎间孔，有脊神经和伴行血管通过。由于椎弓根短，因此椎间孔较为狭窄，易因各种因素而遭受挤压。

（2）椎弓板：椎弓根向后延伸的部分，呈板状，故又称椎板，其在椎体后缘与两侧椎弓根合拢构成椎管。侧面观呈斜坡状，上缘靠近前方，椎管与神经根管入口处的矢状径略小；而下方则较远离椎管，故椎管与神经根管的矢状径略大。下缘前面有弓间韧带（或称黄韧带）附着，并向下延伸止于下一椎节椎弓板的上缘。两节椎弓根之间构成椎管后壁，当其肥厚或松弛时，可突向椎管而压迫脊髓，尤以后伸时较为明显。

3. 骨性突起

颈椎有横突、上下关节突和棘突 3 种骨性突起。

（1）横突：起自椎体侧后方与椎弓根，短而宽。中央部有圆形横突孔，有椎动脉与椎静脉通过，个别人也可能有两孔。横突孔的横径较前后径对椎动脉受压更为重要，因此，在减压时应以扩大横径为主。紧贴横突孔的后方有一自内上向下走行的斜行深沟，即脊神经沟，在此处手术时，切勿超过前结节，否则易误伤脊神经根和伴行的血管。第 6 颈椎前结节较为隆起、粗大，正好位于颈总动脉后方，故又称颈动脉结节，在头颈部出血时可压迫止血。横突的根部较钩突紧密相连，因此，当该处因退行性变或外伤而出现增生、肥大或钩椎关节松动与肿胀时，则可直接刺激与压迫椎动脉和（或）脊神经根。

（2）关节突：分为上关节突和下关节突，左右各一，呈短柱状，发自椎弓根与椎板交界处。关节面呈卵圆形，表面光滑，与椎体纵轴呈 45°，易受外力作用而引起脱位。此关节属滑膜关节，表面有软骨面，周围为较松弛的关节囊，其前方直接与脊神经根相贴。因此，该处增生、肿胀或松动易压迫脊神经根。在其周围有丰富的肌群附着，以增加其稳定性。

（3）棘突：居于椎弓的正中，呈矢状位。第 3 至第 5 颈椎多呈分叉状，突向侧、下、后方，以增加与项韧带和肌肉的附着面积，对颈部的仰伸和旋转运动起杠杆作用。

（二）特殊颈椎

1. 寰椎

寰椎即第 1 颈椎，呈不规则环形，故又称为环椎，由一对侧块、一对横突和前后两弓组成；上方与枕骨相连，下方则与枢椎构成关节（图 6-1-2）。

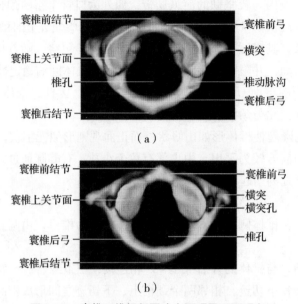

图6-1-2　寰椎三维解剖图（上面观及下面观）

（1）前弓：短而稍平，呈板状与侧块前方相连接。前方正中的隆突称为前结节，有颈前肌与前纵韧带附着。后方正中有圆形的齿突关节面，与枢椎的齿突构成寰齿前关节。在前弓的上下两缘分别有寰枕前膜和前纵韧带附着。

（2）后弓：长且曲度较大，呈不规则的圆棍状与侧块后方相连。后面正中部为粗糙的后结节，与普通颈椎的棘突相似，有项韧带和头后小肌附着，限制头部过度后伸。后弓上方偏前各有一斜行深沟通向横突孔，因有椎动脉出第 1 颈椎横突孔后沿此沟走行，故又称椎动脉沟，此沟尚有枕下神经通过。当手术切除第 1 颈椎后弓减压或穿绕钢丝内固定时，切勿涉及此沟，以免误伤椎动脉而造成无法控制的大出血。后弓上缘有寰枕后膜附着，椎动脉穿过此膜进入颅腔。后弓下面靠近侧块处亦有一较浅的沟槽，与枢椎椎弓根上缘的浅沟相吻合而形成椎间孔，有第 2 颈脊神经通过。

（3）侧块：位于寰椎的两侧，相当于一般颈椎的椎弓根与上下关节突，为一对肥厚而坚硬的骨块。上面观有两个肾形凹陷的关节面，朝向内、上、后方向，称上关节凹，与枕骨髁构成寰枕关节。在关节中部有一稍狭窄的切迹将其分为前后两部；侧块的内侧面为一粗糙结节，系寰椎横韧带附着部位。在此结节上尚有一小结节，参与寰枢关节的运动。侧块的前方有头直前肌附着。下面观为一对圆形微凹的下关节面，与枢椎的上关节面构成寰枢外侧关节。上、下关节面的周围分别有寰枕关节囊与寰枢关节囊包绕。

（4）横突：侧块的两端为一三角形的横突，尖端向外，表面粗糙、稍厚，无分叉，有肌肉与韧带附着，对头颈部的旋转活动起到平衡作用；横突孔位于横突基底部偏外，较大，有椎动脉和椎静脉从中穿行。前后弓较细，尤其是与侧块连接处易遭受暴力而发生骨折与脱位。

2.枢椎

枢椎即第2颈椎（图6-1-3），椎体上方有柱状突起，称"齿突"，具有"枢"的作用，故称枢椎。除齿突外，枢椎外形与普通颈椎相似。

（1）椎体：较普通颈椎小，于齿突两旁各有一朝上的圆形上关节面，与寰椎的下关节面构成寰枢外侧关节。椎体前方中部的两侧微凹，为颈长肌附着部位。

（2）齿突：长1.5 cm左右，呈乳突状，顶部稍粗而根部较细。其前后分别有椭圆形前关节面和后关节面，前者与寰椎前弓后面的齿突关节面构成寰齿前关节，后者则与寰椎横韧带构成寰齿后关节。齿突的顶端称为齿突尖，上有齿突韧带，两侧则有翼状韧带附着。因齿突根部较细，故在外伤时易发生骨折而导致危及生命的高位截瘫。但是，应注意的是，个别人为先天性分离，此时齿突称为"齿骨"。

（3）椎弓根：短而粗，其上方有一浅沟，与寰椎下面的浅沟形成椎间孔；其下方有面向前下方的下关节突，与第3颈椎的上关节突构成关节。在关节的前方为枢椎下切迹，与第3颈椎上切迹构成椎间孔，第3脊神经经此穿出。

（4）横突：较短小，前结节缺如，故不分叉，亦无沟槽。横突孔由内下斜向外上方走行。椎弓板呈棱柱状，较厚，其下切迹深，故椎间孔较大。

（5）棘突：粗而大，呈分叉状，下方有纵行深沟。临床上，尤其在术中，多以此作为椎节定位标志。

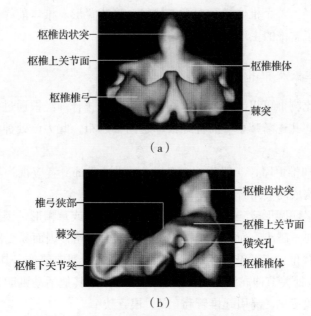

（a）

（b）

图6-1-3　枢椎三维解剖图（后面观及侧面观）

3.隆椎

隆椎即第7颈椎，因隆突于颈项部，故称为隆椎。其大小与外形均介于普通颈椎与胸椎之间，但其棘突长而粗大，前结节较小或缺如，若横突过长，或有肋骨出现（称为颈肋），则可引起胸腔出口狭窄综合征。横突孔较小，且畸形较多，其中仅有椎静脉通过。

二、胸椎

胸椎的体积大小介于颈椎与腰椎之间，外形与颈椎的隆椎相似。特点：每节各有一对肋骨。双侧关节面角度大于颈椎，约呈 60°，加上胸廓的作用故不易脱位；棘突较长；胸椎椎体两侧各有一个与肋骨头构成的胸肋关节凹。其椎管矢状径较颈椎小。各部结构如下所示。

（1）椎体：体积介于颈椎与腰椎之间，前缘高度略小于后缘，两者的比值为 0.88 ～ 0.97，从而形成了胸段脊柱的生理后凹。椎体矢状径大于横径，在其后部左右各有一肋凹，和相对应的肋骨头构成肋头关节。

（2）椎弓根、椎板及椎孔：椎弓根及椎板均较短，且较腰椎扁薄，其形成的椎孔呈圆形，较狭小，故外伤时脊髓易损伤；且在此处施术时，尤其是内固定术，易发生误伤。

（3）棘突：较长，起自椎弓中部，呈细条状伸向后下方。

（4）关节突：呈冠状位，上关节突朝向后外，下关节突则朝向前内。其关节面与冠状呈 20°，与横断面呈 60°，因此，其稳定性较颈椎为佳。

（5）横突：较短，左右各一，两侧横突各有一横突肋凹，与肋骨结节构成关节，从而加强了胸段的稳定性。

三、腰椎

（一）椎体

腰椎的椎体为脊柱上最大的椎体，尤以第 4 和第 3 腰椎为甚，下方椎节的矢状径及横径均大于上部椎体的矢状径及横径。整个椎体横径大于矢状径，形成肾形。椎体前缘高度由上而下递增，而后缘则递减，故而形成了腰椎的生理前凸。

（二）椎弓根、椎板及椎孔

（1）椎弓根：明显比胸椎更粗，其上下方均有切迹，有腰脊神经根通过。自第 1 腰椎开始，由上、下切迹所组成的椎间孔逐渐减小，而神经根却越向下越粗，此为该处神经根易受嵌压的解剖学基础。

（2）椎板：明显比胸椎更厚，一般为 6 ～ 7 mm，超过 8 mm 者应视为增厚，此为椎管狭窄的原因之一。两侧椎板所构成的夹角若小于 90°，亦可引起椎管狭窄。

（3）椎孔：在上段呈卵圆形或三角形，下方则呈三叶草形或草帽形，因此，此处易引起马尾或神经根受压。椎间孔越向下越小，而脊神经则相反，越向下越粗，因而易受累。

（4）关节突：呈矢状位，上关节突朝向后内，下关节突则朝向前外。其与横断面呈 90°，与冠状面约呈 45°。因此，该处关节伸屈活动自如，侧屈次之，而其他活动则明显受限。腰椎关节突发育畸形及内聚在临床上较多见，易引起椎管和（或）根管狭窄。

（5）横突：厚薄不一，个别菲薄如纸状，亦有粗长者，一般以第 3 腰椎横突为大。横突根部后下方为上、下关节突之间的峡部，此处易因应力作用而断裂。

（6）棘突：呈水平位，略下斜突向后方，侧方观呈长方形，尾部有一向下的钩状突起。

四、骶尾椎

（一）骶椎

骶骨由 5 个骶椎融合而成，呈倒三角形，组成骨盆后壁。骶骨弯曲，向后倾斜，与第 5 腰椎之间有一个明显的夹角，称为腰骶角。远端与尾椎相连，近端为与第5腰椎下方相咬合形成的腰骶关节；左右与髂骨的耳状面及周围的韧带构成骶髂关节。骶骨的前方为凹状面，上缘中分向前隆起，称为骶骨岬，是重要的骨性标志；后方则呈嵴状，中央为骶正中嵴，两侧各有4个骶后孔，有骶神经后支通过。骶骨的上下各有一孔状间隙，与腰椎椎管相延续，上方称为腰骶间隙，下方则称为骶尾间隙。

（二）尾椎

尾椎由4节或5节椎骨组成，呈上宽下尖的三角形块状，其背侧上端有一对骶骨角，借韧带与骶骨相连，此处也是盆底许多韧带的附着点。骶骨角变异较多，故外伤后容易误诊。

五、椎骨之间的连接

椎骨间主要通过以下结构连接。

（一）椎间盘

椎间盘由软骨板、纤维环及中心部的髓核组成。除具有连接椎体的功能外，椎间盘还富有弹性，可减轻和缓冲外力对脊柱与颅脑的震荡，并参与颈椎的活动及增加运动幅度（图6-1-4）。

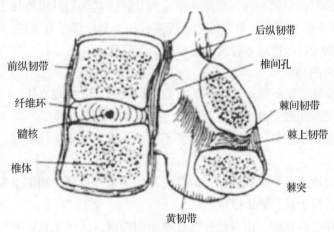

图6-1-4　脊柱椎节之间的连接（矢状面观）示意图

（1）软骨板：椎体上下的软骨面，又称终板，为椎间盘的上下界，可承受压力，保护椎体。终板有半透膜作用，水分及营养物质可渗透至无血液供应的髓核，终板若出现裂口，髓核可由此突入椎体，称为"夕莫结节"，提示椎间盘退行性变。

（2）纤维环：周边部的纤维软骨组织，质地坚韧而富有弹性，将上下两个椎体紧密连接。在横切面及中部冠状切面上，纤维环呈同心圆排列；于切线位观察，则呈正反交错的斜向（约30°）走行。此种结构对椎间关节的弹性、扭曲、旋转等有利。

（3）髓核：位于椎间盘中央偏后的胶冻样物质，由软骨细胞、蛋白多糖和水构成。幼年时其含水量高达80%以上，水分使髓核如一个水囊，调节椎间盘内压力及充当轴承的作用。随着年龄的增长，水分递减。

（二）椎间关节

椎间关节即关节突关节，由相邻的上下关节突构成，属于滑膜关节，关节面由软骨覆盖，关节囊附着于软骨边缘。颈椎为侧块关节，关节面与水平面的成角约45°；胸椎上关节突关节面主要向后、略向上，下关节突关节面向前、略向下；腰椎上关节突关节面主要向中线、略向后，下关节突关节面主要向外、略向前，上关节突在外侧，下关节突在内侧，与水平面成直角，与额状面成45°，容许屈伸和侧屈，几乎不能旋转。因此，腰椎关节突不易发生单纯的脱位和绞锁；若发生脱位，一般合并关节突骨折。

（三）韧带组织

除各椎段所特有的韧带（如枕颈间、骶尾部等）外，整个脊柱上的韧带包括两大部分。

1. 连接椎体之间的韧带

（1）前纵韧带：人体中最长而坚韧的韧带，起于枕骨的咽结节，经诸椎体前面抵于第1或第2骶椎前面，共分为3层。深层纤维跨越椎间盘，将上下椎体缘和椎间盘紧密地连接在一起；中层跨越2个或3个椎体；而浅层纤维则可跨越3～5个椎体。作用主要是限制脊椎过度后伸。

（2）后纵韧带：起自第2颈椎（部分纤维上延移行于覆膜），沿诸椎体后面抵于椎管。其颈部较宽，尤以椎间盘处稍厚而坚韧；向下逐渐狭窄呈细长状。其深层纤维连接于两个椎体之间，而浅层纤维可跨越3个或4个椎体。此韧带在椎体处连接较松，其中部常有裂隙，并有椎体的静脉穿过。颈椎的后纵韧带易骨化，可压迫后方脊髓而出现颈椎病症状。

2. 连接椎弓根之间的韧带

椎弓根之间的连接除了由各椎体上、下关节突所构成的关节突关节外，还包括以下韧带。

（1）项韧带：颈项部强而有力的韧带，主要维持头颈部的直立体位。

（2）棘上韧带和横突间韧带：此两者在颈部不发达，主要见于下段脊柱，作用是限制脊柱过度前屈。

（3）棘间韧带：因连于两个棘突之间，故称为棘间韧带；自棘突根部至尖端部呈薄片状，前方与黄韧带愈合，后方移行于棘上韧带或项韧带。

（4）黄韧带：或称弓间韧带，由黄色弹性纤维组织构成。活体呈黄色外观，外形为扁平状，位于上下椎板之间。上方起自上位脊椎椎弓板下缘的前面，下缘止于下位椎弓板上缘和其后面，十分坚韧。此韧带的作用主要是限制脊椎过度前屈及参与维持骨的正常对位。黄韧带可出现病理性的增厚及骨化，成为压迫脊髓及神经根的致病因素。

六、脊髓

（一）脊髓的大体解剖

椎管内的重要结构是脊髓和马尾神经，经脊柱向外经椎间孔走行的是神经根。脊髓上接延髓，下接马尾神经。由于上下肢的功能发达，因此形成了颈膨大和腰膨大：颈膨大位于C3—T2，腰膨大位于T9—T12。从T12向下，脊髓逐渐变细，成为脊髓圆锥，脊髓下端一般终止于L1椎体下缘，但存在低位脊髓变异。脊髓圆锥向下移行为终丝，终丝先在硬膜内走行，称为内终丝，向下到达硬脊膜下界（S2）；另一部分进入终丝鞘内，在骶管中呈扇形，称为外终丝，外终丝向下将脊髓固定于尾椎上。

在胚胎期，脊髓充满整个椎管长度，每对脊神经水平向外走行。在脊柱生长的过程中，脊髓下端逐渐上移。在成人，脊髓下端一般终止于 L1 椎体下缘。因此，脊髓的节段和脊柱的节段并不是完全对应的。

脊神经从脊髓成对分出，颈段 8 对，胸段 12 对，腰段 5 对，骶段 5 对，尾神经 1 对，共 31 对。每支脊神经由前根和后根组成，后根呈卵圆形增大，为神经节。C1 神经根从 C1 椎上缘向外走行，向下依此类推。脊神经出椎间孔后立即分成 4 支：较细的分支为脊膜支和交通支；两个较为粗大的分支为前支和后支。前支和后支均为躯体混合神经。前支汇合形成神经丛，从此开始为外周神经。

（二）脊髓的内部结构

脊髓的横径略大于前后径，脊髓由灰质和内质组成，中央是细小的中央管，上与第四脑室相通。围绕中央管的是外形接近 H 形的颜色发暗的灰质，围绕灰质的是颜色较浅的白质。

1. 灰质

脊髓灰质由神经元胞体、突起、神经胶质、血管等组成，脊髓灰质内神经元按照大小、形态和功能的不同成群分布，在横断面上，灰质呈角状，每群特定的细胞称为神经核或者板层。灰质前部分称为前角，较大；后部分称为后角，较细小；前后角之间的移行部分称为中间带。中间带向外的突起称为侧角。从纵向看，神经核纵贯呈柱状分布。从立体的角度看，分别称为前柱、后柱和侧柱。中央管前后的灰质分别称为灰质前连合和灰质后连合。后角基部外侧的一些灰质向外侧突入白质内，与白质相互交错形成网状结构（颈部最为明显）。

脊髓灰质细胞的构筑分层：板层构筑说于 1952 年在猫脊髓上发现，后来的研究表明也适用于其他动物（包括人）。脊髓灰质从后到前分成 10 个板层，用 I ～ X 来表示（图 6-1-5）。这种板层分区更能反映脊髓的联系和功能，已被普遍采用。

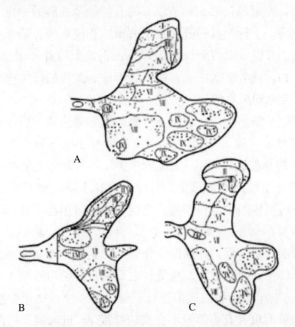

注：A—颈6节；B—胸10节；C—腰5节；IM—中间内侧核；IL—中间外侧核；T—背核。

图6-1-5 脊髓节不同平面板层模式图

从功能分析来看，Ⅰ～Ⅳ层是皮肤的外感受性初级传入纤维终末和侧支的接受区。此区参与许多复杂的多突触反射通路，有同侧的，也有对侧的；有节段内的，也有节段间的；也有许多长的上行传导通路的起始区。Ⅴ～Ⅵ区主要接受躯干、四肢本体感受性的初级传入纤维，并接受大量的皮质脊髓束的投射。这两层对运动的精细调节起重要作用。Ⅶ层（外侧部）与中脑和小脑有上行和下行的联系（脊髓小脑束、脊髓顶盖束、脊髓网状束、顶盖脊髓束、网状脊髓束、红核脊髓束），因此它可能是调节姿势和运动的反射中枢；Ⅵ层内侧含有脊髓固有的联合神经元群，此层接受两侧板层Ⅷ的连合纤维终末，还接受来自网状脊髓束、前庭脊髓束、内侧纵束等下行传导束纤维。它们的轴突影响两侧前角运动神经元，特别是兴奋 γ 运动神经元的活动。Ⅸ层包括 α 运动神经元、γ 运动神经元和许多中间神经元（联合神经元）。大的 α 运动神经元供给梭外肌纤维的运动终板，γ 运动神经元的轴突供给肌梭内的梭内肌纤维。中央管周围的灰质为 X 层，包括灰质前、后连合。

2. 白质

由神经纤维、神经胶质细胞和血管组成。在脊髓横切面上，以前、后外侧沟为界，将每侧的脊髓白质分为3个索：后正中沟与后外侧沟之间称为后索；前、后外侧沟之间称为外侧索；前外侧索和前正中沟之间为前索。

脊髓的传导束：脊髓白质内的上下行纤维是脑和脊髓以及脊髓节段之间的联络纤维。一般来说，脑和脊髓之间的长纤维位于白质的表层，脊髓节段间的短纤维位于深层。按照传导冲动方向来划分，有上行传导束和下行传导束。

（1）上行传导束：

①薄束和楔束：位于脊髓后索内，传导深感觉（位置觉、运动觉、振动觉）和皮肤的精细触觉。脊神经节细胞的周围突起自肌、腱、滑膜关节和皮下结缔组织的各种感觉神经末梢，中枢突是后根髓鞘纤维的大部，经后根内侧束至后角的内侧进入后索，然后分出长的升支和短的降支。其中，后根纤维的侧支有的终止于前角细胞，组成牵张反射；有的终于胸核。后根纤维的升支在后索内组成薄束和楔束。其中，薄束源自第5胸节以下的脊神经节细胞的中枢突，楔束源自第4胸节以上的脊神经节细胞的中枢突，上行至延髓分别止于薄束核和楔束核。薄束和楔束在后索中定位规律明确，薄束位于内侧，见于脊髓后索的全长（T5以下占据整个后索），楔束位于外侧（仅见于T4以上）。在T4以上的后索，由内向外依次由来自骶、腰、胸、颈段的纤维排列而成。脊髓后索病变可造成同侧精细触觉及深感觉减退或者消失。

②脊髓小脑后束和脊髓小脑前束：分别位于脊髓外侧索周边部的后部和前部。脊髓小脑后束主要起自脊髓C8～L3的背核（Ⅶ层），主要在同侧上行并经小脑下脚止于旧小脑皮质。脊髓小脑前束主要起自脊髓L2～S3的脊髓边缘细胞（Ⅷ层外侧部），主要交叉至对侧上行并经小脑上脚止于旧小脑皮质。这两束均传导下肢的本体感觉，其中，脊髓小脑后束调节下肢个别肌肉的运动和姿势，脊髓小脑前束协调下肢整体的运动和姿势。这两束损伤可引起下肢运动性共济失调以及跟膝胫试验阳性。

③脊髓丘脑侧束和脊髓丘脑前束：分别位于脊髓外侧索前半部和前索，并分别传递由后根内侧部传入的痛温觉和由外侧部传入的粗触觉、压觉；主要起自脊髓边缘核（Ⅰ层）和后角固有核（Ⅳ层），少部分也起自Ⅴ层，发出纤维经白质前连合斜越上升1个或2个脊髓节段，交叉到对侧的外侧索和前索上行（脊髓丘脑前束含有小部分不交叉的纤维）；进入脑干后两束合并走行，又称脊髓丘系。脊髓丘脑束在脊髓有明确的定位关系，由外向内依次由来自骶、腰、胸和颈段的纤维组成。一侧脊髓丘脑束损伤可导致对侧损伤面1～2节以下分布区域的痛、温觉减退或消失；传导触、压觉的脊髓丘脑前束为双侧投射，故不出现明显症状。

（2）下行传导束：

①皮质脊髓束：与皮质核束组成锥体束，是最大、最重要的下行束。皮质脊髓束纤维起于大脑皮质，在锥体下端，约90%的下行纤维交叉到对侧形成锥体交叉，交叉后的纤维与对侧脊髓外侧索的后部形成皮质脊髓侧束，约10%的不交叉纤维行于前索的最内侧，形成皮质脊髓前束，该束仅出现于中胸部以上。皮质脊髓侧束占锥体束纤维的75%～90%，位于侧索的后部、脊髓小脑后束和固有束之间。在腰骶部，由于脊髓小脑后束尚未出现，此束位于脊髓侧索的边缘，且沿路有纤维终于灰质，因此向下逐渐缩小。传导束由外向内依次为骶、腰、胸、颈。皮质脊髓侧束在下行过程中逐节止于Ⅳ～Ⅸ层，支配四肢肌和躯干。在下行过程中，皮质脊髓前束的大部分纤维经白质前连合逐节交叉到对侧，止于Ⅳ～Ⅸ层，一小部分不交叉纤维止于同侧。这些纤维主要支配躯干肌，因此四肢肌受对侧大脑半球支配，而躯干肌受双侧大脑半球支配。皮质脊髓束的少部分纤维终止于前角运动细胞（K层），绝大部分终止于Ⅳ～Ⅶ层并通过中间神经元再次与前角运动神经元联系。

②红核脊髓束：起于中脑红核，发出纤维交叉后行于脊髓外侧索（皮质脊髓束前），止于灰质板层Ⅴ～Ⅶ层的中间神经元。主要调控屈肌的肌张力，与皮质脊髓束一起对肢体远端肌肉运动调控起重要作用。

③前庭脊髓束：起源于前庭神经外侧核，发出纤维在同侧前索下行，止于灰质板层Ⅶ层和Ⅷ层的中间神经元；主要调控伸肌肌张力，在身体平衡的调控方面起重要作用。当突然要摔倒时，迅速调控伸肌可维持身体的直立。

④顶盖脊髓束：起于中脑上丘，发出纤维交叉并下行，在脊髓行于前索（仅达颈髓），止于上颈髓灰质板层Ⅶ层和Ⅷ层的中间神经元；主要调控颈肌的活动以完成视听反射，如突然的光或声音刺激可引起转颈。

⑤网状脊髓束：起于延髓和脑桥的网状结构，发出纤维组成延髓网状脊髓束，主要行于同侧外侧索（外侧索前部的深方）和脑桥网状脊髓束（主要行于同侧前索），止于脊髓板层Ⅶ层和Ⅷ层的中间神经元；主要调控肌张力。

⑥内侧纵束：主要来自前庭神经核群，发出纤维行于前正中裂底的两侧（仅达颈髓），止于脊髓中间神经元；完成头颈姿势的反射性调节。

（3）脊髓固有束：脊髓内有很多短纤维，主要起自灰质内的中间神经元，止于前角内的神经元，可以上下行，可以交叉；主要集中在灰质周边部，少数分散在白质各索内；通过固有束完成同一节段或者节段间细胞之间的联系。

（三）脊髓的功能

1. 传导功能

通过脊髓白质的上行传导束，将感觉冲动传到脑；通过下行传导束将脑的冲动传到脊髓，再传到效应器，从而完成各种感觉和运动功能。

（1）感觉传导通路：

①本体感觉传导通路：

A. 躯干、肢体意识性本体感觉传导通路：传向大脑皮质产生意识性感觉，该通路还传导皮肤的精细触觉；由三级神经元组成。与脊髓有关的是第一级神经元，胞体位于脊神经节内，周围突分布在躯干和四肢的肌、腱和关节等处的本体感受器和皮肤的精细触觉感受器，中枢突经脊神经后根内侧部（粗纤维）进入脊髓后索，分为长的升支和短的降支；在脊髓内的走行如前所述。第二级神经元位于延髓薄束核和楔束核，三级中枢位于丘脑腹后外侧核，其发出的纤维投射至中央后回和中央前回。

B. 躯干、肢体非意识性本体感觉传导通路：传入小脑，不产生意识性感觉，反射性地调节肌张力和协调肌肉运动以维持身体平衡和姿势；由两级神经元组成。第一级神经元的胞体位于脊神经节内，其周围突经脊神经分布于肌、腱、关节等处的本体感受器，中枢突经脊神经后根内侧部进入脊髓；第二级神经元的胞体即脊髓小脑后束和脊髓小脑前束的起始部。

②痛温觉和粗触觉传导通路：与脊髓相关的是躯干和四肢的浅感觉传导通路，由三级神经元组成。第一级神经元的胞体位于脊神经节内，其周围突经脊神经分布在躯干、四肢皮肤内的感受器，中枢突经脊神经后根外侧部（细纤维，传导痛温觉）和内侧部（传导粗触觉和压觉）进入脊髓；二级神经元位于脊髓灰质后角，在脊髓内的传导如前所述（脊髓丘脑束）；第三级神经元胞体位于丘脑腹后外侧核，发出纤维投射到中央后回。

（2）运动传导通路：以下介绍躯体运动传导通路。

①锥体系：皮质脊髓束传导通路，调控骨骼肌的随意运动，由二级神经元组成，即上运动神经元和下运动神经元。上运动神经元位于中央前回和中央前小叶的前部；支配颈部以下的骨骼肌的二级神经元位于脊髓前角。

②锥体外系：锥体系以外影响和控制躯体运动的传导通路。锥体外系在大脑皮质的起源非常广泛，几乎遍布整个大脑皮质，但主要来自躯体运动区和躯体感觉区。锥体外系的主要下行传导通路包括皮质网状脊髓束、皮质红核脊髓束、皮质顶盖脊髓束、前庭脊髓束、橄榄脊髓束、内侧纵束和到达脑内的下行纤维束。此外，锥体外系还有一些回路，但与脊髓无关。中央前回之外的锥体外系皮质区可以发动一些粗大的运动。高等动物的纹状体一般不能发动独立于皮质之外的性质明确的运动。因此，锥体外系的主要功能是协调锥体系的功能。

2. 反射功能

脊髓反射：通过脊髓，机体对内外环境的各种刺激产生的不随意反应。参与完成反射活动的全部结构组成的神经环路即反射弧，包括内脏反射和躯体反射。内脏反射包括排尿反射、排便反射等；躯体反射可分为节段内反射和节段间反射。节段内反射为单突触反射，一般只局限于一个或相邻脊髓节段内，是最简单的反射弧，只包括一个传入神经元和一个传出神经元，如膝跳反射。多数反射是由两个以上的神经元组成的多突触反射，即在传入神经元和传出神经元之间有中间神经元，其轴突在固有束内上行或下行数个脊髓节才终止于前角细胞，此即节段间反射。

节段间反射弧由 5 个部分组成：①外周感受器，即位于皮肤、黏膜、运动器和内脏的感觉神经末梢器官，接受刺激并将刺激转化为神经冲动；②感觉神经元，脊神经节细胞将外周感受器接受的刺激经后根传入脊髓内；③中间神经元，分兴奋性和抑制性两种，是脊髓反射节段中枢，起联络和调节作用；④运动神经元，前角运动细胞、中间外侧核、骶副交感核发出轴突，经前根外周神经到达效应器；⑤效应器，运动神经元末梢支配的器官，对传来的神经冲动产生相应的反应。屈曲反射（浅反射）属于节段间反射（多突触反射），反射路径：皮肤感受器受刺激产生神经冲动，经脊神经后根进入脊髓后角，经中间神经元的中继传递给前角的 α 运动神经元，兴奋引起骨骼肌收缩。由于肢体收缩涉及成群的肌肉，故兴奋的 α 运动神经元常常是节段间的反射。巴宾斯基反射和查多克征均为浅反射，只不过在正常情况下受到大脑皮质运动区通过锥体束的抑制而未表现出来；当皮质或者锥体束发生病变时，则表现为阳性。

节段内反射（单突触反射）典型的例子是牵张反射，也称为深反射。反射路径：肌肉感受器（肌梭）受到刺激而产生冲动，经脊神经和后根进入脊髓；进入脊髓的纤维通过侧支直接与前角运动神经元发生突触联系，兴奋 α 运动神经元，引起被牵拉肌肉的收缩。由于其为节段内反射，因此定位意义最大。牵张反射另一个非常重要的生理意义是维持躯体的姿势和随意运动的准确完成。

人体在静止时，骨骼肌不是松弛的，而保持在一定的持续收缩状态（肌张力），该反射的完成受 γ 运动神经元反射弧的影响，即一些下行纤维束（如网状脊髓束、前庭脊髓束）可兴奋 γ 运动神经元，引起梭内肌纤维收缩，从而兴奋肌梭感受器。肌梭兴奋可以通过牵张反射通路兴奋 α 运动神经元，使相应骨骼肌收缩。生理状态下，大脑皮质运动区（通过锥体束）对深反射有抑制作用，这些结构损伤会引起肌张力增高，腱反射亢进。

（四）腰骶神经变异

腰骶神经根的解剖变异相当常见，最常见的类型是起源不典型或者神经根走行不典型，脊髓造影研究显示该种变异约占 4%，而解剖学研究的发生率为 14%，其中，L5S1 水平发生的变异最多。归纳起来，变异包括：不同水平的神经根之间在硬脊膜内的相互连接、神经根起点异常、神经根之间在硬膜外连接、神经根在硬膜外分叉。最后一种情况的典型例子是 L4 神经根的分叉，同时加入腰丛（股神经和闭孔神经）和骶丛（腰骶干）。但是，也有人研究发现，它们从同一个椎间孔分出，在脊髓圆锥处有不同的根起源。因此，当临床表现提示 2 个神经根受累时，应考虑到多种原因：同一病变压迫 2 个神经根；存在 2 个病变；同一椎间孔出现 2 个根；神经根分叉畸形。更复杂的变异还包括：在某个脊髓节段发出的神经纤维没有全部加入相应的神经根，而是一小部分加入比它起始节段水平低一个或数个节段的神经根中；有时候还会出现从前角运动细胞发出的轴索纤维加入背侧神经根的情况；此外，背根神经节在椎间孔内的位置也不是恒定的，有时靠内，有时靠外，越靠内侧越容易受到椎间盘、侧隐窝狭窄的影响而导致根性痛。

（五）脊柱的神经支配

1. 脊膜支

脊膜支也称为窦椎神经、返神经或者 Luschka 神经，是一支很小的分支，一般认为，在脊神经分为前支与后支之前分出，经椎间孔返回椎管；然后，分成较大的升支和较小的降支，各脊膜支的上下支互相吻合，形成脊膜前丛和脊膜后丛，遍布脊膜全长，还延伸入颅内。脊膜支含有来自脊神经节的感觉纤维，并有细支与最邻近的交感干神经节连接，或连于灰交通支，通过这种连接血管运动纤维进入脊膜支内。脊膜支分布于椎间盘的纤维环、后纵韧带、硬脊膜外结缔组织、脊髓被膜及脊髓血管。此支缺如时，由前根分出的脊膜纤维代替。

过去 60 年，学者进行了大量的研究来描述脊膜支的起源、分支和神经末梢的类型，而临床医师特别关注它们与椎间盘和后纵韧带的关系，但结果存在分歧。如前所述，其起源可能在背根神经节的远极、脊神经的起始部或交通支的背侧部分；而且多种起源是相当常见的，尤其在腰段，有时小的自发分支独立地循着不同的路径进入椎间孔。

Groen 等在胎儿人类标本的大透明切片上通过高度特异的乙酰胆碱酯酶染色方法发现，人的脊膜支几乎无例外由交通支发出，接近交通支与脊神经连接处，在胸腰交感干部几乎是一致的，在颈椎也可起源于椎动脉血管周围丛；典型的情况是由一支较粗的神经（大体解剖可见）和几支细支组成，但在低段和上颈椎优势脊膜支缺如的情况下，也可见 5 支窦椎神经进入一个椎间孔的情况。大的脊膜支在脊神经腹侧进入椎间孔并发出细的分支，这些分支基本沿着节段动脉的后中央支分布，发出长的升支和短的降支。从这些分支出发，有一支或三支卷曲的分支到腹侧硬脊膜。同样的，应用这种技术可以观察到脊膜支在后纵韧带的分布。通过这种方法，可以观察到单根节段脊膜支的终末面积。结果显示，后纵韧带是由不规则的丝状分布的神经纤维支配的，在韧带的扩张部、间盘的背侧密度较大。在纵向上，脊膜支上升或者下降 1 个节段为常见类型，但也有上升或者下降 2 个节段的情况。因此，一个受累的椎间盘引起的疼痛有时不好定位。通过分析横断面上的成分还可以推断脊膜支的功能：靠近神经起始部的切片染色标本显示很多小的有髓神经纤维，这可能是胸腰内脏神经节节后传出纤维，介导椎管内多种血管平滑肌的控制，也有大量的大的纤维与本体感觉的功能有关。甚至有研究认为，大的有髓纤维的节后轴突进入脊髓，介导姿势反射；小的无髓的神经纤维是传入纤维，一般是完成伤害感受的，如传导疼痛刺激（这也被很多临床和实验室研究所证实）。

关于纤维环是否存在神经支配尚存在争论。经典的研究指出，神经末梢可能仅存在于纤维环的最浅层的背侧部。而 Groen 等的高度特异的 AChE 方法证实纤维环的外板层存在神经纤维。

脊膜支在硬脊膜的分布同样对临床非常有意义。多数研究认为，脊膜支分布在腹侧面，而背侧中部无神经纤维，非常有利于无痛硬脊膜外穿刺。Cyriax 认为，椎间盘突出对腹侧硬脊膜的激惹可能是椎间盘源性疼痛的原因，但如果考虑到硬脊膜是可移动的，再加上神经纤维是非常扭曲盘绕的，这种致痛机制似乎又不怎么合理。但是，Parke 等的研究观察到下腰椎硬脊膜的腹侧通过大量的结缔组织纤维固定在腹侧椎管，而且在下腰椎间盘的边缘固定牢固。以上观察已被 Blikm 的系列解剖研究所证实，他的结果显示，某些个体硬脊膜与腹侧椎管相当固定，特别是在 L4L5 水平，这可以解释髓核向硬膜内突出的情况。那么，突出的椎间盘的张力作用顶起硬脊膜可能是间盘源性腰痛的原因之一。

2. 脊神经后支的内侧支

脊神经后支进一步分出内侧支和外侧支，终止于肌肉和皮肤。内侧支支配外骨膜、神经弓的韧带和关节突关节；沿途首先发出细小的关节支支配关节突关节的下外部，然后再发出细小的关节支支配该关节的内上部。一个椎间关节要接受相邻的两个脊神经后支的内侧支的支配。脊神经后支之间有复杂的吻合关系，因此，通过阻滞脊神经后支治疗背痛可能需要阻滞邻近 2 个或 3 个根神经才能生效。

（六）内脏神经系统

内脏神经系统主要分布于内脏、心血管平滑肌和腺体。中枢部在脑和脊髓，自中枢部发出的内脏神经为周围部，也分感觉神经和运动神经；由于不受意识控制，因此也称为自主神经系统。

1. 内脏运动神经

内脏运动神经有交感神经和副交感神经两种，多数器官同时接受这两种神经的双重支配。自低级中枢发出后，首先在周围部的内脏运动神经节交换神经元，神经节内神经元胞体发出纤维到达效应器，即内脏运动神经自低级中枢至所支配的效应器需要两个神经元（肾上腺髓质只需一个）。第一个神经元称为节前神经元，胞体位于脑或者脊髓，其轴突称为节前纤维（薄髓纤维）。第二个神经元胞体位于周围部的内脏神经节内，称节后神经元，其轴突称为节后纤维（无髓纤维）。节后神经元的数目较多，一个节前神经元可以和多个节后神经元形成突触。内脏运动神经的节后纤维围绕脏器和血管形成神经丛，再由神经丛分支到效应器。

（1）交感神经：低级中枢位于 T1～L3 脊髓灰质侧角的中间外侧核，发出节前纤维，其周围部包括交感干、交感神经节以及由节发出的分支和交感神经丛。

①交感神经节：

A. 椎旁神经节：又称交感干神经节，位于脊柱两侧，每一侧的椎旁节节间支连成交感干。交感干上端附于颅底外面，下端在第 3 尾椎前面，左右干连于奇神经节。椎旁神经节在成人每一侧的数量：颈部 3 个或 4 个，胸部 11 个或 12 个，腰部 2 个或 3 个，骶部 2 个或 3 个，尾部只有 1 个（奇神经节）。

B.椎前神经节：位于脊柱前方，为不规则的结节状团块，包括腹腔神经节、主动脉肾神经节、肠系膜上神经节、肠系膜下神经节等，各节均位于同名动脉根部附近。

②交感干与交通支：交通支是椎旁神经节和脊髓之间的联络神经，白交通支主要由脊髓灰质中间外侧核细胞发出的具有髓鞘的节前纤维组成，因髓鞘反光发白，故称为白交通支。节前神经元的胞体只存在于节段的灰质侧角，故白交通支只见于相应节段脊神经前支与对应的交感干神经节之间。灰交通支由椎旁神经节细胞发出的节后纤维组成，因多无髓鞘，色灰暗而称为灰交通支。它们分别从各个椎旁神经节细胞连于 31 对脊神经前支与交感干之间。

交感神经的节前纤维由脊髓灰质中间外侧核发出，经脊神经前根、脊神经、白交通支进入交感干后分为 3 个去向：

A.终止于相应的椎旁节，在此处交换神经元。

B.在交感干内上升或下降，终止于上方或下方椎旁节。一般来自上胸段（T1～6）中间外侧核的节前纤维，在交感干内上升至颈部，在颈部椎旁节内交换神经元；中胸椎（T6～10）在交感干内上升或下降，至其他胸部交感神经节交换神经元；下胸椎和腰段（T11～L3）则在交感干内下降，至腰骶部交感神经节交换神经元。

C.穿过椎旁节，至椎前节交换神经元。

交感神经的节后纤维分布也有 3 种去向：经灰交通支返回脊神经，随脊神经分支分布至头颈部、躯干和四肢的血管、汗腺、竖毛肌；攀附动脉走行，在动脉外膜处形成神经丛（如颈内外动脉丛、腹腔丛、肠系膜上丛等），并随动脉分支分布到所支配的器官；由交感神经节直接发出分支分布到所支配的脏器。

③交感神经的分布：

A.颈部：颈部的椎旁神经节一般为每侧 3 个，即颈上、颈中、颈下神经节，位于椎前筋膜深层，颈血管鞘后方，横突前方。

a.颈上神经节：位于第 2、第 3 或第 4 颈椎横突的前方，后方为颈长肌及其筋膜。节前纤维绝大多数经最上胸神经及其白交通支，于交感干内上升到此节。然后，大多数在节内换元，很小部分节前纤维到颈内动脉丛的细小神经节换元。自颈上神经节发出的神经和神经丛包括颈内动脉神经、颈内静脉神经、颈外动脉神经、咽喉支、颈上心神经；与某些脑神经、膈神经、颈神经有灰交通支，节间支向下连于颈中神经节，也可以发出细支到脊柱上部的韧带和骨骼。

b.颈中神经节：位于第 6 颈椎水平，约 18% 无此神经节，常在甲状腺下动脉的前方或其稍上方；与颈下神经节的节间支，常为双支或者多支，自颈中神经节下部发出；前内侧支为锁骨下袢，后外侧支在达颈下神经节之前，常分出小支包绕椎动脉，在这种分散的节间支内常存在小的神经节，称为椎动脉神经节。颈中神经节发出的分支包括颈总动脉丛、第 4 至第 6 颈神经的灰交通支、甲状腺下动脉的细支（甲状腺下丛的组成部分）、节间支、颈中心神经。其中，颈中心神经非常重要，为交感神经心支中最大的一支。颈中神经节也有小支分布到气管和食管。

c.颈下神经节：位于第 7 颈椎横突与第 1 肋骨颈之间，在椎动脉起点及伴行静脉之后、第 8 颈神经前面。75%～80% 的人颈下神经节与第 1 胸神经节（或第 2 胸神经节）合并而成星状神经节（颈胸神经节）。

星状神经节接受一支或更多的白交通支，来自第 1（或第 2）胸神经。发出的灰交通支至 C8 神经或 T1 神经，有时到 C7 神经或 T2 神经，至 C6 神经者较为少见。至每条脊神经的灰交通支有 5

支或 6 支，它们随臂丛分布于血管、汗腺、竖毛肌、骨、关节等。星状神经节还发出其他分支。较大的分支到椎动脉，在椎动脉的后方上升，至 C6 横突孔，参与形成椎动脉丛。椎动脉丛沿椎动脉上升达颅内，并沿基底动脉和它的分支走行，远及大脑后动脉；多数细支至锁骨下动脉，构成锁骨下动脉丛。节间支连于第 1 胸神经节。颈下心神经向下加入心深丛。

支配上肢的交感神经节前纤维来自脊髓上胸段，可能是 T2 ～ T6（或 T7）胸髓段。这些纤维经交感干，主要至颈下神经节交换神经元。至此发出的节后纤维至臂丛，主要穿行于臂丛下干。大多数支配上肢动脉血管收缩的神经均来自脊髓 T2、T3 神经的前根，故切断至上肢的节前纤维，即自第 3 胸椎旁神经节切断交感干及至第 2 至第 3 胸椎旁神经节的交通支，便可阻断上肢缩血管神经对上肢血管的支配。但要注意的是，不要切断第 1 胸椎旁神经节的白交通支，因为至上肢的许多血管运动和汗腺分泌的神经并不从它通过，它主要含有经交感干至颈上神经节的节前纤维，一旦损伤，可引起霍纳综合征（Horner syndrome）。

B. 胸部：胸部的交感干由椎旁神经节（胸神经节）以节间支连接而成。神经节的位置一般在肋骨头，最后 2 个或 3 个神经节位于胸椎体侧面。所以，交感干胸部由外上侧向前内侧略显倾斜，位于胸内筋膜，中白交通支终止于相应椎旁神经节，有的穿经相应椎旁神经节后，在交感干内上行或者下行：灰交通支有的返回 31 对脊神经，有的直达胸腔脏器，有的随动脉分支分布至动脉供应区。

C. 腰部：腰部交感神经干位于腹膜后的腹膜外组织内，在脊柱的前外侧，沿腰大肌内侧缘下降，少数被此肌内侧缘覆盖，较胸交感干更接近中线。右侧腰交感干沿下腔静脉外侧下降，或部分被静脉覆盖；左侧则在腹主动脉外侧。腰神经节有 2 ～ 8 个，一般为 4 个。节前纤维所形成的白交通支只见于第 1、第 2 腰神经，有时也存在第 3、第 4 腰神经。所有的腰神经节均有灰交通支，并且 1 支腰神经可具有 2 个灰交通支。自腰神经节或节间支发出内脏支、血管支和分布于椎骨和韧带的分支，参与构成腹腔神经丛。

D. 盆部：由骶部和尾部组成。交感干位于骶骨前面、骶前孔的内侧。下端在尾骨前端，左右交感干汇合，终于单一的尾神经节（奇神经节）。交感干骶部有 3 ～ 6 个神经节，一般为 4 个。尾部只有 1 个尾神经节。骶神经节无白交通支，其节前纤维可经下 3 个胸神经和上 2 个腰神经的白交通支至交感干，在干内下降至骶神经节交换神经元。各神经节均有灰交通支至骶神经或尾神经。骶神经节发出分支（内脏支、血管支），有的形成神经丛支配内脏及血管。

（2）副交感神经：副交感神经的低级中枢位于脑干的副交感核和脊髓节段灰质的骶副交感核。副交感核发出的节前纤维终止于副交感神经节（气管旁节或者器官内节），再由神经节发出节后纤维。每个气管旁节除了有副交感节前纤维在节内交换神经元外，还有感觉神经纤维和交感神经纤维穿过。

迷走神经的节前纤维由延髓的迷走神经背核发出，下行分支到胸腹腔脏器附近或器官壁内的副交感神经节交换神经元，节后纤维分布于胸腹腔脏器（降结肠、乙状结肠和盆腔脏器除外）。骶部副交感神经节前纤维由骶髓 2 ～ 4 节段灰质的骶副交感核发出，随骶神经出骶前孔，又从骶神经分出，组成盆内脏神经，加入盆丛，发出分支分布到盆腔脏器，在脏器附近或器官壁内的副交感神经节交换神经元。节后纤维支配结肠左曲以下的消化管、盆腔脏器和外生殖器。

2. 内脏感觉神经

内脏感觉神经通过内脏感受器接受来自内脏的刺激，将内脏感觉性冲动传到中枢，中枢可直接通过内脏运动神经或间接通过体液来调节内脏器官的活动。

内脏感觉神经元的胞体位于脑神经节和脊神经节内，为假单极神经元。它们的周围突为不同粗细的有髓纤维及无髓纤维，穿行于交感神经及副交感神经，与其传出性的节前及节后纤维伴行，经过自主神经节时，不发生突触换元，再经过内脏神经丛到达内脏感受器。在面神经、舌咽神经、迷走神经、胸及腰上部脊神经和第 2 至第 4 骶神经内，均有内脏传入纤维。内脏传入纤维的中枢突经脊神经后根进入接受的胸部、腰上部及骶中部区域。在脊髓内，这些纤维也分成长的上升支及短的下降支，其终末支及侧副支终止于脊髓后角。这些内脏传入纤维中，传导内脏疼痛者伴随着躯体疼痛传导纤维，在后根的外侧部进入后外侧束，终止于脊髓后角细胞。专门传导压觉的纤维，经后根内侧部进入脊髓后角，终止于脊髓后角细胞从后根进入的某些内脏传入神经元的中枢突，可能在脊髓后索内（特别在薄束内）上升，终止于延髓的薄束核和楔束核。

七、脊柱的血液供应

（一）脊柱的动脉

1. 脊柱的节段动脉

脊柱的动脉供应具有明显的节段性，相邻节段间存在纵行吻合链。每个椎骨都接受来自节段动脉多组营养血管的供应，这些营养血管包括椎体前中央、后中央、两侧、椎板前及椎板后 5 组分支，其中，前中央及椎板后两个分支来自脊柱外血管。这些分支之间存在横行的动脉吻合，从而形成椎体腹侧网、背侧网，以及椎弓腹侧网、背侧网；按其分布的部位又可分为椎骨内动脉和椎骨外动脉。

2. 脊柱动脉各部的血供特点

观察脊柱的血液供应时可以清楚地发现，只有那些与主动脉关系密切的脊椎有直接的节段动脉供应，从 T2 到 L1 是典型的节段动脉供应模式；而颈椎、上胸椎以及骶椎的血液则来自不同的血供系统。颈椎的大部分血供来自椎动脉和颈深动脉，下一个颈椎和上两个胸椎血供来自锁骨下动脉的肋颈干，骶椎的血供来自髂内动脉的骶外侧支和骶正中动脉的分支。

（二）脊柱的静脉

脊柱的静脉数量多，广泛吻合成丛，按其所在部位可分为椎管内、外静脉丛。其共同特点是无瓣膜，血液可双向流动；管壁薄；同一段血管口径不同，局部可膨大成窦状；不与动脉密切伴行。

1. 椎管外静脉丛

椎管外静脉丛以横突为界分为前丛和后丛。较小的前丛与前中央支的分布区域相同，接受椎体前方和侧方穿出的静脉，而范围较大的后丛接受节段动脉后方分支供应区域（肌肉和椎板后）的血液回流。椎管外后静脉丛构成一套成对的静脉系统，分别位于两侧椎骨肋骨沟内，两侧的椎管外后静脉丛之间有横行的吻合支通过棘突间相交通，接受通过椎间孔出来的椎内静脉丛的节段性属支，最终汇入腔静脉系和奇静脉系的腰静脉和肋间静脉。椎外后静脉丛在颈后区域最为丰富，接受通过椎静脉来的各脊间属支的回流血液，汇入颈深静脉和颈内静脉。

2. 椎管内静脉丛

椎管内静脉丛也称硬膜外静脉丛，在功能上更为重要，在解剖上也较为特殊，从尾椎一直分布到枕骨大孔，所经之处均被硬膜外脂肪包裹，由胶原纤维网支持。椎管内静脉丛并不是完全随意地缠绕着硬膜，而是以相互交叉连接的方式形成前后梯形的空间结构沿椎管扩展。硬膜外静脉丛前部主要由两个连续的通道组成，分别位于前外侧，在椎弓根的内缘沿着椎体后面走行，越过椎体后中央部向内侧延伸，与对侧形成交叉吻合，在椎间盘的表面壁最薄，硬膜外静脉丛前部在吻合处接受位于椎体后正中凹处骨松质内的椎体内静脉窦的血液。这些椎体内静脉窦非常大且不成对，观察椎体以及其血管的横断面，可见大的血管通道直接将椎体内骨松质、椎体内静脉窦以及前外侧丛相连接。可以通过向椎体的骨松质或棘突的骨松质内注射造影剂来对硬膜外静脉丛进行血管造影，从而观察局部的硬膜外静脉丛的结构。硬膜外静脉丛的后部也由两个通道组成，分别位于椎弓和黄韧带前面、中线两侧，有穿过黄韧带的交通支相吻合。

椎管内静脉汇集成椎间静脉，出椎间孔后与椎管外静脉汇合，最终开口于椎静脉、肋间后静脉、腰静脉和骶外侧静脉。硬膜外静脉丛与盆腔器官、大脑之间的血液倒流为盆腔肿瘤的转移提供了通路。

第二节　脊柱和脊髓断面影像学

一、概述

（一）CT 常规检查方法

脊柱与脊髓的 CT 常规检查方法主要包括 CT 平扫、增强扫描和 CT 重建。

1. CT 平扫

目前主要进行多层螺旋扫描，一般为横断面扫描，根据需要重点观察的部位设定扫描层厚、扫描层次，显示骨性结构和软组织结构。为了更好地观察脊柱平扫影像，骨结构、椎间盘、硬膜囊、脊髓及椎旁软组织应用软组织窗、骨窗分别观察。脊椎扫描层厚一般为 3 mm，骨窗窗宽 1200 ～ 1800 HU，窗位 400 ～ 600 HU，软组织窗窗宽 300 ～ 400 HU，窗位 50 ～ 80 HU。扫描后经三维图像处理可获得高质量的多方位重建图像，可对上述结构进行进一步观察。

2. 增强扫描

增强扫描：静脉注射水溶性碘造影剂后再进行扫描的方法。经静脉增强扫描可用于观察椎体、附件骨质破坏后病变组织增强情况、周围软组织侵犯范围及程度，对肿瘤、炎症的诊断和鉴别诊断有一定的作用。增强扫描还可用于观察脊柱病变、畸形及与周围血管的关系，为手术提供重要的术前资料，但对于成骨性病变，增强扫描仍有一定的局限性。

3. CT 重建

（1）二维重建：

①多平面重建（MPR）：将扫描范围内所有的轴位图像叠加起来，再对某些标线标定的重组线所指定的组织进行冠状位、矢状位、任意角度重建。缺点：难以表达复杂的空间结构关系。优点：

A. 椎间盘：任意角度 MPR 图像都可以很好地显示椎间盘病变，不受脊柱侧弯、生理曲度变化影响。

B. 椎管：多方位 MPR 图像对椎管形态的观察更加直观，对椎管椎体肿瘤的观察更加全面直观。

C. 骨质结构：矢状位、冠状位 MPR 可完整显示椎体的边缘轮廓及骨质情况，对椎体边缘的骨质增生均显示清晰，对椎体及附件骨折的观察更加全面，对轻度骨裂骨折亦能较好地显示；斜位 MPR 亦能很好地显示双侧椎间孔及椎弓椎板，对腰椎滑脱者可清楚显示滑脱的程度及有无椎弓断裂和小关节病变。

D. 韧带、软组织：重建图像可以完整地显示钙化的前后纵韧带、黄韧带、项韧带。

②曲面重组（CPR）：是一种特殊的多平面重组方式，根据感兴趣器官、组织的走行方向描画曲线，可以在图像中得到弯曲物体的全长。由于颈胸腰椎均有一定的曲度，因此常规冠状位重建图像很难在同一平面显示所有椎体，而沿椎体中心、后缘及椎管分别行 CPR 可以较好地显示脊柱的冠状位情况。对于脊柱侧弯，CPR 图像亦可以较好地显示椎管形态。缺点：容易造成假阳性。

（2）三维重建：

①脊柱容积重组再现（VRT）：可选择性选定多个 CT 阈值，并通过调整遮盖、透明度及颜色逼真地再现容积图像，是一种创建彩色图像的方式；能清晰地显示脊柱的轮廓形态、椎体及附件，且

层次分明，立体感强，如标本一般；另外，通过调整不同组织 CT 值阈值范围，可以显示周边软组织结构，为诊断提供更多信息。

②表面遮盖显示（SSD）：通过确定兴趣区所要显示结构的实际密度所包含的最高和最低 CT 值，设定最高和最低阈值水平，将阈值范围内的连续性像素构筑成单个三维结构模型，因此能较好地显示表面轮廓。但是，SSD 对深部结构微小骨折不及 MPR 及薄层 MIP 敏感，无法在组织密度方面进行细微区分，只能显示单一组织密度，对脊柱疾病一般只显示骨骼成分。

③最大密度投影重组（MIP）：在三维显示图上对每条射线上的最高密度进行编码，无 CT 阈值选择。在脊柱病变中 MIP 显示效果大致同 X 线片，但可以旋转，多方位观察。薄层 MIP 通过调整模块厚度、窗位、窗宽及适当旋转，也可以很好地显示椎体、附件骨质结构，且有一定的立体感，主要用于观察脊柱术后金属钉位置及走行方向。

（二）CT 特殊检查方法

1.CT 脊髓造影（CTM）

CTM 是将少量非离子型水溶性造影剂注入蛛网膜下腔后进行 CT 扫描，利用 CT 高分辨率的特性，使蛛网膜下腔内的造影剂显影，对比出硬膜囊形态及其内的脊髓等结构，因此可较准确地观察椎管形态；测量椎管各径线和侧隐窝大小；诊断椎间盘膨出及突出，特别是对椎间盘突出能做出确诊性诊断；确定椎管狭窄的原因及程度。尽管 CTM 融合了 CT 平扫及普通脊髓造影的优点，但是，由于此种检查具有放射性，且必须做蛛网膜下腔穿刺及存在造影剂反应的可能性，因此，随着 CT，特别是 MRI 的迅速发展，临床上 CTM 的应用已显著受到限制。

2.CT 引导下椎间盘造影

CT 引导下椎间盘造影：在 CT 监视下将一定剂量造影剂注入椎间盘髓核的一种微创检查方法，根据是否诱发出和平时性质、程度相同的疼痛表现，可鉴别是否有间盘源性痛；同时，还可根据注入造影剂的剂量和分布范围来判断纤维环撕裂程度，为进一步治疗提供依据。

（三）MRI

MRI 通过分析人体内部运动的 H^+ 的空间分布进行成像。当人体进入外部磁场（如 MRI 扫描线圈）后，大量 H^+ 的极性与外部磁力线平行而产生 MRI 影像。射频脉冲（radio frequency pulse，RF）以脉冲的形式进入体内，激活平行运动的 H^+，使其从低能量状态进入高能量状态，随之 RF 消失，H^+ 释放能量，从高能量状态返回低能量状态；通过记录 H^+ 从高能量状态进入低能量状态过程中释放的能量来成像。这种能量状态的转换称为弛豫，包括 T1（纵向弛豫时间）和 T2（横向弛豫时间）两个时间参数。T1 和 T2 是组织的内在物理特性，MRI 信号强弱主要取决于 T1、T2 和 H^+ 密度（组织中 H^+ 数目）。换言之，信号的强弱是由体内的液体量决定并受其流动的影响。

获取 MRI 图像的技术称为脉冲序列，SE、GE 和 STIR 是目前普遍应用的脉冲序列。SE 脉冲序列应用最广泛，包括 TR（回波时间）和 TE（弛豫时间）两个时间参数，它们由图像获取的时间决定。通过改变 TR 和 TE，可引起 T1 和 T2 的相应变化，而目标组织中 H^+ 的密度决定了图像对比度。T1 加权像突出显示组织 T1 性质，经短 TR（400～600 ms）和短 TE（15～30 ms）实现；长 TR（2000～3000 ms）和短 TE 用于分析组织中的 H^+ 密度，称为质子相；T2 加权用于描述组织的 T2 性质，表现为长 TR 和长 TE。经典 SE 序列已被快 SE 序列取代，因为后者可以显著缩短扫描时间。

图像对比度取决于物体的发光程度，因此，不同信号强度代表不同的对比度。正常组织和异常组织的信号强弱和特性取决于所使用的脉冲序列。T1 加权优先显示脂肪、亚急性血肿或富含蛋白质的液体，因为这些物质在T1像上表现为高信号（短T1），解剖结构显示清晰。组织中水化物的状态决定T2加权像，含有细胞外液的组织（CSF、囊肿和坏死组织）在T2加权像上表现为明亮的高信号。脂肪抑制序列有助于T2加权像上液体和血肿的鉴别。

信号强弱不仅可以用于区分正常和异常组织，还可用于区分组织和器官结构。扫描层厚、角度和线圈大小决定了图像的空间分辨率（细节分辨力），使用表面线圈可以提高MRI空间分辨率。对于一些有特殊要求的成像部位，可以使用二维或三维技术（如血管成像）。高场强MRI（1.0～1.5 T）图像分辨率优于低场强MRI（0.1～0.3 T），低场强MRI适用于肥胖或幽闭恐惧症的患者，大多数MRI为低场强。

要获得最佳脊柱MRI图像，如毗邻组织最佳分辨率、最大空间分辨率、最短扫描时间、最小噪声和伪影以及所需的范围，应该遵守标准的协议。患者在行MRI检查前，一定要明确是否存在禁忌证。相对禁忌证包括可磁化的颅内动脉瘤夹、心脏起搏器和灌注泵，因为这些设备在外界磁场中会失灵。金属植入物、某些心脏瓣膜、眼部或脊柱的金属假体和可磁化的耳蜗或眼睛植入物是MRI检查的禁忌，但可通过特殊的序列来减少禁忌物品的种类。检查中患者活动是影响图像质量最常见的原因，可通过使用快扫描线圈和对患者进行检查前教育来减少影响。

脊柱各部位MRI扫描都有明确的标准。在矢状面上，T1加权序列或质子加权序列应与T2加权序列共同使用。颈椎的扫描层厚为3 mm，胸椎为3～4 mm，腰椎为4～5 mm。颈椎的SE或GE轴向序列层厚为1～3 mm，与腰椎相比，颈椎需要薄层扫描，以显示微小病变和结构，尤其是神经孔。在胸椎，对于患者有症状或矢状位上存在异常的节段，可进行T2加权序列或GE轴向序列扫描。腰椎轴向序列包括T1加权序列或质子密度加权序列，厚度为4 mm，以及快SE-T2加权序列，厚度为3～4 mm，轴向扫描应覆盖L4、L5至L5～S1椎间盘的位置。

图像显示是MRI成像的最后一步。由于正常与异常组织间对比的跨度很大，因此选择最佳的对比灰度比较困难。分析所获得的全灰度图像，需要在高分辨率显示器上进行，这些诊断平台使用的显示器还提供了增强图片显示效果的软件工具。

二、横断面解剖

颈椎、胸椎及腰椎的结构相似，但各段椎骨的大小、形态及相对位置均有差异。以下以具体椎骨为例介绍一些具有代表性的层面。

（一）颈椎

第1、2颈椎及第7颈椎形态特殊，其余4个颈椎具有相似结构。

颈椎椎管大致为三角形，第1至第3颈椎水平椎管较宽，第3至第7颈椎椎管管径大致相等。椎管前后径小于10 mm，应考虑椎管狭窄。脊髓位于硬膜囊正中，在横断面上几乎都呈椭圆形。颈段蛛网膜下隙较宽大，硬膜外隙脂肪很少，仅位于背侧和外侧部。颈神经根较短，走行近似水平。椎间孔位于相邻的椎弓根之间，为长4～5 mm的骨性管道，与冠状面成45°，其前内侧壁为椎体钩的后面、椎间盘和椎体下部，后外侧壁为关节突关节的内侧部。颈神经根向前下外穿出椎间孔，并与冠状面成45°，与水平面成约10°。

1. 寰枢关节层面

寰椎呈环状，分为前弓、后弓和两侧的侧块。前弓的后方有枢椎的齿突，齿突呈圆柱形，其前缘稍平，与前弓后面的关节面构成寰枢正中关节；齿突后方为寰椎横韧带，两侧为翼状韧带。正常成人寰齿关节间隙小于 3 mm，齿突至两侧寰椎侧块间距离相等，否则均考虑寰枢关节半脱位。侧块上下方的关节面分别与枕骨和枢椎构成关节，侧块外侧方的骨结构为横突。寰椎的横突较其他颈椎横突长且粗，横突孔内有椎动脉通过。

第 1 颈椎水平脊髓腹侧面略平，可见一个由前正中裂形成的凹陷，后缘略圆，中线也可见由后中间沟形成的一微凹。硬脊膜与蛛网膜连在一起，无法区分，统称为硬膜囊。硬膜囊与骨性椎管之间为硬膜外间隙。蛛网膜下腔内含脑脊液（图 6-2-1）。

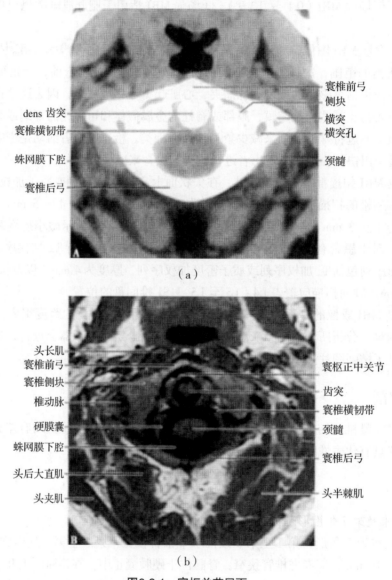

（a）

（b）

图6-2-1　寰枢关节层面

2. 第 5 颈椎椎弓根层面

该层面可显示第 5 颈椎完整的椎管，椎管由前方的椎体、侧方的椎弓根和后方的椎板（椎弓板）围成，呈尖端向后的三角形。第 5 颈椎椎体呈卵圆形，后缘平直或稍凹陷，椎体的横径大于矢状径。椎弓根较短，从椎体向后方伸出并连向关节块，与矢状面成 45°。关节块由上关节突和下关节突构成，连接椎弓根与椎板。两侧椎板在中线处呈钝角相连接，从连接处可见第 5 颈椎棘突斜向后下方，呈分叉状。椎体与关节块的外侧为横突，其根部有横突孔，内有椎动脉、椎静脉通过。脊髓横断面呈椭圆形（图 6-2-2）。

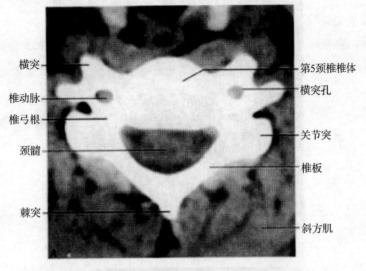

（a）CT平扫

横突
椎动脉
椎弓根
颈髓

棘突

第5颈椎椎体
横突孔
关节突
椎板
斜方肌

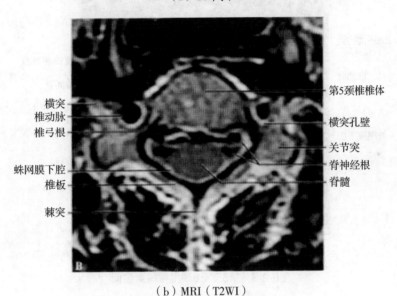

（b）MRI（T2WI）

图6-2-2　颈5椎弓根层面

横突
椎动脉
椎弓根
蛛网膜下腔
椎板
棘突

第5颈椎椎体
横突孔壁
关节突
脊神经根
脊髓

3. 颈 5/6 椎间盘层面

　　椎间盘的前方可见第 5 颈椎椎体的前下缘，后方可见第 6 颈椎椎体的后上缘；由于椎间盘不伸至椎体的两边，因此椎间盘的两侧可见第 6 颈椎的钩突。钩突的后外方为椎间孔，椎间孔的后缘是第 5、第 6 颈椎的关节突关节，该关节间隙表现为相邻关节突骨皮质之间的狭窄间隙，正常宽度为 2 ～ 4 mm，包括其间的关节软骨和真正的关节间隙。关节间隙的前方为第 6 颈椎的上关节突，后方为第 5 颈椎的下关节突。该层面椎板较细小，在中线不相连，椎板内面有较薄的黄韧带附着。椎间孔内充填脂肪，其中有神经根影。在椎间孔的前外方、椎间盘及钩突的两侧可见椎动脉和椎静脉。椎管，硬膜囊，脊髓的大小、形态均与上一层一致（图 6-2-3）。

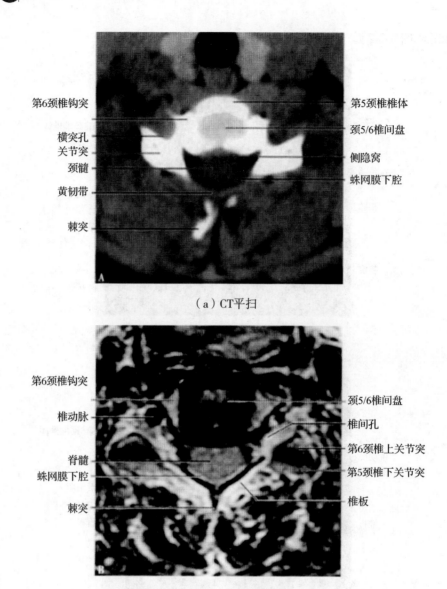

（a）CT平扫

（b）MRI（T2WI）

图6-2-3　第5至第6颈椎椎间盘层面

（二）胸椎

横断面上，胸椎椎体呈心形，横径和前后径大致相等。胸椎椎间盘似心形，后缘凹陷，大小与椎体一致。肋骨头平行于椎间盘，并作为显示椎间盘的重要标志。胸椎关节突的关节面近似冠状位，棘突斜向后下。椎体、横突均有关节面与肋骨构成关节。

胸椎椎管水平断面呈圆形，横径与前后径大致相等，除第12胸椎椎管外，平均值为14～15 mm。硬膜外脂肪主要分布于椎间孔和硬脊膜与椎弓之间。胸段脊髓水平断面呈圆形，位于硬膜囊正中稍前方。因胸髓节段高于同序数椎体，故脊神经根较长，并斜行向下，在蛛网膜下腔下降2个或3个椎体后才通过相应椎间孔。

1. 第8胸椎椎弓根层面

该层面可显示第8胸椎完整的椎管。椎体呈心形，椎体横径与前后径相近，椎体内可见"Y"形的椎基底静脉影。椎弓根自椎体上部垂直向后伸出，与椎板相连。椎板短而宽，向内后方斜行，于中线处会合，然后向后伸出第 8 胸椎棘突，其后方有时可见第 7 胸椎棘突的末端。横突自关节块向后外方伸出，与第 8 肋骨并行，横突末端的前外侧面有肋凹，与肋骨的肋结节形成肋横突关节。胸椎椎管近似圆形，胸髓断面呈圆形，位于蛛网膜下腔正中稍偏前。脊髓的前后径平均为 7.5 ～ 8.5 mm。蛛网膜下腔的前后径平均为 12 ～ 13 mm（图 6-2-4）。

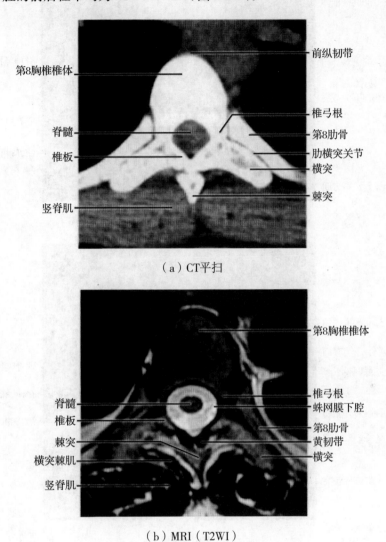

（a）CT平扫

（b）MRI（T2WI）

图6-2-4　第8胸椎椎弓根层面

2. 第 8 胸椎椎间孔上部层面

该层面骨性椎管不完整。椎体后缘轻度凹陷，后外侧为椎间孔，孔内有脂肪、神经根及硬膜外静脉。椎间孔的前缘为第 8 胸椎椎体后缘，后方为第 8 胸椎的下关节突。两侧椎弓板在中线处相连，连接处向后方突起形成第 8 胸椎棘突。椎骨、脊髓和蛛网膜下腔的径线与上一层相同（图 6-2-5）。

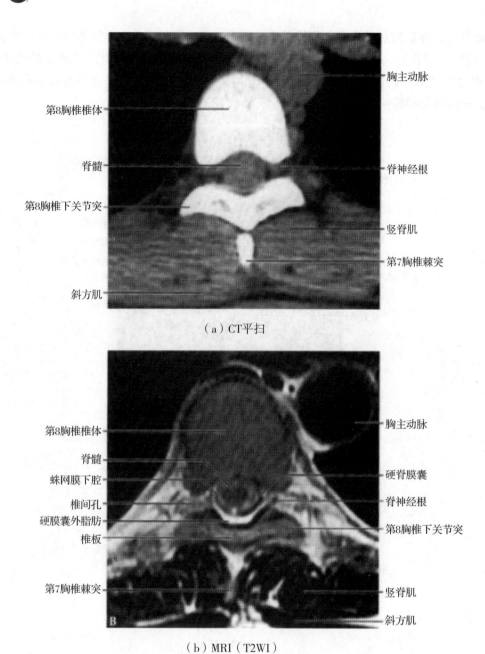

（a）CT平扫

（b）MRI（T2WI）

图6-2-5　第8胸椎椎间孔上部层面

3. 胸 8/9 椎间盘层面

胸椎间盘较颈、腰部椎间盘薄，横断面积比颈椎间盘大，椎间盘的侧后方见第9肋的肋骨头。肋骨头后内侧为椎间孔，椎间孔后方为第8、第9胸椎的椎间关节。椎间关节的关节面方向近似冠状面，关节间隙宽径2～4 mm，间隙的前方为第9胸椎的上关节突，后方为第8胸椎的下关节突。椎板的后方可见第8胸椎棘突部分断面。脊髓位于蛛网膜下腔中央，稍偏，脊髓、蛛网膜下腔的径线较上一层面略增大（图 6-2-6）。

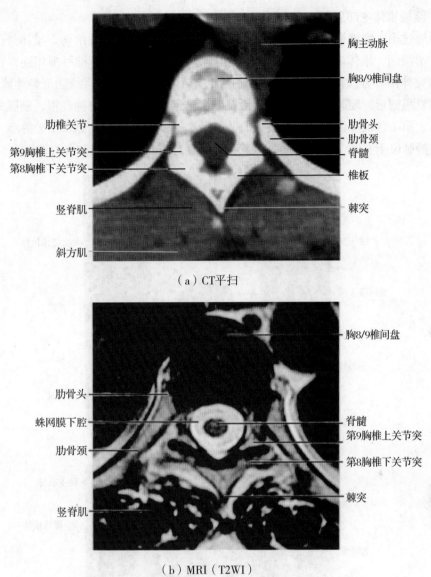

（a）CT平扫

（b）MRI（T2WI）

图6-2-6　第8至第9胸椎椎间盘层面

（三）腰椎

　　腰椎椎体是所有椎骨中最大者，横断面呈肾形，上段腰椎关节突关节面呈斜矢状位，与矢状面大致成 45°，向下角度逐渐增大，前外方是下位椎骨的上关节突，后内方是上位椎骨的下关节突。横突以第 3 腰椎最长，第 1 和第 5 腰椎最短。腰椎间盘大小、形态与相邻椎体相似，水平断面亦呈肾形，后缘内凹，但第 5 腰椎至第 1 骶椎椎间盘后缘平直或稍凸。

　　各段腰椎椎管形态不一，第 1 和第 2 腰椎椎管水平断面多呈圆形或卵圆形，其横径大于或等于前后径；第 3 和第 4 腰椎椎管水平断面多呈三角形，横径大于前后径；第 5 腰椎椎管多呈三叶形。CT 测量时，腰椎椎管前后径的正常范围为 15 ～ 25 mm。侧隐窝是椎管最狭窄部，也是神经根出相应椎间孔的通道。在硬膜囊的前方和前外侧有丰富的硬膜外脂肪。脊髓位于硬膜囊内，其圆锥末端在第 1 腰椎体平面，腰、骶、尾部脊神经根在硬膜囊中围绕着脊髓圆锥和终丝，称为马尾。在水平断面上可见围绕在脊髓圆锥、终丝周围均匀分布的脊神经根。

1. 第 1 腰椎椎体中部层面

该层面通过第 1 腰椎椎体的中部及椎弓根。椎管呈完整的环状骨结构。椎体外形较大，前缘圆隆，后缘平滑微凹，椎体内见"Y"形椎基底静脉影；椎体侧后方与椎弓根相连，在椎弓根与椎板相连处见横突伸出外方，两椎板会合处见棘突伸向后方。上关节突后缘圆形骨性隆起为腰椎乳突。椎管及硬膜囊呈圆形，硬膜囊内含脊髓圆锥及断面呈密集点状的马尾神经根。硬膜外腔内含脂肪和椎内静脉丛。第 1 腰椎椎体的侧方见腰大肌的起始部，前方有腹主动脉和下腔静脉，腹主动脉位于左侧，下腔静脉位于右侧。椎体的背面、棘突与横突之间有横突棘肌和竖脊肌（图 6-2-7）。

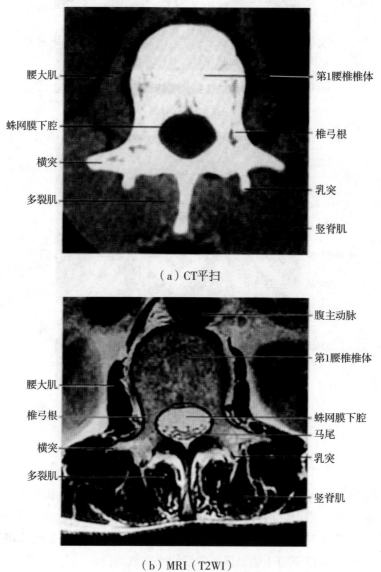

（a）CT平扫

（b）MRI（T2WI）

图6-2-7　第1腰椎椎体层面

2. 第 4 腰椎椎间孔上部层面

该层面显示第 4 腰椎椎间孔的上部。椎管呈不完全的环状结构，椎体呈椭圆形，后缘平滑微凹。椎体后外侧与第 4 腰椎下关节突之间为椎间孔，内见第 4 腰椎脊神经的后根神经节，神经节的内侧为硬膜外静脉。第 4 腰椎下关节突前方有黄韧带附着，后方与椎板相延续。两侧椎板在中线会合处后方见棘突。

该平面骨性椎管的前后径和横径均比第 1 腰椎椎体层面略大。硬膜囊前缘平直，囊内见散在点状的马尾神经根位于终丝周围。硬膜外脂肪在椎间孔处和硬膜囊前、后方最为丰富。椎板的后方有多裂肌和竖脊肌（图 6-2-8）。

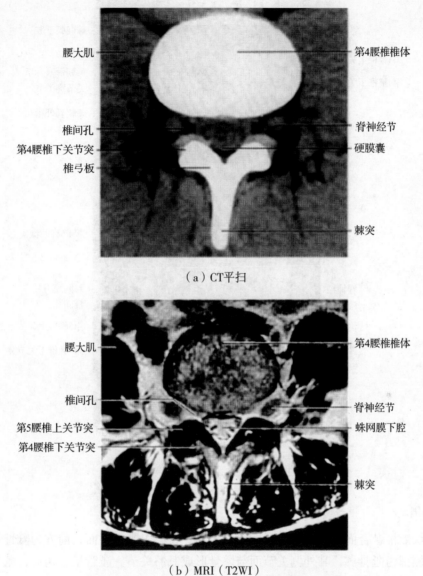

（a）CT平扫

（b）MRI（T2WI）

图6-2-8　第4腰椎椎间孔上部层面

3. 腰 4/5 椎间盘层面

　　椎间盘的形态与相邻椎体一致，后缘微凹。椎间盘侧后方为椎间孔，孔内见硬膜外静脉和脂肪，孔的外侧见第 4 腰神经斜向前外侧走行。椎间孔后方可见腰 4/5 椎间关节，关节面呈弧形，从前内斜向后外方，关节间隙为 2 ~ 4 mm。关节腔的前方为第 5 腰椎上关节突，后方为第 4 腰椎下关节突。下关节突与椎板相延续，椎板前方见条状的黄韧带附着，其厚度正常为 3 ~ 5 mm。硬膜囊形态及囊内、外结构与上一层相仿。在硬膜囊的前外侧可见圆形的第 5 腰椎神经根断面（图 6-2-9）。

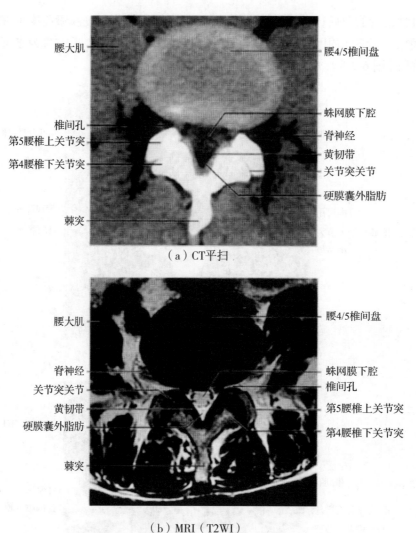

（a）CT平扫

（b）MRI（T2WI）

图6-2-9　第4、第5腰椎间盘层面

（四）骶骨

骶骨由 5 块骶椎融合而成，略呈扁平倒置三角形。在第 1 骶椎平面，前方为骶骨岬，后方为骶管。骶骨的两侧部为骶骨翼，其外侧关节面与髂骨形成骶髂关节。骶管呈三角形，骶骨的前、后面分别有骶前孔、骶后孔，与骶管相通，骶前孔、骶后孔分别有脊神经前支、后支通过。骶管前后径约为 14.9 mm，横径约为 31 mm。骶骨背面中线上为骶正中嵴，是棘突融合所成；硬膜囊紧靠骶管后壁，内有马尾。骶管两侧为侧隐窝，内有第 1 骶神经根，神经根外包硬脊膜延伸为神经鞘。硬膜外隙前宽后窄，脂肪较丰富。骶骨的背面有骶棘肌，两侧为髂骨翼。髂骨翼的前方有髂腰肌，后方由浅至深可见臀大肌、臀中肌、臀小肌。

三、矢状面解剖

（一）正中层面

正中矢状层面上可见脊柱的 4 个生理弯曲，颈曲和腰曲凸向前，胸曲和骶曲凸向后。椎体呈矩形，上、下缘微凹，由上而下逐渐增大，胸椎椎体前缘高度逐渐增加，而后缘高度逐渐递减，在第3腰椎椎体平面，前、后缘高度大致相等。在椎体后缘中部有条状凹陷，为椎基底静脉所在。

寰椎前弓和后弓的断面均呈圆形，前弓的后方为枢椎齿突，其与寰椎前弓和寰椎横韧带构成寰枢正中关节。从枢椎到骶骨，相邻椎体间夹有椎间盘的断面。椎间盘以腰部最厚，颈部次之，胸部最薄。椎间盘由髓核和纤维环构成。前纵、后纵韧带分别覆盖于椎体前后缘，呈低信号；正常情况下，与椎体骨皮质及椎间盘纤维环信号一致，难以辨别。

脊髓上段与延髓相连，下端为脊髓圆锥，终止于第1腰椎的下缘，最低不低于第2腰椎椎体水平。脊髓颈膨大位于第5颈椎至第1胸椎脊髓节段，腰膨大位于第2腰椎至第3骶椎脊髓节段。

蛛网膜下腔环绕在脊髓周围。颈段、上胸段脊髓位于蛛网膜下腔的中央，下胸段脊髓稍偏前方；腰段的蛛网膜下腔较宽大，内有脊髓末端、终丝和马尾神经根。

骨性椎管与硬膜之间为硬膜外间隙，内含神经、血管和脂肪。椎内静脉丛分为前后两部。前部位于椎体、椎间盘的后面及后纵韧带的两侧：后部位于椎弓和黄韧带的前面。硬膜外脂肪在颈段较少；在胸段见于椎弓与硬膜之间；腰段位于硬膜囊前后方。棘突之间为棘间韧带，各棘突尖端有棘上韧带相连，腰椎棘突间隙最大，颈椎次之，胸椎最小。

（二）经椎间孔层面

椎间孔区矢状位可见椎体后上部与椎弓根相连。椎弓根上切迹较浅，下切迹较深，上、下切迹分别构成椎间孔的上缘、下缘。椎间孔前壁为椎体、椎间盘，在颈椎尚有钩突的后面参与前壁的组成。椎间孔的后界为关节突。颈胸部椎间孔呈卵圆形，腰部椎间孔呈耳形。孔内富含脂肪，上部可见背根神经节的断面，呈圆形，神经节的前上方有椎间静脉上支和腰动脉椎管内支的断面。椎间孔的后方由上关节突、下关节突构成椎间关节。颈椎的椎间关节面近似水平面；胸椎的椎间关节面近似冠状面，矢状面成像能清楚显示颈椎和胸椎的椎间关节面；腰椎的椎间关节面方向近似矢状面，因此在矢状面上难以清楚显示（图6-2-10）。

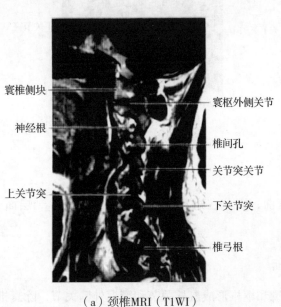

（a）颈椎MRI（T1WI）

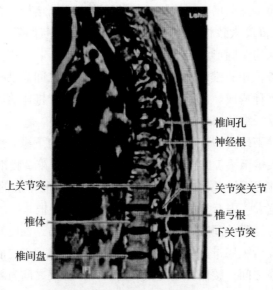

椎间孔
神经根

上关节突
关节突关节

椎体
椎弓根
下关节突

椎间盘

（b）胸椎MRI（T1WI）

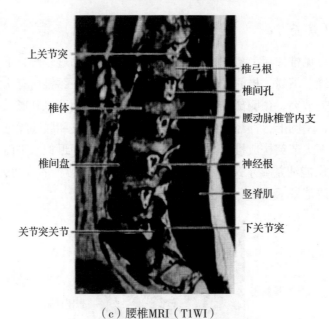

上关节突
椎弓根
椎间孔

椎体
腰动脉椎管内支

椎间盘
神经根

竖脊肌

关节突关节
下关节突

（c）腰椎MRI（T1WI）

图6-2-10　经椎间孔层面

四、冠状面解剖

由于脊柱有生理性弯曲，因此在冠状面成像时，难以用单一层面来反映各段椎体和脊髓的全貌。

（一）椎体正中层面

寰椎侧块分别与枕骨髁和枢椎形成寰枕关节和寰枢外侧关节，除寰椎、枢椎外，各段椎体呈矩形，左右径大于上下径。椎体由上而下逐渐增大，椎体上、下缘及左、右缘稍凹陷。在椎体左右缘的凹陷内，胸椎体两侧有肋间动脉的断面，腰椎两侧有腰动脉的断面。两相邻椎体之间为椎间盘。第1至第5腰椎椎体两旁可见腰大肌影。

（二）脊髓中央层面

该层面显示脊髓位于椎管中央，脊髓两侧的蛛网膜下腔等宽，横径约 10 mm。在第 9 至第 11 胸椎椎体平面，脊髓增粗，此处为腰膨大，其横径达 12 mm 左右。腰膨大往下脊髓变细为脊髓圆锥，其周围见马尾神经根。硬脊膜外侧为横突断面，胸椎横突断面的外侧可见圆形的肋骨断面。

五、脊柱解剖 MRI 图像

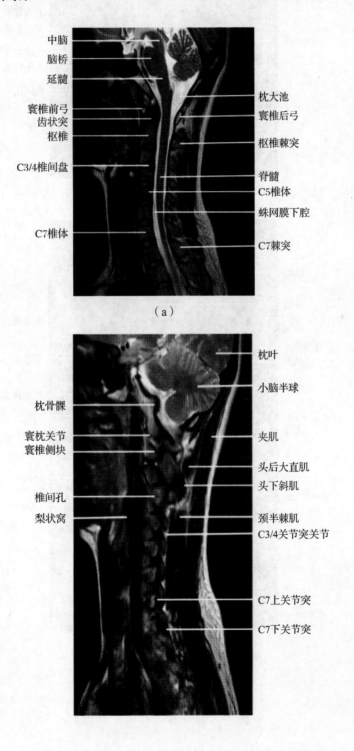

（a）

（b）

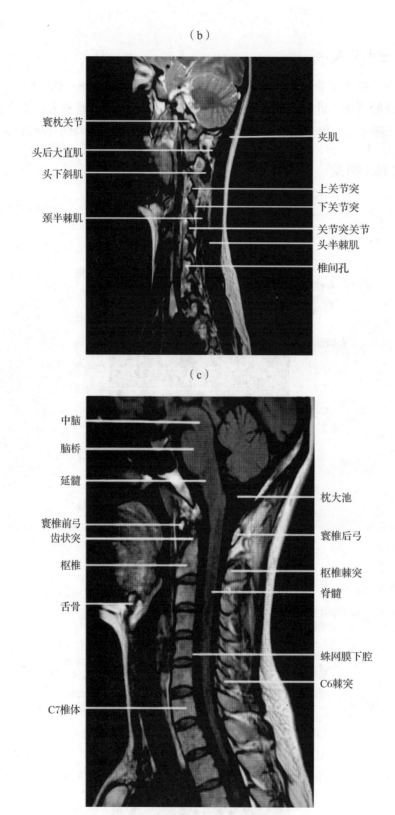

寰枕关节 ——— 夹肌

头后大直肌 ———

头下斜肌 ———

颈半棘肌 ———

上关节突

下关节突

关节突关节

头半棘肌

椎间孔

（c）

中脑 ———

脑桥 ———

延髓 ———

寰椎前弓 ———
齿状突

枢椎 ———

舌骨 ———

C7椎体 ———

枕大池

寰椎后弓

枢椎棘突

脊髓

蛛网膜下腔

C6棘突

（d）

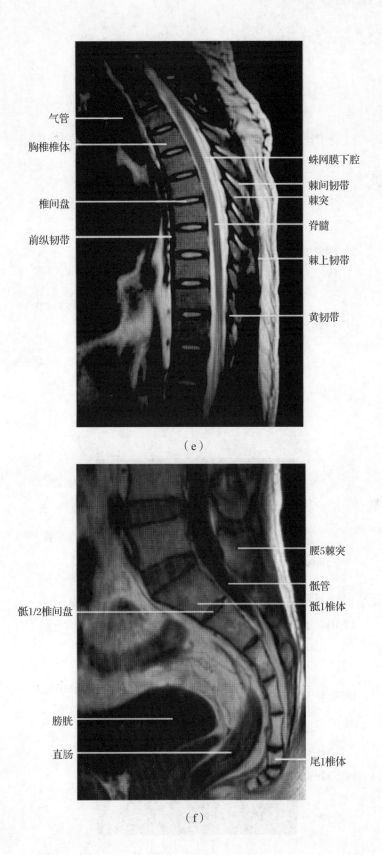

气管

胸椎椎体

椎间盘

前纵韧带

蛛网膜下腔

棘间韧带
棘突

脊髓

棘上韧带

黄韧带

（e）

腰5棘突

骶管
骶1椎体

骶1/2椎间盘

膀胱

直肠

尾1椎体

（f）

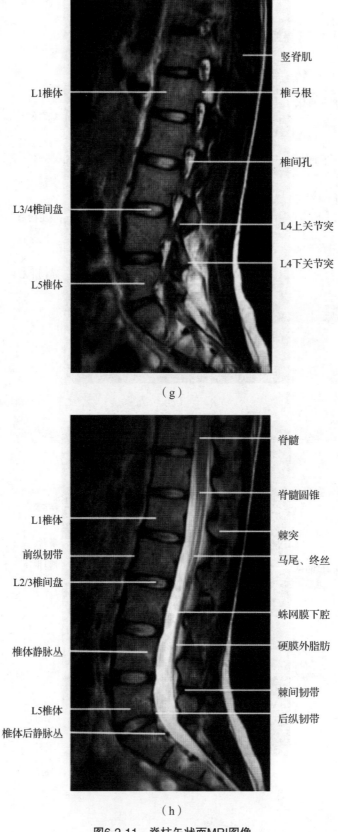

（g）

（h）

图6-2-11　脊柱矢状面MRI图像

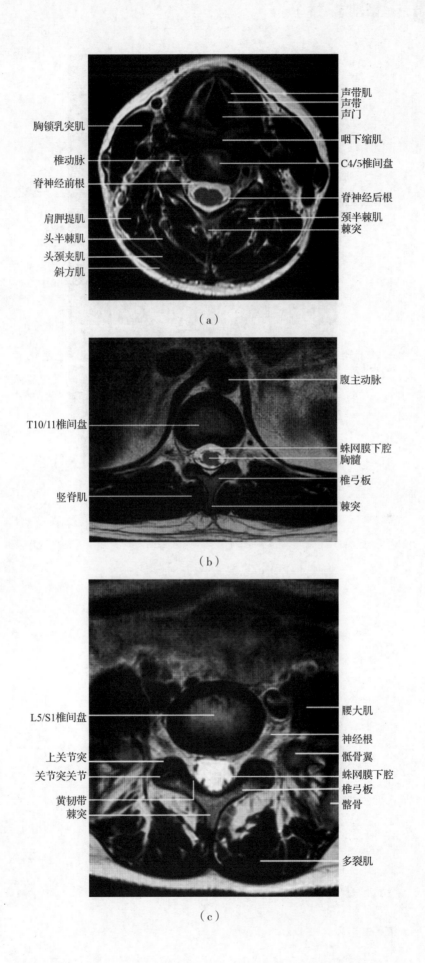

胸锁乳突肌

椎动脉
脊神经前根

肩胛提肌
头半棘肌
头颈夹肌
斜方肌

声带肌
声带
声门

咽下缩肌

C4/5椎间盘

脊神经后根
颈半棘肌
棘突

（a）

T10/11椎间盘

竖脊肌

腹主动脉

蛛网膜下腔
胸髓
椎弓板
棘突

（b）

L5/S1椎间盘

上关节突
关节突关节
黄韧带
棘突

腰大肌

神经根
骶骨翼
蛛网膜下腔
椎弓板
髂骨

多裂肌

（c）

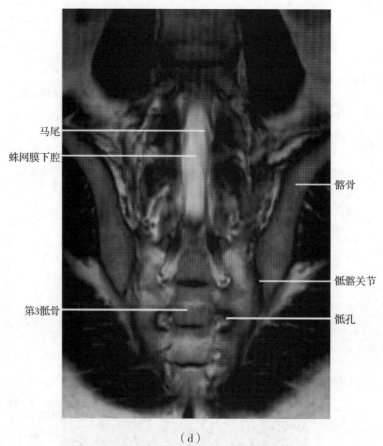

马尾
蛛网膜下腔
髂骨
骶髂关节
第3骶骨
骶孔

（d）

图6-2-12　脊柱冠状面MRI图像

第三节　脊柱和脊髓血管造影解剖

一、脊柱的动脉

椎骨的血运由与它紧密相邻的节段性动脉供给，这些动脉主要来自椎动脉、肋间后动脉、腰动脉和骶外侧动脉，分支一般经椎体前外侧面进入邻近脊椎骨内，分布到椎弓、横突、关节突和棘突，彼此相互吻合成网。

（一）颈椎的动脉

1. C3 至 C7 的动脉

C3 至 C7 的动脉主要由椎动脉、甲状颈干和肋颈干的分支供应。这些动脉的分支在颈长肌的内侧缘形成一条纵行动脉链，上方可达寰椎椎弓的前结节，下方与胸椎的动脉吻合，此链发出分支供应颈椎椎体前面与侧面。

在颈椎椎间孔外面，椎动脉的背支分支供应椎体的后面与侧面，这些动脉存在相互吻合支，并在后纵韧带的深面形成动脉丛。此丛在中线上发出一支营养动脉，由后方穿入椎体约达一半深度，并发出若干分支。

2. 齿状突的动脉

齿状突及其韧带主要由起自椎动脉前面的前升动脉、起自椎动脉后内面的后升动脉及起自颈内动脉颈外段的裂穿动脉？？？供应。供应齿状突本身的动脉主要有从前方进入、在齿状突体中心上升的中央动脉；经齿状突尖韧带、囊状韧带和副韧带进入的动脉。

（二）胸椎的动脉

T1—T2：由肋颈干发出的第 1 和第 2 肋间后动脉、甲状腺下动脉的分支和椎动脉供应；而 T3—T12 主要是由第 3 至第 12 肋间后动脉供应，肋间后动脉在相应椎体的前外侧发出营养动脉和骨膜动脉至椎骨体、前纵韧带、肋小头关节等，在每一个椎间盘外侧面形成网状吻合，分布至前纵韧带的小分支与对侧的同名支相互吻合，并在脊柱两侧形成纵行的动脉链。

肋间后动脉后支的脊支分支供应胸椎椎体的后面，该动脉沿椎间盘背外侧面，经椎间孔下缘穿过后纵韧带进入椎管，并分成升降两支，相互吻合成网，并发出分支分布到胸椎椎体、后纵韧带和硬膜外组织。

脊支也发出分支供应椎弓内面，进入椎管后分布于椎弓板、黄韧带、棘突基部等。肋间后动脉后支行至椎弓板和横突肌外侧缘发出分支于椎弓外面，分布到棘突、横突、关节突等。

（三）腰椎的动脉

腰椎主要由 4 对腰动脉供应，骶中动脉发出的第 5 对腰动脉和髂腰动脉腰支发出的脊支分布于 L5。腰动脉自腹主动脉后壁发出后，很快贴附于前纵韧带，沿腰椎椎体中部向后外侧走行，沿途分支进入椎体前方，以营养椎体。腰动脉行至椎间孔前缘时先后分出前、中、后 3 支（即脊前支、横突前支和背侧支），形成椎管外、内两组血管网。

1. 椎管外血管网

椎管外血管网以横突为界，又分为前后两组。

（1）椎管外血管网前组：主要由横突前动脉组成，此支沿途在横突前方发出许多分支，并有交通支与相邻横突前动脉吻合。横突前动脉损伤可引起腹膜后血肿，导致顽固性肠麻痹。

（2）椎管外血管网后组：主要由背侧支的关节间动脉及上、下关节动脉组成。关节间动脉绕过椎弓根峡部向后方走行，位于椎弓板与筋膜之间向中线行走，沿途发出分支，分布到椎弓间韧带和棘突。

2. 椎管内动脉网

椎管内动脉网由椎间孔前、后动脉组成。椎管前动脉在走行中首先发出分支供应神经根，然后经椎间孔前缘进入椎管内，随即分为升支和降支，与邻节段的升、降支相互吻合，形成椎体背侧的纵行血管网。升支发出的横支在中线汇合，经椎体后缘的静脉窦孔进入椎体。椎间孔后动脉呈网状分布于椎弓板和黄韧带内侧，然后进入椎板，以细微小支在硬膜外脂肪中走行，与硬脊膜动脉丛相连。

二、脊髓的动脉

脊髓动脉来源变异较大，为便于描述，分为上、中、下 3 个区段。

（一）上区段

上区段包括颈段和上胸段（T1—T3），其供血动脉有椎动脉分支，除在左、右椎动脉汇合前有脊髓前、后动脉分支供应脊髓外，在椎动脉行程中还有数个小分支进入椎管供应颈段和上胸段脊髓。甲状颈干的分支发出数个小分支，其中颈升动脉的分支进入椎管，供应脊髓。肋颈干于靠近甲状颈干处发出，其颈升动脉和第一肋间动脉分支参与脊髓供血。

（二）中区段

中区段相当于 T4—T8，其血液供应较少，一般来自相应肋间动脉分支。肋间动脉在胸主动脉的开口位置通常左侧位于主动脉后中壁，右侧位于后外壁。少数人脊髓动脉来源于支气管动脉，在进行支气管动脉造影、支气管动脉灌注和栓塞治疗时应特别注意。

（三）下区段

下区段相当于第 9 胸椎水平以下脊髓，下区段脊髓动脉除开口于胸主动脉、腹主动脉相应的肋间动脉分支外，还有一支较粗大、起源于下胸段或上腰段的根髓大动脉；另外，髂内动脉的髂腰支、骶中动脉、骶外动脉的分支参与下区段脊髓供血，腰动脉多为 4 对，其开口位置右侧以后外壁为主，左侧以后外壁或后中壁为主。

各区段脊髓动脉分出根动脉沿神经根进入椎管内发出根髓前后动脉，供应相应节段的硬膜、软膜和脊髓。根髓动脉穿过硬膜，在齿状韧带的前方上行，然后折返形成一锐角向下走行，在血管造影上表现为"发夹样"（图 6-3-1），也是血管造影判断脊髓动脉的特征性表现。

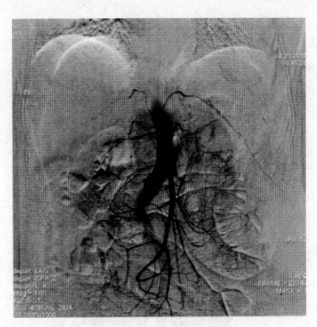

图6-3-1　血管造影显示脊髓动脉呈"发夹状"

三、脊椎的静脉

脊椎静脉系统分为椎外静脉丛和椎管内静脉丛。椎外静脉丛位于椎管外，分为前丛和后丛，前丛位于椎体前面，接受椎体静脉的回流，后丛位于椎体后面，围绕棘突、横突和关节突。椎管内静脉丛位于椎管内硬膜外腔，接受椎骨和脊髓的静脉回流，可分为前、后两组，垂直排列成 4 条纵行静脉，称为前窦和后窦。前窦位于椎体和椎间盘的后面、后纵韧带的两侧；后窦位于椎弓和黄韧带的前面，前后组静脉丛相互吻合。

椎外静脉丛与椎内静脉丛之间有交通支相互吻合，由于椎内静脉丛位于硬膜外疏松结缔组织内，因此胸腹压升高可使血液逆流，致椎内静脉丛压力增高。

四、脊髓的静脉

脊髓的血液经过髓内静脉汇入正中静脉和前后外侧静脉，然后进入包括脊髓前后静脉的髓周静脉，最后由根静脉汇入椎－髓静脉形成的椎管内静脉丛（硬膜静脉丛）。硬膜静脉丛与椎旁静脉丛相交通，在腰段由腰升静脉引流入髂静脉；在胸段由奇静脉、半奇静脉引流入上腔静脉；在颈段的脊髓静脉流入颈部的静脉。

第四节　脊柱三维图片

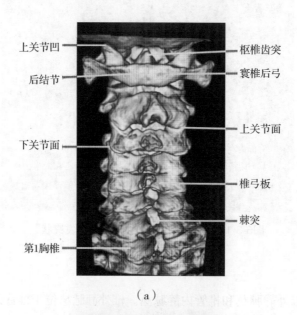

上关节凹　　　　　　　枢椎齿突
后结节　　　　　　　　寰椎后弓
　　　　　　　　　　　上关节面
下关节面　　　　　　　椎弓板
　　　　　　　　　　　棘突
第1胸椎

（a）

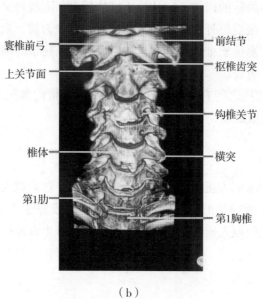

寰椎前弓　　　　　　　前结节
上关节面　　　　　　　枢椎齿突
　　　　　　　　　　　钩椎关节
椎体　　　　　　　　　横突
第1肋　　　　　　　　第1胸椎

（b）

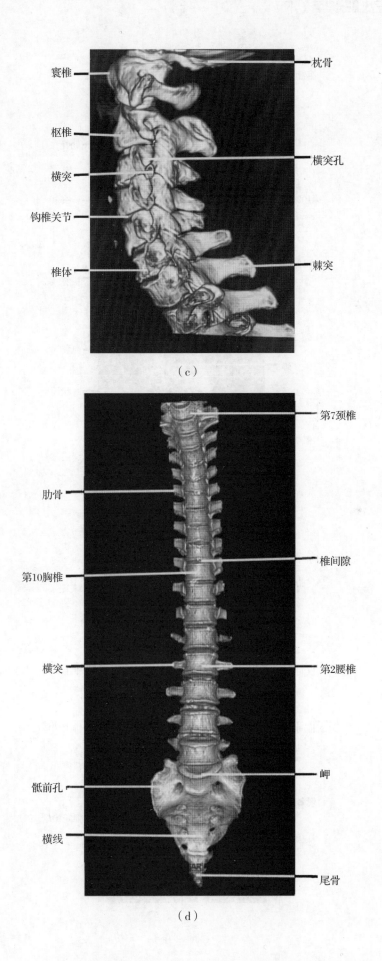

寰椎　　　　　　　　　枕骨

枢椎

　　　　　　　　　　横突孔
横突

钩椎关节

椎体　　　　　　　　　棘突

（c）

第7颈椎

肋骨

　　　　　　　　　　椎间隙
第10胸椎

横突　　　　　　　　　第2腰椎

骶前孔　　　　　　　　岬

横线

尾骨

（d）

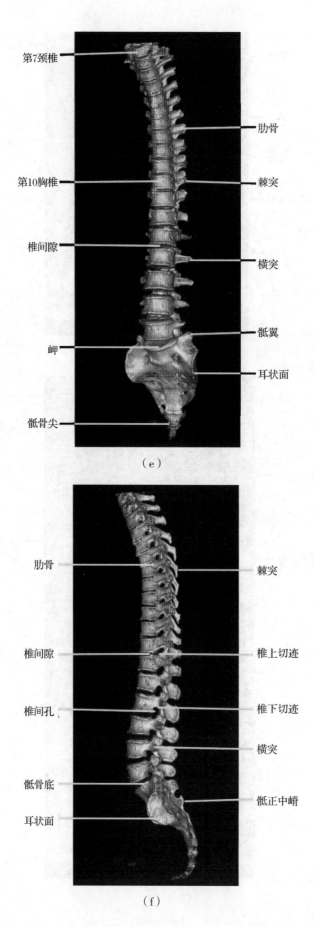

第7颈椎

肋骨

第10胸椎

棘突

椎间隙

横突

岬

骶翼

耳状面

骶骨尖

（e）

肋骨

棘突

椎间隙

椎上切迹

椎间孔

椎下切迹

横突

骶骨底

耳状面

骶正中嵴

（f）

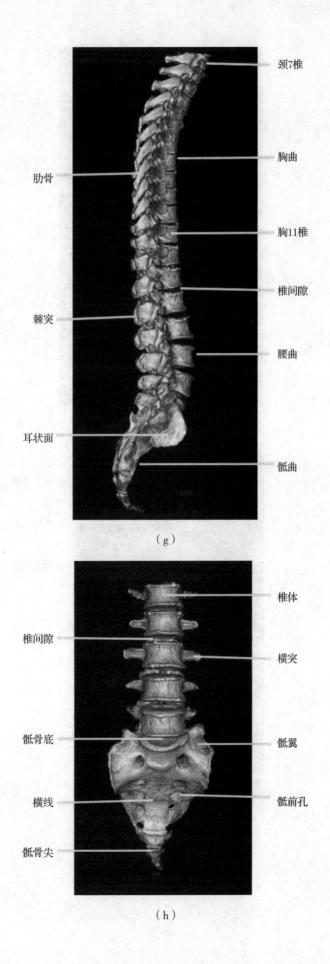

颈7椎

胸曲

肋骨

胸11椎

椎间隙

棘突

腰曲

耳状面

骶曲

（g）

椎体

椎间隙

横突

骶骨底

骶翼

横线

骶前孔

骶骨尖

（h）

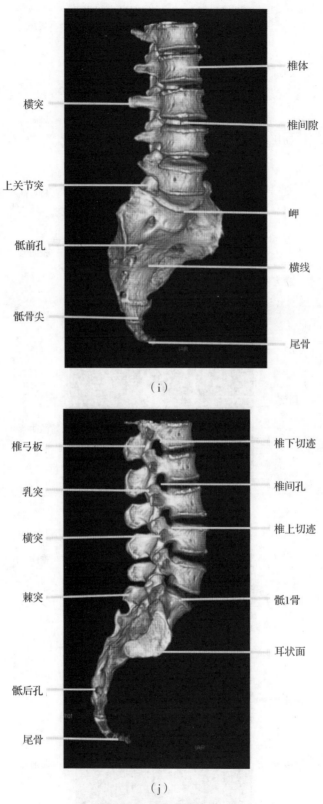

椎体

横突

椎间隙

上关节突

岬

骶前孔

横线

骶骨尖

尾骨

（i）

椎弓板

椎下切迹

乳突

椎间孔

横突

椎上切迹

棘突

骶1骨

耳状面

骶后孔

尾骨

（j）

图6-4-1 脊柱三维图像

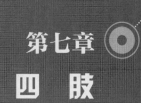

第七章

四 肢

第一节　四肢应用解剖

一、上肢

（一）三角肌区和肩胛区

1. 三角肌区

三角肌区是指三角肌所在的区域。

（1）浅层结构：该区皮肤较厚，浅筋膜较致密，脂肪少，有腋神经的臂外侧上皮神经从三角肌后缘穿出，分布于该区表面的皮肤。

（2）深层结构：三角肌表面的深筋膜不发达。三角肌从前方、后方和外侧包绕肩关节。旋肱后动脉与腋神经伴行穿四边孔，绕肱骨外科颈与旋肱前动脉吻合，伴随腋神经分布至三角肌、肱骨、肩关节等。

（3）腋神经：伴随旋肱后血管向后外穿四边孔，在三角肌后部的深面分为上、下两支，再分出肌支与皮支，肌支支配三角肌、小圆肌；皮支分布于三角肌表面的皮肤。

2. 肩胛区

肩胛区是指肩胛骨后面的区域。

（1）浅层结构：此区皮肤较厚，浅筋膜致密，颈丛的锁骨上神经分布至该区。

（2）深层结构：肩胛冈下部深筋膜较发达，为腱质性。肌肉由上至下，浅层为斜方肌、背阔肌；深层为冈上肌、冈下肌、小圆肌和大圆肌。肩胛骨上缘有肩胛切迹，切迹上方有肩胛上横韧带跨过，肩胛上血管和肩胛上神经分别经该韧带的浅面和深面进入肩胛区至冈上肌和冈下肌（图7-1-1）

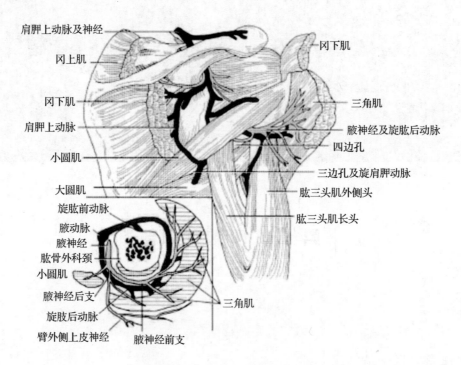

肩胛上动脉及神经
冈上肌
冈下肌
肩胛上动脉
小圆肌
大圆肌
旋肱前动脉
腋动脉
腋神经
肱骨外科颈
小圆肌
腋神经后支
旋肱后动脉
臂外侧上皮神经
腋神经前支

冈下肌
三角肌
腋神经及旋肱后动脉
四边孔
三边孔及旋肩胛动脉
肱三头肌外侧头
肱三头肌长头
三角肌

图7-1-1 三角肌区及肩胛区的结构

3.肌腱袖

冈上肌、冈下肌、小圆肌和肩胛下肌的肌腱互相交织连结形成腱板，围绕在肩关节的前方、后方和上方，分别止于肱骨大、小结节，并与关节囊愈着，对肩关节起稳定和保护作用，称肌腱袖，又称肩袖或旋转袖。

4.肩胛动脉网

肩胛动脉网位于肩胛骨的周围，是由3条动脉的分支相互吻合形成的动脉网：肩胛上动脉经肩胛上横韧带的浅面达冈上窝；旋肩胛动脉为肩胛下动脉的分支，经三边孔至冈下窝；肩胛背动脉即颈横动脉的深支，沿肩胛骨内侧缘下行，分支至冈下窝。该动脉网是肩部、上肢的重要侧支循环途径。腋动脉血流受阻时，该网可维持上肢的血供。

（二）腋区

1.腋窝的构成

（1）顶：腋窝的上口，向上、向内通颈根部，由锁骨中1/3段、第1肋骨和肩胛骨上缘围成。顶是颈部与上肢及胸部间重要血管、神经的通道。

（2）底：由皮肤、浅筋膜和深筋膜，即腋筋膜构成。皮肤较薄，成年人有腋毛，皮内含有大量皮脂腺和汗腺，少数人可有顶泌汗腺，可分泌具有臭味的汗液，临床上称为腋臭。皮肤借纤维隔与腋筋膜相连。腋筋膜中央部因有皮神经、浅血管和浅淋巴管穿过而呈筛状，故又称为筛状筋膜（图7-1-2）。

（3）四壁：有前壁、后壁、内侧壁、外侧壁。

①前壁：由胸大肌、胸小肌、锁骨下肌和锁胸筋膜构成。锁胸筋膜呈三角形，是喙突、锁骨下肌和胸小肌之间的深筋膜，有头静脉、胸肩峰血管、胸外侧神经等穿过。胸小肌下缘以下的深筋膜延续为腋筋膜，称为腋悬韧带。

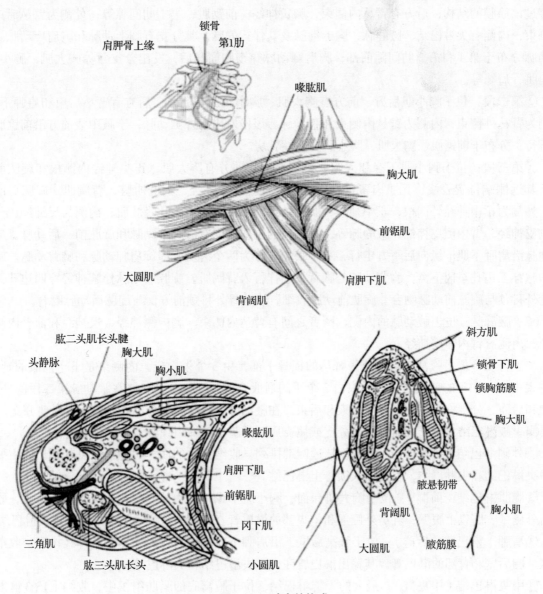

图7-1-2 腋窝的构成

②后壁：由背阔肌、大圆肌、肩胛下肌和肩胛骨构成。后壁有肱三头肌长头和肩部肌围成的三边孔和四边孔。三边孔位于内侧，其上界为小圆肌和肩胛下肌，下界为大圆肌和背阔肌，外侧界为肱三头肌长头，孔内有旋肩胛血管通过。四边孔位于外侧，上界亦为小圆肌和肩胛下肌，下界为大圆肌和背阔肌，内侧界为肱三头肌长头，外侧界为肱骨外科颈，四边孔内有腋神经和旋肱后血管通过。

③内侧壁：由前锯肌、第1至第4肋骨、肋间肌及肋间隙软组织构成。

④外侧壁：由喙肱肌，肱二头肌长、短头和结节间沟构成。

2.腋窝的内容

腋窝的顶和颈根部相连，锁骨下动、静脉及臂丛由此进出腋窝，故腋窝内主要容纳臂丛及其分支、腋动脉及其分支、腋静脉及其属支、腋淋巴结、疏松结缔组织等。

（1）腋动脉：以胸小肌为标志分为3段。

①第一段：位于第1肋外缘与胸小肌上缘之间。前方有胸大肌及其筋膜、锁骨下肌、锁胸筋膜

及穿过该筋膜的结构；后方有臂丛内侧束、胸长神经、前锯肌、第 1 肋间隙等；外侧为臂丛后束和外侧束；内侧有尖淋巴结、腋静脉、胸上动脉及其伴行静脉。其分支有胸上动脉和胸肩峰动脉。胸上动脉分布于第 1 和第 2 肋间隙前部；胸肩峰动脉穿锁胸筋膜后，发出分支营养胸大肌、胸小肌、三角肌、肩峰等。

②第二段：位于胸小肌后方，前方有胸大肌、胸小肌及其筋膜；后方有臂丛后束和肩胛下肌；外侧为臂丛外侧束；内侧为臂丛内侧束和腋静脉。该段发出胸外侧动脉，于腋中线前方沿前锯肌表面下行，分布于前锯肌、胸大肌、胸小肌和女性乳房。

③第三段：位于胸小肌下缘和大圆肌下缘之间。前方有胸大肌、正中神经内侧根和旋肱前血管。其远侧端位置表浅，无肌肉覆盖。后方有桡神经、腋神经、大圆肌腱、背阔肌、旋肱后血管等；外侧为正中神经外侧根、正中神经、肌皮神经、肱二头肌短头和喙肱肌；内侧为尺神经、前臂内侧皮神经、臂内侧皮神经、腋静脉等。第三段的主要分支有肩胛下动脉和旋肱前、后动脉。肩胛下动脉沿肩胛下肌下缘向后下方走行，主干较短，分为两个终支，即旋肩胛动脉和胸背动脉。旋肩胛动脉穿三边孔至冈下窝，胸背动脉与胸背神经伴行入背阔肌。旋肱后动脉伴腋神经穿四边孔，绕肱骨外科颈与旋肱前动脉吻合。旋肱前动脉较细，绕肱骨外科颈前方，与旋肱后动脉吻合。

（2）腋静脉：位于腋动脉的内侧，两者之间有臂丛内侧束、胸内侧神经、尺神经和前臂内侧皮神经；内侧有臂内侧皮神经。

（3）臂丛：位于腋窝内的部分为臂丛的锁骨下部，由 3 个束构成。内侧束是下干前股的延续；外侧束由上、中干的前股合成；后束由 3 个干的后股合成。三束分别包绕在腋动脉第二段的外侧、内侧和后面，分别称为外侧束、内侧束和后束。在腋动脉第三段周围分出臂丛的 5 条主要分支。

（4）腋淋巴结：位于腋血管及其分支或属支周围的疏松结缔组织中，可分为 5 群。

①外侧淋巴结（外侧群）：沿腋静脉远侧端排列，收纳上肢的浅、深淋巴管。其输出管主要注入中央淋巴结和尖淋巴结，也可注入锁骨上淋巴结。

②胸肌淋巴结（前群）：位于胸大肌深面、胸小肌下缘，沿胸外侧血管和胸长神经排列，收纳胸前外侧壁、脐以上腹壁、乳房外侧部和中央部的淋巴管。其输出管注入中央淋巴结或尖淋巴结。

③肩胛下淋巴结（后群）：位于腋窝后壁，沿肩胛下血管、胸背血管和胸背神经排列，收纳肩胛区、胸后壁和背部的淋巴管。其输出淋巴管注入中央淋巴结和尖淋巴结。

④中央淋巴结（中央群）：最大的一群淋巴结，位于腋窝底的脂肪组织中，收纳上述 3 群淋巴结的输出管。其输出管注入尖淋巴结。

⑤尖淋巴结（尖群）：沿腋静脉近侧端排列，收纳中央淋巴结和其他各群淋巴结的输出管及乳房上部的淋巴管。其输出管大部分汇合成锁骨下干，小部分注入锁骨上淋巴结。

（5）腋鞘：又称颈腋管，颈深筋膜深层向腋窝延续，包裹腋动脉、腋静脉和臂丛所形成的筋膜鞘。临床上做臂丛锁骨下部麻醉时，可将药液注入腋鞘内麻醉其内的神经，以便开展上肢的手术。

（三）臂前区、肘前区和前臂前区

1.浅层结构

（1）皮肤：臂前区、肘前区和前臂前区的皮肤薄，弹性好，前臂前区皮肤移动度大。

（2）浅静脉：主要的浅静脉有头静脉和贵要静脉（图 7-1-3）。

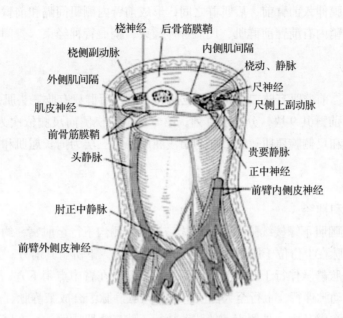

图7-1-3　臂部骨筋膜鞘

①头静脉：起自手背静脉网的桡侧，在前臂上半部外侧从背面转至前面；在臂前区上行于肱二头肌外侧沟内，经三角肌胸大肌间沟，穿锁胸筋膜注入腋静脉或锁骨下静脉；末端可有吻合支连于颈外静脉。

②贵要静脉：起自手背静脉网的尺侧，在前臂后区尺侧上行，在肘窝下方由背面转向前面，行于肱二头肌内侧半的下份，穿臂部深筋膜注入肱静脉或腋静脉；有时其内侧出现向上行并注入贵要静脉的副贵要静脉。

③肘正中静脉：自头静脉分出，斜向上方注入贵要静脉。

④前臂正中静脉：行于前臂前面的正中，其管径和支数都不甚恒定，可注入肘正中静脉或贵要静脉。

（3）浅淋巴管和淋巴结：肘区浅淋巴结位于肱骨内上髁上方、贵要静脉附近，又称滑车上淋巴结，收纳手和前臂尺侧半的浅淋巴管，其输出管伴肱静脉注入腋淋巴结。

（4）皮神经：该区的皮神经包括前臂外侧皮神经、前臂内侧皮神经、臂外侧上皮神经和臂外侧下皮神经。前臂外侧皮神经沿前臂外侧下行，并发出分支分布于前臂外侧皮肤。前臂内侧皮神经在前臂分成前、后两支：前支分布于前臂内侧皮肤；后支分布于前臂后内侧部皮肤；在肘前区与贵要静脉伴行。臂外侧上皮神经（腋神经的分支）和臂外侧下皮神经（桡神经的分支）分布于臂外侧上、下部皮肤。肋间臂神经和臂内侧皮神经分布于臂内侧上、下部的皮肤。

2. 深层结构

（1）深筋膜：臂部的深筋膜称臂筋膜，向上分别移行为三角肌筋膜、胸肌筋膜和腋筋膜，向下延续为肘前区深筋膜和前臂前区深筋膜。前臂前区深筋膜远侧在腕前部增厚，形成厚而坚韧的腕掌侧韧带及其远侧深面的屈肌支持带。

臂前区的深筋膜在肱骨的内、外侧附着于肱骨形成臂内、外侧肌间隔。臂前区深筋膜，臂内、外侧肌间隔及肱骨围成臂前部骨筋膜鞘，其内有臂前群肌、行于臂前区的血管神经等。

肱二头肌腱膜是前臂筋膜在肘窝内向外上止于肱二头肌腱内侧的肘部深筋膜。该腱膜上缘与肱二头肌腱交接处内侧是触摸肱动脉搏动和测量血压的听诊部位。

前臂前区的深筋膜伸入前臂前、后肌群之间，形成前臂内侧肌间隔和前臂外侧肌间隔，并形成前臂的前骨筋膜鞘。鞘内有前臂前群肌、尺血管神经束、桡血管神经束、骨间前血管神经束、正中血管神经束等。

（2）肌的配布：

①臂前、后群肌：前群肌有肱二头肌、喙肱肌和肱肌；后群只有肱三头肌。

②前臂前群肌：前群共9块，分4层排列。第一层，从桡侧向尺侧依次为肱桡肌、旋前圆肌、桡侧腕屈肌、掌长肌和尺侧腕屈肌；第二层为指浅屈肌；第三层为拇长屈肌和指深屈肌；第四层为旋前方肌。

（3）血管和神经：

①臂前区的血管和神经：

A. 肱动脉：在大圆肌下缘接续腋动脉，沿肱二头肌内侧沟下行至肘窝，约在桡骨颈平面分为桡动脉和尺动脉。该动脉在上份位于肱骨内侧，中份居前内侧，下份至其前方。

B. 肱静脉：两条肱静脉伴行于肱动脉的两侧，贵要静脉在臂中点稍下方，穿经臂筋膜，注入内侧的肱静脉；或与肱动脉伴行，上行至大圆肌下缘，与肱静脉汇合成腋静脉。

C. 正中神经：起自臂丛内、外侧束，伴肱动脉行于肱二头肌内侧沟：在臂上部，行于肱动脉外侧；在臂中部，斜过动脉前方至其内侧下行至肘窝。

D. 尺神经：起自臂丛内侧束，在肱二头肌内侧沟下行于肱动脉的内侧，在臂中部，尺神经与尺侧上副动脉伴行，穿臂内侧肌间隔至臂后区。

E. 桡神经：起自臂丛后束，在肱动脉的后方与肱深动脉伴行入肱骨肌管至臂后区。

F. 肌皮神经：起自臂丛外侧束，向外下穿喙肱肌，行于肱二头肌与肱肌之间，终支在肘窝外上方、肱二头肌与肱肌之间穿出并浅出深筋膜，移行为前臂外侧皮神经；肌支支配臂部前群肌。

②前臂前区血管神经束：前臂前区有4个血管神经束。

A. 桡血管神经束：由桡动脉及其同名静脉和桡神经浅支组成，走行于肱桡肌内侧或深面。

B. 尺血管神经束：由尺动脉、尺静脉、尺神经组成。

C. 正中血管神经束：由正中神经及其伴行血管组成。

D. 骨间前血管神经束：由骨间前血管和骨间前神经组成。

（4）肘窝：肘窝是肘前区略倒置的三角形凹陷，其尖指向远侧，底位于近侧

①境界：上界为肱骨内、外上髁的连线；下外侧界为肱桡肌；下内侧界为旋前圆肌。肘窝顶或浅面由浅入深依次为皮肤、浅筋膜、深筋膜（或肘筋膜）和肱二头肌腱膜；底或深面是肱肌、旋后肌和肘关节囊。

②内容：肱二头肌腱是肘窝内的标志性结构。其内侧为肱动脉和两条伴行静脉及桡血管、尺血管，尺侧为正中神经，外侧有桡神经及其分支、前臂外侧皮神经。肘深淋巴结位于肱动脉分叉处。

（5）前臂屈肌后间隙：前臂远侧1/4段、指深屈肌和拇长屈肌腱的深面、旋前方肌浅面的潜在性间隙。其内侧界为尺侧腕屈肌和前臂筋膜，外侧界为桡侧腕屈肌和前臂筋膜。

（四）腕前区、手掌和指的掌侧面

1. 腕前区和手掌

（1）浅层结构：

①皮肤与浅筋膜：腕前区皮肤及浅筋膜薄而松弛，手掌皮肤厚而坚韧，缺乏弹性，无毛囊、皮脂腺，但有丰富的汗腺。手掌浅筋膜在鱼际处较疏松，在掌心部较致密，有许多与掌面垂直的纤维

束穿行，将皮肤与掌腱膜紧密连接起来，并将浅筋膜分隔成许多小格。浅血管、淋巴管及皮神经行于其间。

②浅血管、淋巴结及神经：腕前区浅筋膜内有数量较多的浅静脉和浅淋巴结，并有前臂内、外侧皮神经的分支分布。尺神经的掌支沿尺神经前方下行至手掌，穿深筋膜浅出，分布于小鱼际皮肤。正中神经掌支在屈肌支持带上缘自正中神经分出，经屈肌支持带的表面穿出深筋膜，分布于手掌中部及鱼际的皮肤。桡神经浅支跨过伸肌支持带后分为4条或5条指背神经，其中，第1指背神经管理鱼际外侧部的皮肤。

③掌短肌：属于退化的皮肌，位于小鱼际肌近侧部的浅筋膜内，受尺神经支配，具有固定浅筋膜和保护其深面尺神经的作用。

（2）深层结构：

①筋膜与肌肉：

A. 腕部深筋膜与腕管：腕部深筋膜为前臂深筋膜在腕前区的延续，在腕前区增厚形成韧带和支持带。腕掌侧韧带前臂深筋膜向下延续，在腕侧区增厚形成腕掌侧韧带，对前臂屈肌腱有固定、保护和支持作用。屈肌支持带位于腕掌侧韧带的远侧深面，又名腕横韧带，是厚而坚韧的结缔组织扁带，其尺侧附于豌豆骨和钩骨，桡侧附于手舟骨和大多角骨，远侧连于掌腱膜。

腕管由屈肌支持带与腕骨沟共同围成。管内有9条肌腱及包绕其表面的腱鞘和一条神经通过，即指浅、深屈肌腱及其腱鞘，拇长屈肌腱及其腱鞘和正中神经。各指浅、深屈肌腱被屈肌总腱鞘（尺侧囊）包裹；拇长屈肌腱被拇长屈肌腱鞘（桡侧囊）包绕。两腱鞘均超过屈肌支持带近侧和远侧各2.5 cm。屈肌总腱鞘远端与小指滑膜鞘相通。由于拇长屈肌腱鞘一直延续到拇指的末节，因此拇长屈肌腱鞘与拇指的指滑膜鞘相通。正中神经在腕管紧贴屈肌支持带桡侧端的深面，腕骨骨折时可压迫正中神经，引起腕管综合征。

腕尺侧管：腕掌侧韧带的远侧部分与屈肌支持带之间的间隙内有尺神经和尺动、静脉通过。尺神经在该部表浅，易损伤。

腕桡侧管：屈肌支持带桡侧端分两层附着于手舟骨和大多角骨，其间的间隙称为腕桡侧管，内有桡侧腕屈肌腱及其腱鞘通过。

B. 掌部深筋膜：分为浅、深两层。浅层为覆盖于鱼际肌、小鱼际肌和指浅屈肌腱浅面的致密结缔组织膜；根据覆盖的位置，分别称为鱼际筋膜、小鱼际筋膜和掌腱膜。

C. 手掌骨筋膜鞘：从掌腱膜的内侧缘发出掌内侧肌间隔，经小鱼际和小指屈肌腱之间附于第5掌骨；从其外侧缘发出掌外侧肌间隔，经鱼际肌和示指屈肌腱之间附于第1掌骨。基于此，手掌形成了3个骨筋膜鞘，即外侧鞘、中间鞘和内侧鞘。

②手掌的血管：手的血液供应来自桡动脉和尺动脉的分支，彼此吻合成掌浅弓和掌深弓。

A. 掌浅弓：由尺动脉终支和桡动脉的掌浅支吻合而成。该弓位于掌腱膜深方，指屈肌腱及屈肌总腱鞘、蚓状肌的浅面。掌浅弓凸向远端，并发出数条分支至手指。

B. 掌深弓：由桡动脉终支和尺动脉的掌深支吻合而成（占96.2%）。该弓位于骨间掌侧肌与骨间掌侧筋膜之间。掌深弓的位置高于掌浅弓1～2 mm，由弓的凸侧发出3条掌心动脉，沿骨间掌侧肌下行，至掌指关节处分别与相应的指掌侧总动脉吻合。桡动脉从手背穿第一掌骨间隙先发出拇主要动脉；拇主要动脉分3支，分布于拇指两侧缘和示指桡侧缘。

手是劳动器官，具有抓握功能，手掌极易受到压迫，但由于指掌侧总动脉不仅接受掌浅弓的分支，还接受掌深弓的分支，因此保证了手掌和手指的血液供应。

③手掌的神经：手掌面有尺神经、正中神经及其分支分布。

A.尺神经：主干经屈肌支持带的浅面、尺动脉的尺侧下行进入手掌，在豌豆骨的外下方分为浅支和深支。

B.正中神经：经腕管进入手掌，出腕管后与掌浅弓同位于掌腱膜的深面、屈肌腱浅面。正中神经首发一返支，勾绕拇短屈肌内侧缘向近侧走行，分支支配拇短屈肌、拇短展肌和拇对掌肌。返支在手部位置表浅，易损伤，损伤后拇指功能部分丧失。传统的概念认为鱼际肌除拇收肌外全部由正中神经（返支）支配，但有研究认为也可能由尺神经支配或由两神经双重支配。因此，若正中神经损伤，鱼际肌不一定完全瘫痪，对临床诊断有重要意义。

正中神经再发出3条指掌侧总神经，与同名血管伴行，至指蹼间隙处，在同名动脉分支的近侧分为两支指掌侧固有神经，分布于桡侧三个半指掌侧面及其中、远节指背侧面的皮肤。正中神经还发出肌支支配第1、第2蚓状肌。

④手掌的筋膜间隙：手掌的筋膜间隙位于掌中间鞘深部，内有疏松结缔组织，包括外侧的鱼际间隙和内侧的掌中间隙。两间隙被掌中隔分开。掌中隔是连结于掌腱膜桡侧与骨间掌侧筋膜之间的纤维组织隔，包绕示指指浅、深屈肌腱和第一蚓状肌后，附着于第3掌骨，将手掌筋膜间隙分隔为掌中间隙和鱼际间隙。

A.掌中间隙：位于掌中间鞘尺侧部。前界为第3至第5指屈肌腱及其腱鞘、第2至第4蚓状肌；后界为掌中隔后部、第3至第5掌骨、骨间肌及其前面的骨间掌侧筋膜；内侧界为掌内侧肌间隔；外侧界为掌中隔。掌中间隙向远侧沿第2至第4蚓状肌鞘经指蹼间隙与第3至第5指背相交通；向近侧经腕管与前臂屈肌后间隙相交通。若此间隙感染，则感染可经上述途径蔓延。

B.鱼际间隙：位于掌中间鞘桡侧部。前界为掌中隔前部、示指屈肌腱、第1蚓状肌；后界为拇收肌筋膜；外侧界为掌外侧肌间隔；内侧界为掌中隔后部。鱼际间隙向远端经第1蚓状肌鞘通向示指背侧，其近端为盲端。

2.手指的掌侧面

（1）浅层结构：

①皮肤：掌侧的皮肤厚于背侧，富有汗腺和指纹。

②浅筋膜：在指掌侧横纹处，因缺乏皮下组织，皮肤直接与指屈肌腱鞘相连；若刺伤感染，则常发生腱鞘炎。

③指髓间隙：又称指髓，位于各指远节远侧4/5段的皮肤与骨膜之间，有纤维隔连于指远节的皮下和指深屈肌腱的末端，将指端封闭成一个密闭的间隙。纤维隔将指腹的脂肪分成许多小叶，内有血管和神经末梢。当指端感染、肿胀时，局部压力升高，压迫神经末梢，可引起剧烈疼痛；也可使远节指骨滋养动脉受压，导致远节指骨坏死。此时，应及时行指端侧方切开引流术，必须切断纤维隔，才能引流通畅。

④手指的血管和神经：各手指均有两条指掌侧固有动脉和两条指掌侧固有神经，行于指掌侧面与背侧面交界线上的前方。浅淋巴管与指腱鞘、指骨骨膜的淋巴管交通，一旦发生感染，可相互蔓延。

（2）深层结构：

①手指屈肌腱：包括拇长屈肌腱和指浅、深屈肌腱，行于各指的指腱鞘内。在近节指骨处，指浅屈肌腱覆盖并包绕于指深屈肌腱的掌侧，继而向远侧分成两股附于中节指骨中部的两侧缘，其分叉处形成腱裂孔，容指深屈肌腱通过。指深屈肌腱出腱裂孔后，止于远节指骨底。指浅屈肌主要屈近侧指间关节，指深屈肌则主要屈远侧指间关节。两腱各有独立的活动范围，又互相协同，以增强各指间关节的屈指力量。

②指腱鞘：包绕指浅、深屈肌的鞘管，由腱纤维鞘和腱滑膜鞘两部分构成。

A.腱纤维鞘：手指深筋膜增厚形成的骨纤维性管道，附着于指骨及其关节的两侧，对肌腱起约束、支持和滑车作用。

B.腱滑膜鞘：为包绕各指屈肌腱的双层滑膜套管状结构，位于腱纤维鞘内，分脏、壁两层。脏层包绕肌腱表面，壁层贴附于腱纤维鞘的内面和骨面。脏、壁两层在鞘的两端相互移行，腱滑膜鞘的两端封闭，从骨面移行到肌腱的双层滑膜部分称为腱系膜，内有出入肌腱的血管和神经。由于肌腱经常活动，因此腱系膜大部分消失，仅在血管出入处保留下来，称为腱纽。拇指与小指的滑膜鞘分别与桡侧囊和尺侧囊相通，第2至第4指的腱滑膜鞘从远节指骨底向近侧延伸，直达掌指关节处。

（五）臂后区、肘后区、前臂后区

1.浅层结构

（1）皮肤：臂后区、肘后区和前臂后区的皮肤均较前区的皮肤厚，前臂后区皮肤移动度小。

（2）浅筋膜：除肘后区浅筋膜不甚发达外，其余浅筋膜较致密，内有浅静脉、浅淋巴管、淋巴结和皮神经。

臂后区的皮神经主要有臂外侧上皮神经、臂外侧下皮神经和臂后皮神经。臂后皮神经为桡神经的分支，分布于臂后区中部的皮肤。

前臂后区的皮神经主要有前臂后皮神经、前臂外侧皮神经和前臂内侧皮神经。前臂后皮神经是桡神经的分支，分布于前臂后区中间部皮肤；前臂内、外侧皮神经分布于前臂后区内、外侧面。

2.深层结构

（1）深筋膜：臂后区、肘后区和前臂后区深筋膜互相延续，且较厚。深筋膜形成的肌间隔在臂后部形成骨筋膜鞘。臂后骨筋膜鞘由臂后区深筋膜，内、外侧肌间隔和肱骨围成，内有肱三头肌、桡神经、肱深血管、尺神经等。肘后区的深筋膜与肱骨下端和尺骨上端的骨膜紧密结合。前臂后区的深筋膜厚而坚韧，近侧部因有肱三头肌腱膜参与而增强，远侧至腕背侧增厚形成韧带。前臂后骨筋膜鞘内有前臂肌后群诸肌、骨间后血管神经束等。

（2）肌的配布：臂肌后群有肱三头肌。前臂肌后群分两层，每层各有5块。

①浅层：自桡侧向尺侧依次为桡侧腕长伸肌、桡侧腕短伸肌、指伸肌、小指伸肌和尺侧腕伸肌。

②深层：旋后肌位于上外侧，其余4肌从桡侧向尺侧为拇长展肌、拇短伸肌、拇长伸肌和示指伸肌。

由于伸和展拇指的3块肌肉从深层浅出，因此浅层肌又分为两组：外侧组包括桡侧腕长、短伸肌及肱桡肌，由桡神经支配；后组包括指伸肌、小指伸肌和尺侧腕伸肌，由骨间后神经支配。两组肌间的缝隙因无神经走行，故为前臂后区手术的安全入路。

肱骨肌管又称桡神经管，位于肱骨中段的后面，由肱三头肌的内外侧头和长头与肱骨桡神经沟形成的由内上斜向外下的管道，管内有桡神经和肱深血管通过。

（3）血管和神经：

①桡神经：由臂丛后束发出，在大圆肌下缘，伴肱深血管斜向下外，进入肱骨肌管，紧贴桡神经沟骨面走行，穿臂外侧肌间隔，至肘窝外侧肱肌和肱桡肌之间下行；在行程中，发出肌支支配肱三头肌和肱桡肌。

②肱深动脉：在肱骨肌管内分为前、后两支，前支称为桡侧副动脉，与桡神经伴行穿外侧肌间隔；后支称为中副动脉，在臂后区下行。

③肱深静脉：有两条，伴行于肱深动脉的两侧。

④尺神经：在臂中份以下，与尺侧上副动脉伴行，沿臂内侧肌间隔后方、肱三头肌内侧头前面下行进入尺神经沟内，其外侧紧邻鹰嘴。

⑤桡神经深支和骨间后神经：桡神经在肘窝外侧、肱骨外上髁前方，桡神经分为浅、深两支。桡神经深支先发肌支至桡侧腕长、短伸肌和旋后肌，然后穿入旋后肌，并在桡骨头下方 5～7 cm 处穿出该肌，改称为骨间后神经，下行于前臂肌后群浅、深两层之间，分支至前臂肌后群其余诸肌。

⑥骨间后动脉：骨间总动脉的分支，与同名静脉伴行，穿前臂骨间膜上缘进入前臂后区。在前臂后区，骨间后动脉首先位于旋后肌深面，后从该肌下缘与拇长屈肌起始部上缘间穿出，进入前臂肌后群浅、深层之间，与同名神经伴行。

（六）腕背区和手背

1. 浅层结构

腕背区皮肤比腕前区厚，浅筋膜薄，内有浅静脉及皮神经。手背皮肤薄而柔软，富有弹性。手背的浅筋膜不但薄弱，而且疏松，因而皮肤的移动性较大，其内布满静脉、浅淋巴管和皮神经。指背皮肤较掌侧薄，皮下组织较少，活动度较大，末端的指甲为皮肤的衍生物，由真皮增厚形成。甲下的真皮称为甲床。甲根部的皮肤生发层是指甲的生长点，手术时应加以保护。围绕甲根及其两侧的皮肤皱褶为甲廓，此处的刺伤感染常引起甲沟炎，若蔓延至甲下，可形成甲下脓肿，需及时治疗。

头静脉和贵要静脉分别起始于腕后区桡侧和尺侧的浅筋膜内。桡神经浅支与头静脉伴行，越过腕背侧韧带的浅面下行，在"鼻烟窝"（手背外侧部的浅凹）附近分为 4 支或 5 支指背神经。

2. 深层结构

（1）伸肌支持带：由腕背部深筋膜增厚形成，又名腕背侧韧带，其内侧附于尺骨茎突和三角骨，外侧附于桡骨远端外侧缘。伸肌支持带向深方发出 5 个纤维隔，附于尺骨和桡骨的背面，使之形成 6 个骨纤维性管道，9 块前臂后群肌的肌腱及其腱鞘从管内通过。

（2）腕伸肌腱：腕伸肌腱从桡侧向尺侧排列。依次通过各骨纤维管的肌腱：①拇长屈肌和拇短伸肌腱及其腱鞘；②桡侧腕长、短伸肌腱及其腱鞘；③拇长伸肌腱及其腱鞘；④指伸肌腱与示指伸肌腱及其腱鞘；⑤小指伸肌腱肌及其腱鞘；⑥尺侧腕伸肌腱及其腱鞘。

（3）"鼻烟窝"的境界与内容：桡侧界为拇长屈肌腱和拇短伸肌腱，尺侧界为拇长伸肌腱，近侧界为桡骨茎突，窝底为手舟骨和大多角骨，窝内有桡动脉通过。舟骨骨折时鼻烟窝可因肿胀而消失，且可有压痛。此处也是切开拇伸肌腱鞘和结扎桡动脉的合理位置。

（4）手背深筋膜：可分为浅、深两层，浅层较厚，为伸肌支持带的直接延续，并有伸指肌腱参与，共同形成手背腱膜；深层覆盖于第 2 至第 5 掌骨及第 2 至第 4 骨间背侧肌的背面。伸指肌腱之间在手背部由斜行腱束相连，该腱束称为腱间结合，伸指时，腱间结合可协同伸指动作，尤其以中指、环指、小指最为明显，因而某伸指肌腱在腱间结合近端断裂时，可无伸指功能障碍。

（5）手背筋膜间隙：由于手背的筋膜在掌骨的近、远端彼此结合，因此此处浅筋膜、手背腱膜和骨间背侧筋膜之间形成两个筋膜间隙。

二、下肢

（一）臀部

1.浅层结构

臀部皮肤较厚，有丰富的汗腺和皮脂腺；浅筋膜发达，女子尤为明显，富含脂肪和纤维。臀部皮神经可分为两组：

（1）臀上皮神经：2支或3支，由第1至第3腰神经后支的外侧支组成，经竖脊肌外缘自胸腰筋膜的骨纤维管穿出，越过髂嵴至臀部上半部，分布于此区。当腰部急性扭伤时，臀上皮神经易受牵拉而引起腰腿痛。

（2）臀内侧皮神经：由第1至第3骶神经后支组成，于髂后上棘与尾骨尖连线的中1/3段穿出深筋膜，分布于臀部内侧和骶骨后面皮肤。

（3）臀下皮神经：股后皮神经的分支，绕臀大肌下缘返折上行，穿出深筋膜分布于臀下部的皮肤。此外还有肋下神经和髂腹下神经的外侧皮支，分布于臀部上外侧；股外侧皮神经的后支分布于臀部下外侧皮肤（图7-1-4）。

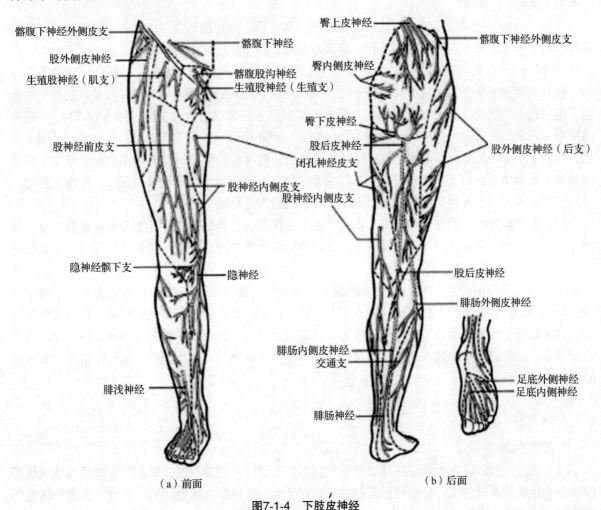

图7-1-4　下肢皮神经

2. 深层结构

（1）臀筋膜：臀部的深筋膜，上方附着于髂嵴，下方与大腿的阔筋膜相续，厚而致密，在臀大肌上缘分为两层包绕臀大肌，由筋膜的深面向臀大肌的肌束间发出许多小的纤维隔，分隔各个肌束。因此，筋膜与肌结合较紧密，不易分离，在臀大肌下缘，两层合为一层，向内与骶骨背面愈着，向外移行于阔筋膜，且参与髂胫束的构成，向下续股后区深筋膜。臀筋膜损伤可引起腰腿痛，称为臀筋膜综合征，是腰腿痛的病因之一。

（2）臀肌：分为3层。浅层为臀大肌，此肌肥厚略呈四边形，是维持直立姿势和伸髋关节的重要肌肉。在臀大肌深面与坐骨结节及大转子间常有较大的滑膜囊，即臀大肌坐骨囊和臀大肌转子囊。中层由上向下依次为臀中肌、梨状肌、上孖肌、闭孔内肌、下孖肌和股方肌；臀大肌与中层肌之间为臀大肌下间隙，其内有血管、神经、脂肪和结缔组织，深层有臀小肌和闭孔外肌。

（3）梨状肌上、下孔及其穿行结构：梨状肌于盆内起于第2至第4骶椎前面的骶前孔外侧部，向外经坐骨大孔穿出至臀部，止于股骨大转子尖。自髂后上棘与尾骨尖连线中点至股骨大转子的连线，为梨状肌下缘的体表投影。梨状肌将坐骨大孔分为梨状肌上孔和梨状肌下孔，孔内分别有神经、血管等结构穿行。

①臀上血管、神经束：出入梨状肌上孔的神经和血管，由外侧向内侧依次有臀上神经、臀上动脉和臀上静脉。

②臀下血管、神经束：出入梨状肌下孔的神经和血管，由外侧至内侧依次有坐骨神经、股后皮神经、臀下神经、臀下动脉、臀下静脉、阴部内动脉、阴部内静脉和阴部神经。

③坐骨神经与梨状肌的关系：坐骨神经是全身最大的神经，起自骶丛，至臀部，在臀大肌深面、股方肌浅面经坐骨结节与股骨大转子之间（稍内侧）进入股后区。坐骨神经与梨状肌的关系密切，但它们的位置关系有个体差异，以一总干经梨状肌下孔出盆者为常见型，约占66.3%，亦有变异型以坐骨神经在盆内分为胫神经和腓总神经两支，胫神经出梨状肌下孔，腓总神经穿梨状肌者多见，约占27.3%；其他有坐骨神经主干穿梨状肌肌腹，胫神经、腓总神经夹持梨状肌，或主干穿经梨状肌上孔等类型。由于坐骨神经与梨状肌关系密切且类型较多，因此梨状肌损伤、出血、肿胀容易压迫坐骨神经，引起腰腿痛，临床上称为"梨状肌损伤综合征"。

（4）穿经坐骨小孔的血管神经束：由梨状肌下孔出盆腔，再经坐骨小孔至坐骨直肠窝的血管和神经。由外侧向内侧依次为阴部内动脉、阴部内静脉和阴部神经，分布于坐骨肛门窝内结构及肛管下部、会阴及外生殖器。

（5）髋关节周围的动脉网：髋关节周围有髂内动脉、髂外动脉及股动脉的分支分布，即所谓"臀部十字吻合"，位于臀大肌深面、股方肌与大转子周围。在近髋关节的盆侧壁处，还有旋髂深动脉、髂腰动脉、骶外侧动脉、骶正中动脉等以及它们之间的吻合支。盆内脏器两侧之间的动脉吻合也较丰富，因此结扎一侧髂内动脉时，可借髋关节周围动脉网建立侧支循环，以代偿结扎侧髂内动脉分布区的血供。

（二）股部

1. 股前内侧区

（1）浅层结构：股内侧区皮肤薄而富有皮脂腺，股前区外侧部较厚。股前部近腹股沟处的浅筋膜可分为脂肪层及膜样层，分别与腹前壁的筋膜相延续。膜样层在腹股沟韧带下方一横指处附着于阔筋膜。浅筋膜内含脂肪、浅静脉、浅淋巴管、皮神经等。

①浅动脉：股动脉进入股三角处发出3条小的浅动脉，分别为腹壁浅动脉、旋髂浅动脉和阴部

外动脉。

②大隐静脉：全身最长的浅静脉，长约 76 cm；起自足背静脉内侧端，经内踝前方沿小腿内侧上行，继续沿股骨内侧髁后方至大腿内侧并逐渐行向前上，在耻骨结节外下方穿隐静脉裂孔汇入股静脉，汇入处又称隐股点。大隐静脉在汇入股静脉前接纳 5 条属支，即旋髂浅静脉、腹壁浅静脉、阴部外静脉、股内侧浅静脉和股外侧浅静脉。5 条浅静脉汇入大隐静脉的形式有多种，各属支之间以及与小隐静脉的属支之间均有丰富的吻合。大隐静脉与深静脉之间也有许多交通支，以小腿上段和大腿下段为多。大隐静脉及其属支易发生静脉曲张，行高位结扎手术时，必须分别结扎切断各属支，以防复发。大隐静脉管腔内有 9 对或 10 对静脉瓣，小腿部较多，最后两对静脉瓣分别位于穿隐静脉裂孔的筛筋膜之前的静脉壁内，以及即将汇入股静脉处，这两对瓣膜对防止血液逆流具有重要作用。大隐静脉行至内踝前方时位置表浅且较恒定，临床上常选此处行静脉穿刺或切开。

③浅淋巴结：集中在股前内侧区上部，称为腹股沟浅淋巴结，依其所在部位可分为上、下两群，每群又可分为内侧组和外侧组。上群沿腹股沟韧带下方平行排列，以隐股点做一垂线为界，分为上内侧群和上外侧群。来自脐以下腹前外侧壁、臀内侧 1/3、会阴、外生殖器、肛门以及子宫底的部分淋巴管多注入上内侧群；腹后壁、臀外侧 1/3 以及肛管的部分淋巴管注入上外侧群。下群沿大隐静脉末端网侧纵行排列，以大隐静脉为界，也可分为下内侧群和下外侧群。来自下肢的浅淋巴管主要注入下外侧群，一部分注入下内侧群。下内侧群还收纳会阴和外生殖器的部分淋巴，下群的输出管注入腹股沟深淋巴结和髂外淋巴结。

④皮神经：股前内侧区的皮神经主要有髂腹股沟神经、生殖股神经的股支、股外侧皮神经、闭孔神经的皮支、股神经前皮支。

A.髂腹股沟神经：自皮下环浅出，分布于股前、内侧区上份及阴囊或大阴唇的皮肤。

B.生殖股神经的股支：经腹股沟韧带深面至股部、隐静脉裂孔外侧穿出深筋膜，分布于腹股沟韧带下方一小区域皮肤。

C.股外侧皮神经：在髂前上棘的稍内侧，经腹股沟韧带深面进入股部，越过缝匠肌始部的表面，在髂前上棘下方约 5 cm 处分为前、后两支，分布于股外侧皮肤。

D.闭孔神经的皮支：由闭孔神经前支发出，分布于股内侧区上部皮肤。

E.股神经前皮支：数支，穿缝匠肌和深筋膜或直接穿深筋膜浅出，分布于股前、内侧区和膝关节前面皮肤。

F.隐神经：股神经的终末支，自股神经发出后伴股动脉进入收肌管并下行，在收肌管下部穿收肌腱板至膝关节内侧发出髌下支后，经缝匠肌和股薄肌之间穿出深筋膜，伴大隐静脉沿小腿内侧面下行，直至足内侧缘，分布于髌骨下方、小腿内侧面和足内侧缘的皮肤。

（2）深层结构：

①深筋膜：大腿的深筋膜又称阔筋膜，为全身最强厚的深筋膜；范围宽阔，厚而致密，前外上附着于髂嵴和腹股沟韧带，后、内侧分别与臀筋膜和会阴筋膜相续，下方续为腘筋膜和小腿筋膜。股部内侧的深筋膜较薄，但外侧部的深筋膜则厚实而发达。

②前、内侧股筋膜鞘：阔筋膜向深面发出股内侧、股外侧和股后肌间隔，伸入肌群间并附着于股骨粗线，其中，股外侧肌间隔最为坚韧。这 3 个肌间隔在股部形成了前方、后方和内侧 3 个骨筋膜鞘，分别容纳相应的肌群、血管和神经等。前骨筋膜鞘内有股前肌群、股动脉、股静脉、股神经、腹股沟深淋巴结等。内侧骨筋膜鞘内有股内侧肌群、闭孔动脉、闭孔静脉、闭孔神经等。股骨粗线中段的骨膜与 3 个肌间隔的纤维相互交织成坚韧的条索。股骨中段骨折时，条索有限制骨折移位的作用。

③肌腔隙与血管腔隙：腹股沟韧带与髋骨之间的间隙，是腹腔、盆腔与股前区间的重要通道。髂筋膜增厚形成髂耻弓，起自腹股沟韧带中份，向后、内连至髂耻隆起。该弓将此间隙分成外侧的肌腔隙及内侧的血管腔隙。

④股三角：

A. 构成：位于股前内侧区上 1/3 部，为底边向上、尖向下的三角形区域，由股前肌围成，向上经肌腔隙和血管腔隙与腹腔和盆腔相通；向下通入收肌管。股三角上界为腹股沟韧带；外侧界为缝匠肌的内侧缘；内侧界为长收肌的内侧缘；股三角尖位于缝匠肌与长收肌相交处，向下与收肌管上口相连接；股三角前壁为阔筋膜，后壁凹陷，自内向外分别为长收肌、耻骨肌和髂腰肌及其筋膜。

B. 内容：股三角内有股鞘、股管、股神经、股动脉、股静脉、淋巴管、淋巴结、脂肪组织等。股动脉位于股三角中份，其外侧为股神经，内侧为股静脉。可借此排列关系，在体表通过触摸股动脉的搏动来判定其位置，临床上常用于股动脉压迫止血、插管造影、股静脉穿刺、股神经阻滞等。

⑤收肌管：

A. 构成：收肌管又称 Hunter 管，为位于股前区中 1/3 段前内侧、缝匠肌深面的一个间隙，长约 15 cm，呈三棱锥形；前壁是张于股内侧肌与长收肌、大收肌间的收肌腱板，腱板的前方为缝匠肌所覆盖；管的外侧壁为股内侧肌；后壁为长收肌及大收肌；管的上口接股三角尖，下口为收肌腱裂孔。

B. 内容：收肌管内为股前部通向腘窝及小腿内侧的结构，由前向后为隐神经、股动脉、股静脉、周围的淋巴管等。在收肌管下段，股动脉发出的分支与隐神经伴行。隐神经为股神经进入收肌管的末支，在股薄肌与缝匠肌之间穿收肌管前壁，分布于膝关节、小腿及足内侧缘的皮肤。收肌管与股三角和腘窝内的疏松结缔组织上下联系，故发生炎症或脓肿时可上下蔓延。股动脉在收肌管下端发出膝降动脉，参与组成膝动脉网。

⑥股内侧区的血管和神经：有闭孔血管神经束。

A. 闭孔动脉：有同名静脉、神经与之伴行，在盆腔内起自髂内动脉，穿闭膜管至股部，分为前、后两支。前支分布于股内侧肌群，并与旋股内侧动脉的分支吻合；分支分布于髋关节和股方肌。闭孔动脉在穿闭膜管前尚发出一耻骨支，在股环附近与腹壁下动脉的分支（耻骨支）吻合，并可形成异常闭孔动脉。

B. 闭孔神经：起自腰丛，穿闭膜管出盆后骑跨短收肌，分为前、后两支。前支行于短收肌的浅面，除支配长、短收肌和股薄肌外，尚发出分支分布于髋关节和膝关节；后支行于短收肌的深面，支配闭孔外肌和大收肌。临床上做股薄肌代替肛门外括约肌的手术时，应保留此肌的闭孔神经分支。

2. 股后区

（1）浅层结构：皮肤较薄，浅筋膜较厚。在股后区的浅筋膜内有股后皮神经，位于阔筋膜和股二头肌之间，于臀大肌下缘中点处浅出后，沿股后正中线下行至腘窝上角。沿途发出分支分布于臀下部、股后区、腘窝和小腿后区上部皮肤。

（2）深层结构：

①股后骨筋膜鞘：由阔筋膜后份、股外侧肌间隔、股后肌间隔与股骨粗线处的骨膜共同围成，鞘内容纳股后肌群、坐骨神经、深淋巴结和淋巴管，此鞘上通臀大肌间隙，下连腘窝。

②坐骨神经：全身最粗大的神经，起于骶丛，由臀部下行进入股后区，沿中线先经股二头肌长头和大收肌之间下降，继而进入股二头肌长头深面，至腘窝上角处分为胫神经和腓总神经两终支，但分成此两条神经的位置高低不一，有个体差异。坐骨神经行至股后区，主要由其内侧发出肌支至

股后区大部分肌肉及大收肌起自坐骨结节的部分；向外侧发出至股二头肌短头的肌支。因此，在手术分离坐骨神经时，沿其外侧分离较为安全，不易损伤其分支。偶有一较粗的变异动脉与坐骨神经伴行，称为坐骨神经的伴行动脉，行股部截肢术时需先结扎此动脉。

坐骨神经的体表投影：出骨盆腔处位于髂后上棘至坐骨结节连线的上、中 1/3 交界处；臀部行经股骨大转子与坐骨结节连线的中点稍内侧；股后区则相当于上述两点连线中点到腘窝上角的连线。以上两点一线大致为坐骨神经在臀部和股后区的体表投影。坐骨神经痛常沿此投影线传导，并在该线上出现压痛。

（三）膝部

1. 膝前区

（1）浅层结构：皮肤薄而松弛，皮下脂肪少，移动性大。皮肤与髌韧带之间是髌前皮下囊，慢性劳损易发生炎症。在膝内侧，有隐神经穿出深筋膜，并发出髌下支，外上和内上方有股外侧皮神经、股神经前皮支和内侧皮支的终末分布，外下方有腓肠外侧皮神经分布。

（2）深层结构：膝前部的深筋膜为阔筋膜的延续，且与肌腱融合，外侧部有髂胫束止于胫骨外侧髁前面，内侧部有缝匠肌腱、股薄肌腱和半腱肌腱共同形成的膝前囊。其深部中间为股四头肌腱，附着于髌骨底及两侧缘，继而延续为髌韧带，止于胫骨粗隆。在髌骨两侧，股四头肌腱与阔筋膜一起形成髌支持带，附着于髌骨，髌韧带，胫骨内、外侧髁。股四头肌腱和股骨之间有一大的髌上囊。此囊有时与关节囊相通，当膝关节积液时，可出现浮髌感。此时可在髌骨两侧缘中点行关节腔穿刺抽液检查。髌韧带两侧的凹陷处向后可扪及膝关节间隙，此处相当于半月板的前端。

2. 膝后区

（1）浅层结构：皮肤松弛且较薄，移动性较大。在浅筋膜中，小隐静脉末端穿入深筋膜，其周围有腘浅淋巴结。此区皮神经为股后皮神经末端、隐神经和腓肠外侧皮神经的分支。小隐静脉在腘窝下角处可见其近侧段，其沿小腿后面中线上行，经腓肠肌内、外侧头之间至腘窝中部穿深筋膜，汇入股静脉。在穿深筋膜以前，还接受来自股后区的浅静脉。

（2）深层结构：

①深筋膜：腘窝的深筋膜又称腘筋膜，厚而坚韧。当患腘窝囊肿或动脉瘤时，可因空间受限、压迫神经而出现胀痛。

②腘窝的境界：腘窝为膝关节后方的菱形间隙，有顶、底及四壁。顶为皮肤深层的腘筋膜；底为股骨的腘面、膝关节囊的后壁和腘肌及其筋膜；上内侧壁为半腱肌和半膜肌；上外侧壁为股二头肌；下内侧壁为腓肠肌内侧头；下外侧壁为腓肠肌外侧头和不恒定的跖肌。

③腘窝的内容：腘窝内的结构由浅入深为胫神经、腘静脉、腘动脉及邻近腘窝上外缘的腓总神经和血管周围的腘深淋巴结。腘窝内除上述血管、神经外，还有脂肪组织、滑液囊等。

3. 膝关节动脉网

膝关节的血液供应非常丰富，在膝关节周围形成动脉网。动脉网主要由股动脉发出的旋股外侧动脉降支、膝降动脉，腘动脉发出的膝上内、外侧动脉，膝下内、外侧动脉，膝中动脉，胫前返动脉，股深动脉发出的第 3 穿支等彼此吻合而成。该动脉网既是膝关节的营养来源，又是重要的侧支循环途径。当腘动脉主干发生血运障碍时，侧支循环成为主要的血运途径，具有一定的代偿功能。

（四）小腿部

1.小腿前外侧区

（1）浅层结构：小腿前外侧区的皮肤活动度较小，厚而紧张，其前下份的皮肤血液供应差，感染或形成溃疡时不易愈合。浅筋膜疏松，脂肪少，轻度水肿时，在内踝上方按压可出现压痕。

①浅静脉：大隐静脉及其属支。大隐静脉起于足背静脉弓内侧端，经内踝前方约 1 cm 处至小腿内侧上行。大隐静脉在行程中与小隐静脉和深静脉有广泛的交通支。

②皮神经：包括隐神经和腓浅神经皮支。隐神经：在小腿上段，隐神经位于大隐静脉后方，近小腿中、下段越过静脉至其前方，经内踝前方下行至足内侧缘。隐神经分布于小腿内侧以及足内侧缘皮肤。腓浅神经皮支：起于腓总神经，于小腿前外侧面的中、下 1/3 交界处经腓骨长肌前缘穿深筋膜浅出，分为足背内侧皮神经和足背中间皮神经两条终支。前者分布于足背内侧、拇趾内侧缘，以及第 2、第 3 趾相对缘的皮肤；后者分布于足背中间部、第 3 至第 5 趾的相对缘皮肤。

（2）深层结构：小腿前外侧区深筋膜较致密，前部在胫侧与胫骨侧面的骨膜紧密融合；在腓侧，深筋膜向深部发出前、后两个肌间隔，附着于腓骨前后缘的骨膜。前、后肌间隔，胫骨与腓骨及其间的小腿骨间膜与小腿前外侧区的深筋膜，共同围成外侧骨筋膜鞘和前骨筋膜鞘；后肌间隔，胫骨与腓骨及其间的小腿骨间膜和小腿后部深筋膜，共同围成后骨筋膜鞘。外侧骨筋膜鞘有小腿外侧肌群、腓浅神经等；前骨筋膜鞘有小腿前肌群、胫前动脉、胫前静脉、腓深神经等。

2.小腿后区

（1）浅层结构：小腿后区皮肤柔软，血运较丰富，为良好的带血管蒂皮瓣供皮区。浅筋膜较薄，内有小隐静脉及其属支，腓肠内、外侧皮神经和腓肠神经。

①小隐静脉：起自足背静脉弓的外侧，经足外侧缘绕外踝后方上行至小腿后区，在小腿下部中线上与腓肠神经伴行，至腘窝下角处穿腘筋膜入腘窝，沿腓肠肌内、外侧头之间上行并汇入腘静脉。小隐静脉内有 7 对或 8 对静脉瓣，除与大隐静脉之间有较多交通支外，还与垂直行走的穿静脉、深静脉相通。穿静脉也有静脉瓣，其闭锁不全时，血液逆流淤积可引起小隐静脉曲张，手术切除时应避免伤及伴行的腓肠神经。

②腓肠内侧皮神经：在腘窝由胫神经发出，在腓肠肌内、外侧头之间与小隐静脉伴行，多数在小腿中部穿深筋膜浅出，浅出后与腓肠外侧皮神经发出的分支——腓神经交通支吻合成腓肠神经。

③腓肠外侧皮神经：由腓总神经发出，于腘窝外侧角处穿出深筋膜，向下分布于小腿后外上部皮肤，并发出腓神经交通支，与腓肠内侧皮神经吻合成腓肠神经。

④腓肠神经：由腓肠内侧皮神经与腓肠外侧皮神经的交通支合并而成。腓肠神经分布于小腿后面下部皮肤，主干在跟腱外侧伴小隐静脉下行，绕经外踝后方至足背外侧，改名为足背外侧皮神经，分布于足背外侧缘和小趾外侧缘的皮肤。

（2）深层结构：此区深筋膜较致密，与小腿后肌间隔、骨间膜、胫骨与腓骨的后面围成后骨筋膜鞘，内有小腿后肌群，胫后动、静脉，胫神经等。

①小腿后肌群：位于小腿骨间膜后面的后骨筋膜鞘内，被小腿后筋膜隔分成浅、深两层。浅层为腓肠肌、跖肌（约 1/10 人缺如）和比目鱼肌。其中，腓肠肌起自股骨内、外侧踝的后面，比目鱼肌起自胫骨后面上部和比目鱼肌腱弓，两肌向下形成粗大的跟腱，止于跟骨结节，主要功能是使足跖屈和屈膝。深层有腘肌、趾长屈肌、胫骨后肌和拇长屈肌。除腘肌外，均起自胫骨、腓骨和小腿骨间膜后面，止于跗骨和趾骨。在内踝后上方，趾长屈肌腱越过胫骨后肌腱的浅面，斜向外下，经屈肌支持带深面进入足底，与拇长屈肌腱形成"腱交叉"。胫骨后肌可使足内翻；拇长屈肌、趾长

屈肌可分别屈踇趾和第2至第5趾；腘肌能屈膝并使已屈的膝关节旋内。

②胫后动脉：腘动脉的直接延续，始于腘肌下缘，向下穿经比目鱼肌腱弓深面，于小腿后肌群浅、深层之间下行至内踝后方，于屈肌支持带深面分为足底内、外侧动脉进入足底。胫后动脉除沿途发出肌支分布到邻近诸肌外，在起始部的稍下方尚发出一支较粗的腓动脉。此动脉先经胫骨后肌的浅面斜向下外方，后沿腓骨内侧缘下行，进入踇长屈肌深面，在肌与腓骨之间下行至外踝后方浅出，终于外踝支，发出分支参与构成踝关节动脉网。腓动脉在其行程中，沿途发出分支到小腿后肌群和外侧肌群及胫骨、腓骨，临床上腓骨移植时常将腓动脉及腓骨滋养动脉作为血管蒂。胫后动脉在内踝后方的一段位置较表浅，可触及其搏动。

③胫后静脉：两条，伴行于胫后动脉两侧，其属支与同名动脉的分支伴行。

④胫神经：坐骨神经本干的延续，自腘窝向下与胫后血管伴行，沿小腿后肌群浅、深两层之间下降，先行于胫后动脉的内侧，渐与动脉交叉，至其外侧相伴而下行，经内踝后方屈肌支持带深面进入足底，分为足底内、外侧神经两终支。该神经发出肌支分布于小腿后肌群；皮支为腓肠内侧皮神经，与小隐静脉上段伴行，接受腓神经交通支后易名为腓肠神经，分布于小腿后面的皮肤；关节支还分布于膝关节和踝关节。胫神经损伤时，表现为足不能跖屈及所分布区域皮肤感觉消失。

（五）踝与足部

1. 踝前区和足背

（1）浅层结构：足背皮肤薄，移动度大；浅筋膜疏松，缺少脂肪，内有浅静脉和皮神经。

①浅静脉：在足背浅筋膜中有足背静脉弓，横行于跖骨背面远侧端皮下，由趾背静脉汇合而成。足背静脉弓的内侧端有大隐静脉起始；外侧端延续为小隐静脉，后者经外踝后方至小腿后面上行。

②皮神经：

A.腓浅神经发出足背内侧皮神经和足背中间皮神经。前者分布于足背内侧、踇趾内侧缘及第2、第3趾的相对缘皮肤；后者分布于足背中间部、第3至第5趾的相对缘皮肤。

B.腓深神经的终支，在足背第1和第2趾间的趾蹼处穿深筋膜至皮下，分布于踇趾与第2趾的相对缘皮肤。

C.足背外侧皮神经分布于足背外侧缘及小趾趾背外侧的皮肤。

（2）深层结构：小腿深筋膜于踝部前面增厚形成伸肌上、下支持带。它们各自向深部的骨面发出纤维隔，形成骨纤维性管，可以约束肌腱，有利于各肌的运动。

①伸肌上支持带（或小腿横韧带）：位于踝关节稍上方，横向附着于胫骨和腓骨前缘。伸肌上支持带向深部发出一个纤维隔，将其隔成两个间隙，内侧间隙有胫骨前肌腱、胫前血管和腓深神经通过；外侧间隙有踇长伸肌腱和第3腓骨肌通过。

②伸肌下支持带（或小腿十字韧带）：位于伸肌上支持带远侧的足背区，呈横置"Y"形。外侧束附着于跟骨外侧面前部，内侧分为远、近两束，远侧束向下方与足底腱膜相续，近侧束附着于内踝。伸肌下支持带向深部发出两个纤维隔，形成3个骨纤维管：内侧管容纳胫骨前肌肌腱；中间管容纳踇长伸肌腱、足背血管及腓深神经；外侧管容纳趾长伸肌腱及第3腓骨肌腱。诸肌腱均有腱鞘包裹。

③足背动脉：于伸肌上支持带下缘处续于胫前动脉，沿踇长伸肌腱外侧下行，经踇短伸肌深面达第1跖骨间隙。足背动脉沿途发出以下分支：踇外侧动脉，行向足背外侧；踇内侧动脉，1～3支，行向足背内侧；弓状动脉，弯向足背外侧走行，呈弓状，与踇外侧动脉的分支吻合，并发出3支跖背动脉；足底深支，为足背动脉的终支之一，穿第1跖骨间隙至足底与足底外侧动脉吻合；第

1 跖背动脉，为足背动脉的另一终支，分布于蹞趾背面两侧缘和第2趾背面的内侧缘。足背动脉在踝关节前方的一段位置表浅，位于皮下，于蹞长伸肌腱外侧可触及其搏动。

④足背静脉：有两条，与足背动脉伴行。此静脉尤其是趾背静脉在断肢（趾）再植中应认真吻接，对重建血液循环和消除患肢（趾）水肿具有重要作用。

⑤腓深神经：在内踝前方，位于足背动脉内侧，经伸肌下支持带深面，于蹞长伸肌腱与蹞短伸肌之间前行，分为内、外两终支。外侧于至第1骨间背侧肌表面前行，发出分支分布于第1、第2趾相对缘的背侧皮肤；内侧支行于蹞长伸肌腱深面，分布于足背肌、跗跖关节，以及蹞趾背侧和第2趾胫侧缘的皮肤。

⑥足背筋膜间隙：足背筋膜分为浅、深两层。浅层为伸肌下支持带的延续，附着于足两侧缘的骨膜上；深层又名骨间背筋膜，覆盖于骨间背侧肌背面，并与跖骨骨膜融合。浅深两层围成足背筋膜间隙，内有肌腱、神经、血管等结构通过。

2. 踝后区

踝后区的上界为内、外踝基部后面的连线；下界为足跟后缘；中部深面有跟腱附于跟结节。跟腱与内、外踝之间各有一浅沟，内侧浅沟容纳小腿屈肌腱和由小腿后区进入足底的血管、神经；外侧浅沟有小隐静脉，腓肠神经，腓骨长、短肌腱穿行。

第二节　四肢断面解剖

一、上肢

（一）横断面

1.肩部

（1）经肩关节上份的横断层面（图7-2-1）：层面经肱骨头、关节盂的上份和肩胛冈。肱骨头与关节盂构成肩关节；三角肌包绕于肩关节的前、后及外侧，肩关节前方与三角肌之间有肱二头肌长头腱（外侧）和肩胛下肌腱（内侧）。肩关节后方与三角肌之间有冈下肌及其肌腱。作为肌腱袖结构的肩胛下肌腱和冈下肌腱，在肩关节的前、后方与关节囊相愈合，使关节囊增厚。肩胛冈处的肩胛骨游离，呈"Y"形，位于肩关节的后内侧；前方为肩胛下肌和冈上肌，后方有冈下肌。关节盂内侧伸向前方的突起为喙突，有喙锁韧带附着；喙突内侧可见肩胛上动、静脉和臂丛，臂丛由此移行向腋窝。

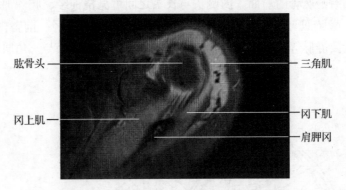

肱骨头　　　　　　　　　　　　　三角肌

冈上肌　　　　　　　　　　　　　冈下肌

　　　　　　　　　　　　　　　　肩胛冈

图7-2-1　经肩关节上份的横断层面MRI图像

（2）经肩关节下份的横断层面（图7-2-2）：层面经腋窝。肩胛骨连成一体，斜列于层面中部；肩胛骨前外侧膨大处有凹陷的关节盂及关节唇，与肱骨头构成肩关节。三角肌呈C形包绕于肩关节的前方、后方及外侧；肱二头肌长头腱行于肱骨前方的结节间沟与三角肌之间。肩胛下肌腱越过肩关节前方并附着于肱骨小结节；小圆肌经肩关节后方与三角肌之间向外侧止于肱骨大结节；喙肱肌和肱二头肌短头经三角肌与肩胛下肌腱之间。肩关节与内侧的胸壁之间为腋窝，其前壁是胸大肌和胸小肌，后壁为肩胛下肌和肩胛骨，内侧壁是前锯肌和胸壁，外侧壁为肱骨、喙肱肌和肱二头肌。腋窝内有臂丛及其分支、腋淋巴结、腋动脉、腋静脉等。关节囊的滑膜层在肩胛下肌腱深面形成肩胛下肌腱下囊，在经结节间沟的肱二头肌长头腱周围形成结节间滑膜鞘。

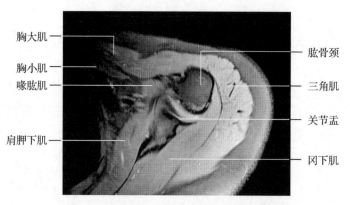

图7-2-2　经肩关节下份的横断层面MRI图像

2. 臂部

（1）经臂上份的横断层面［图7-2-3，肱二头肌（musculus biceps brachii，MBB），肱三头肌（musculus triceps brachii，MTB）］：该层面经三角肌粗隆的上份。圆形的肱骨位于层面中央，其外侧为近似长方形的三角肌，肌的前部附着于肱骨的外侧面。肱骨的前内侧为臂前群肌，可见肱二头肌的长、短头和喙肱肌。肱骨的后方为肱三头肌，其粗大的长头、外侧头位于后部浅层，较小的内侧头位于其深面，贴附于肱骨的后面。内侧头与长头之间可见桡神经、肱深血管的断面。在层面内侧，肱二头肌短头、喙肱肌与肱三头肌之间可见正中神经、肌皮神经、前臂内侧皮神经、肱动脉、肱静脉、尺神经、贵要静脉等前后排列。在层面前部，肱二头肌短头与三角肌之间的浅筋膜内有头静脉的断面。

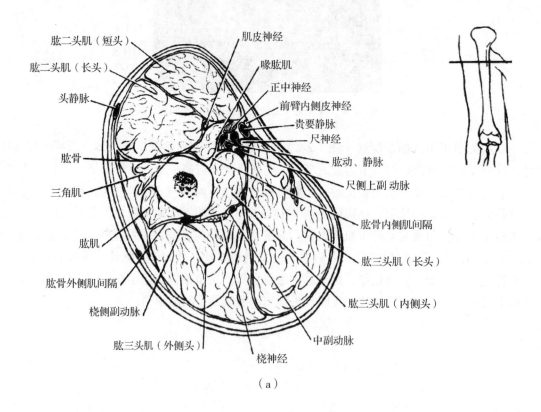

（a）

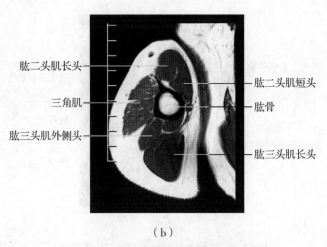

（b）

图7-2-3　经臂上份的横断层面及MRI图像

（2）经臂中份的横断层面（图 7-2-4）：该层面经三角肌粗隆下方。层面内的结构及形态变化较大。肱骨略移向外侧，三角肌、喙肱肌消失，肱肌断面出现。肱二头肌的长、短头合二为一，位于层面前部浅层，与肱骨之间有肌肉。肱骨的后方为肱三头肌断面，附着于肱骨内、外侧的臂内、外侧肌间隔，分隔臂的屈肌与伸肌。臂外侧肌间隔内有桡神经和桡侧副动、静脉。在臂内侧肌间隔内，前份有正中神经；中份有肱动脉、肱静脉和贵要静脉；后份有尺神经和尺侧上副动脉。肌皮神经移至肱二头肌与肱肌之间。头静脉位于肱二头肌前外侧的浅筋膜内。

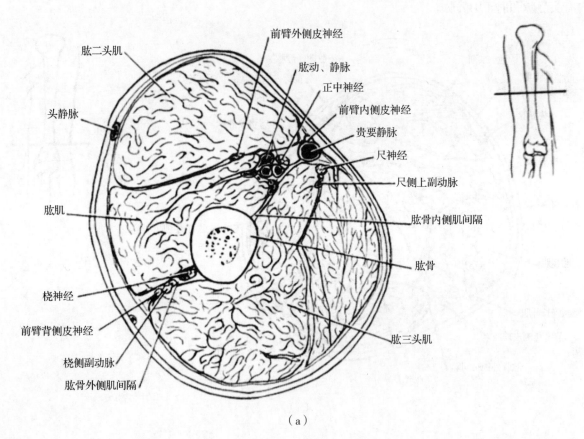

（a）

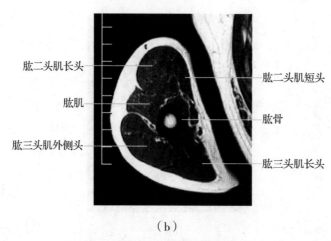

（b）

图7-2-4　经臂中份的横断层面及MRI图像

（3）经臂下份的横断层面（图7-2-5）：该层面经肱骨内、外上髁上方，层面接近肱骨下端。肱骨断面略呈扁平状，其前方有扁平的肱肌断面，肱肌前方有肱二头肌。肱二头肌与肱肌之间有肌皮神经、正中神经、肱动脉、肱静脉。肱肌的前外侧有前、后排列的肱桡肌和桡侧腕长伸肌。肱桡肌与肱肌之间有桡神经和桡侧返动脉；肱肌的后内侧有扁薄的旋前圆肌。肱骨后方为肱三头肌，两者之间的内侧部可见肘关节腔的断面。肱三头肌的内侧可见尺神经。尺侧下副动、静脉的断面位于肱骨与肱肌之间的内侧部，层面内侧的浅筋膜内有前臂内侧皮神经、贵要静脉等；层面前部的浅筋膜内有头静脉和肘正中静脉。

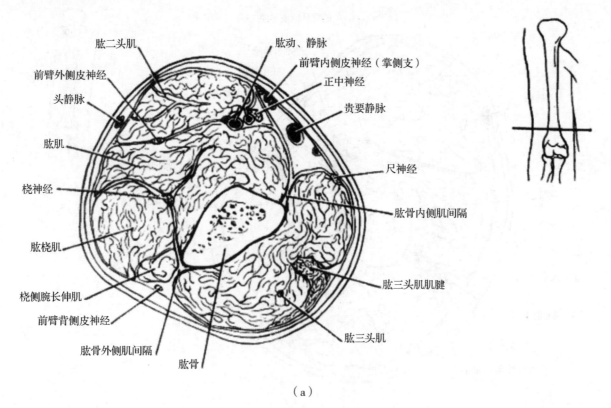

（a）

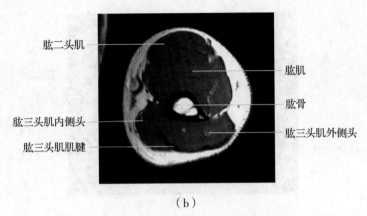

（b）

图7-2-5　经臂下份的横断层面及MRI图像

肱二头肌

肱肌

肱骨

肱三头肌外侧头

肱三头肌内侧头

肱三头肌肌腱

3. 肘部

（1）经肱骨内、外上髁的横断层面（图7-2-6）：层面经肘关节上份，肱骨硕大略为扁平，其内、外侧端的嵴状突起分别为内、外上髁。肱骨内上髁的后面为尺神经沟，沟内有尺神经，位于浅筋膜的深面。肱骨后面的凹陷为鹰嘴窝，与后方的尺骨鹰嘴相对。肱三头肌腱附着于鹰嘴的后面，该肌腱外侧可见肘肌。肱骨前面为肱肌，两者之间有肘关节腔。肱肌的内侧有旋前圆肌，外侧有前后排列的肱桡肌和桡侧腕长、短伸肌。肱肌前面，旋前圆肌与桡肌之间为肘窝，其内有前臂外侧皮神经、肱二头肌腱、肱动脉、肱静脉、正中神经等，自内侧向外侧依次排列。桡神经和桡侧返动、静脉仍位于肱桡肌与肱肌之间。头静脉和肘正中静脉的头正中静脉属支、贵要静脉和肘正中静脉的贵要正中静脉属支分别位于层面前外侧和前内侧的浅筋膜内。

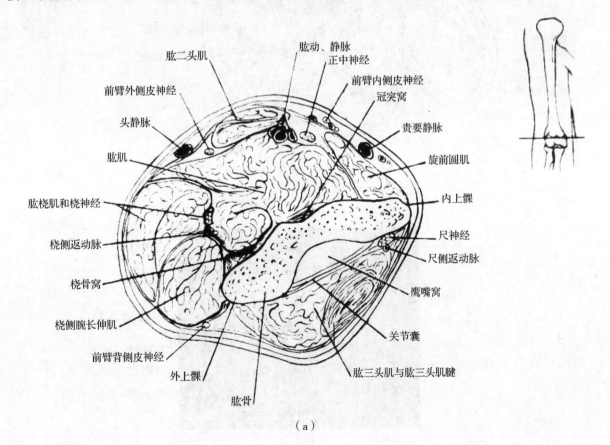

肱二头肌

肱动、静脉
正中神经

前臂外侧皮神经

前臂内侧皮神经
冠突窝

头静脉

贵要静脉

肱肌

旋前圆肌

肱桡肌和桡神经

内上髁

桡侧返动脉

尺神经

桡骨窝

尺侧返动脉

桡侧腕长伸肌

鹰嘴窝

前臂背侧皮神经

关节囊

外上髁

肱三头肌与肱三头肌腱

肱骨

（a）

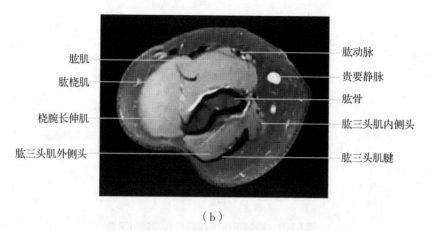

（b）

图7-2-6　经肱骨内、外上髁的横断层面及MRI图像

（2）经桡尺近侧关节的横断层面（图7-2-7）：尺骨的桡切迹与桡骨头构成桡尺近侧关节。桡骨环状韧带环绕桡骨头周围。关节的前方有肱肌，内侧有旋前圆肌，外侧有肱桡肌和桡侧腕长、短伸

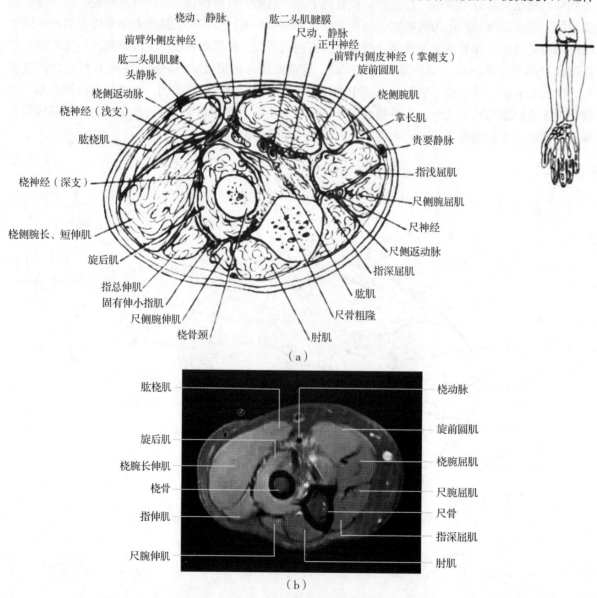

（a）

（b）

图7-2-7　经桡尺近侧关节的横断层面及MRI图像

肌。肱肌与桡侧腕长、短伸肌之间有旋后肌。肘窝内的结构自内侧向外侧依次为肱二头肌腱、肱动脉、肱静脉和正中神经。此层面桡神经已分成深、浅支，位于肱桡肌、桡侧腕长伸肌、桡侧腕短伸肌与肱肌之间。肘关节的后方主要为肘肌。尺骨的内侧由前向后依次为指浅屈肌、尺侧腕屈肌和指深屈肌，它们与尺骨之间有尺神经和尺侧返动、静脉等通行。

4. 前臂

（1）经尺骨粗隆的横断层面（图7-2-8）：尺骨及前臂的屈肌群位于断面的内侧半；桡骨及前臂的伸肌群位于断面的外侧半。

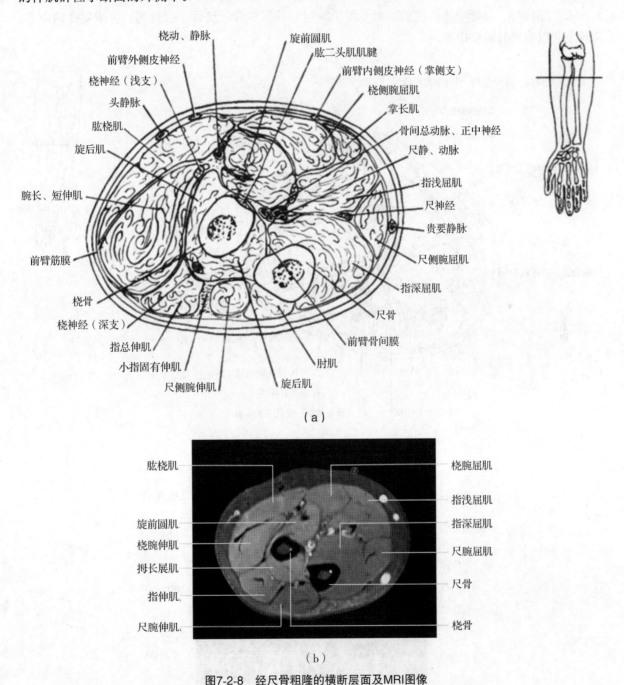

图7-2-8　经尺骨粗隆的横断层面及MRI图像

尺骨断面呈多角形，位于内侧半的后部，其前面有肱肌附着，后面位于皮下。屈肌群位于尺骨的前内侧，由前向后分为浅、中、深3层：浅层由尺侧向桡侧依次为掌长肌、桡侧腕屈肌和旋前圆肌；中层位于旋前圆肌的后方，有指浅屈肌和肱肌；深层有尺侧腕屈肌和指深屈肌。

桡骨呈圆形，位于尺骨的前外侧，其前方、外侧和后方有旋后肌环绕，该肌的浅面为前臂伸肌群，自前向后依次为桡侧腕长伸肌、桡侧腕短伸肌、指伸肌、小指伸肌和尺侧腕伸肌。肘肌位于层面的最后部，肱桡肌位于桡侧腕长伸肌的前方。层面前部的中份、肱肌和旋后肌的前方、旋前圆肌与肱桡肌之间为肘窝，内有肱二头肌腱、正中神经和肱动脉、肱静脉。桡神经深支和桡侧返动、静脉行于旋后肌与桡侧腕长、短伸肌之间。尺神经则位于指浅屈肌、指深屈肌、尺侧腕屈肌三者之间。

（2）经桡骨、尺骨中份的横断层面（图7-2-9）：前臂桡骨、尺骨平行排列，位于层面的中部，两骨之间以前臂骨间膜相连。

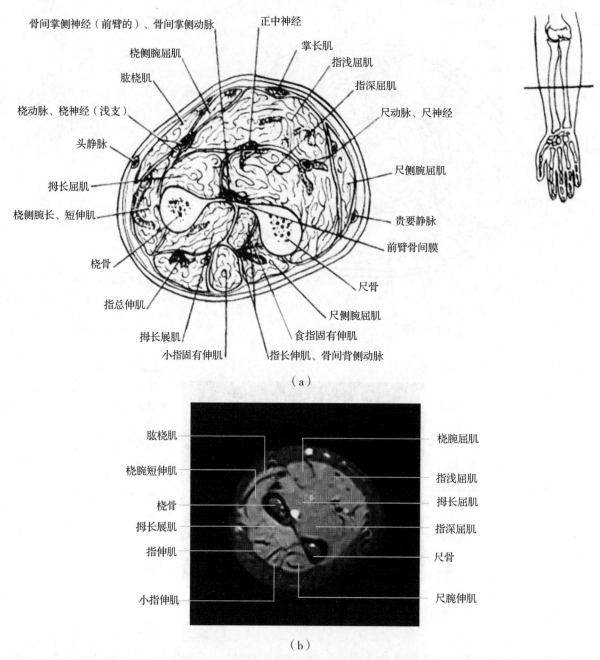

（a）

（b）

图7-2-9　经桡骨、尺骨中份的横断层面及MRI图像

前臂的屈肌群位于桡骨、尺骨和前臂骨间膜的前方，由浅入深分为 3 层。浅层由桡侧向尺侧依次为肱桡肌、桡侧腕屈肌、掌长肌和尺侧腕屈肌；中层后外侧为旋前圆肌，前内侧为指浅屈肌；深层桡侧为拇长屈肌，尺侧为指深屈肌。

前臂的伸肌群位于桡骨、尺骨及前臂骨间膜的后方，分为浅、深两层。浅层自桡侧向尺侧依次为桡侧腕长伸肌、桡侧腕短伸肌、指伸肌、小指伸肌和尺侧腕伸肌；深层自桡侧向尺侧依次为旋后肌、拇长展肌和拇长伸肌，分别位于桡骨、前臂骨间膜和尺骨的后方。

前臂的血管、神经主要行于前臂屈肌之间，相互伴行的血管、神经形成不同的血管神经束，行于不同的部位。前臂屈肌间主要有 4 组血管神经束：①桡血管神经束，由桡神经浅支、桡动脉和桡静脉组成，行于肱桡肌，桡侧腕屈肌，旋前圆肌，桡侧腕长、短伸肌之间；②正中血管神经束，由正中神经和骨间前动脉的分支组成，行于指浅屈肌和拇长屈肌之间；③尺血管神经束，由尺神经、尺动脉和尺静脉组成，行于指浅、深屈肌和尺侧腕屈肌之间；④骨间前血管神经束，由骨间前神经和骨间前动、静脉组成，行于前臂骨间膜前方，位于拇长屈肌和指深屈肌之间。

（3）经桡骨、尺骨下份的横断层面（图 7-2-10）：该层面明显变小。前臂两骨位于层面的后部，桡骨宽大，呈矩形，位于外侧；尺骨较小，呈圆形，位于内侧。该层面内除附于桡骨、尺骨前面的

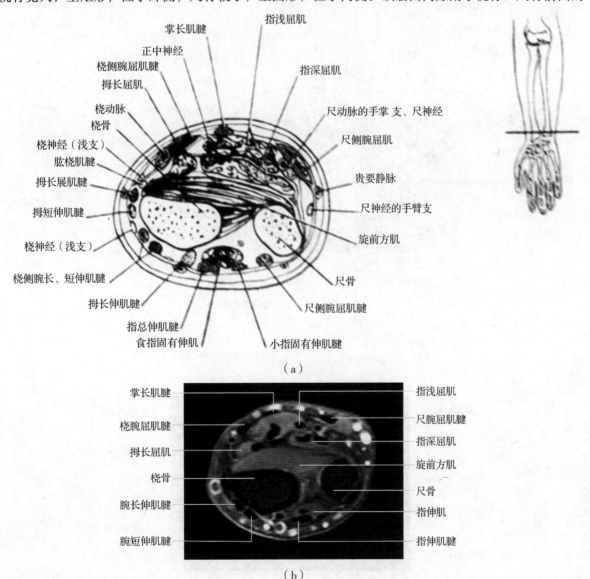

图7-2-10　经桡骨、尺骨下份的横断层面及MRI图像

旋前方肌相对宽大外，其余前臂肌断面明显变小，且多为肌腱或肌腹与肌腱移行部。层面内尺骨、桡骨前方的肌群由浅入深分为4层：第1层紧邻皮下，自桡侧向尺侧依次为桡侧腕屈肌腱、掌长肌腱和尺侧腕屈肌；第2层为指浅屈肌腱；第3层桡侧为拇长屈肌腱，尺侧为指深屈肌；第4层紧贴骨面，为旋前方肌。

前臂后群肌自桡侧向尺侧依次为拇长展肌腱、拇短伸肌腱、桡侧腕长伸肌腱、桡侧腕短伸肌腱、拇长伸肌腱、指伸肌腱、示指伸肌腱、小指伸肌腱及尺侧腕伸肌。层面内主要的血管、神经：正中神经，位于指浅屈肌与拇长屈肌腱之间；尺动脉、尺静脉和尺神经，位于尺侧腕屈肌与指浅、深屈肌之间；桡动脉、桡静脉，位于桡骨的前外侧、桡侧腕屈肌的后外侧。

5. 手部的断面解剖及影像

（1）经近侧列腕骨的横断层面（图7-2-11）：该层面经手舟骨、月骨和三角骨平面，相邻腕骨之间形成腕骨间关节，且有腕骨间掌侧韧带和腕骨间背侧韧带相连。前者包括连于手舟骨与月骨之间掌侧的舟月骨间掌侧韧带和连于月骨与三角骨之间掌侧的月三角掌侧韧带；后者包括连于手舟骨

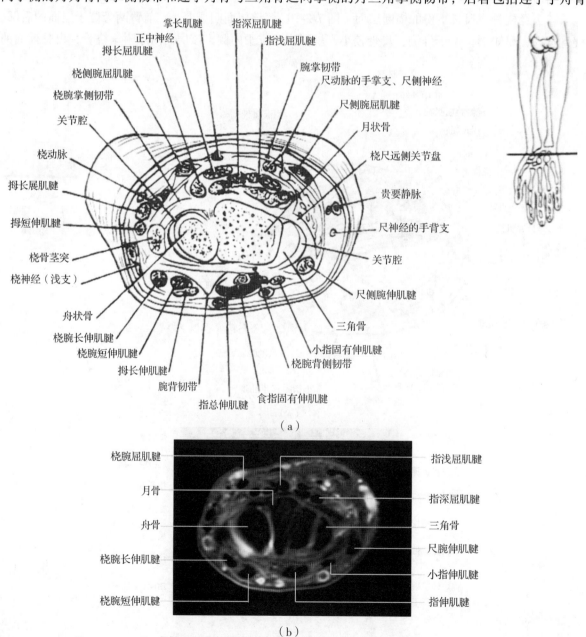

图7-2-11　经近侧列腕骨的横断层面及MRI图像

与月骨之间背侧的舟月骨间背侧韧带和连于月骨与三角骨之间背侧的月三角背侧韧带。在腕骨间掌侧韧带前方可见桡月韧带，桡月韧带的桡侧借韧带间沟与桡骨前方的桡舟头韧带相隔。在腕骨间背侧韧带和月骨的后方可见背侧桡三角韧带和背侧尺三角韧带，前者属于桡腕背侧韧带的一部分，后者属于腕尺侧副韧带的一部分，两者合成背侧桡尺三角韧带。

该层面内的前臂肌分为前、后两群。前群屈肌的肌腱列于腕骨的掌侧份，由桡侧向尺侧依次为桡侧腕屈肌腱、掌长肌腱、9条屈指肌腱和尺侧腕屈肌腱；后群伸肌的肌腱排列于腕骨的外侧和背侧，自桡侧向尺侧依次为拇长展肌腱、拇短伸肌腱、桡侧腕长伸肌腱、拇长伸肌腱、桡侧腕短伸肌腱、指伸肌腱和示指伸肌腱、小指伸肌腱及尺侧腕伸肌腱。层面内的主要血管、神经：桡神经浅支和桡动脉、桡静脉位于拇长展肌腱的后方和内侧，掌浅支位于桡动脉的前方；正中神经位于掌长肌腱深部；尺动脉、尺静脉和尺神经位于尺侧腕屈肌腱深部。

（2）经远侧列腕骨的横断层面（图7-2-12）：该层面经远侧列诸腕骨，由桡侧向尺侧依次为大

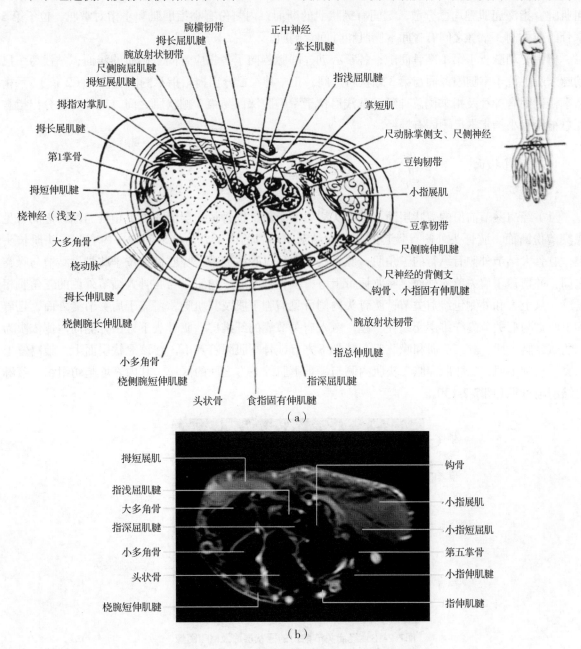

图7-2-12　经远侧列腕骨的横断层面及MRI图像

多角骨、小多角骨、头状骨和钩骨。腕骨背侧前臂伸肌腱的排列变化不明显，仅见拇长伸肌腱移至桡侧腕长伸肌腱的桡侧。腕骨的掌侧结构变化较明显，尺侧和桡侧分别出现小鱼际肌和鱼际肌。中部屈肌支持带与腕骨掌侧面的腕骨间掌侧韧带连接围成腕管。腕管的外侧份有拇长屈肌腱行于其腱鞘中，内侧份有指浅、深屈肌的 8 条肌腱行于屈肌总腱鞘内，正中神经行于两鞘之间。在腕管的浅面，掌长肌腱移行为掌腱膜。腕管尺侧的浅面可见小指展肌，该肌后面与钩骨之间为豌豆骨关节（豌豆骨与三角骨之间）的豆钩韧带和豆掌韧带。尺神经和尺动脉、尺静脉位于小指展肌桡侧；腕管桡侧浅面，大多角骨的前方有拇对掌肌、拇短展肌和拇短屈肌。桡动脉与桡静脉位于腕背面桡侧，拇长伸肌腱和拇长展肌腱之间。

（3）经掌骨中份的横断层面：掌骨断面呈圆形或椭圆形。掌骨背侧，拇长、短伸肌腱位于第 1 掌骨的背外侧，各指伸肌腱分散于掌骨之间，行向相应的指骨。掌骨掌侧的肌肉分为 3 个部分：外侧份有拇短展肌、拇对掌肌、拇短屈肌腱、拇长屈肌腱及拇收肌由浅入深依次排列；中份可见指浅屈肌腱、指深屈肌腱均已分散，腱间有蚓状肌的断面；内侧份有小指展肌和小指对掌肌，位于第 5 掌骨的前外侧。掌骨之间有骨间掌侧肌和骨间背侧肌。

拇主要动脉行于第 1 掌骨间隙；各掌心动、静脉趋向于各相应骨间掌侧肌的浅面；掌浅弓（尺动脉末端）位于掌腱膜深面与第 3 蚓状肌之间。正中神经已分出拇指指掌侧固有神经（2 条）、示指指掌桡侧固有神经及指掌侧总神经。掌浅弓位于掌腱膜深面与第 3 蚓状肌之间。尺神经已分出指掌侧总神经和小指指掌尺侧固有神经。

（二）冠状面

1. 肩部

（1）经肩关节前份的冠状层面：肱骨头居层面上份，锁骨位于层面的内上角处，两者之间可见喙突前份断面。肱骨头外侧有隆起的肱骨大结节，后者的内下方为结节间沟，内有肱二头肌长头腱，肱骨大结节外侧有纵行的三角肌；肱骨头上方可见喙肱韧带，喙肱韧带位于肱骨大结节与喙突之间，并覆盖于肩关节囊外面，喙肱韧带上方、锁骨外侧有三角肌，与肱骨大结节外侧的三角肌相延续，从上方和外侧包绕肩关节；肱骨头内侧可见肩胛下肌及其肌腱，覆盖于肩关节囊外面，且肩胛下肌腱与肩关节囊纤维层交织在一起，融入肩关节囊的纤维层；肱骨头下方由外侧向内侧依次为三角肌、胸大肌、肱二头肌和喙肱肌。锁骨下方有锁骨下肌附着其下。在该冠状层面上，腋窝位于喙突、肩胛下肌、喙肱肌和肱二头肌内侧与锁骨下肌外下方之间的区域，其内充填脂肪组织，腋淋巴结清晰可见（图 7-2-13）。

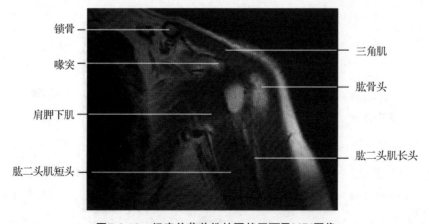

图7-2-13　经肩关节前份的冠状层面及MRI图像

（2）经肩关节中份的冠状层面（图7-2-14）：此层面经肩胛骨的关节盂、肩峰、锁骨的外侧份及肩锁关节。肱骨头位于层面上份中央，与内侧的关节盂相对，关节盂上、下缘有关节唇附着；肩关节囊的肱骨端、关节上方的部分向外侧附着于肱骨解剖颈，下方的部分附着于外科颈；肩关节囊的肩胛骨端附着于关节盂唇。肱骨头外侧有肱骨大结节，三角肌仍位于肱骨大结节外侧。肱骨头上方出现了冈上肌，其向外侧延续为冈上肌腱，与喙肱韧带交织在一起融入肩关节囊的纤维层，并附着于肱骨大结节；冈上肌的上方可见由肩峰和锁骨的肩峰端构成的肩锁关节，此层面切及其后份。肩关节内侧可见肩胛下肌，其下方为背阔肌。腋窝基本消失。

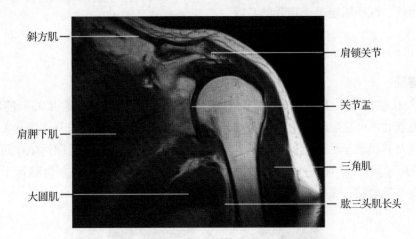

图7-2-14 经肩关节中份的冠状层面及MRI图像

（3）经肩关节后份的冠状层面（图7-2-15）：肱骨头明显变小，肱骨头与关节盂相对，关节盂上、下缘有关节唇附着，该层面显示肩关节囊下壁较薄而松弛。肱骨头外侧的肱骨大结节上有致密的冈上肌腱附着；肱骨外科颈基本消失，显露出其后方的小圆肌，越过肩关节后方，附着于肱骨大结节的下部。在该层面上，三角肌较厚而大，位于肱骨大结节外侧，其内侧与小圆肌外下缘之间可见腋神经和旋肱后血管。肱骨头上方的冈上肌断面较前一层面变大，向外侧延续为冈上肌腱；冈上肌的上方可见肩锁关节，此层面切及其后份。肩关节内侧可见肩胛下肌，肩胛下肌下方为背阔肌。腋窝消失。

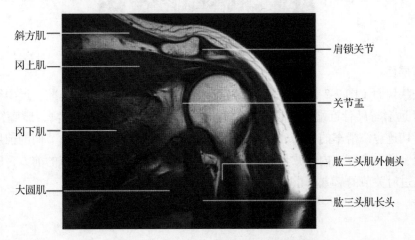

图7-2-15 经肩关节后份的冠状层面及MRI图像

2. 手部

经腕骨、掌骨和指骨的冠状层面：腕骨、掌骨和指骨依次由近侧向远侧排列。由桡侧向尺侧，近侧列腕骨依次为手舟骨、月骨和三角骨；远侧列依次为大多角骨、小多角骨、头状骨和钩骨。相邻腕骨之间形成腕骨间关节，且有腕骨间韧带相连。近侧列的3块腕骨与桡骨下端及尺骨头远侧的关节盘构成桡腕关节，该关节的近侧可见桡尺远侧关节。远侧列腕骨与掌骨底构成腕掌关节，掌骨底之间形成掌骨间关节。第2至第5掌骨间隙内可见骨间掌侧肌和骨间背侧肌，第1掌骨间隙内有骨间背侧肌和拇收肌。掌骨头与近节指骨底构成掌指关节，近节、中节和远节指骨彼此之间借指骨间关节相连。指浅、深屈肌腱位于指骨的掌面。

（三）矢状面

1. 肩关节层面

肩关节斜矢状位扫描以盂肱关节上部轴位像为参考，选择平行于盂肱关节的层面进行扫描（图7-2-16）。关节上方可见肩峰、肩锁关节和肩肱韧带。肱骨头上方有关节软骨和关节腔，关节腔上方可见冈上肌及其肌腱呈弓形走向附着于肱骨大结节。肱骨头后缘由近向远依次可见关节盂、冈下肌及其下方的小圆肌。肱骨头前缘可见肱二头肌长头腱。肱骨头的下方为肱骨干骺端的部分断面，其下方有旋肱后动脉、喙肱肌、大圆肌等结构。

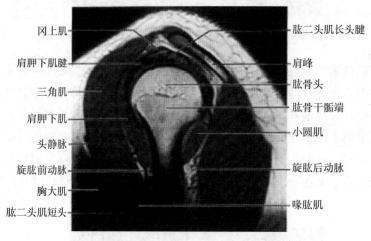

图7-2-16　肱骨头中部层面（MRI，T1WI）

2. 肘关节层面

肘关节矢状切面（图7-2-17）以垂直于肱骨内上髁、外上髁连线为基准，近中线的旁尺侧矢状切面可见肱骨远端与尺骨近端，肱骨滑车呈圆形，和髁上以菲薄的冠突窝、鹰嘴窝共有的底壁相连。尺骨半月切迹包绕滑车的大部分，尺骨的冠突和鹰嘴分别位于滑车关节面的前后方，前后脂肪垫分别位于冠突窝和鹰嘴窝内。肱骨的前方有肱二头肌和肱肌跨过肘关节的前方，肱骨干的后面可见肱三头肌跨过肘关节的后方而止于尺骨鹰嘴。

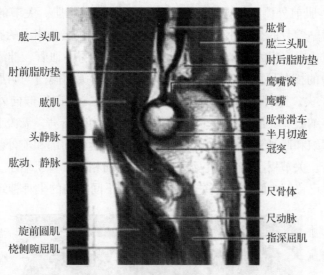

左侧标注（从上到下）：
肱二头肌
肘前脂肪垫
肱肌
头静脉
肱动、静脉
旋前圆肌
桡侧腕屈肌

右侧标注（从上到下）：
肱骨
肱三头肌
肘后脂肪垫
鹰嘴窝
鹰嘴
肱骨滑车
半月切迹
冠突
尺骨体
尺动脉
指深屈肌

图7-2-17　尺骨鹰嘴层面（MRI T1WI）

3. 腕关节层面

腕关节层面（图 7-2-18）：通过月骨和头状骨的层面。月骨、头状骨和第 3 掌骨构成腕骨间关节和腕掌关节。指深屈肌腱居腕管深侧，指浅屈肌腱居指深屈肌腱与屈肌支持带之间，屈肌支持带居指浅屈肌腱的浅侧。

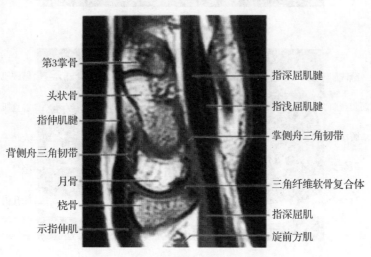

左侧标注（从上到下）：
第3掌骨
头状骨
指伸肌腱
背侧舟三角韧带
月骨
桡骨
示指伸肌

右侧标注（从上到下）：
指深屈肌腱
指浅屈肌腱
掌侧舟三角韧带
三角纤维软骨复合体
指深屈肌
旋前方肌

图7-2-18　月骨层面（MRI，T1WI）

二、下肢

（一）横断面

1. 髋部

（1）经股骨头上份的横断层面：髋关节位于层面中心，股骨头形似满月，位于外侧；髋骨位于内侧，为髂骨体，其外侧为近似杯环的髋臼，杯口朝向前外侧，前、后端有髋臼唇加深关节窝。股骨头的内侧约 2/3 镶嵌于髋臼内，外侧约 1/3 被关节囊包绕，囊的前外侧份有髂股韧带。关节周围被诸多肌肉所包围，关节的前方有内、外侧配布的腰大肌和髂肌，髂外动、静脉位于腰大肌内侧，两肌之间有股神经，髂肌前外侧有缝匠肌、股直肌腱和阔筋膜张肌。关节的外侧有臀中肌和臀小肌。关节的后方深层紧贴髋骨的是较小的梨状肌腱和上孖肌，浅层为粗大的臀大肌，臀大肌与深层肌之间为臀大肌下间隙，内有粗大的坐骨神经及其内侧细小的臀下血管、神经。

（2）经股骨头中份的横断层面（图7-2-19）：该层面股骨头和髋臼均明显增大。股骨显示股骨头及其后外侧的大转子尖。髋臼由髂骨、耻骨和坐骨体构成，髋臼形似向外侧或前外侧开口的浅槽，位于髋骨外面，容纳股骨头的内侧份；髋臼的中央底部为髋臼窝，无关节软骨覆盖；髋臼窝与股骨头之间充填结缔组织和股骨头韧带。在该层面上，关节囊的前部和前外侧部有髂股韧带和耻股韧带，后部有坐股韧带。关节周□被肌肉包绕，与上一层面相比，臀肌缩小，大腿前群肌增大，髂腰肌前内侧的髂外血管已移行为股血管，关节后方臀大肌下间隙内的坐骨神经外移。

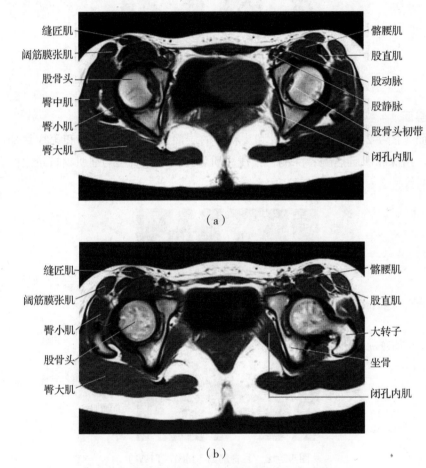

图7-2-19　经股骨头中份的横断层面及MRI图像

（3）经股骨头下份的横断层面（图7-2-20）：层面经股骨头和髋臼下缘。股骨头明显变小，向后外侧借粗大的股骨颈连于大转子。髋骨由耻骨和坐骨构成，前份为耻骨上支；后份为坐骨结节上端；中份为耻骨和坐骨体，其外侧面为髋臼，髋臼小而浅，前部缺少关节软骨，为髋臼切迹，后部为有关节软骨覆盖的月状面。关节囊连于髋臼缘与股骨颈或大转子之间，位于股骨头和股骨颈的前、后方，前方的关节囊有髂股韧带和耻股韧带，后方的关节囊有坐股韧带，关节囊在股骨颈的中部尚可见轮匝带。关节周围的臀肌进一步缩小，髋骨内侧的闭孔内肌明显增大，坐骨结节与大转子之间出现股方肌。坐骨神经位于臀大肌与股方肌之间，股血管、神经位于髂腰肌和耻骨肌前方的股三角内。

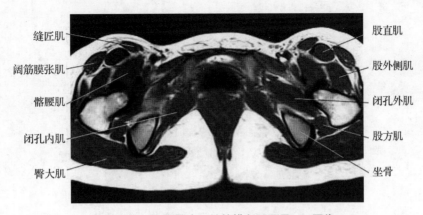

图7-2-20　经股骨头下份的横断层面及MRI图像

缝匠肌
阔筋膜张肌
髂腰肌
闭孔内肌
臀大肌

股直肌
股外侧肌
闭孔外肌
股方肌
坐骨

2.股部

（1）经股部上份的横断层面（图7-2-21）：层面经过小转子、坐骨结节下端和坐骨下支。股骨和坐骨支位于层面后份，股骨向后内侧的突起为小转子，坐骨下支的后端为坐骨结节下端。层面以股骨和坐骨为标志分为前、后两部分。前部主要有髋肌前群肌，大腿前、内侧群肌，股血管、神经、淋巴结等结构。大腿和髋前群肌占据层面前外侧份，分为浅、深两层：浅层有缝匠肌、股直肌和阔筋膜张肌；深层有髂腰肌、股中间肌和股外侧肌。大腿内侧群肌占据层面前内侧份，耻骨肌和

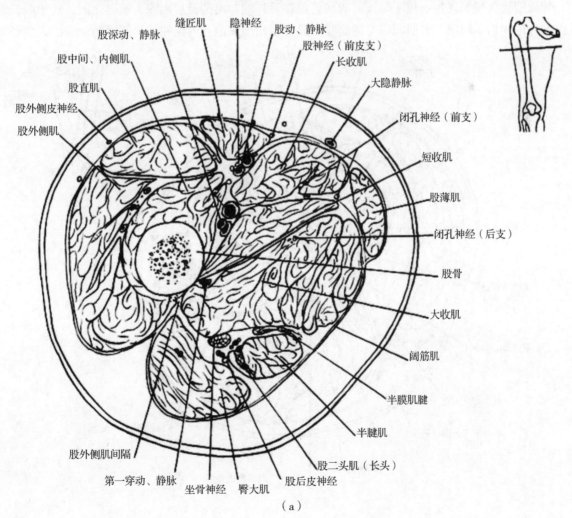

股深动、静脉
股中间、内侧肌
股直肌
股外侧皮神经
股外侧肌

缝匠肌　隐神经　股动、静脉
股神经（前皮支）
长收肌
大隐静脉
闭孔神经（前支）
短收肌
股薄肌
闭孔神经（后支）
股骨
大收肌
阔筋肌
半膜肌腱
半腱肌
股二头肌（长头）

股外侧肌间隔
第一穿动、静脉　坐骨神经　臀大肌　股后皮神经

（a）

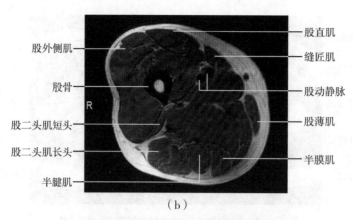

图7-2-21　经股部上份的横断层面

长收肌居前，其后依次是短收肌、股薄肌和大收肌。大收肌的后方有股方肌、闭孔外肌。在层面前部中份，缝匠肌与长收肌之间为股三角，内有股动脉、股静脉、股神经分支、股深动脉、腹股沟深淋巴结等，其浅筋膜内有大隐静脉和腹股沟浅淋巴结。层面后部浅层有较大的臀大肌，其前方与股方肌之间为臀大肌下间隙，内有坐骨神经，股后皮神经，臀部血管、神经等结构。这些结构与坐骨结节之间有股二头肌长头、半腱肌和半膜肌的起始腱及骶结节棘带。

（2）经股部中份的横断层面（图7-2-22）：层面显示股骨位于中央，近似圆形，骨髓腔相对较小。骨周围被大腿肌环抱，位于肌浅面的阔筋膜在后外侧、内侧及后部深入肌群之间，连于股骨形成内、外侧和后肌间隔。各肌间隔与阔筋膜、股骨共同围成前、内侧和后骨筋膜鞘，容纳大腿各群

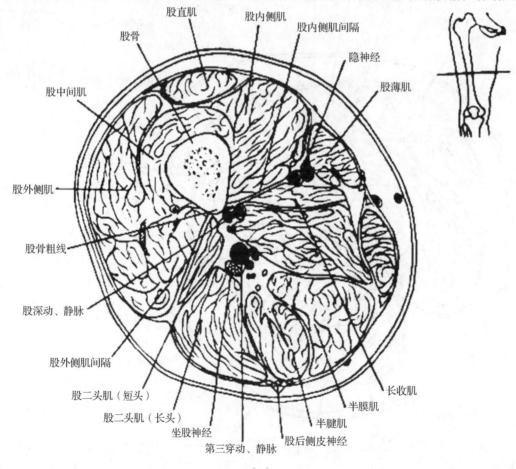

（a）

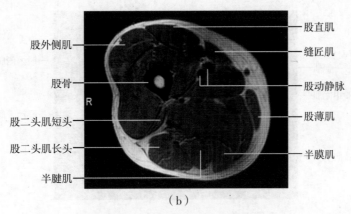

图7-2-22　经股部中份的横断层面

肌。前骨筋膜鞘占据层面的前外侧份，其内的股直肌、股外侧肌和缝匠肌位于浅层，股中间肌和股内侧肌位于深部，环抱股骨。内侧骨筋膜鞘位于层面的内侧份，长收肌和大收肌前后配布，股薄肌位于内侧皮下。在缝匠肌的深部，长收肌、大收肌与股内侧肌之间为股三角尖或收肌管，其内的浅部有股动脉、股静脉和隐神经，深部靠近股骨处有股深动脉和股深静脉。后骨筋膜鞘较小，位于股外侧肌、大收肌的后面之间，内有大腿后群肌的半膜肌、半腱肌和股二头肌，后群肌与大收肌之间为股后肌间隙，坐骨神经位于其间。在层面的浅筋膜内，前部有股部皮神经分布，内侧有大隐静脉，后部靠近中线处有股后皮神经。

（3）经股部下份的横断层面（图7-2-23）：层面显示股骨面积有所增大，略呈椭圆形，骨皮质变薄，骨髓腔较大。大腿前骨筋膜鞘的面积相对增大，股骨前面及两侧被股四头肌包绕，缝匠肌位

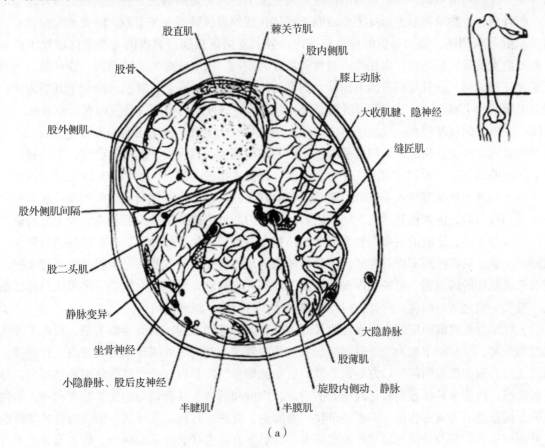

（a）

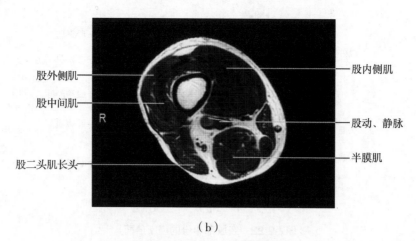

（b）

图7-2-23　经股部下份的横断层面

于股内侧肌后内侧。大腿内侧骨筋膜鞘明显缩小，内有股薄肌和明显变小的大收肌下端。股内侧肌与大收肌之间为收肌管下端，接近收肌腱裂孔处，管内有股动脉和股静脉，隐神经已移至缝匠肌深面。大腿后骨筋膜鞘占据层面的后1/3，股二头肌位于外侧，半腱肌和半膜肌位于内侧，其间为股后肌间隙，内有坐骨神经。

3. 膝部

（1）经髌骨中份的横断层面：层面经股骨内、外上髁上方约2 cm，层面的前部为髌股关节，后部主要为腘窝。股骨断面较大，位于中央，其前面略凹，为髌面，后面较平坦，为腘面。髌骨位于髌面的前方，其后面略凸，与股骨的髌面构成髌股关节，两骨之间的关节腔向后延至股骨前份的两侧，在髌骨内、外侧缘的后方可见主要由髌下脂体构成的翼状襞突入关节腔。髌骨的前面较平，与股四头肌腱紧密相贴，股四头肌腱向后与髌内、外侧支持带相连，髌内侧支持带向后连于股内侧肌，髌外侧支持带向后与髂胫束相连。股骨的后方为腘窝，内有较多的脂肪组织，腘动脉、腘静脉和胫神经穿行其间，血管周围有腘淋巴结。腘窝的外侧壁为股二头肌，腓总神经位于其后内侧；内侧壁为半膜肌和半腱肌腱，其内侧有股薄肌腱和缝匠肌，缝匠肌内侧的浅筋膜内有大隐静脉。

（2）经髌尖的横断层面：层面经髌尖，硕大的股骨位于中央，占据层面的大部分。股骨由向后隆起的股骨内、外侧髁构成，两髁的前面借微凹的髌面相连，髌尖位于髌面的前方，与其相对。髌骨的前面紧贴髌韧带，髌韧带的内、外侧有髌内、外侧支持带。髌骨、髌韧带和髌支持带的深部可见富含髌下脂体的翼状襞突入关节腔。股骨后部两髁之间的凹陷为髁间窝，窝外侧壁的股骨外侧髁有前交叉韧带附着，内侧壁有后交叉韧带附着。股骨内、外侧最突出处为股骨内、外上髁，髂胫束位于外上髁前外侧。层面的后部主要为腘窝的结构和骨骼肌。股骨外侧髁后方有腓肠肌外侧头、跖肌和股二头肌，后者深面有腓总神经。股骨内侧髁的后方有腓肠肌内侧头、半膜肌和半腱肌腱，后内侧有缝匠肌和股薄肌腱，缝匠肌内侧的浅筋膜内有大隐静脉。腓肠肌内侧头、半膜肌与腓肠肌外侧头、股二头肌之间为腘窝，内有胫神经、腘动脉、腘静脉、腘淋巴结等。

（3）经半月板的横断层面：层面经股骨髁下份和胫骨髁间隆起，前部为膝关节，后部主要为肌或肌腱和腘窝。层面的中央为胫骨髁间隆起和胫骨内侧髁，其内、外侧分别为股骨内、外侧髁。股骨两髁之间，髁间隆起的前、后方分别有前、后交叉韧带，股骨内、外侧髁的外周分别被内、外侧半月板环抱。内侧半月板包绕股骨内侧髁的前方、内侧和后方，其前角与前交叉韧带相连，后内侧与胫侧副韧带的后份紧密相连，后者呈带状，宽而扁。外侧半月板呈戒环状，围绕股骨外侧髁的前方、外侧和后方，其前外侧有扁带状的髂胫束，后外侧有圆索状的腓侧副韧带，后者与外侧半月板间隔以腘肌腱。关节前部的浅筋膜深面为强大的髌韧带及髌内、外侧支持带，其深面与关节腔之间为富含髌下脂体的翼状襞。层面后部的中份为腘窝，内有胫动脉、胫静脉和胫神经，其浅筋膜处有小隐静脉。腘窝的内、外侧壁分别为腓肠肌内、外侧头。

4. 小腿

（1）经小腿上份的横断层面：层面经胫骨粗隆下份，粗大的胫骨位于前内侧，似三角形，其前端为胫骨粗隆。腓骨位于胫骨外侧，呈圆形。小腿深筋膜在腓骨的前方和外侧分别发出腓骨前、后肌间隔连于腓骨，这两个肌间隔与胫骨、腓骨及小腿骨间膜将小腿分为小腿前、外侧和后骨筋膜鞘。前骨筋膜鞘位于胫骨与腓骨之间、小腿骨间膜前方，鞘内可见胫骨前肌、趾长伸肌及两者后方的胫前动、静脉。小腿后骨筋膜鞘占据层面的大部分，位于小腿骨及骨间膜的后方，腓肠肌位于浅层，腘肌和比目鱼肌位于中间，两肌之间有相互伴行的胫后动脉、胫后静脉和胫神经。胫骨后肌的位置最深，紧贴骨间膜。小腿外侧骨筋膜鞘位于腓骨前外侧，腓骨长肌紧贴腓骨，两者之间有腓总神经。另外，层面内侧后份的浅筋膜内有大隐静脉和隐神经，后部中线附近的浅筋膜内有小隐静脉。

（2）经小腿中份的横断层面：层面经胫骨粗隆与内踝之间的中点，胫骨、腓骨面积缩小，各骨筋膜鞘的面积增大。前骨筋膜鞘内较大的胫骨前肌位于内侧，较小的长伸肌位于外侧，其深部可见踇长伸肌的起始端，肌与骨间膜之间有胫前血管和腓深神经。后骨筋膜鞘的结构可分为浅、深两层：浅层为小腿三头肌，占据大部分，腓肠肌逐渐变薄，内、外侧头合二为一，比目鱼肌明显增大；深层有较大的胫骨后肌，位于中间，前面紧贴骨间膜，其内、外侧分别有细小的趾长屈肌和踇长屈肌，各自附于胫骨、腓骨后面。胫后血管及胫神经行于比目鱼肌与胫骨后肌中份之间，腓动脉和腓静脉位于胫骨后肌与踇长屈肌之间。外侧骨筋膜鞘位于趾长伸肌与比目鱼肌外侧份之间，内有浅深配布的腓骨长、短肌。大、小隐静脉分别位于层面内侧和后方的浅筋膜内。

（3）经小腿下份的横断层面：层面明显缩小，胫骨位于内侧，髓腔较大；腓骨位于外侧，骨密质较厚。前骨筋膜鞘内的胫骨前肌腱、踇长伸肌和趾长伸肌自内侧向外侧依次排列，胫前血管和腓深神经内移至胫骨前肌腱与踇长伸肌之间，紧贴胫骨前面。后骨筋膜鞘内浅层的小腿三头肌已基本移行为强壮的跟腱，深层的踇长屈肌断面较大，位于外侧；胫骨后肌和趾长屈肌相对较小，位于内侧。胫后血管和胫神经位于跟腱与深层肌之间，腓血管则紧贴于小腿骨间膜后面。外侧骨筋膜鞘后移，腓骨长肌已移行为肌腱；腓骨短肌为肌腹，相对较大。大、小隐静脉分别位于内侧和其后的浅筋膜内。

5. 踝足部

经踝关节的横断层面：层面经内踝中份水平。层面中间为矩形肥大的距骨体，其两侧面分别与内踝、外踝相关节。距骨与内踝之间借助其前、后方的关节囊相连，关节囊的外面有内侧韧带；距骨与外踝前、后部的外面分别有距腓前、后韧带增强关节囊。骨和关节周围结构显示：骨、关节前方有小腿前群的胫骨前肌腱、踇长伸肌腱、趾长伸肌腱和第三腓骨肌腱自内侧向外侧依次排列，趾长伸肌腱和踇长伸肌腱之间的深部有胫前动脉、胫前静脉和腓深神经。内踝前方的浅筋膜内可见大隐静脉。在骨、关节的后面，内踝与距骨内侧份的后方为踝管，是小腿后部与足底的通道，内有小腿后群深层肌的肌腱、胫后血管及胫神经，从前向后依次为胫骨后肌腱、趾长屈肌腱、胫神经、胫后血管、踇长屈肌腱等。关节后方的外侧份，腓骨长、短肌腱紧贴腓骨后面，浅筋膜内有小隐静脉。层面最后方可见跟骨及其后方粗大的跟腱。

（二）冠状面

1. 髋部

（1）经髋关节前份的冠状层面：层面经股骨头前份、耻骨上支和耻骨联合。层面借斜行的髋骨分为内上和外下两个部分。内上部为髂窝和盆腔，外下部为股部上份。髋关节位于层面的中心，由股骨头、髋臼缘前份和髋臼唇构成。股骨头小而圆，位于外下，与其相对的髋臼缘前份和髋臼唇位于内上。髋臼前缘被髂腰肌的压迹截断，髋臼唇位于髋臼缘的下方，直接与股骨头相对。股骨头的大部分被关节囊包裹，关节囊的外侧份有致密而肥厚的髂股韧带；内下方较为薄弱，髋关节脱位常发生于此处。髋骨的内上方为髂窝和盆腔，在上部的髂窝处，紧贴骨面的是髂肌和腰大肌，两肌表面之间有股神经，腰大肌的内侧有髂外血管；在下部的盆腔内有膀胱、肠管等。髋骨的外下方主要是肌，髋关节的外侧有臀中肌、臀小肌；下方有髂腰肌和大腿前、内侧肌群。

（2）经髋臼窝中央的冠状层面：层面经髋臼窝底的中央、髋臼切迹和股骨颈前份。股骨头明显增大，呈半球形，其向外下的缩细部分为股骨颈。髋臼包裹股骨头的内上份，髋臼的上份较深，有关节软骨附着，罩在股骨头上方；下份较浅，由偏上的髋臼窝和偏下的髋臼切迹构成，位于股骨头内侧，缺少关节软骨。髋臼窝与股骨头之间有脂肪组织和股骨头韧带，后者向下连于髋臼横韧带。关节囊包绕股骨头和股骨颈的内、外侧面，其外侧面部分有厚而致密的髂股韧带，而内侧面较薄弱，闭孔外肌腱紧贴关节囊内侧部行向后。层面的其他结构与前一层面相似，髋臼外上连接髂骨翼，内下为闭孔和耻骨下支或坐骨下支。骶骨、耻骨和闭孔的内上方是腹腔和盆腔；外下方主要是髋肌、大腿肌、股血管的分支、神经等。

（3）经髋关节后份的冠状层面：层面经股骨头、股骨颈的后份和大、小转子。层面髋骨由髂骨和坐骨构成，肥厚而垂直。髋臼位于其外侧面的中下份，几乎完全包裹股骨头，其上、下端有三角形的髋臼唇。股骨头变小，呈半球形，朝向内上方。股骨头外下方的股骨颈上缘短，外侧端与股骨大转子移行处为转子窝；下缘长，与股骨小转子相连。关节囊连于髋臼缘与股骨颈的内侧份之间，股骨颈上方的关节囊因坐股韧带的加入而致密肥厚，下方的关节囊则较薄弱。股骨颈的上、下方均可见闭孔外肌及其肌腱紧贴关节囊，上方的肌腱附着于转子窝，关节周围其他结构与中份层面相似。

2. 膝部

（1）经髌骨的冠状层面：髌骨近似圆形，位于层面中部，其上缘周围的腔隙为关节腔，上方有髌上囊和股四头肌腱，髌骨的下方为髌下脂体，其下方为髌韧带，后者向下附于胫骨粗隆。髌骨、髌下脂体和髌韧带的内、外侧为纵行的髌内、外侧支持带。

（2）经股骨髌面的冠状层面：层面主要显示股骨内、外侧髁和胫骨内侧髁的前份。股骨下端似哑铃形，两侧的膨大分别为股骨内、外侧髁，中间狭细部分为髌面，股骨两侧的腔隙为关节腔，髌面上方有髌上囊。胫骨显示内侧髁，与股骨之间充填富含髌下脂体的翼状襞。在膝关节周围，股骨上方为股四头肌，胫骨内侧髁的外下方有胫骨前肌。

（3）经外侧半月板前缘的冠状层面：层面经股骨内、外侧髁前1/5。股骨的内、外侧髁和胫骨的内、外侧髁粗大，彼此相对。股骨内、外侧髁的下面和胫骨内侧髁的上面覆盖有关节软骨，而胫骨外侧髁的上面无关节软骨覆盖。两骨的内侧髁关节面之间可见楔形的内侧半月板断面，半月板的外侧面有关节囊的滑膜附着；两骨的外侧髁关节面之间有膝横韧带、外侧半月板和翼状襞。在膝关节周围，上方的股骨干周围有股四头肌，下面的胫骨内侧髁下方有大腿肌的肌腱，胫骨外侧髁的下外侧为小腿前群肌。

（4）经髁间隆起前缘的冠状层面：层面经过前交叉韧带的胫骨起点处。该层面与上一层面相似，股骨内、外侧髁与胫骨内、外侧髁相对，其间的关节腔内可见内、外侧半月板。内侧半月板呈楔状，位于股骨与胫骨内侧髁之间的内侧，并与胫侧副韧带紧密连接；外侧半月板位于两骨外侧髁之间，其内侧端与前交叉韧带相连，外侧缘附着于关节囊的冠状韧带。在膝关节周围，上方的股骨干周围有大腿前部肌，下方的胫骨内侧有大腿肌腱，胫骨的外侧有小腿前部肌和胫前血管。

（5）经髁间隆起的冠状层面：层面经股骨髁间窝前份和胫骨髁间隆起。胫骨的内、外侧髁之间为髁间隆起。股骨的内、外侧髁之间为髁间窝，窝内可见前、后交叉韧带。前交叉韧带呈乳头状，位于外侧，其下端附着于胫骨髁间隆起的前方；后交叉韧带位于内侧，由股骨内侧髁的外侧面向后下方连于髁间隆起的后方。股骨与胫骨关节面之间，靠近内、外侧髁边缘处，分别可见内、外侧半月板呈楔形嵌入关节面之间。内侧半月板附于胫侧副韧带，外侧半月板与冠状韧带相连。关节囊外侧可见膝下外侧动、静脉。在膝关节周围，上方主要有股骨干及大腿肌，股骨干偏向外侧髁。关节下方的胫骨髁移行为胫骨体，其他结构与上一层面相似。

（6）经髁间隆起后缘的冠状层面：层面经股骨髁间窝中份，股骨内、外侧髁明显缩小且分离，两髁之间为髁间窝，髁间窝内侧份有后交叉韧带，外侧份有前交叉韧带。胫骨的内、外侧髁与股骨的内、外侧髁之间分别有内、外侧半月板。外侧半月板外侧份较厚，其上、下缘有关节囊滑膜附着，其外侧有腓侧副韧带，两者分离；内侧份较薄，附于胫骨的髁间后窝。内侧半月板较厚，外侧端附于髁间后窝，内侧端附于胫侧副韧带，并有关节囊滑膜附着。在膝关节周围，上方的股骨与大腿肌之间的三角形区域为腘窝，内有纵行的腘动脉、腘静脉及膝上内、外侧动脉。关节的内、外侧主要为大腿肌的肌腱。在关节的下方，胫骨外侧髁的下方有腓骨头，两者形成胫腓关节。

（7）经股骨内、外侧髁后缘的冠状层面：层面经髁间窝后份。股骨内、外侧髁明显缩小，胫骨仅残留小部分的外侧髁，完整的关节结构已不存在。在膝关节周围，股骨上方主要为腘窝上部及大腿肌。腘窝为股骨内、外侧髁上方的三角形区，内有纵行的腘血管和膝上外侧血管等。胫骨外侧髁下方可见腓骨头及其内侧的胫后血管。

3. 踝足部

（1）经内、外踝尖的冠状层面：层面经踝关节和距跟关节近侧份。踝关节位于上部，内踝、外踝和胫骨下端的下面围成开口向下的矩形槽，与距骨滑车相关节。距骨体下面与跟骨构成距跟关节，位于踝关节的下方。距骨下面内侧部的凹陷为距骨沟，与对应的跟骨部分围成跗骨窦，内有距跟骨间韧带。跟骨的内侧份为载距突，其内侧有胫骨后肌腱，跟骨的外侧有腓骨长、短肌腱。跟骨下方为足底，主要结构为足底肌、血管及神经。足底区被足底腱膜发出的两个肌间隔分为足底内、外侧和中间骨筋膜鞘。足底内侧骨筋膜鞘位于跟骨内侧份的下方，浅层有踇展肌，其上方与跟骨之间有足底内侧血管、胫神经、趾长屈肌腱和踇长屈肌腱。足底中间骨筋膜鞘位于跟骨中份的下方，趾短屈肌和足底方肌呈上下（浅深）配布，两者之间有足底外侧血管。足底外侧骨筋膜鞘位于跟骨外侧份的下方，内有小趾展肌。

（2）经距跟关节远侧份的冠状层面：层面经跟骨载距突前方和距骨的跟骨前关节面。距骨、跟骨外侧面之间借距跟骨外侧韧带连接。两骨相对面之间由强大的距跟骨间韧带相连。跟骨的内侧面与跟舟足底韧带连接，该韧带上面覆盖有关节软骨。跟骨内侧份和跟舟足底韧带的上面与距骨内侧份构成距跟舟关节的距跟部。跟骨外侧可见腓骨短、长肌腱呈上下配布。足底区结构的配布与距跟关节近侧份的冠状层面相似，不同的是足底内、外侧血管及神经分别移至足底方肌的内、外侧；足底腱膜厚而致密。

（三）矢状面

1. 髋关节层面

髋关节层面：通过股骨头及髋臼顶外侧部平面。股骨头呈球形嵌于银状的髋臼内，髋关节前方有髂腰肌，其前方有股动脉、股静脉。髋关节后方自前向后见臀小肌、臀中肌、臀大肌。臀中肌下方有梨状肌和股方肌。髋关节下方有闭孔外肌、耻骨肌和大收肌（图 7-2-24）。

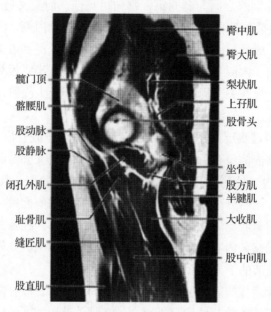

图7-2-24　经股骨头层面（MRI，T1WI）

2. 膝关节层面

膝关节矢状层面由外至内主要包括外侧半月板体部层面、外侧半月板前后角层面、前交叉韧带层面、后交叉韧带层面、内侧半月板前后角层面等，这些层面主要显示半月板、交叉韧带、关节囊、髌骨及其韧带等结构（图 7-2-25 ～图 7-2-29）。

在外侧矢状位图像上，内侧、外侧半月板体部呈蝴蝶结形。在近正中矢状位图像上，内侧、外侧半月板的前角、后角分别为对峙的三角形低信号影，前后两个三角形的尖部光滑、锐利，后角的三角形宽度和高度均大于前角。正中矢状层面即髁间窝层面由内向外分别可显示低信号的后交叉韧带和前交叉韧带。前者呈弓形带状低信号，上达股骨内侧髁的前外侧面，下至胫骨髁间棘的后外侧；后者可为单束或多束状低信号或等信号，上达股骨外侧髁的内侧面，下至胫骨平台的前外侧。膝横韧带在外侧半月板前角的矢状位层面显示较为清楚，表现为点状低信号或等高信号。外侧半月板体部层面可见腘肌腱位于外侧半月板的后方，为斜行向上的条形等或低信号影。此层面前方可显示股四头肌腱附着在髌骨上极的表面，髌韧带附着在髌骨下极的表面，其后方为边界光滑的髌下脂肪垫。

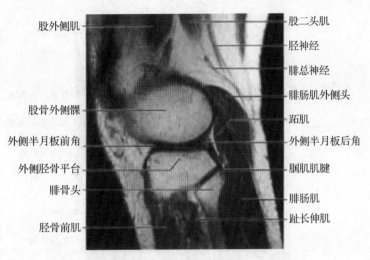

图7-2-25　外侧半月板体部层面（MRI，T1WI）

股外侧肌
股二头肌
胫神经
腓总神经
腓肠肌外侧头
股骨外侧髁
跖肌
外侧半月板前角
外侧半月板后角
外侧胫骨平台
腘肌肌腱
腓骨头
腓肠肌
胫骨前肌
趾长伸肌

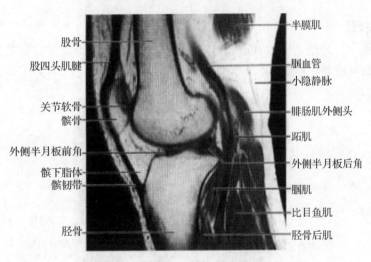

图7-2-26　外侧半月板前后角层面（MRI，T1WI）

股骨
半膜肌
股四头肌腱
腘血管
小隐静脉
关节软骨
腓肠肌外侧头
髌骨
跖肌
外侧半月板前角
外侧半月板后角
髌下脂体
腘肌
髌韧带
比目鱼肌
胫骨
胫骨后肌

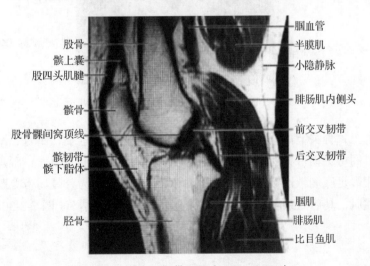

图7-2-27　前交叉韧带层面（MRI，T1WI）

腘血管
股骨
半膜肌
髌上囊
小隐静脉
股四头肌腱
腓肠肌内侧头
髌骨
股骨髁间窝顶线
前交叉韧带
后交叉韧带
髌韧带
髌下脂体
腘肌
胫骨
腓肠肌
比目鱼肌

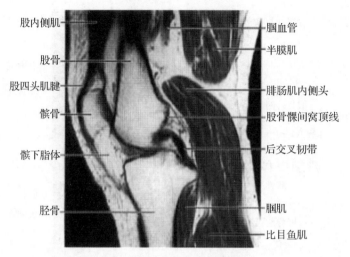

图7-2-28 后交叉韧带层面（MRI，T1WI）

3. 踝关节矢状面

在外侧矢状面上，外踝居中，其前方可见胫腓前韧带，下方为距腓前韧带、距腓后韧带及跟腓韧带。外踝后方可见腓骨长肌腱（图 7-2-29）。

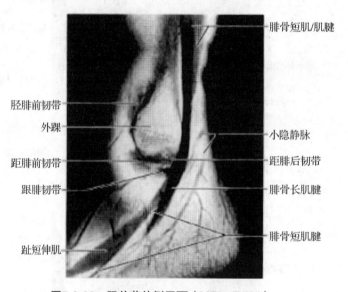

图7-2-29 踝关节外侧层面（MRI，T1WI）

在正中矢状面上，骨关节占据大部分，由近及远依次为胫骨远端、距骨、跟骨、足舟骨，相邻各骨构成关节。其间可见韧带相连，骨间韧带连接距骨与跟骨，形态粗大；跟舟韧带连接跟骨上面与舟骨外侧面；跟骰足底韧带连接跟骨与骰骨，与跟舟韧带合称为分歧韧带。踝关节前方有胫骨前肌，后方有踇长屈肌，其后为跟后脂肪，跟腱自上而下附于跟骨结节（图 7-2-30）。

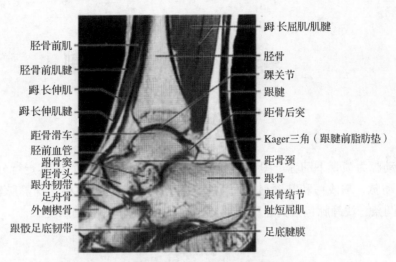

图7-2-30　踝关节正中层面（MRI，T1WI）

左侧标注（从上到下）：胫骨前肌、胫骨前肌腱、姆长伸肌、姆长伸肌腱、距骨滑车、胫前血管、跗骨窦、距骨头、跟舟韧带、足舟骨、外侧楔骨、跟骰足底韧带

右侧标注（从上到下）：姆长屈肌/肌腱、胫骨、踝关节、跟腱、距骨后突、Kager三角（跟腱前脂肪垫）、距骨颈、跟骨、跟骨结节、趾短屈肌、足底腱膜

在内侧矢状面上，内踝居中，其前方可见大隐静脉，下方为三角韧带，后方可见趾长屈肌腱（图 7-2-31 ）。

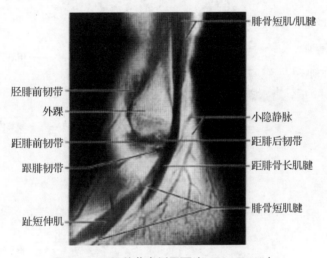

图7-2-31　踝关节内侧层面（MRI，T1WI）

左侧标注（从上到下）：胫腓前韧带、外踝、距腓前韧带、跟腓韧带、趾短伸肌

右侧标注（从上到下）：腓骨短肌/肌腱、小隐静脉、距腓后韧带、距腓骨长肌腱、腓骨短肌腱

第三节　四肢血管造影解剖

一、上肢

上肢的动脉为锁骨下动脉（图 7-3-1 和图 7-3-2）的直接延续，按其走行分为腋动脉、肱动脉、桡动脉、尺动脉、掌浅弓和掌深弓；而上肢的静脉分为深、浅两种，深静脉较细，与同名动脉伴行，且多为两条，浅静脉包括头静脉、贵要静脉、肘正中静脉及其属支。

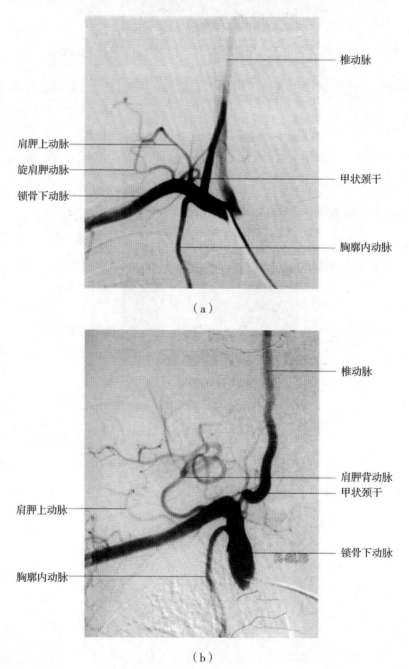

（a）

（b）

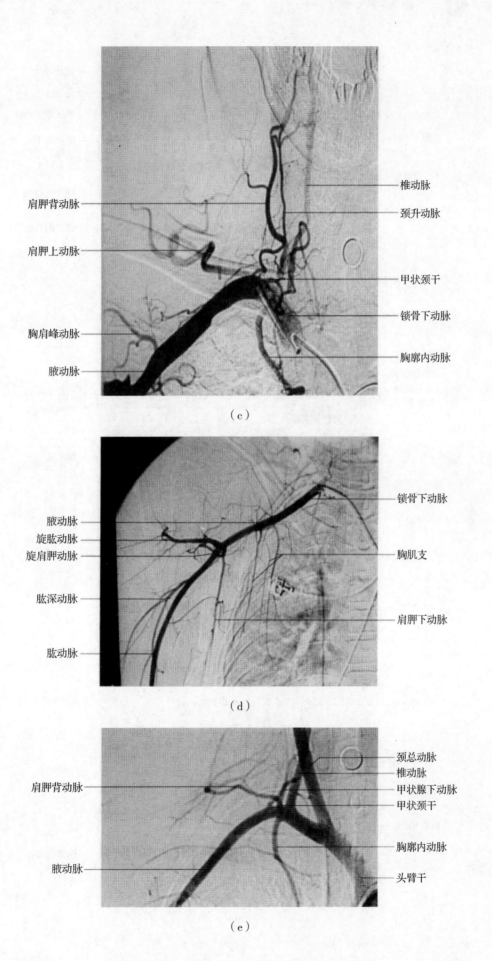

肩胛背动脉 —— 椎动脉

肩胛上动脉 —— 颈升动脉

胸肩峰动脉 —— 甲状颈干

腋动脉 —— 锁骨下动脉

—— 胸廓内动脉

（c）

腋动脉 —— 锁骨下动脉
旋肱动脉
旋肩胛动脉 —— 胸肌支

肱深动脉 —— 肩胛下动脉

肱动脉

（d）

—— 颈总动脉
—— 椎动脉
肩胛背动脉 —— 甲状腺下动脉
—— 甲状颈干

—— 胸廓内动脉

腋动脉 —— 头臂干

（e）

第七章 四 肢 **399**

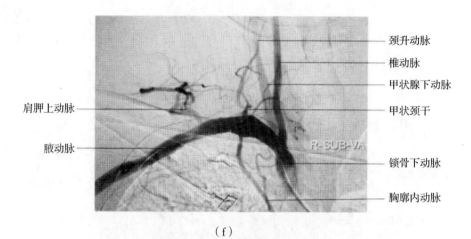

（f）

图7-3-1　右锁骨下动脉及其分支

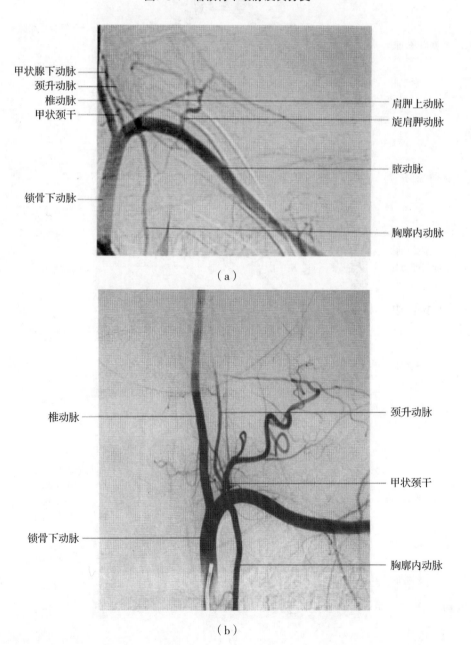

（a）

（b）

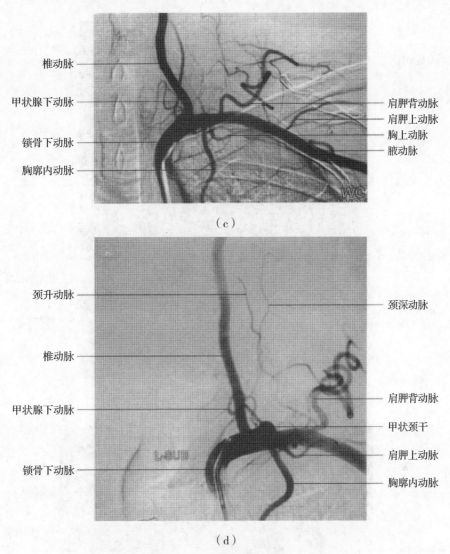

椎动脉

甲状腺下动脉

锁骨下动脉

胸廓内动脉

肩胛背动脉
肩胛上动脉
胸上动脉
腋动脉

（c）

颈升动脉

椎动脉

甲状腺下动脉

锁骨下动脉

颈深动脉

肩胛背动脉

甲状颈干

肩胛上动脉

胸廓内动脉

（d）

图7-3-2　左锁骨下动脉及其分支

（一）动脉

1. 腋动脉

腋动脉（图 7-3-3 和图 7-3-4）于第一肋的外侧缘处续锁骨下动脉，至腋窝的下缘处移行为肱动脉。以胸小肌为界，分为 3 段。第 3 段最长，位于胸小肌下缘与大圆肌下缘之间。此段发出旋肱前、后动脉及肩胛下动脉。

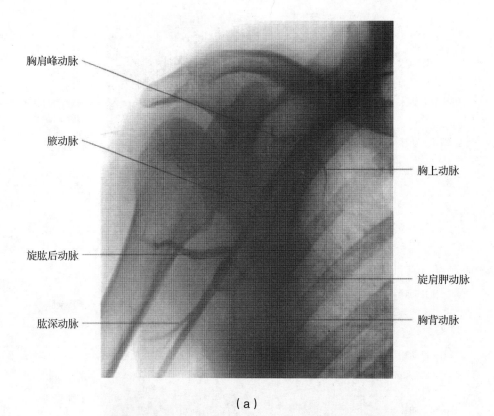

胸肩峰动脉

腋动脉

胸上动脉

旋肱后动脉

旋肩胛动脉

肱深动脉

胸背动脉

（a）

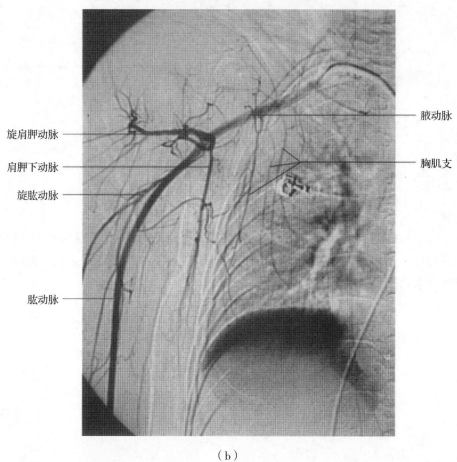

旋肩胛动脉

腋动脉

肩胛下动脉

胸肌支

旋肱动脉

肱动脉

（b）

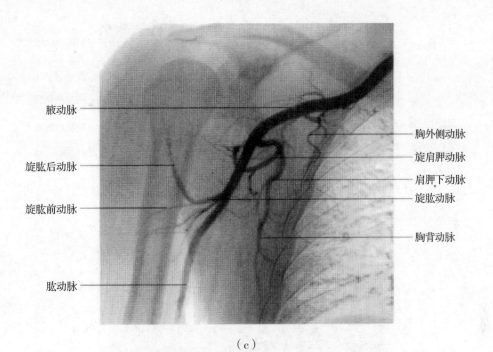

腋动脉

旋肱后动脉

旋肱前动脉

肱动脉

胸外侧动脉

旋肩胛动脉

肩胛下动脉

旋肱动脉

胸背动脉

（c）

图7-3-3　右腋动脉及其分支

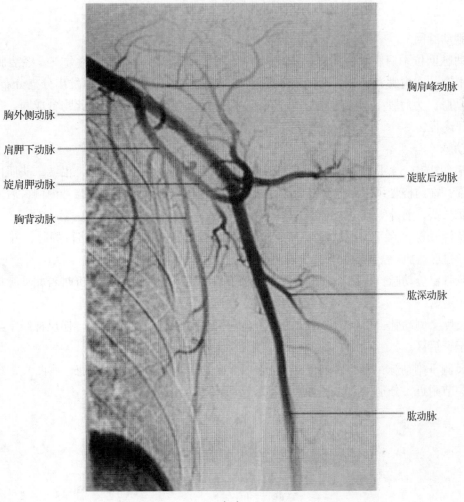

胸外侧动脉

肩胛下动脉

旋肩胛动脉

胸背动脉

胸肩峰动脉

旋肱后动脉

肱深动脉

肱动脉

（a）

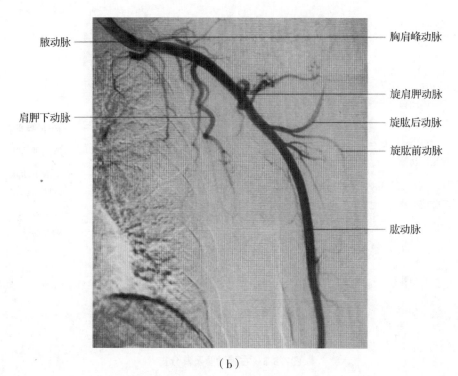

腋动脉 —— 胸肩峰动脉

肩胛下动脉 —— 旋肩胛动脉

旋肱后动脉

旋肱前动脉

肱动脉

（b）

图7-3-4　左腋动脉

2. 肩胛动脉网

肩胛动脉网位于肩胛骨的周围，构成：①肩胛上动脉，为甲状颈干的分支，经肩胛上横韧带上方达冈上窝；②肩胛背动脉，即颈横动脉降支，沿肩胛骨内侧缘下行，发出分支分布于冈下窝；③旋肩胛动脉，为肩胛下动脉的分支，分布于冈下窝。3 条动脉的分支彼此吻合成网，是肩部重要的侧支循环途径。

3. 肱动脉

肱动脉（图 7-3-5）是臂部的动脉主干，在大圆肌外侧端下缘续腋动脉，沿肱二头肌内侧沟下行至肘窝上部，在约桡骨颈平面分为桡动脉和尺动脉。在臂上部，肱动脉居肱骨内侧，后方有桡神经和肱三头肌长头，前外侧有正中神经，内侧有尺神经。

（1）肱深动脉：在平大圆肌腱下方处，起自肱动脉后内侧，有两条伴行静脉，并与桡神经伴行，向下通过肱骨肌（桡神经）管，至臂后区。

（2）肱骨滋养动脉：极细小，约在臂中份经滋养孔进入肱骨。肱骨骨折时若此动脉损伤，骨的愈合将会延迟。

（3）尺侧上副动脉：于臂中份稍上方，在约平肱肌起点处起自肱动脉，伴尺神经下降，穿臂内侧肌间隔至臂后区。

（4）尺侧下副动脉：平肱骨内上髁上方约 5 cm 处起于肱动脉，分为前、后两支，经肱肌前面下行至肘关节附近，分别与尺前返动脉、尺后返动脉吻合。

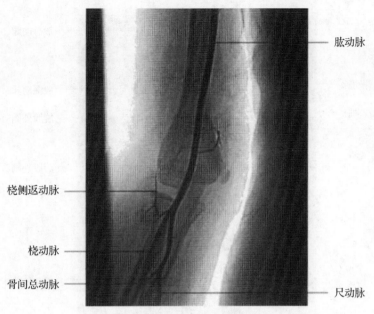

右侧：肱动脉

左侧自上而下：桡侧返动脉、桡动脉、骨间总动脉

右下：尺动脉

图7-3-5　右肱动脉

4. 肘关节周围的动脉网

肘关节周围的动脉网分布于肘关节前后，由肱动脉发出的尺侧上、下副动脉，肱深动脉的中副动脉和桡侧副动脉，桡动脉的桡侧返动脉，尺动脉的尺侧返动脉，骨间后动脉的分支骨间返动脉等相互吻合而成，构成肘关节周围丰富的侧支循环。在肘关节前结扎肱动脉后，通过肘关节动脉网仍可满足肘关节的血供。

5. 尺动脉

尺动脉（图 7-3-6）从肱动脉分出后，经旋前圆肌尺侧头深面走向内下，穿指浅屈肌腱弓至前臂前区尺侧；于前臂近 1/3 处，位于指浅屈肌的深面，斜向下内；在前臂远侧 2/3，位于指浅屈肌与尺侧腕屈肌之间，经屈肌支持带的浅面，从豌豆骨的桡侧进入手掌。

尺动脉发出的分支至邻近各肌和前臂尺侧部皮肤。近端发出的尺侧返动脉与肱动脉的尺侧上、下副动脉吻合。尺动脉在近侧 2.5 cm 范围内发出骨间总动脉。该动脉是一短干，几乎立即分为骨间前、后动脉。骨间前动脉在拇长屈肌和指深屈肌之间，与骨间前神经伴行，并沿骨间膜前面下降，至旋前方肌深面。骨间后动脉发出后即向后穿前臂骨间膜上端的孔进入前臂后区。

6. 桡动脉

桡动脉（图 7-3-6）在桡骨颈平面附近由肱动脉分出，越过肱二头肌腱表面斜向下外，沿肱桡肌内侧下行。在肱桡肌的内侧缘处，其内侧上 1/3 为旋前圆肌，下 2/3 为桡侧腕屈肌。此动脉的后方自上而下依次为旋后肌、指浅屈肌、拇长屈肌及旋前方肌。桡动脉下 1/3 在肱桡肌腱与桡侧腕屈肌腱之间，位置表浅，仅覆以皮肤和浅、深筋膜，故在体表可触及其搏动。

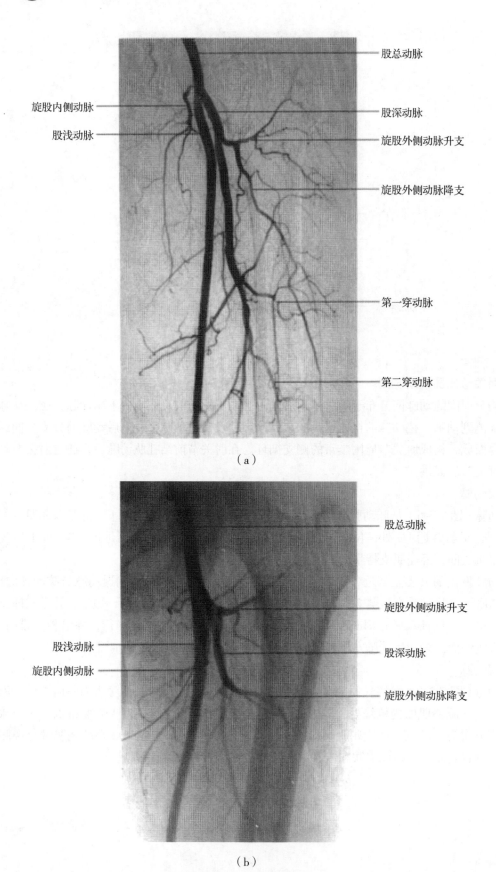

旋股内侧动脉

股浅动脉

股总动脉

股深动脉

旋股外侧动脉升支

旋股外侧动脉降支

第一穿动脉

第二穿动脉

（a）

股总动脉

旋股外侧动脉升支

股浅动脉

股深动脉

旋股内侧动脉

旋股外侧动脉降支

（b）

图7-3-7　左侧股总动脉

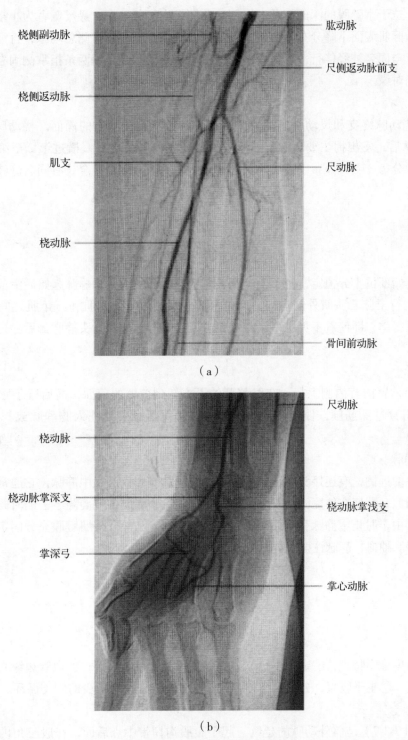

图中标注：

桡侧副动脉 —— 肱动脉

桡侧返动脉 —— 尺侧返动脉前支

肌支

桡动脉 —— 尺动脉

—— 骨间前动脉

（a）

桡动脉 —— 尺动脉

桡动脉掌深支 —— 桡动脉掌浅支

掌深弓

—— 掌心动脉

（b）

图7-3-6　右侧桡动脉和尺动脉

　　桡动脉起始端不远处发出桡侧返动脉，行向外上方，与肱深动脉分出的桡侧副动脉吻合。桡动脉沿途发出分支至邻近各肌，并发出皮支至皮肤；在腕前区，桡动脉发出一掌浅支，向下经鱼际肌表面或其内部至手掌，参与掌浅弓的构成。

7. 掌浅弓

　　尺动脉及伴行静脉在尺神经的外侧行经腕尺侧管。尺动脉在管内发出向后下行的掌深支后，即在掌腱膜深面向桡侧横过各指浅屈肌腱和指掌侧总神经的浅面，其末端与桡动脉的掌浅支吻合，共同构成掌浅弓，位于掌腱膜的深面，凸向远侧。凸侧发出 4 条分支，最尺侧者为小指尺（掌）侧固有动脉，沿小鱼际肌表面下降分布于小指的尺侧缘；其余 3 支为指掌侧总动脉，行经各蚓状肌和指浅屈肌腱浅面，与同名神经伴行，至指璞间隙处，每条总动脉又分为两条指掌侧固有动脉，分布于第 2 至第 5 指相对缘。

8. 掌深弓

掌深弓由桡动脉终支和尺动脉掌深支吻合而成，位于屈指肌腱的深面。桡动脉从手背穿第 1 掌骨间隙达手掌后，发出拇主要动脉，然后穿拇收肌横、斜头之间，横过第 2 至第 4 掌骨底稍远侧。拇主要动脉分为 3 支，分布于拇指两侧缘和示指桡侧缘。掌深弓全长有同名静脉和尺神经深支伴行。

（二）浅静脉

1. 头静脉

头静脉的起始部位十分恒定，位于桡骨茎突背侧的浅筋膜内。头静脉起始后沿前臂的前外侧上行，经肘部后走行于肱二头肌外侧沟内，穿过深筋膜后，位于胸大肌和三角肌之间的沟内。在这里，头静脉容易暴露，即使看不见也可以在这里做紧急头静脉切开。头静脉最后穿过锁胸筋膜注入腋静脉。

2. 贵要静脉

贵要静脉沿前臂的背内侧上行，在肘关节的下方转到前臂的前面；而后行于肱二头肌内侧沟内，约在臂中份穿过深筋膜，伴随肱动脉上行；在腋窝后皱襞处注入肱静脉或与其伴行注入腋静脉。

3. 肘正中静脉

在肘部前面的远侧，有连接头静脉和贵要静脉的静脉，叫作肘正中静脉，它通常是身体上最明显的浅静脉。因此，即使在休克时，所有其他静脉都隐没于脂肪中或萎陷下去的时候，此静脉仍能被看见或触及。由于肘正中静脉和贵要静脉在肘部被交通支和肱二头肌腱膜充分固定，因此，肘正中静脉常用于静脉抽血、静脉注射、静脉内麻醉等。

二、下肢

（一）动脉

下肢动脉的影像学特点：①走行路径、分布位置以及数目较固定；②血管边缘光滑整齐，由粗到细，走行连续；③主干较直，分支细而稀，分布均匀，无或仅有极少的侧支循环。

1. 股动脉

股动脉（图 7-3-7）是髂外动脉的延续，起于腹股沟韧带中点后面，在股三角内下行，经收肌管、收肌腱裂孔至腘窝，移行为腘动脉。股动脉的主要分支为股深动脉（图 7-3-8 ～图 7-3-10），在腹股沟韧带下方 2 ～ 5 cm 处起于股动脉，行向后内下方发出：

（1）旋股内侧动脉：浅支经耻骨肌和长收肌表面，发出分支至附近诸肌；深支经耻骨肌与髂腰肌之间向后，再经短收肌与闭孔外肌之间发出升支和横支。升支上升至转子窝，与臀部动脉和旋股外侧动脉的分支吻合；横支转向后，与臀下动脉、旋股外侧动脉以及第 1 穿动脉等构成十字吻合。此外，在短收肌的近侧缘处尚发出髋臼支，经髋臼横韧带深侧进入髋关节，与闭孔动脉的分支吻合，并发出分支分布于髋臼窝的脂肪组织，沿股骨头韧带至股骨头。

（2）旋股外侧动脉：向外穿过股神经分支，在缝匠肌、股直肌与髂腰肌之间分为升支、降支和横支。

①升支：在股直肌后面上升，至臀肌和阔筋膜张肌。

②横支：经髂腰肌与股中间肌之间穿入股深部，绕股骨外侧至股后部，在大转子的远侧部参加十字吻合。

③降支：在股直肌后方沿股外侧肌前缘下降，并穿入该肌至膝部，分布于股四头肌末端和膝关节，并与膝上外侧动脉吻合。

（3）穿动脉：一般为3支或4支，依次自股深动脉发出。

①第一穿动脉：经过耻骨肌与短收肌之间，穿大收肌腱至股后部，分布于此二肌及股二头肌。自此动脉发出一支股骨滋养动脉，进入股骨上部的滋养孔，营养股骨。第一穿动脉末支参加十字吻合。

②第二穿动脉：在短收肌止点的下方，穿过大收肌腱与股骨之间，至股后部分为升支和降支，分别与第一、第三穿动脉吻合。

③第三穿动脉：在长收肌、大收肌与股骨之间穿至股后，与第二穿动脉及腘动脉的肌支吻合。

④第四穿动脉：常为股深动脉的终末支，穿过大收肌腱至股后部，分布于股二头肌短头及股外侧肌。

此外，由股动脉发出的腹壁浅动脉、旋髂浅动脉和阴部外动脉，分别至腹前下壁、髂前上棘附近和会阴部的皮肤及浅筋膜。

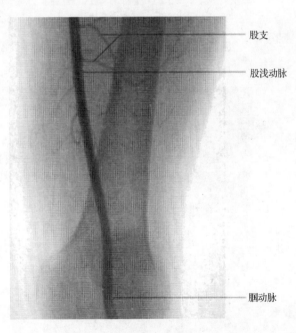

（a）

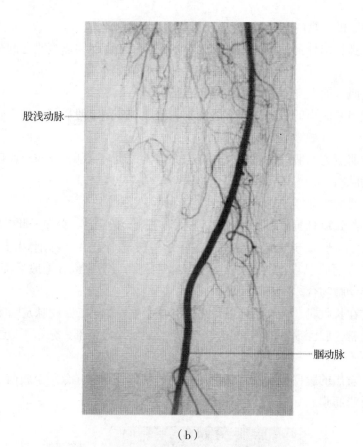

股浅动脉

腘动脉

（b）

图7-3-8　左侧股浅动脉、腘动脉

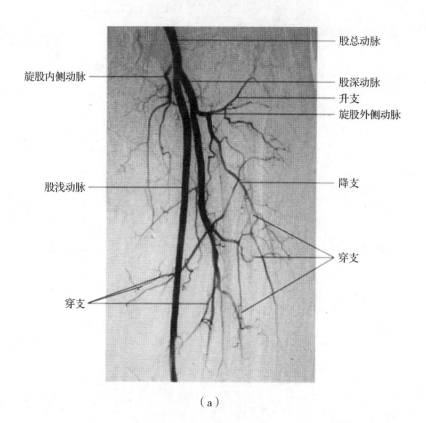

股总动脉

旋股内侧动脉

股深动脉

升支

旋股外侧动脉

股浅动脉

降支

穿支

穿支

（a）

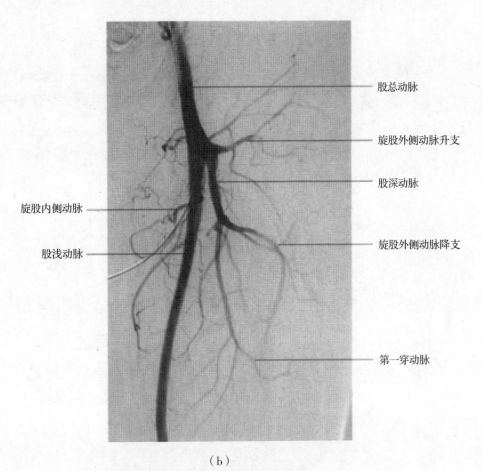

股总动脉

旋股外侧动脉升支

股深动脉

旋股内侧动脉

旋股外侧动脉降支

股浅动脉

第一穿动脉

（b）

图7-3-9　左侧股深动脉及分支

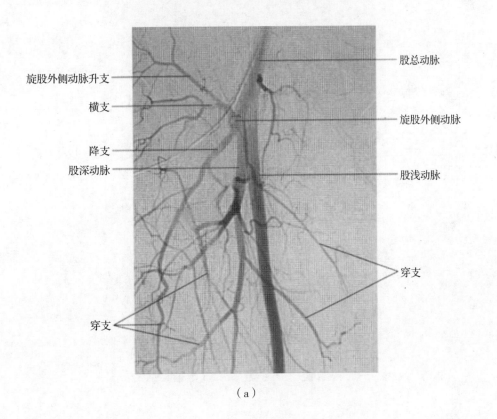

旋股外侧动脉升支

横支

降支

股深动脉

股总动脉

旋股外侧动脉

股浅动脉

穿支

穿支

（a）

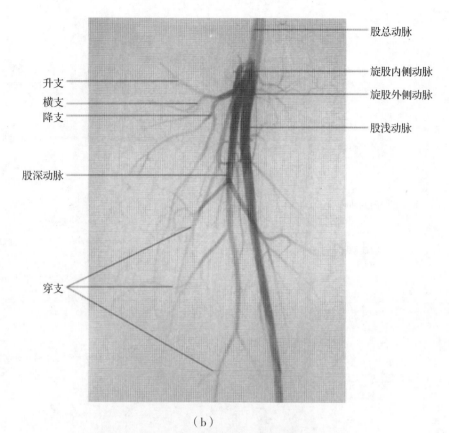

升支
横支
降支

股深动脉

穿支

股总动脉
旋股内侧动脉
旋股外侧动脉
股浅动脉

（b）

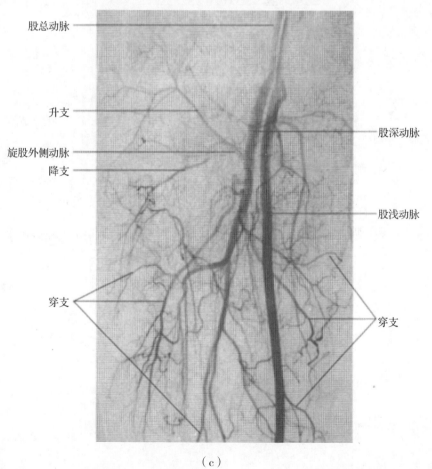

股总动脉

升支
旋股外侧动脉
降支

穿支

股深动脉

股浅动脉

穿支

（c）

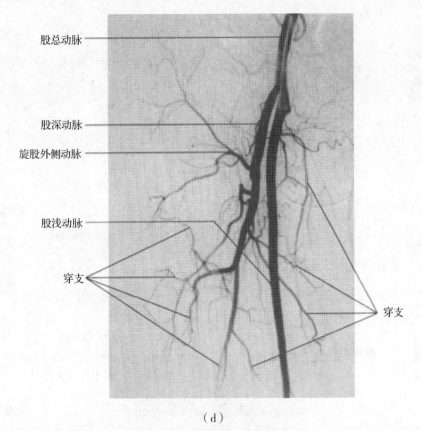

（d）

图7-3-10 右侧股深动脉及分支

2. 腘动脉

腘动脉（图7-3-11）为股动脉离开收肌腱裂孔后的延续，在腘窝深部下行，至腘肌下缘，分为胫前动脉和胫后动脉。腘动脉在腘窝内发出成对的膝上动脉和膝下动脉以及一条膝中动脉，分布于膝关节及邻近肌肉，并参与膝关节网。

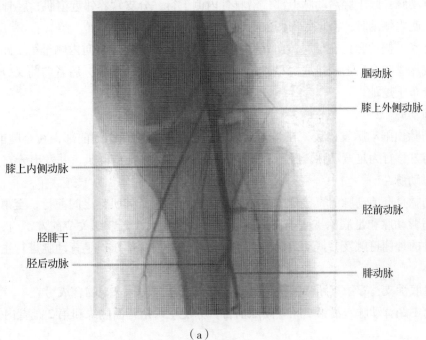

（a）

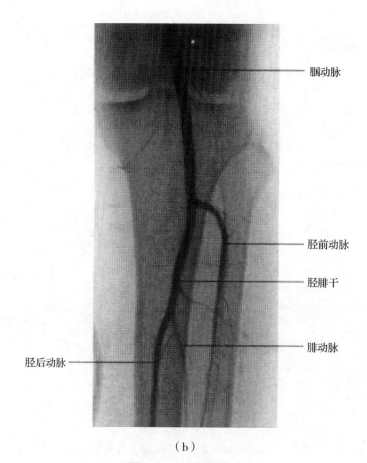

（b）

图7-3-11　左侧腘动脉

3. 胫后动脉

胫后动脉沿小腿后面浅、深屈肌之间下行，经内踝后方转至足底，分为足底内侧动脉和足底外侧动脉两终支。胫后动脉主要分支为腓动脉。

（1）腓动脉：起于胫后动脉上部，沿腓骨内侧下行，分支营养邻近诸肌、胫骨、腓骨。

（2）足底内侧动脉：沿足底内侧前行，分布于足底内侧。

（3）足底外侧动脉：在足底，向外侧斜行至第5跖骨底处，转向内侧至第1跖骨间隙，与足背动脉的足底深支吻合，形成足底深弓。由弓发出4支跖足底总动脉，后者向前又分为两支趾足底固有动脉，分布于足趾。

4. 胫前动脉

胫前动脉由腘动脉发出后，在腓骨颈内侧穿小腿骨间膜至小腿前部，在小腿前群肌之间下行，至踝关节前方移行为足背动脉。胫前动脉沿途发出分支至小腿前群肌，并发出分支参与膝关节网。

5. 足背动脉

足背动脉是胫前动脉的直接延续，经踇长伸肌腱和趾长伸肌腱之间前行，至第1跖骨间隙近侧分为第1跖背动脉和足底深支两条终支。足背动脉位置表浅，在踝关节前方，内、外踝连线中点，踇长伸肌腱的外侧可触及其搏动，足部出血时可在该处向深部压迫足背动脉进行止血。足背动脉的主要分支：

（1）足底深支：穿第1跖骨间隙至足底，与足底外侧动脉末端吻合成弓。

（2）第1跖背动脉：沿第1跖骨间隙前行，分支至踇指背面侧缘和第2趾背内侧缘。

（3）弓状动脉：沿跖骨底弓行向外，由弓的凸侧缘发出3支跖背动脉，后者向前又各分为两支细小的趾背动脉，分布于第2至第5趾相对缘。

此外，足背动脉尚分出数支跗内侧动脉和跗外侧动脉至跗骨和跗骨间关节。

在侧位片上，足背动脉沿跗骨上缘前行，于第1跖骨间隙内与足底动脉吻合。足背动脉的弓形动脉在跖骨底的平面清晰可见。足底动脉于内踝的后方越过骨影的中部下行，在跟骨影内分为足底内、外侧动脉。足底内、外动脉所形成的足底弓较细小，难以确认。

（二）静脉

下肢静脉分为位于浅筋膜内的浅静脉和与动脉伴行的深静脉，浅静脉与深静脉之间有丰富的交通支。下肢静脉的静脉瓣较多，且深静脉比浅静脉多。

1. 浅静脉

浅静脉包括大隐静脉和小隐静脉及其属支。

（1）大隐静脉：全身最长的浅静脉，起自足背静脉弓的内侧，经内踝前方沿小腿内侧面、膝关节内后方、大腿内侧面上行，至耻骨结节外下方3～4 cm处穿阔筋膜的隐静脉裂孔注入股静脉。大隐静脉在注入股静脉之前接受股内侧浅静脉、股外侧浅静脉、阴部外静脉、腹壁浅静脉和旋髂浅静脉5条属支。大隐静脉收集足、小腿和大腿的内侧部以及大腿前部浅层结构的静脉血。大隐静脉在内踝前方的位置表浅而恒定。大隐静脉和小隐静脉借穿静脉与深静脉交通。穿静脉的瓣膜朝向深静脉，可将浅静脉的血液引流入深静脉。当深静脉回流受阻时，穿静脉瓣膜关闭不全，深静脉血液会反流入浅静脉，导致下肢浅静脉曲张。

（2）小隐静脉：起自足背静脉弓的外侧，经外踝后方沿小腿后面上行，至腘窝下角处穿深筋膜，再经腓肠肌两头之间上行注入腘静脉。小隐静脉收集足外侧部和小腿后部浅层结构的静脉血。

2. 深静脉

足和小腿的深静脉与同名动脉伴行，均为两条。胫前静脉和胫后静脉汇合成一条腘静脉。腘静脉穿收肌腱裂孔移行为股静脉。股静脉伴股动脉上行，经腹股沟韧带后方续为髂外静脉。股静脉接受大隐静脉和与股动脉分支伴行的静脉。股静脉在腹股沟韧带的稍下方位于股动脉内侧，临床上常在此处做静脉穿刺插管。

动脉造影可间接显示静脉期的下肢静脉，或直接穿刺远端静脉注入对比剂显示深、浅静脉。若需显示大隐静脉，则穿刺点选择内踝处大隐静脉；若要显示小隐静脉，则穿刺点选择外踝处静脉。摄正位片时，股部应轻度外旋。

下肢静脉的静脉瓣较多。深静脉每间隔4～5 cm就有一对静脉瓣；大隐静脉瓣约有8对。浅、深静脉之间有交通支相连。从静脉瓣影可以看出：瓣口有两个特征，即向心、向深。这一特征保证了血液向心脏方向回流和浅静脉向深静脉回流。静脉瓣的不健全可导致静脉曲张。

下肢静脉造影表现为光滑的边缘、粗细不均的条带状影及静脉瓣的分隔像。诸多的静脉属支无规律地分布，较难以识别。

第四节　四肢断面图像与三维图片

一、上肢骨 MRI 断面图像

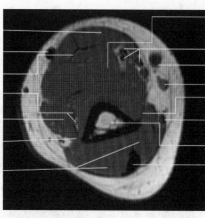

肱二头肌
头静脉
外侧皮神经
桡神经与桡侧副动脉
肱桡肌
外侧肌间隔
肱三头肌

肱肌
神经血管束
前臂正中静脉
贵要静脉
内侧肌间隔
尺神经
肱骨干
肱三头肌腱

（a）

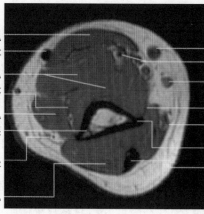

肱二头肌
头静脉
肱肌
桡神经与桡侧副动脉
肱桡肌
肱骨外侧髁
背侧皮神经
肱三头肌

前臂正中静脉
神经血管束
贵要静脉
内侧肌间隔
尺神经
肱骨内侧髁
肱三头肌腱

（b）

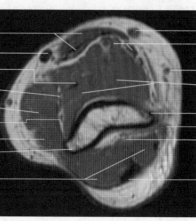

肱二头肌及肌腱
头静脉
肱肌腱
桡神经
肱桡肌
桡侧返动脉
桡侧腕长伸肌
肱骨外上髁
肱三头肌

前臂正中静脉
神经血管束
贵要静脉
肱肌
肱骨内上髁
尺神经
鹰嘴窝
肱三头肌腱

（c）

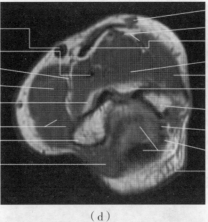

头静脉　　　前臂正中静脉
肱肌腱　　　神经血管束
桡神经　　　肱二头肌腱
肱桡肌　　　肱肌
桡骨窝　　　旋前圆肌
　　　　　　冠突窝
桡侧腕伸肌　肱骨内上髁
肱骨外上髁　尺神经
肱肌　　　　尺侧返神经
　　　　　　尺骨鹰嘴

（d）

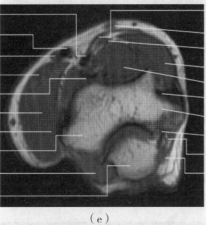

肱二头肌腱　　　肱二头肌腱膜
肘正中静脉　　　前臂正中静脉
头静脉　　　　　神经血管束
肱桡肌　　　　　旋前圆肌
肱肌腱　　　　　肱肌
桡侧腕长伸肌　　尺侧副韧带
桡侧腕短伸肌　　肱骨滑车
桡神经　　　　　尺神经
肱骨小头　　　　尺侧返动脉
尺骨鹰嘴　　　　尺侧腕屈肌

（e）

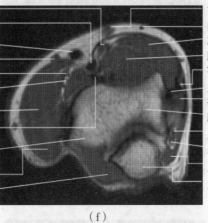

神经血管束　　　前臂正中静脉
肱二头肌腱　　　内侧皮神经
肘正中静脉　　　旋前圆肌
头静脉　　　　　肱肌
桡神经　　　　　掌长肌腱
桡侧返动脉　　　尺侧副韧带
　　　　　　　　指浅屈肌
肱桡肌　　　　　肱骨滑车
肱肌腱　　　　　尺神经
肱骨小头　　　　尺侧返动脉
桡侧腕长伸肌　　尺侧腕屈肌
肘肌　　　　　　尺骨鹰嘴

（f）

肘正中静脉　　　前臂正中静脉
肱二头肌腱　　　肱二头肌腱
头静脉　　　　　旋前圆肌
肱肌　　　　　　肱动、静脉
肱桡肌　　　　　桡侧腕屈肌
肱肌腱　　　　　掌长肌腱
肱桡关节　　　　指浅屈肌
桡骨环状韧带　　肱尺关节
侧腕伸肌　　　　尺侧腕屈肌
　　　　　　　　指深屈肌
肘肌　　　　　　尺骨鹰嘴

（g）

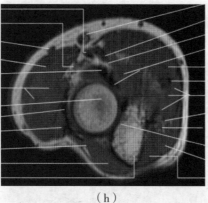

肘正中静脉
桡神经
头静脉
肱桡肌
肱二头肌腱
桡侧腕伸肌
桡骨小头
环状韧带
总伸肌腱
尺侧腕伸肌
肘肌
尺骨

前臂正中静脉
肱动、静脉
正中神经
肱肌及肌腱
旋前圆肌
掌长肌腱
指浅屈肌
尺神经
尺侧返动脉
尺骨桡切迹
尺侧腕屈肌
指深屈肌

（h）

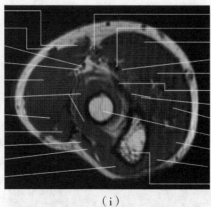

前臂正中静脉
头静脉
桡神经
桡侧返动脉
肱桡肌
旋后肌
桡侧腕伸肌
指总伸肌
小指固有伸肌
尺侧腕屈肌
肘肌

桡动、静脉
尺动、静脉
旋前圆肌
正中神经
桡侧腕屈肌
肱二头肌腱
肱肌及肌腱
指浅屈肌
桡骨（颈）
尺腕屈肌
指深屈肌
尺骨

（i）

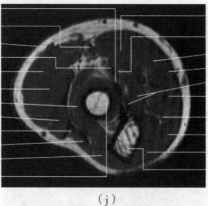

肱二头肌腱
桡动脉
头静脉
尺动、静脉
肱桡肌
桡侧腕伸肌
旋后肌
指总伸肌
小指固有伸肌
尺侧腕屈肌
肘肌
桡骨

旋前圆肌
正中神经
桡侧腕屈肌
掌长肌
肱肌及肌腱
指浅屈肌
尺侧返动脉
尺侧腕屈肌
指深屈肌
尺骨

（j）

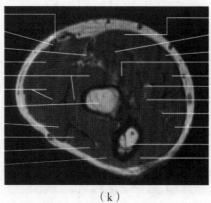

前臂正中静脉
头静脉
桡动、静脉
肱桡肌
旋后肌
桡侧腕长短伸肌
桡骨
指总伸肌
小指固有伸肌
尺侧腕伸肌
肘肌

桡侧腕屈肌
旋前圆肌
掌长肌
肱二头肌腱
指浅屈肌
尺动、静脉
正中神经
尺神经
桡侧腕屈肌
尺骨
指深屈肌

（k）

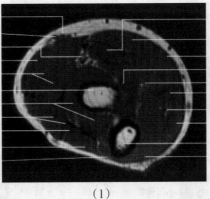

外侧皮神经　　　　　　　　旋前圆肌
浅静脉　　　　　　　　　　桡侧腕屈肌
桡动、静脉　　　　　　　　掌长肌
肱桡肌　　　　　　　　　　肱二头肌腱
桡侧腕长短伸肌　　　　　　尺动、静脉
　　　　　　　　　　　　　指浅屈肌
桡骨　　　　　　　　　　　尺神经
旋后肌　　　　　　　　　　尺侧腕屈肌
指伸肌及肌腱　　　　　　　
小指固有伸肌　　　　　　　尺骨
尺侧腕伸肌　　　　　　　　指深屈肌
肘肌

（1）

图7-4-1　上肢各层面横断面图像

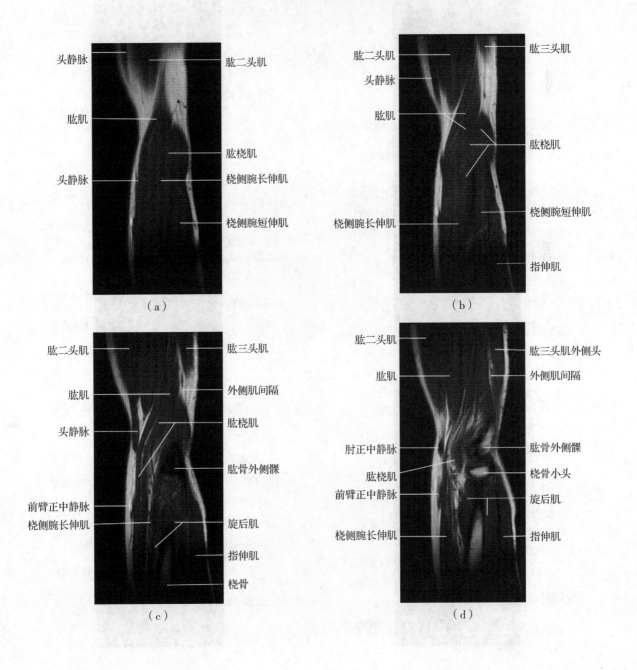

头静脉　　　　　　　　　　肱二头肌

肱肌　　　　　　　　　　　肱桡肌
　　　　　　　　　　　　　桡侧腕长伸肌
头静脉
　　　　　　　　　　　　　桡侧腕短伸肌

（a）

肱二头肌　　　　　　　　　肱三头肌
头静脉
肱肌　　　　　　　　　　　肱桡肌

　　　　　　　　　　　　　桡侧腕短伸肌
桡侧腕长伸肌

　　　　　　　　　　　　　指伸肌

（b）

肱二头肌　　　　　　　　　肱三头肌
肱肌　　　　　　　　　　　外侧肌间隔
头静脉　　　　　　　　　　肱桡肌
　　　　　　　　　　　　　肱骨外侧髁
前臂正中静脉　　　　　　　旋后肌
桡侧腕长伸肌　　　　　　　指伸肌
　　　　　　　　　　　　　桡骨

（c）

肱二头肌　　　　　　　　　肱三头肌外侧头
肱肌　　　　　　　　　　　外侧肌间隔

肘正中静脉　　　　　　　　肱骨外侧髁
肱桡肌　　　　　　　　　　桡骨小头
前臂正中静脉　　　　　　　旋后肌
桡侧腕长伸肌　　　　　　　指伸肌

（d）

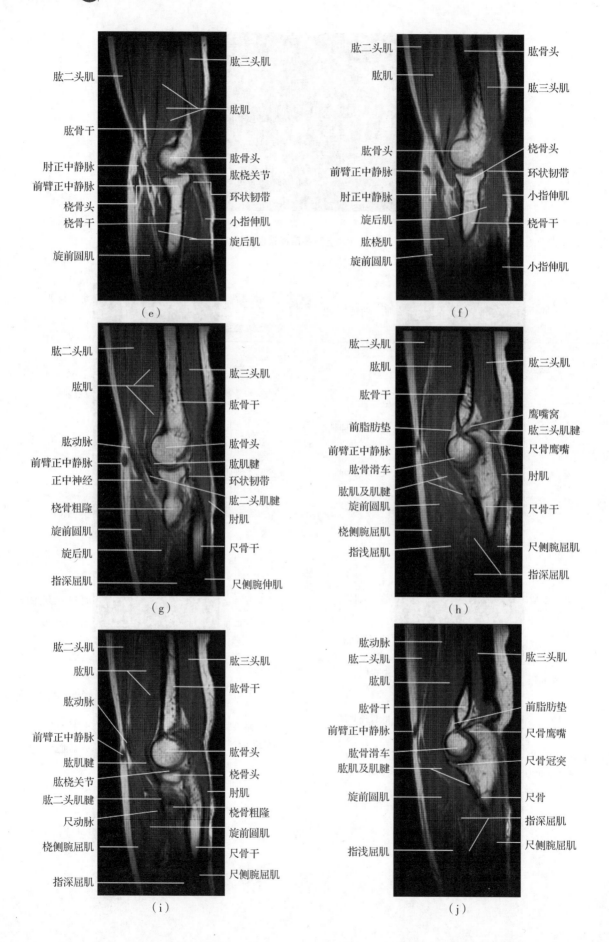

肱二头肌　　　肱三头肌
　　　　　　　肱肌
肱骨干
肘正中静脉　　肱骨头
前臂正中静脉　肱桡关节
桡骨头　　　　环状韧带
桡骨干　　　　小指伸肌
旋前圆肌　　　旋后肌

（e）

肱二头肌　　　肱骨头
肱肌　　　　　肱三头肌
肱骨头　　　　桡骨头
前臂正中静脉　环状韧带
肘正中静脉　　小指伸肌
旋后肌　　　　桡骨干
肱桡肌
旋前圆肌　　　小指伸肌

（f）

肱二头肌　　　肱三头肌
肱肌　　　　　肱骨干
肱动脉　　　　肱骨头
前臂正中静脉　肱肌腱
正中神经　　　环状韧带
桡骨粗隆　　　肱二头肌腱
旋前圆肌　　　肘肌
旋后肌
指深屈肌　　　尺骨干
　　　　　　　尺侧腕伸肌

（g）

肱二头肌　　　肱三头肌
肱肌　　　　　肱骨干
肱骨干
前脂肪垫　　　鹰嘴窝
前臂正中静脉　肱三头肌腱
肱骨滑车　　　尺骨鹰嘴
肱肌及肌腱　　肘肌
旋前圆肌　　　尺骨干
桡侧腕屈肌　　尺侧腕屈肌
指浅屈肌　　　指深屈肌

（h）

肱二头肌　　　肱三头肌
肱肌　　　　　肱骨干
肱动脉
前臂正中静脉　肱骨头
肱肌腱　　　　桡骨头
肱桡关节　　　肘肌
肱二头肌腱　　桡骨粗隆
尺动脉　　　　旋前圆肌
桡侧腕屈肌　　尺骨干
指深屈肌　　　尺侧腕屈肌

（i）

肱动脉　　　　肱三头肌
肱二头肌
肱肌
肱骨干　　　　前脂肪垫
前臂正中静脉　尺骨鹰嘴
肱骨滑车　　　尺骨冠突
肱肌及肌腱
旋前圆肌　　　尺骨
　　　　　　　指深屈肌
指浅屈肌　　　尺侧腕屈肌

（j）

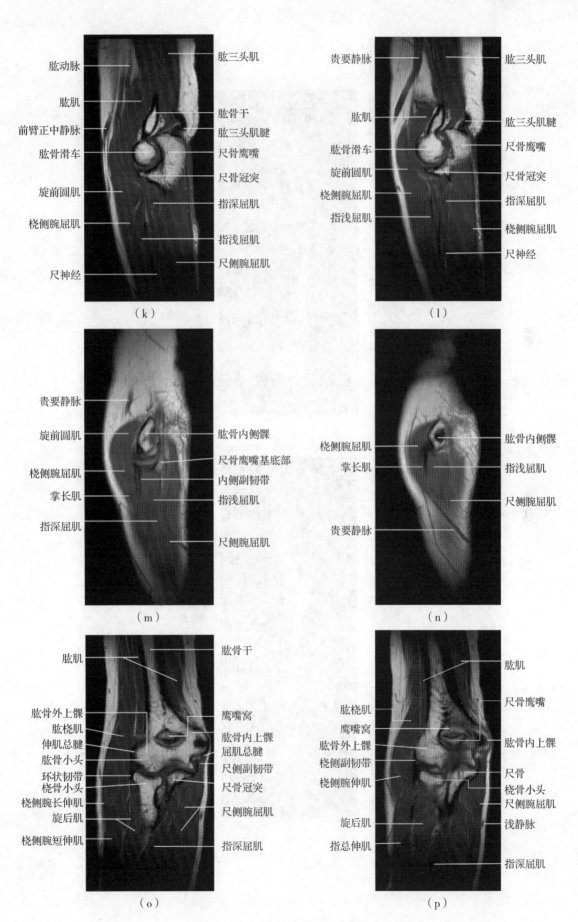

图7-4-2　上肢各层面矢状面图像

二、上肢骨三维图片

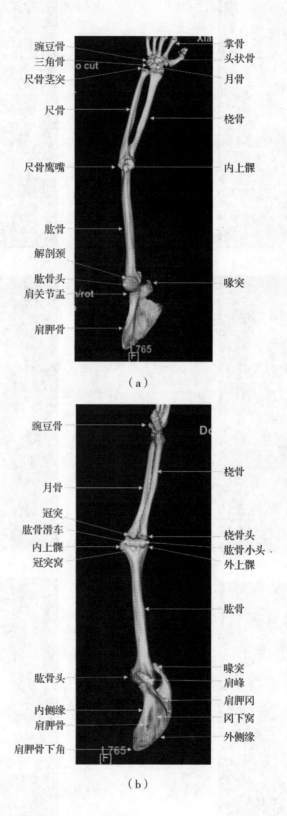

豌豆骨
三角骨
尺骨茎突
尺骨
尺骨鹰嘴
肱骨
解剖颈
肱骨头
肩关节盂
肩胛骨

掌骨
头状骨
月骨
桡骨
内上髁
喙突

（a）

豌豆骨
月骨
冠突
肱骨滑车
内上髁
冠突窝
肱骨头
内侧缘
肩胛骨
肩胛骨下角

桡骨
桡骨头
肱骨小头
外上髁
肱骨
喙突
肩峰
肩胛冈
冈下窝
外侧缘

（b）

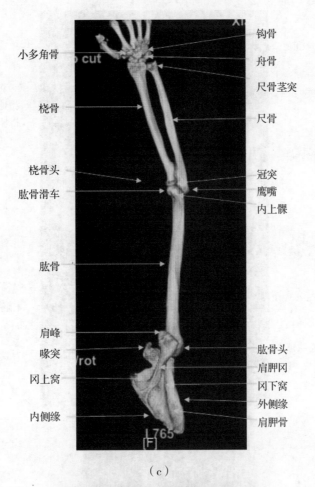

小多角骨

桡骨

桡骨头
肱骨滑车

肱骨

肩峰
喙突
冈上窝

内侧缘

钩骨
舟骨
尺骨茎突
尺骨

冠突
鹰嘴
内上髁

肱骨头
肩胛冈
冈下窝
外侧缘
肩胛骨

（c）

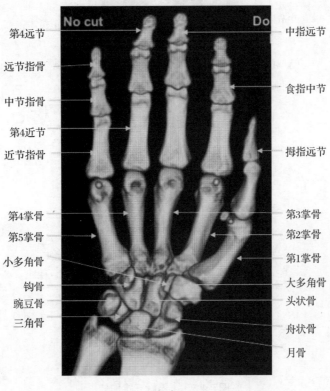

第4远节
远节指骨
中节指骨
第4近节
近节指骨

第4掌骨
第5掌骨
小多角骨
钩骨
豌豆骨
三角骨

中指远节

食指中节

拇指远节

第3掌骨
第2掌骨
第1掌骨
大多角骨
头状骨
舟状骨
月骨

（d）

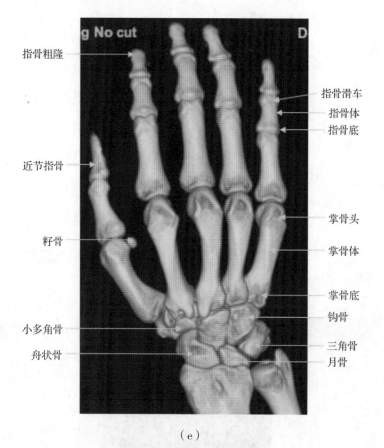

指骨粗隆
近节指骨
籽骨
小多角骨
舟状骨

指骨滑车
指骨体
指骨底
掌骨头
掌骨体
掌骨底
钩骨
三角骨
月骨

（e）

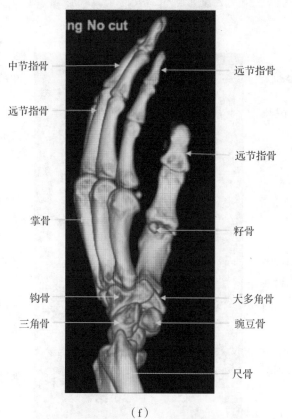

中节指骨
远节指骨
掌骨
钩骨
三角骨

远节指骨
远节指骨
籽骨
大多角骨
豌豆骨
尺骨

（f）

图7-4-3　上肢骨三维图像

三、下肢骨三维图片

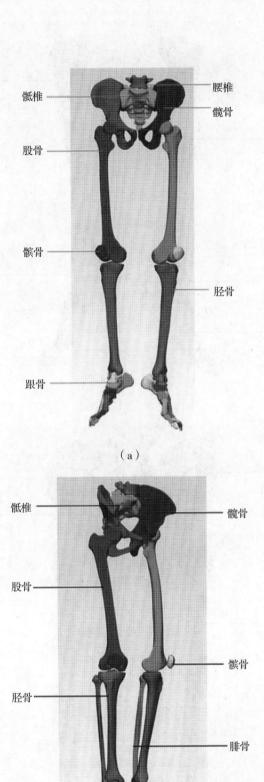

骶椎　　腰椎
　　　　髋骨
股骨
髌骨
　　　　胫骨
跟骨

（a）

骶椎　　髋骨
股骨
　　　　髌骨
胫骨
　　　　腓骨

（b）

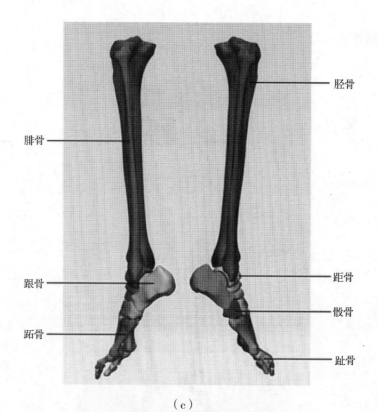

胫骨

腓骨

距骨

跟骨

骰骨

距骨

趾骨

（c）

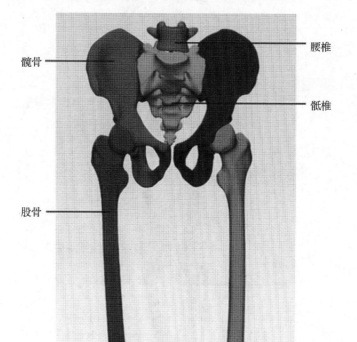

髋骨

腰椎

骶椎

股骨

髌骨

（d）

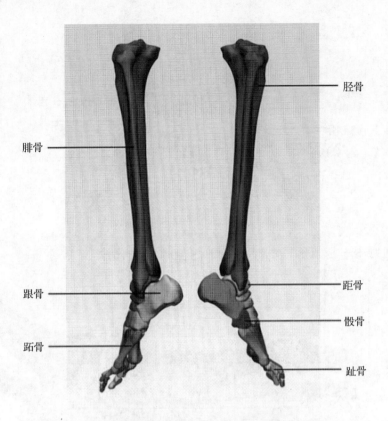

腓骨

胫骨

跟骨

距骨

距骨

骰骨

趾骨

（e）

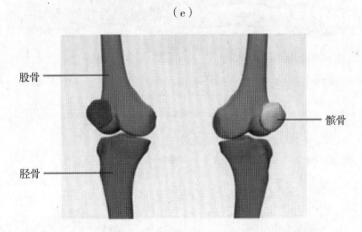

股骨

髌骨

胫骨

（f）

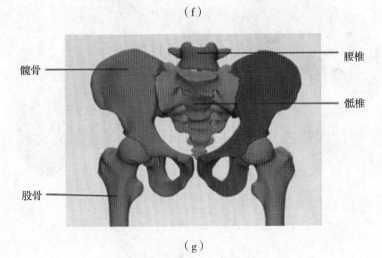

髋骨

腰椎

骶椎

股骨

（g）

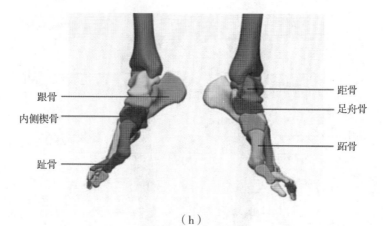

（h）

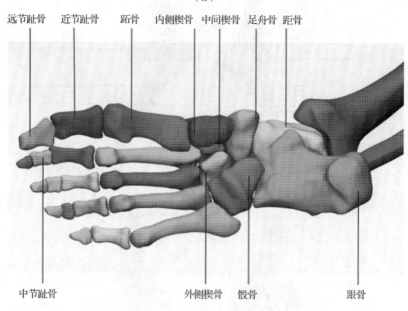

（i）

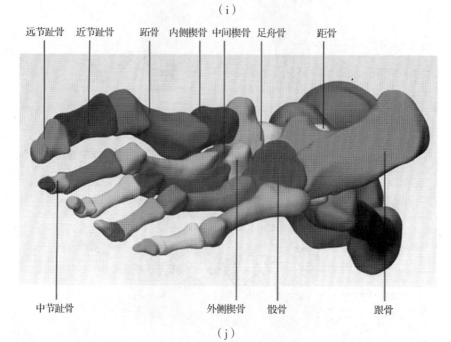

（j）

图7-4-4　下肢骨三维图像

四、下肢血管三维图片

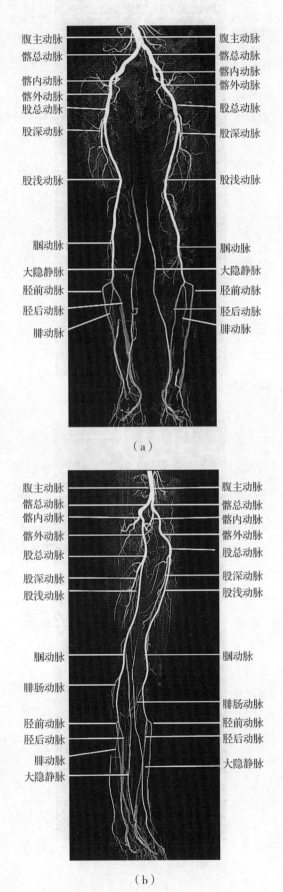

腹主动脉 — — 腹主动脉
髂总动脉 — — 髂总动脉
— 髂内动脉
髂内动脉 — — 髂外动脉
髂外动脉 —
股总动脉 — — 股总动脉
股深动脉 — — 股深动脉

股浅动脉 — — 股浅动脉

腘动脉 — — 腘动脉
大隐静脉 — — 大隐静脉
胫前动脉 — — 胫前动脉
胫后动脉 — — 胫后动脉
腓动脉 — — 腓动脉

（a）

腹主动脉 — — 腹主动脉
髂总动脉 — — 髂总动脉
髂内动脉 — — 髂内动脉
髂外动脉 — — 髂外动脉
股总动脉 — — 股总动脉
股深动脉 — — 股深动脉
股浅动脉 — — 股浅动脉

腘动脉 — — 腘动脉
腓肠动脉 —
— 腓肠动脉
胫前动脉 — — 胫前动脉
胫后动脉 — — 胫后动脉
腓动脉 —
大隐静脉 — — 大隐静脉

（b）

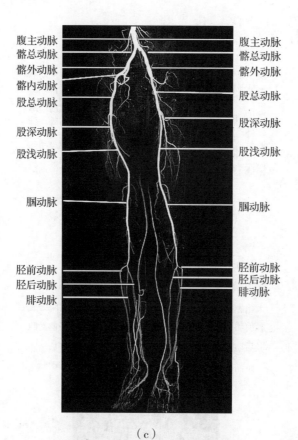

腹主动脉
髂总动脉
髂外动脉
髂内动脉
股总动脉

股深动脉

股浅动脉

腘动脉

胫前动脉
胫后动脉
腓动脉

腹主动脉
髂总动脉
髂外动脉

股总动脉

股深动脉

股浅动脉

腘动脉

胫前动脉
胫后动脉
腓动脉

（c）

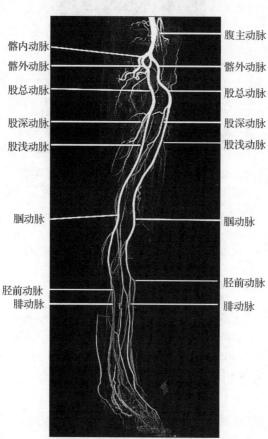

髂内动脉

髂外动脉

股总动脉

股深动脉

股浅动脉

腘动脉

胫前动脉
腓动脉

腹主动脉

髂外动脉

股总动脉

股深动脉

股浅动脉

腘动脉

胫前动脉

腓动脉

（d）

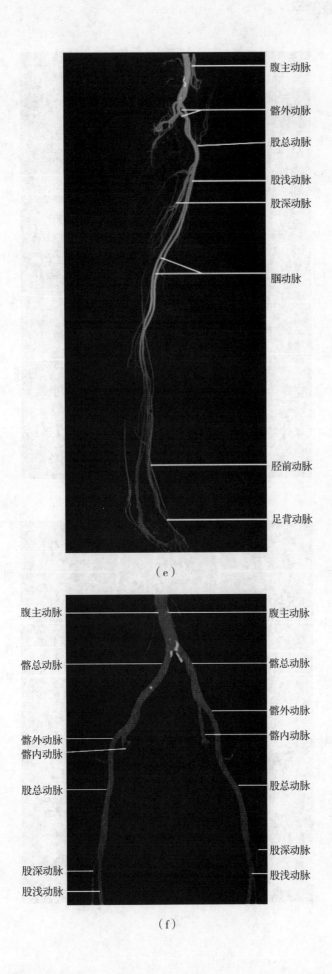

腹主动脉

髂外动脉

股总动脉

股浅动脉

股深动脉

腘动脉

胫前动脉

足背动脉

（e）

腹主动脉

腹主动脉

髂总动脉

髂总动脉

髂外动脉

髂内动脉

髂外动脉
髂内动脉

股总动脉

股总动脉

股深动脉

股浅动脉

股深动脉

股浅动脉

（f）

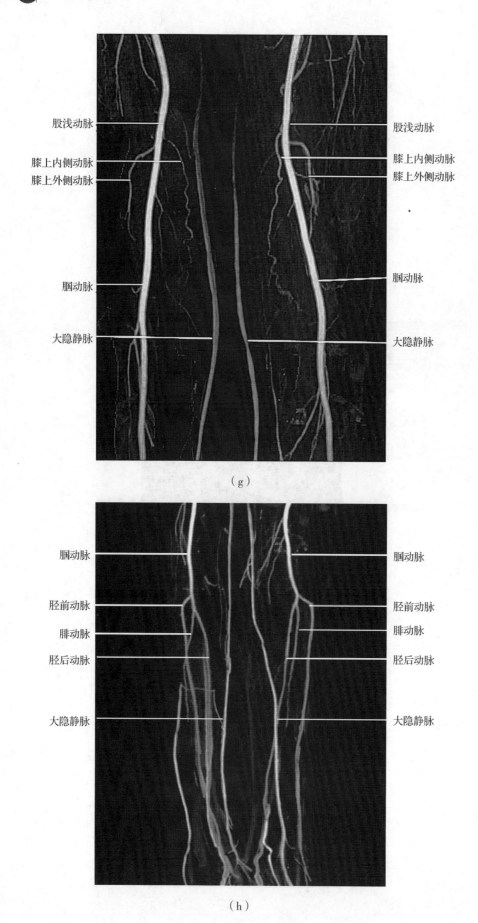

股浅动脉

膝上内侧动脉
膝上外侧动脉

腘动脉

大隐静脉

股浅动脉

膝上内侧动脉
膝上外侧动脉

腘动脉

大隐静脉

（g）

腘动脉

胫前动脉

腓动脉

胫后动脉

大隐静脉

腘动脉

胫前动脉

腓动脉

胫后动脉

大隐静脉

（h）

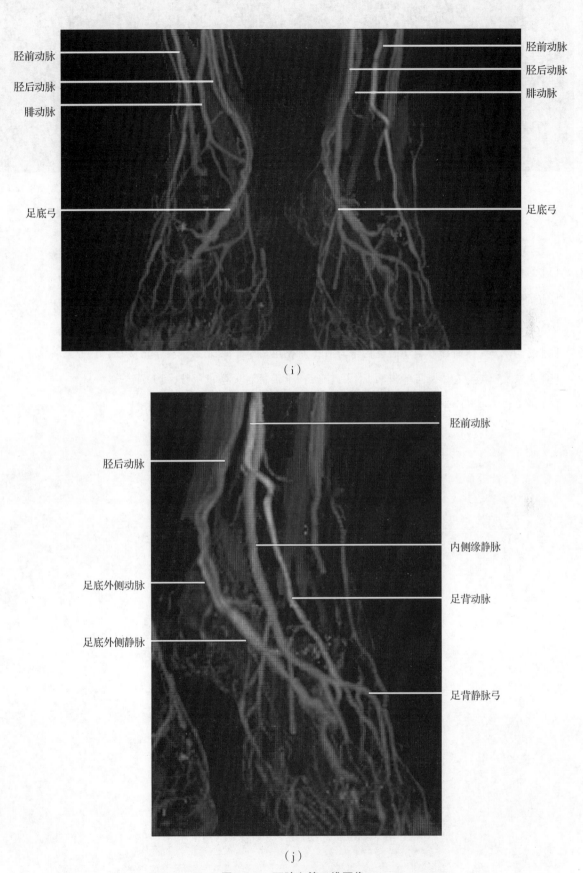

胫前动脉

胫后动脉

腓动脉

足底弓

胫前动脉

胫后动脉

腓动脉

足底弓

（i）

胫后动脉

足底外侧动脉

足底外侧静脉

胫前动脉

内侧缘静脉

足背动脉

足背静脉弓

（j）

图7-4-5　下肢血管三维图像

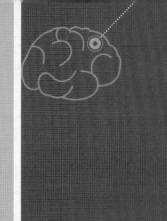

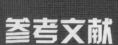
[1]刘树伟.断层解剖学［M］.北京：高等教育出版社，2004.

[2]秦登友，王震寰，赵莉.实用断层影像解剖学［M］.北京：人民军医出版社，2001.

[3]姜树学，段菊如.人体断面解剖学［M］.北京：人民卫生出版社，2005.

[4]姜均本.人体断面解剖学彩色图谱与 CT、MRI 应用［M］.北京：科学出版社，1997.

[5]沈宗文.实用人体断层解剖学［M］.上海：上海医科大学出版社，1997.

[6]段少银.实用医学影像解剖学［M］.西安：西安交通大学出版社，2016.